Psychotherapie: Praxis

Die Reihe Psychotherapie: Praxis unterstützt Sie in Ihrer täglichen Arbeit – praxisorientiert, gut lesbar, mit klarem Konzept und auf dem neuesten wissenschaftlichen Stand.

Dr. Gerald Gatterer
Hrsg.

Praxis Verhaltenstherapie

Methoden und Anwendungsbeispiele

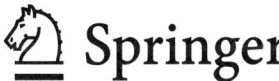

Hrsg.
Dr. Gerald Gatterer
Sigmund Freud Privatuniversität Wien
Wien, Österreich

ISSN 2570-3285　　　　　　　ISSN 2570-3293　(electronic)
Psychotherapie: Praxis
ISBN 978-3-662-64969-5　　　ISBN 978-3-662-64970-1　(eBook)
https://doi.org/10.1007/978-3-662-64970-1

Die Deutsche Nationalbibliothek verzeichnet diese Publikation in der Deutschen Nationalbibliografie; detaillierte bibliografische Daten sind im Internet über http://dnb.d-nb.de abrufbar.

© Springer-Verlag GmbH Deutschland, ein Teil von Springer Nature 2022
Das Werk einschließlich aller seiner Teile ist urheberrechtlich geschützt. Jede Verwertung, die nicht ausdrücklich vom Urheberrechtsgesetz zugelassen ist, bedarf der vorherigen Zustimmung des Verlags. Das gilt insbesondere für Vervielfältigungen, Bearbeitungen, Übersetzungen, Mikroverfilmungen und die Einspeicherung und Verarbeitung in elektronischen Systemen.
Die Wiedergabe von allgemein beschreibenden Bezeichnungen, Marken, Unternehmensnamen etc. in diesem Werk bedeutet nicht, dass diese frei durch jedermann benutzt werden dürfen. Die Berechtigung zur Benutzung unterliegt, auch ohne gesonderten Hinweis hierzu, den Regeln des Markenrechts. Die Rechte des jeweiligen Zeicheninhabers sind zu beachten.
Der Verlag, die Autoren und die Herausgeber gehen davon aus, dass die Angaben und Informationen in diesem Werk zum Zeitpunkt der Veröffentlichung vollständig und korrekt sind. Weder der Verlag, noch die Autoren oder die Herausgeber übernehmen, ausdrücklich oder implizit, Gewähr für den Inhalt des Werkes, etwaige Fehler oder Äußerungen. Der Verlag bleibt im Hinblick auf geografische Zuordnungen und Gebietsbezeichnungen in veröffentlichten Karten und Institutionsadressen neutral.

Planung/Lektorat: Monika Radecki

Springer ist ein Imprint der eingetragenen Gesellschaft Springer-Verlag GmbH, DE und ist ein Teil von Springer Nature.
Die Anschrift der Gesellschaft ist: Heidelberger Platz 3, 14197 Berlin, Germany

Vorwort

Die moderne Verhaltenstherapie hat nun bereits ihre dritte oder auch vierte Welle. Nach den klassischen Modellen und Anwendungen der Lerntheorien, also das, was ursprünglich als Verhaltenstherapie konzipiert wurde, deren Erweiterung durch kognitive Prozesse und die Einbeziehung emotionaler und achtsamkeitsbasierter Modelle, stehen nun die Integration (neuro-)biologischer Prozesse und deren Zusammenspiel mit dem Verhalten und Lernprozessen sowie auch der „Körper" im Mittelpunkt. Viele fragen sich: „Ist das noch unsere Verhaltenstherapie?" Geht sie nicht in die falsche Richtung und wird aus ihr, wie bereits Grawe meinte, eine „allgemeine Psychotherapie", die sich nur dem Zeitgeist unterwirft und sich anpasst?

Das vorliegende Buch der Verhaltenstherapie versucht, hier einen Konsens herzustellen und alle diese Erweiterungen in einem globalen Modell zu berücksichtigen. Es soll sowohl den schon in der Praxis Arbeitenden, aber auch den in Ausbildung Stehenden helfen, sich in der Fülle von verhaltenstherapeutischen Anwendungen zu orientieren. Weiters versuchen die Autoren, auch die zeitweise entstehende Kluft zwischen traditionell denkenden Verhaltenstherapeuten und den Vertretern der modernen Ansätze zu vermindern. Es sollte kein entweder oder, sondern ein sowohl als auch entstehen. Im Zentrum steht ein „lerntheoretisches" Modell, welches alle Bereiche integriert. Basis ist der verhaltenstherapeutisch orientierte diagnostische und therapeutische Prozess, der sich von der Anamnese, über den Beziehungsaufbau, die Problemstellung (Diagnose), die Hypothesenbildung zur Genese und Aufrechterhaltung der Störung, zur Therapieplanung, der Auswahl der entsprechenden Methoden, der Durchführung der Therapie und deren Evaluation, Reflexion und eventuellen Modifikation erstreckt.

Anerkannte Experten aus Wissenschaft, Ausbildung und Praxis versuchen, dies anhand konkreter Beispiele sowohl theoretisch als auch praktisch darzustellen, sodass die getroffenen Überlegungen und Entscheidungen hinsichtlich der gewählten Methode transparent werden, wobei die Mehrzahl der Autoren aus dem österreichischen Raum stammt. Fallbeispiele sind anonymisiert und pseudonymisiert.

In diesem Buch wird der Mensch als lernendes, denkendes, fühlendes und handelndes Wesen in einem sozialen System gesehen, wobei hierbei auch (neuro-)biologische Prozesse und kontextuelle Umweltfaktoren (materielle Umwelt) eine wesentliche Rolle spielen. Verhalten ist deshalb nicht nur das tatsächlich beobachtbare Handeln, sondern beinhaltet physiologische, kognitive, soziale und emotionale Prozesse. Unter dieser Betrachtungsweise lassen sich auch die „modernen

Aspekte der Verhaltenstherapie" wie etwa Kognitionen und Schemata, emotionale und achtsamkeitsbasierte Elemente (z. B. ACT; Ego-State-Therapie;) und (neuro-)biologische Prozesse (vgl. Neurobiofeedback) gut integrieren. Sie sind nicht neue und fremde Elemente, sondern etwas, was den Menschen in seiner Ganzheit schon immer ausgemacht hat, nunmehr aber konkret in das verhaltenstherapeutische Denkmuster integriert wird. Die Therapie selbst ist dadurch auch nicht die Therapie eines „Störungsbildes", sondern die therapeutische Arbeit mit einem Menschen mit Problemen oder einer (psychischen) Erkrankung. Insofern ist der therapeutische Zugang auch nicht durch ein „Standardvorgehen" bei einer bestimmten Störung definiert, sondern durch konzeptorientierte und kompetenzorientierte Überlegungen zur Genese der Problematik und daraus resultierenden Ableitungen für den therapeutischen Prozess. Dies geht auch in die moderne Richtung transdiagnostischer und kompetenzorientierter Behandlungsformen in der Verhaltenstherapie.

Am Gelingen dieses Fachbuchs sind viele Personen beteiligt. In erster Linie die Autoren, die sich die Mühe gemacht haben, ein Gesamtwerk zu schaffen. Besonderer Dank gilt aber auch Monika Radecki und Dr. Esther Dür und dem Team des Springer-Verlags für die redaktionelle Begleitung, sowie Herrn Dr. Martin Grill für die Korrekturarbeiten. Es hat länger gedauert, dieses umfangreiche Werk fertigzustellen. Die Autoren hoffen deshalb, dass dieses ambitionierte Projekt für die Leserinnen und Leser eine praktische Hilfe in ihrem alltäglichen therapeutischen Handeln darstellt. Aus Gründen der besseren Lesbarkeit wurde die männliche Form gewählt ohne andere Geschlechter diskriminieren zu wollen.

Wien
30 Januar 2022

Gerald Gatterer

Inhaltsverzeichnis

1 Einleitung 1
Gerald Gatterer
1.1 Das Menschenbild der modernen Verhaltenstherapie 1
1.2 Modernes verhaltenstherapeutisches Modell zur Genese und
Aufrechterhaltung von Verhaltensweisen und Störungen 4
Literatur. 7

2 Das Erstgespräch 9
Ilse Müller und Andrea Fahlböck
2.1 Struktur und Prozessgestaltung im Erstgespräch. 9
    2.1.1 Struktur des Erstgesprächs. 10
    2.1.2 Voranmeldung 11
2.2 Durchführung des Erstgesprächs 12
    2.2.1 Gezieltes Fragen. 13
    2.2.2 Erstdiagnostik 14
    2.2.3 Therapiemotivation und Zielsetzung 15
    2.2.4 Rahmenbedingungen 16
    2.2.5 Beenden einer Therapiesitzung und Nachbearbeitung 19
2.3 Beziehungsgestaltung im Erstgespräch 19
    2.3.1 Beziehungsaufbau im Erstkontakt 20
    2.3.2 Grundbedürfnisse des Patienten und die
therapeutische Beziehung als Bindungserfahrung 21
    2.3.3 Entwicklung einer tragfähigen Beziehung und Bindung.... 24
2.4 Beispiele zum Beziehungsaufbau 26
    2.4.1 Fall 1 27
    2.4.2 Fall 2 27
    2.4.3 Fall 3 28
2.5 Kontextvariablen der Beziehungsgestaltung 28
    2.5.1 Therapeutenwahl und Kontaktaufnahme 28
    2.5.2 Anmeldung bzw. Anfrage via
Homepage oder Mailadresse 29
    2.5.3 Rahmenbedingungen – Setting 29
2.6 Zusammenfassung 30
Literatur. 31

3	**Diagnostik**		33
	Ilse Müller, Gerald Gatterer, Angelika Neumann, Eckhard Roediger und Alois Kogler		
	3.1	Lebensgeschichte	35
	3.2	Psychopathologischer Status und Diagnostik entsprechend ICD-10 bzw. DSM-5	36
	3.3	Die Verhaltensanalyse	41
		3.3.1 Erfassung der Problembereiche	41
		3.3.2 Sortierung der Probleme/Health-Belief-Modell	41
		3.3.3 Präzisierung der Probleme	42
		3.3.4 Das Makromodell zur Genese der Störung	42
		3.3.5 Das S-O-R-K-C-Modell zur Beschreibung des Verhaltens in einer spezifischen Situation (Horizontale Verhaltensanalyse)	44
		3.3.6 Vertikale Verhaltensanalyse/Plananalyse/Erfassung von Schemata und Grundbedürfnissen	48
	3.4	Erfassung weiterer in der O-Variable inkludierter Faktoren	53
	3.5	Fallbeispiele	55
		3.5.1 Fall 1: Frau M., 48 Jahre, leidet an nichtorganischer Insomnie mit Einschlafstörungen F 51.0	55
		3.5.2 Fall 2: Herr K., 20 Jahre, leidet an Zwangsstörung F42.2	56
	3.6	Schematherapeutische Diagnostik	59
		3.6.1 Theoretische Grundlagen der Schematherapie: Frühe maladaptive Schemata und Modusmodell (nach Neumann et al., 2013)	59
		3.6.2 Die Erarbeitung einer Fallkonzeption	61
		3.6.3 Schematherapeutische Diagnostik Fallbeispiel Frau T	62
	Literatur		69
4	**Therapeutische Verfahren mit Anwendungsbeispielen**		71
	Liselotte Kogler, Alois Kogler, Andrea Fahlböck, Horst Mitmansgruber, Angelika Neumann, Eckhard Roediger, Alice Sendera und Max Leibetseder		
	4.1	Lernen und Gedächtnis	72
	4.2	Lernmodelle	74
		4.2.1 Das klassische Konditionieren	75
		4.2.2 Das operante Konditionieren	77
		4.2.3 Modell-Lernen (Beobachtungslernen) und Soziales Lernen	79
	4.3	„Klassische" verhaltenstherapeutische Verfahren	79
		4.3.1 Stimuluskontrolle	80
		4.3.2 Rollenspiel	81
		4.3.3 Soziales Kompetenztraining	86
		4.3.4 Konfrontationsverfahren	97
		4.3.5 Entspannungsverfahren	105

- 4.4 Das Gespräch und die Veränderung von kognitiven Strukturen und Prozessen im Rahmen der Verhaltenstherapie 121
  - 4.4.1 Einleitung 121
  - 4.4.2 Einstellungen, Selbstkonzepte und Sprache 122
  - 4.4.3 Strukturierte Gespräche und individuelle Einstellungen 125
  - 4.4.4 Problemlösen 132
  - 4.4.5 Sprache und Selbstregulation 137
  - 4.4.6 Sprache und soziale Situationen 140
  - 4.4.7 Das therapeutische Gespräch 146
  - 4.4.8 Sprachanalytische Operationalisierung therapeutischer Interaktionen 150
- 4.5 Die Arbeit mit der „3. Welle" in der Verhaltenstherapie 156
  - 4.5.1 Grundlagen: Was ist anders in der „3. Welle"? 156
  - 4.5.2 Achtsamkeit und Akzeptanz als zentrale Alternativen bzw. Ergänzung zum Problemlösen 160
  - 4.5.3 Eudaimonisches Wohlbefinden durch Werte und werte-geleitetes Handeln 161
  - 4.5.4 Praxis der Behandlung 161
  - 4.5.5 Abschließende Bemerkungen 182
- 4.6 Zentrale schematherapeutische Interventionen 182
  - 4.6.1 Interventionen auf der Basis der therapeutischen Beziehung 183
  - 4.6.2 Kognitiv basierte Interventionen 184
  - 4.6.3 Emotionsbasierte Interventionen 185
  - 4.6.4 Ziele und Behandlungsplanung für Frau T. 188
- 4.7 Die Dialektisch-Behaviorale Therapie (DBT) 191
  - 4.7.1 Einleitung 191
  - 4.7.2 Grundkonzepte 192
  - 4.7.3 DBT-Behandlungsstrategien 203
- 4.8 Verhaltens-Neuro-Psychologie (VNP) 217
  - 4.8.1 Einführung 217
  - 4.8.2 Der neuropsychologisch beeinträchtige Mensch 219
  - 4.8.3 NeuroPsychoTherapie 220
  - 4.8.4 Der Angehörige als Mitbetroffener 227
  - 4.8.5 Fazit 230
- Literatur 230

5 Durchführung der Behandlung 239
Gerald Gatterer, Andrea Fahlböck, Angelika Neumann und Eckhard Roediger
- 5.1 Fall 1 „Klassische Verhaltenstherapie" 240
  - 5.1.1 Terminvereinbarung 240
  - 5.1.2 Erstkontakt, Kennenlernen und Beziehungsaufbau 240

		5.1.3	Weitere Abklärung der Probleme und deren Entstehungsgeschichte sowie Diagnosestellung 244

      5.1.4 Zielklärung und Therapieplanung 251
      5.1.5 Durchführung der Therapie 253
      5.1.6 Evaluation und Reflexion des therapeutischen Prozesses und seiner Ergebnisse und Rückfallprophylaxe 256

5.2 Fall 2 „Emotionsorientierter Ansatz"......................... 257
      5.2.1 Terminvereinbarung................................ 257
      5.2.2 Erstkontakt, Kennenlernen und Beziehungsaufbau 257
      5.2.3 Diagnosestellung, Problemlage und deren Entstehungsgeschichte............................... 259
      5.2.4 Zielklärung und Therapieplanung 263
      5.2.5 Durchführung der Therapie 264
      5.2.6 Evaluation und Reflexion des therapeutischen Prozesses ... 270

5.3 Fall 3 „Durchführung der schematherapeutischen Behandlung".... 270
      5.3.1 Kontaktaufbau/Arbeit mit der therapeutischen Beziehung .. 271
      5.3.2 Abbau der depressiven Symptomatik, Aufbau und Stabilisierung der Stimmungslage (Ziel 1) 272
      5.3.3 Abbau des Gefühls der Einsamkeit, Schuld und Verantwortung der Mutter gegenüber mit dem Ziel der inneren und äußeren Abgrenzung (Ziel 2)................................ 274
      5.3.4 Abbau von Angst vor Nähe zur Ermöglichung von Vertiefung von Freundschaften sowie eventuell Partnerschaften und Sexualität (Ziel 3) 276
      5.3.5 Loslösung des Selbstwerts von den Vorgaben internalisierter fordernder bzw. strafender Eltern-Anteile (z. B. hinsichtlich Schlanksein, Perfektion, Pflichterfüllung) (Ziel 4) 279
      5.3.6 Krise und Konflikt mit der Therapeutin................. 281
      5.3.7 Betrauern, Akzeptanz, Stabilisierung................... 283

6 Schwierige Therapiesituationen............................... 285
Andrea Fahlböck und Gerald Gatterer
6.1 Die persönlichen Grenzen der Therapeuten..................... 285
6.2 Die gesellschaftliche Seite der Psychotherapeuten 288
      6.2.1 Künstlerische Werke zum Thema Psychotherapie......... 289
      6.2.2 Die private Seite der Psychotherapeuten 292
6.3 Die Seite der Auszubildenden: „Aller Anfang ist schwer ..."...... 295
      6.3.1 Einstiegsschwierigkeiten 295
      6.3.2 Mögliche Stolpersteine 296
6.4 Die Seite der emotionalen Herausforderungen 298
6.5 Schwierigkeiten im therapeutischen Prozess.................... 303
      6.5.1 Probleme durch die Problemanalyse 304

		6.5.2 Themenspezifische Probleme. 305
	6.6	Schwierigkeiten durch den Patienten und das Krankheitsbild. 311
		6.6.1 Umgang mit Patienten mit schwieriger Persönlichkeitsstruktur aus der Sicht des Therapeuten 311
		6.6.2 Fehlende kognitive, emotionale, körperliche oder soziale Fertigkeiten des Patienten 313
	6.7	Schwierigkeiten durch die Therapeut-Klient-Beziehung. 314
	6.8	Schwierigkeiten durch die Rahmenbedingungen (Kontext) der Therapie. 316
	6.9	Zusammenfassung 318
	Literatur. 319

7 Beendigung der Therapie und Evaluation 323
Christa Streicher-Pehböck und Ilse Müller

	7.1	Einleitung. 323
	7.2	Reflexion des Therapieprozesses 324
	7.3	Stabilisieren therapeutischer Fortschritte. 327
	7.4	Herausarbeiten von hilfreichen Methoden zur Aufrechterhaltung des Therapieerfolgs 328
		7.4.1 Beispiel Depression 329
		7.4.2 Beispiel Angstbehandlung 330
		7.4.3 Beispiel Essstörung 331
	7.5	Analyse von potenziell Rückfall auslösenden Situationen und Erstellung eines Notfallplanes. 332
	7.6	Ablösephase und Therapieende 337
	7.7	Evaluation, Abschluss – Feedback und Vorbereitung von Follow up/Katamnesen 339
	Literatur. 342

Mitarbeiterverzeichnis

Mag.a Dr.in Andrea Fahlböck Psychologische und psychotherapeutische Praxis, Institut für neuropsychologische Rehabilitation, Villach, Österreich

Univ. Doz. Dr. Gerald Gatterer Sigmund Freud Privatuniversität Wien, Wien, Österreich

Dr. Alois Kogler Institut für Psychosomatik und Verhaltenstherapie, Graz, Österreich

Dr.in Liselotte Kogler Institut für Psychosomatik und Verhaltenstherapie, Graz, Österreich

PD Dr. Max Leibetseder Salzburg, Österreich

PD Dr. Horst Mitmansgruber Allgemeine Psychotherapeutische Ambulanz | Leitender Klinischer Psychologe, Medizinische Universität Innsbruck | Universitätsklinik für Psychiatrie II | Tirol Kliniken, Innsbruck, Österreich

Mag.a Ilse Müller Psychotherapeutin (Verhaltenstherapie), Graz, Österreich

Dr.in Angelika Neumann Psychologische Psychotherapeutin, Ulm, Deutschland

Dr. Eckhard Roediger Neurologe, Psychiater, Arzt für psychotherapeutische Medizin, Frankfurt, Deutschland

Dr.in Alice Sendera Trausdorf an der Wulka, Österreich

HR Dr.in Christa Streicher-Pehböck Leiterin der Psychologischen Studierendenberatung Linz, Gallneukirchen, Österreich

Einleitung

Gerald Gatterer

▶ Der Prozess der Verhaltenstherapie orientiert sich am Menschen als lernendes Wesen in einer sich verändernden Welt und soll diesem helfen, dabei auftretende Probleme besser zu bewältigen. Die Ursache einer Störung wird dabei als Resultat biologischer, psychologischer, und sozialer Prozesse und von Umweltfaktoren gesehen, wobei Lernprozesse nicht oder nicht adäquat stattgefunden haben. Die Therapie baut auf diesen Grundüberlegungen auf und versucht diese Faktoren so weit als möglich positiv zu verändern.

1.1 Das Menschenbild der modernen Verhaltenstherapie

Das Verhalten und Erleben eines Menschen werden in diesem Buch als Zusammenspiel und Resultat von biologischen, psychologischen, kognitiven, emotionalen, sozialen und kontextuellen Faktoren gesehen. Grundlage hierfür sind Lernprozesse auf allen Ebenen seit der Kindheit oder möglicherweise auch schon davor. Diese beeinflussen die Entwicklung eines Menschen bereits bei seiner Geburt, führen weiter zur Ausformung seiner Grundpersönlichkeit, aber auch weiterer Entwicklungs-, Anpassungs- und Adaptationsprozesse bzw. der Auseinandersetzung mit und die Verarbeitung von Lebenskrisen und Veränderungen. Normales Verhalten bzw. psychische Gesundheit besteht dann, wenn dadurch ein ausgewogenes Ausmaß an Wohlbefinden und Zufriedenheit erreicht wird, bzw. die vorhandenen Verhaltensressourcen ausreichen, um sich an neue Bedingungen durch multifaktorielle Lernprozesse (physiologisch, kognitiv, emotional, sozial, motorisch) erfolgreich anzupassen. Das beinhaltet ein Menschenbild, das in der Lage ist, neue Erfahrungen zu erwerben, in neuen Umwelten sicher zu handeln, neue Strategien zu erwerben und

G. Gatterer (✉)
Sigmund Freud Privatuniversität Wien, Wien, Österreich
e-mail: gerald@gatterer.at

biografische Erlebnisse und Erfahrungen kognitiv und emotional neu zu bewerten, zu verarbeiten, (neuro-)biologisch zu speichern und in neuen Situationen anzuwenden.

Die moderne integrative Verhaltenstherapie (vgl. auch Egger, 2015) beschäftigt sich mit „schulenübergreifenden" therapeutischen Ansätzen, die sich jedoch weiterhin am verhaltenstherapeutischen Grundkonzept von Lernprozessen orientieren. In diese Richtung gehen auch transdiagnostische Interventionen (Heßler & Fiedler, 2019), die „Therapiebausteine" beschreiben und anbieten, die ohne Ausrichtung auf bestimmte Diagnosen und Störungen eingesetzt werden können. Diese werden bestimmten Bereichen wie z. B. Therapiemotivation, Biografie, Emotion und Kognition zugeordnet.

▶ **Wichtig** Das „spezifische" Verhalten und Erleben von Menschen in einer Situation und darauf aufbauende neue Lernprozesse können als Zusammenspiel biologisch-physiologischer, psychologischer, sozialer/kultureller und kontextueller Faktoren angesehen werden.

Abb. 1.1 soll dies transparent machen.

Biologische Faktoren und Prozesse (Gehirn, Nervenzellen, Neurotransmitter, Organe, Muskeln ...) stellen sozusagen die Grundlage unseres Lebens und damit auch aller Lernprozesse dar. Diese sind bei allen Menschen unterschiedlich und reagieren je nach genetischer Disposition individuell. Sie sind bei allen Verhaltensweisen mitbeteiligt, können jedoch durch verschiede Faktoren (z. B. Lernprozesse, Training, Entspannung, Achtsamkeit) beeinflusst werden.

Psychologische Faktoren beziehen sich auf die individuellen Lernprozesse der Person als denkendes, fühlendes und soziales Wesen. Wesentlich sind hier individuelle kognitive, soziale, emotionale, bindungsorientierte und kontextuelle (situationsbezogene) Verarbeitungsprozesse, Einstellungen, Erfahrungen, darauf aufbauende Werte und Normen, die die Person entwickelt hat, sowie Schemata, Rollenbilder, aber auch die kulturellen und spirituellen Aspekte der Person. Diese werden in einer „Persönlichkeit", die meist aus mehreren Teilen (z. B. Bedürfnissen, Rollenbildern, Ich-Anteilen; EGO-States; Schema-Modi) besteht, gespeichert und beeinflussen und modulieren ebenfalls das aktuelle Verhalten.

Zusätzlich spielen soziale Faktoren für die Entwicklung und Aufrechterhaltung eines Verhaltens eine wesentliche Rolle. Die Kultur und soziale Modelle, gesellschaftliche Werte und Normen, Beziehungsmuster, soziale Bindungen, Rollenbilder und Vorbilder, aber auch Gesetze und Vorschriften verändern oft Verhaltensweisen in einer bestimmten sozialen Situation (soziales Lernen), die von der Grundpersönlichkeit anders durchgeführt worden wären.

Situationsspezifische ökologisch/kontextuelle Faktoren (Umweltfaktoren, Lebensbereiche, situative Faktoren, Ressourcen, Hilfsmittel, finanzielle Mittel ...) stellen ebenfalls wesentliche Elemente bei der Ausformung von Verhaltensweisen dar, da sie oft Rahmenbedingungen darstellen oder auch direkt oder indirekt beeinflussen und müssen deshalb in verhaltenstherapeutische Überlegungen mit einbezogen werden.

Das aktuelle Verhalten ist dann das Resultat aller dieser Faktoren und wird individuell angepasst bzw. werden dadurch neue Lernprozesse ermöglicht.

1 Einleitung

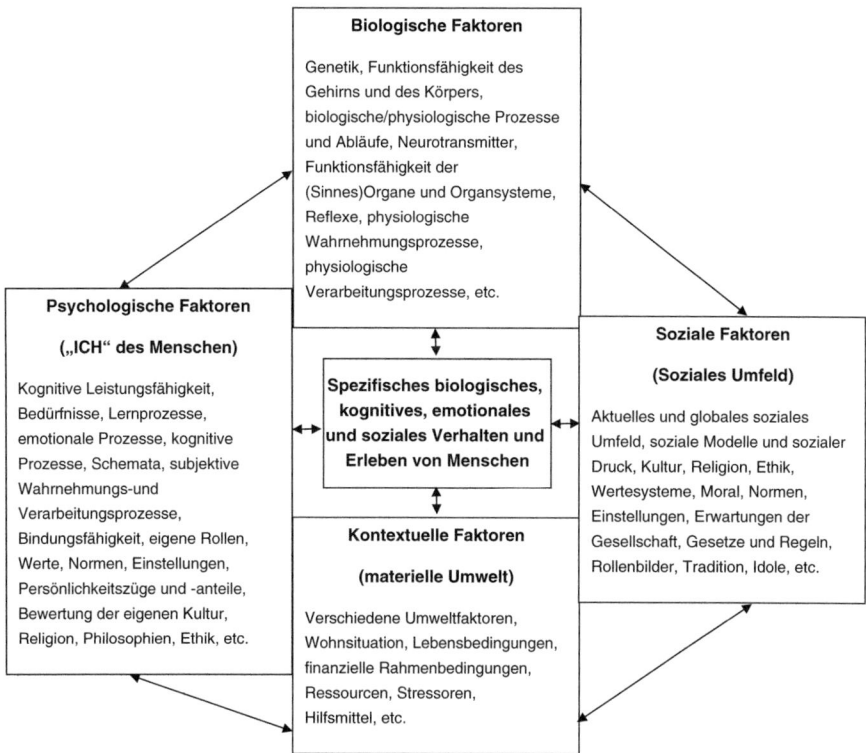

Abb. 1.1 Menschenbild der Verhaltenstherapie: Zusammenspiel biologisch-physiologischer, psychologischer, sozialer/kultureller und kontextuelle Faktoren zur Erklärung der Entwicklung („lernen") von Verhaltensweisen und deren Zusammenwirken in einer bestimmten Situation (erweiterte bio-psycho-soziale- und kontextuelle Matrix; mod. Gatterer, 2011)

Als Beispiel sei etwa das situationsunangepasste Verhalten eines Patienten mit dissozialer/narzisstischer Persönlichkeit angeführt, der unkontrollierte Überholvorgänge durchführt und damit sich und andere gefährdet.

Beispiel

Herr M., 32 Jahre alt, kommt wegen regelmäßiger Verkehrsübertretungen in Therapie. Er berichtet, dass es ihm schwerfalle, sich den Regeln der Straßenverkehrsordnung zu unterwerfen. Vor allem jene Regeln, die er nicht einsehe, könne er nur schlecht einhalten. Etwa langsam zu fahren, nur weil ein Verkehrsschild das vorschreibe oder wenn andere auf der Autobahn langsam fahren und nicht ausweichen, wenn er mit seinem schnellen Auto käme. Er würde dann auffahren, drängeln, anblinken und auch rechts überholen und den anderen schneiden, damit er wisse, dass er unsinnig fahren würde. Er hätte dadurch auch schon den Führerschein verloren, könne sich aber trotzdem nur schwer zurückhalten, da es ihn so ärgere, dass auch andere „auf seiner Straße" fahren dürfen. ◄

Betrachtet man nun das Verhalten dieses Patienten im Vergleich zu einem „normalen, rücksichtsvollen und kontrollierten Autofahrer", ergeben sich aus verhaltenstherapeutischer Sicht folgende Unterschiede.

Organisch haben beide Personen „Autofahren" mit seinen Automatismen biologisch über Lernprozesse und neuronale Skripts gespeichert. Damit verbunden sind automatisierte Aufmerksamkeits-, Verhaltens-, physiologische, motorische und emotionale Prozesse sowie eine erhöhte Grundspannung. Autofahren ist somit weitgehend automatisiert. Beide fahren gerne Auto (psychologisches Bedürfnis) und haben ein PS-starkes Auto (Kontext und eventuell auch Image). Im Falle des „langsam fahren müssen" (Anpassung des Verhaltens durch Impulskontrolle als psychologische Komponente) infolge eines erhöhten Verkehrsaufkommens (Kontextvariable) setzt der „normale" Mensch entweder seine Logik („überholen zahlt sich nicht aus"), seine Emotionen (z. B. Angst vor einem Unfall) oder soziale Aspekte (Rollenbild des sozialen Autofahrers; Gesetze) zur Impulskontrolle ein. Bei einem Menschen mit dissozialem/narzisstischem Verhalten, der etwa (psychologisch) das Bedürfnis hat, „besser zu sein als die anderen" (Großartigkeitsschema bzw. kompensierte Mangelhaftigkeit), bzw. Aggressionen verspürt, da er „auf seiner Straße so langsam fahren muss" (Aggression als Reaktion auf Frustration), sind diese Kontrollmechanismen nicht oder nur mangelhaft vorhanden. Er kann sein Verhalten deshalb nicht an den Kontext des Verkehrsaufkommens anpassen und überholt auch in riskanten Situationen.

Wie ist jedoch das Entstehen dieses Verhaltens zu erklären?

1.2 Modernes verhaltenstherapeutisches Modell zur Genese und Aufrechterhaltung von Verhaltensweisen und Störungen

Zum Verständnis des Entstehens von Verhaltensweisen (Genese der Störung) wird ein übergreifendes Modell verwendet. Es erfasst die Prädisposition bzw. Vulnerabilität für das Problemverhalten, die Lerngeschichte in der Kindheit, die daraus entstandene Persönlichkeit mit den entsprechenden Schemata, relevante Lebensereignisse sowie aktuelle Auslöser für das Problemverhalten und daraus entstandene Konsequenzen. Diese Bereiche werden sowohl auf der biologischen, psychischen, sozialen und kontextuellen Ebene erfasst und hinsichtlich ihrer Relevanz überprüft (Gatterer, 2011).

▶ **Wichtig** Die Entstehung von „Störungsbildern" erfolgt nach dem verhaltenstherapeutischen Modell nach den gleichen Lernmustern wie „normales" Verhalten. Sie können als „fehlende, falsch gelernte, situationsunangepasste oder überlernte Verhaltensmuster" angesehen werden. Spezifische und globale Konsequenzen wirken nach dem verhaltenstherapeutischen Modell als Verhaltenssteuerung bzw. verstärkende Faktoren.

1 Einleitung

Prädisponierende Faktoren, wie etwa die Genetik, eine bestehende Vulnerabilität, Grundbedürfnisse, familiäre Strukturen, aber auch Umweltfaktoren können bereits von Geburt an (oder auch davor) zur Ausbildung von psychischen Krankheitsbildern beitragen. Resilienzfaktoren stabilisieren hingegen.

Darauf bauen weitere Lernprozesse auf und führen zur Ausformung von Persönlichkeitsstrukturen, Werten, Normen, Rollenbildern, Einstellungen, Grundannahmen und Schemata.

Diese beeinflussen das weitere Leben und den Umgang mit Lebensereignissen bzw. die Auseinandersetzung mit aktuellen Belastungen und Konfliktsituationen. Dadurch kommt es in umgekehrter Weise zur Stabilisierung oder auch Destabilisierung der Persönlichkeit, je nachdem, welche Fähigkeiten und Fertigkeiten die Person besitzt.

Jedes Verhalten hat auch Konsequenzen, die ebenfalls zur weiteren Verhaltensausformung oder Verstärkung seiner Grundfaktoren (Persönlichkeit) beitragen.

So kann eine aktuelle Symptomatik in vielen Fällen durch den akuten spezifischen Auslöser und damit verbundene (auch vorbestehende) Lernprozesse erklärt werden, wo keine adäquaten Strategien zur Verfügung standen. In diesem Falle kommen meist klassische verhaltenstherapeutische Konzepte des Neulernens, Umlernens oder Verlernens, meist ergänzt mit Strategien zur Veränderung von Kognitionen zum Einsatz.

Bei früher entstandenen emotionalen Problemen und Bindungsstörungen müssen jedoch auch die damals falsch oder nicht stattgefundenen (emotionalen, bindungs- und bedürfnisorientierten und sozialen) Lernprozesse erfasst und bearbeitet werden. Hier kommen emotionsfokussierte, achtsamkeitsbasierte oder auch schematherapeutische Konzepte zum Einsatz, wobei diese jedoch den Einsatz „klassischer Verfahren" nicht ausschließen.

Beispiel

In unserem Beispiel des dissozialen/narzisstischen Autofahrers ist dies durch folgende Lerngeschichte erklärbar. Er stammt aus einem reichen Elternhaus. Der Vater vermittelte dem Sohn (Einzelkind) immer das Gefühl, etwas Besseres zu sein. Probleme wurden aus dem Wege geräumt, Gesetze gelten nur für die anderen (Modelllernen). Er wuchs im Nobelinternat auf und hatte nur wenig Bindung zu den Eltern. Diese beschreibt er als „Finanzierer" (Schema emotionale Entbehrung). Soziale Beziehungen pflegt er nur, wenn sie für ihn von Vorteil sind. Sonst brauche er sie eigentlich nicht bzw. stören sie ihn, da sie da sind. Dadurch hatte er auch öfter Konflikte. Schulisch hatte er das Studium Jus noch nicht abgeschlossen, obwohl ihm das Lernen eigentlich leichtfalle. Er sehe nur noch keine Notwendigkeit dazu. Auftauchende Probleme in seinem Leben wurden immer „finanziell" vom Vater gelöst. Negative Konsequenzen gab es kaum. Insofern ist dieses Verhalten durch diese Lernprozesse erklärbar, und eine Therapie muss deshalb auch an diesen Grundschemata, Werten und Normen ansetzen. ◀

Ein weiterer Schritt der Verhaltensanalyse vor der Therapieplanung ist die Beschreibung und Erklärung des aktuellen Verhaltens in der Problemsituation. Hier kommen weiterhin klassische Modelle (horizontale und vertikale Verhaltensanalyse), wie etwa das S-O-R-K-C-Modell (z. B. Fliegel & Heyden, 1994; Schulte, 1999) oder das Modell von Bartling (Verhalten in Situationen; Bartling et al., 2007) zum Einsatz, die durch den Selbstmanagement-Ansatz (Kanfer et al., 2012) und die Einbeziehung kognitiver Prozesse (z. B. Beck, 2013) erweitert wurden.

Ergänzt werden sie durch Bereiche der Plananalyse (Caspar, 1996a, b; Grawe, 1998) oder auch schematherapeutische Überlegungen (Roediger, 2017; Young et al., 2005), die sich in der O-Variable finden. In neuester Zeit werden auch Aspekte der EGO-State-Therapie (Fritsche & Hartman, 2014), achtsamkeitsbasierte Ansätze (Wegenroth, 2016) und emotionale Prozesse (Greenberg, 2015) in die Verhaltenstherapie integriert.

▶ **Wichtig** Das tatsächliche Verhalten und emotionale Erleben von Menschen in bestimmten Situationen kann somit verhaltenstherapeutisch als Zusammenspiel biologischer, psychologischer, sozialer und kontextueller Faktoren beschrieben und verstanden werden und muss sowohl bei der Genese von Krankheitsbildern und Problemen, aber auch bei deren Beschreibung in der aktuellen Situation erfasst werden. Darauf bauen auch Überlegungen hinsichtlich wesentlicher Faktoren im Lernprozess und die darauf aufbauenden therapeutischen Maßnahmen auf. Die individuelle Therapie ist somit nicht monokausal zu sehen, sondern muss alle diese Faktoren berücksichtigen. Insofern kann es nach einer entsprechenden Verhaltensanalyse bei aktuell neu entstandenen psychischen Problemen (z. B. einer neu erworbenen Angst durch one-trial-learning) ausreichend sein, diese mittels Konfrontation rasch zu behandeln. Andererseits kann eine bestehende Problematik auch das Resultat schon lange bestehender Bindungs- und Beziehungsprobleme sein, die durch Schematherapie und Reparenting zu behandeln wären. Es kann aber auch eine Kombination von mehreren Techniken notwendig sein, wenn dies im Rahmen der Verhaltensanalyse sichtbar wird. Ziel ist es, dem Patienten jene Kompetenzen zu vermitteln, die er zur Lösung seiner Probleme benötigt.

Im vorliegenden Buch wird der Prozess der Verhaltenstherapie praktisch anhand konkreter Fallbeispiele von Experten dargestellt. Behandelt werden die Themen Beziehungsgestaltung und gezielte Exploration, Diagnosestellung und Erstellung einer Verhaltensanalyse, Hypothesenplanung, Therapieplanung, Durchführung und Evaluation der Therapie, die praktische Darstellung und Anwendung der spezifischen therapeutischen Verfahren sowie die Behandlung schwieriger Therapiesituationen. Das Buch wurde so konzipiert, dass die einzelnen Schritte für den Leser praktisch nachvollziehbar sind und er diese in sein eigenes therapeutisches Handeln gut integrieren kann.

1 Einleitung

Der strukturierte therapeutische Prozess, der gemeinsam mit dem Patienten reflektiert und durchgeführt wird, besteht dabei aus

- dem Erstkontakt und Kennenlernen sowie dem Beziehungsaufbau
- der Orientierungsphase und der ersten Sichtung des Problems
- der Abklärung der Therapiemotivation
- der genauen Klärung des Problems hinsichtlich seiner Entstehungsgeschichte und den damit verbundenen Lernprozessen sowie der Einbettung des Problems in das Leben des Betroffenen
- den damit verbundenen Schemata, Rollenbildern, Werten und Normen
- einer weiteren diagnostischen Abklärung soweit notwendig
- der Klärung und Definition der Therapieziele und möglicher Probleme
- den damit verbundenen therapeutischen Überlegungen hinsichtlich der dafür notwendigen Basiskompetenzen des Betroffenen und den daraus resultierenden verhaltenstherapeutischen Maßnahmen
- der Planung der Interventionen
- der Auswahl der entsprechenden therapeutischen Strategien und Interventionsmaßnahmen
- deren Bearbeitung mit dem Patienten
- der Durchführung der Therapie
- der Überprüfung der Therapie und einer eventuellen Anpassung und Modifikation entsprechend der bisherigen Therapieergebnisse
- der kritischen Reflexion von Problemen in der Therapie
- der Evaluation und Reflexion des therapeutischen Prozesses und seiner Ergebnisse
- und der Rückfallprophylaxe

Die Autoren hoffen, dass das Buch hilft, die Kluft zwischen klassischen und modernen Ansätzen zu überbrücken, sodass nicht von einer Verhaltenstherapie der ersten, zweiten, dritten oder vierten Welle gesprochen wird, sondern von einem offenen Modell, welches sich an den Erkenntnissen der modernen Forschung zur Erklärung von Verhaltensweisen orientiert und diese in das therapeutische Handeln integriert. Im Zentrum steht dabei der Mensch mit seinen biologischen, psychologischen, emotionalen, sozialen und kulturellen Bedürfnissen, der in einem spezifischen Kontext denkt, fühlt, handelt und lebt.

Literatur

Bartling, G., Echelmeyer, L., Engberding, M., & Krause, R. (2007). *Problemanalyse im therapeutischen Prozess. Leitfaden für die Praxis*. Kohlhammer.
Beck, J. S. (2013). *Praxis der kognitiven Verhaltenstherapie*. Beltz.
Caspar, F. (1996a). *Beziehungen und Probleme verstehen: Eine Einführung in die psychotherapeutische Plananalyse*. Huber.
Caspar, F. (Hrsg.). (1996b). *Psychotherapeutische Problemanalyse*. dgvt.

Egger, J. W. (2015). *Integrative Verhaltenstherapie und psychotherapeutische Medizin*. Springer.
Fliegel, S., & Heyden, T. (1994). *Verhaltenstherapeutische Diagnostik I*. dgvt.
Fritsche, K., & Hartman, W. (2014). *Einführung in die Ego-State-Therapie*. Carl-Auer.
Gatterer, G. (2011). Integrative Verhaltenstherapie im Alter. *PSYMED, 24/3*. 45–58.
Grawe, K. (1998). *Psychologische Therapie*. Hogrefe.
Greenberg, L. (2015). *Emotion-focused therapy. Coaching clients to work through their feelings* (2. Aufl.). American Psychological Association.
Heßler, J. B., & Fiedler, P. (2019). *Transdiagnostische Interventionen in der Psychotherapie*. Schattauer.
Kanfer, F. H., Reinecker, H., & Schmelzer, D. (2012). *Selbstmanagement-Therapie. Ein Lehrbuch für die klinische Praxis* (5. Aufl.). Springer.
Roediger, E. (2017). Schematherapie. https://www.schematherapie-roediger.de/info/index_info.htm. Zugegriffen am 04.06.2017.
Schulte, D. (1999). Verhaltenstherapeutische Diagnostik. In H. Reinecker (Hrsg.), *Lehrbuch der Verhaltenstherapie*. DGVT.
Wegenroth, M. (2016). *Das Leben annehmen. So hilft die Akzeptanz-und Commitment-Therapie (ACT)*. Hogrefe.
Young, J. E., et al. (2005). *Schematherapie: Ein praxisorientiertes Handbuch* (2. Aufl.). Junfermann.

Das Erstgespräch

2

Ilse Müller und Andrea Fahlböck

▶ In diesem Kapitel wird der Verlauf des Erstgesprächs strukturiert dargestellt. Der Verlauf des Erstgesprächs entscheidet häufig über den Therapieerfolg. Die gute Therapeut-Klient-Beziehung liefert einen entscheidenden Beitrag zum Therapieerfolg. Das Erstgespräch hat hierbei eine diagnostische, motivationale (beziehungsgestaltende), aber bereits auch therapeutische Funktion (Gatterer, 2009a). Dabei ist es wichtig, die richtigen Fragen zu stellen. Dadurch können die aktuelle Problematik erfasst und erste Hypothesen über die Entstehung und Möglichkeiten der Therapie entwickelt werden. Weiters dient das Erstgespräch zur Beziehungsgestaltung. Eine klare Struktur, Transparenz und gute Rahmenbedingungen sind weitere Erfolgsfaktoren.

2.1 Struktur und Prozessgestaltung im Erstgespräch

Der Ablauf des Erstkontaktes ist in vielen Fällen sowohl für Patienten als auch für Therapeuten entscheidend für den weiteren Therapieverlauf. Er erfüllt eine diagnostische, motivationale und teilweise auch bereits therapeutische Funktion (Gatterer, 2009b). Daher sollte die Zeit von 50 Minuten optimal genutzt werden. Bereits die erste Therapiestunde sollte gut strukturiert sein (Kanfer et al., 2011). Gleichzeitig muss auf die Individualität der Patienten eingegangen werden. Daher braucht der Therapeut neben der Struktur ein „bewegliches Gerüst" im Kopf. Der erste Kontakt

---

I. Müller (✉)
Psychotherapeutin (Verhaltenstherapie), Graz, Österreich
e-mail: office@ilsemueller.at

A. Fahlböck
Psychologische und psychotherapeutische Praxis, Institut für neuropsychologische Rehabilitation, Villach, Österreich

© Springer-Verlag GmbH Deutschland, ein Teil von Springer Nature 2022
G. Gatterer (Hrsg.), *Praxis Verhaltenstherapie*, Psychotherapie: Praxis,
https://doi.org/10.1007/978-3-662-64970-1_2

dient dem Kennenlernen und ermöglicht einen ersten Eindruck über die Persönlichkeit der Patienten und ihrer Probleme, und gleichzeitig hat der Patient die Möglichkeit, sich über die Persönlichkeit des Therapeuten einen Eindruck zu verschaffen. Klarheit und Transparenz sind wichtige Parameter in der Therapie, die auch schon im Erstgespräch deutlich werden müssen.

Der Therapeut sollte während des gesamten Erstgesprächs Antworten auf die folgenden Fragen suchen:

- Weshalb kommt jemand zum jetzigen Zeitpunkt in die Therapie? (Was hat gerade jetzt dazu geführt? Weshalb kommt jemand nicht früher oder später?)
- Weshalb kommt der Patient zu mir? (Von wem empfohlen? Wie ist er auf mich bzw. unsere Institution gestoßen?)
- Weswegen kommt er in Therapie? Was sind die „Präsentier-Symptome"?
- Welche Gründe gibt es für den Beginn einer Therapie?
- Wie müsste die Situation beschaffen sein, dass die Therapie nicht mehr notwendig wäre?
- Was sind die Ziele der Therapie? (Kanfer et al., 2011)

Es wird aber nicht immer möglich sein, bereits im Erstgespräch alle obigen Fragen lückenlos beantwortet zu bekommen.

Weiters ist es wichtig, im Erstkontakt eine gute therapeutische Beziehung zum Patienten herzustellen. Eine gute Therapeut-Klient-Beziehung hat hohe Relevanz im Therapieerfolg. Der Patient wird den Therapeuten in seiner Sympathie und Kompetenz bewerten und dann entscheiden, ob er wiederkommt (Margraf & Schneider, 2009). Dem Therapeuten muss es deshalb im Erstgespräch gelingen, kompetent, glaubwürdig und empathisch zu erscheinen und eine angenehme Atmosphäre zu schaffen.

2.1.1 Struktur des Erstgesprächs

Der Ablauf des Erstgespräches hat wesentlichen Einfluss auf die Beziehungsgestaltung und Informationsgewinnung. Im praktischen Setting hat sich folgendes Vorgehen als nützlich erwiesen:

- Voranmeldung (meist telefonisch)
- Kontaktaufnahme
- Reden lassen
- Gezieltes Fragen
- Zusammenfassen
- Erstdiagnose
- Therapiemotivation
- Zielsetzung

- Rahmenbedingungen
- Ende einleiten
- Stunde beenden
- Nachbearbeitung

Im Ablauf des therapeutischen Erstgesprächs kann man, wenn nötig, immer wieder zu vorigen Punkten zurückkehren.

2.1.2 Voranmeldung

Bereits bei der telefonischen Voranmeldung können erste Eindrücke über die Patienten gewonnen werden. Weiters wird hier die erste emotionale Beziehung hergestellt, die oft für die weitere Beziehungsgestaltung im Therapieverlauf wesentlich ist. Wichtig erscheint es hier bereits, wesentliche Aspekte abzuklären, die für die weitere Therapiemotivation und die Erreichbarkeit der Patienten wichtig sind. Dazu gehören

- die Grundproblematik
- die Dringlichkeit
- die Kosten
- die globalen Erwartungen
- eventuell Informationen zur Therapiemethode
- die Erreichbarkeit des Klienten (Telefonnummer, Adresse)

Beispiel

Frau S. meldet sich telefonisch. Sie hört sich sehr aufgeregt an. Ich frage, was sie braucht, und sie meint, dass sie das am Telefon nicht sagen möchte. Sie hätte gerne einen Termin zu einem Erstgespräch. Wir machen einen Termin aus, und ich erkläre ihr, wie sie zu mir in die Praxis kommt und kläre sie über die Kosten auf.

In der darauffolgenden Woche kommt Frau S. sehr pünktlich zu ihrem ersten Termin. Ich bereite dafür den Anamnese-Fragebogen von Lazarus zur Lebensgeschichte (Lazarus, 1978) vor, den jeder Patient beim Ersttermin mit nach Hause bekommt. Zur Aufnahme der Daten verwende ich ein Datenblatt mit Namen, Adresse, Versicherungsnummer, Beruf, Zuweisung, ICD-10-Diagnose (mache ich erst am Ende der ersten Stunde), und für jede Therapiestunde ist auf dem Datenblatt eine Spalte vorgesehen mit Datum der Therapieeinheit, Themen, Interventionen, Tests und Hausübungen. Weiters schreibe ich handschriftlich die wichtigsten Inhalte der Therapiestunde mit, die in einem Schnellhefter gesammelt werden. ◄

2.2 Durchführung des Erstgesprächs

Im Rahmen des Erstgesprächs erfolgt die erste persönliche Kontaktaufnahme, der Beziehungsaufbau, die erste Informationssammlung und die Abklärung der Therapiemotivation sowie die Zieldefinition. Hier spielen Elemente der personenzentrierten Gesprächsführung (Rogers, 1993) mit Kongruenz, Echtheit und Wertschätzung zusätzlich zu verhaltenstherapeutischen Überlegungen zum diagnostischen Prozess in der Verhaltenstherapie eine wesentliche Rolle. Die Rolle des Therapeuten ist hierbei, das Gespräch zu leiten, aber den Patienten genügend Raum für die Darstellung ihrer Probleme zu geben.

Zu Beginn der Einheit wird den Patienten Raum gegeben, „anzukommen" und sich mental zu sammeln. Dann erfolgt die Sammlung der aktuellen Probleme, der akuten Belastungen und der sich aufdrängenden Themen. Ebenso ist die Zielabklärung wichtig. Dazu empfiehlt sich folgende Vorgehensweise:

- Da die Patienten meist mit einem hohen Leidensdruck kommen, erscheint es wesentlich, ihnen zuerst die Möglichkeit zu geben, sich selbst mit ihrer Problematik darzustellen
- Weiters ist es wichtig, sich selbst als Person vorzustellen und die Methode Verhaltenstherapie zu erklären. Dadurch können spätere Missverständnisse hinsichtlich des therapeutischen Vorgehens vermieden werden.
- Ebenso wichtig ist es, die Inhalte und Ziele des Erstgesprächs zu definieren. Was hat der Patient zu erwarten, was wird heute besprochen, was später?
- Wesentlich ist auch der Hinweis auf die Verschwiegenheitspflicht und den Datenschutz.
- Danach erfolgt meist eine kurze Sozialanamnese, um den Patienten auch außerhalb seiner Problembereiche kennenzulernen.
- Daran schließen sich Fragen zur globalen Erfassung der Problemsituation sowie deren Entstehung. Hier ist darauf zu achten, dass die Fragetechnik eine möglichst genaue Beschreibung bedingt. Die im Erstgespräch definierten Kommunikationsmuster sind meist die Grundlage für die weitere Kommunikation.
- Wesentlich ist es auch, ob eine medizinische Abklärung erfolgt ist.
- Als Einstiegsfrage hat sich z. B. „Wer hat Sie geschickt?", „Was führt Sie zu mir?", „Was brauchen Sie von mir?", „Was kann ich für Sie tun?" bewährt.
- Wichtig im Erstgespräch sind auch motivationale Faktoren wie verbale Verstärkung, Motivation, Wertschätzung, Zeit lassen und dem Patienten das Gefühl geben, dass er hier alles erzählen kann.

Beispiel

Die Patientin betritt die Praxis, legt ihren Mantel ab und nimmt im Warteraum Platz. Ich hole Frau S. im Warteraum ab, begrüße sie, stelle mich mit meinem Namen vor und biete ihr etwas zu trinken an. Dann gehe ich mit ihr in den Therapieraum. Frau S. kann sich ihren Sitzplatz aussuchen. Sie setzt sich hin und blickt mich mit gespanntem Gesicht an. Eine elegant gekleidete und gepflegte Dame sitzt mir in der Praxis gegenüber.

Frau S. wirkt sehr leidend und auch verunsichert, inwiefern die vorgeschlagene Psychotherapie für sie hilfreich sein könnte. Sie skizziert ihre Lebensgeschichte und die Entstehungsgeschichte der aktuellen Problematik. Während Frau S. spricht, halte ich mit ihr guten Blickkontakt und verstärke ihre Gedankengänge und Gefühlsäußerungen mit einem Kopfnicken bzw. verbal: „Das versteh ich sehr gut. Das kann ich mir gut vorstellen." Sie bringt viele Informationen zur Ursache, Entstehung und Charakteristika ihrer Erkrankung mit und weiß auch schon einige Strategien für den Umgang mit der Symptomatik. Im Großen und Ganzen wirkt sie aber durchaus erwartungsvoll hinsichtlich des auf sie zukommenden therapeutischen Prozesses.

Die Patientin berichtet von Jobverlust, darauffolgenden massiven Ein- und Durchschlafschwierigkeiten und den daraus resultierenden, beziehungsweise zeitgleich aufgetretenen Symptomen von Energielosigkeit, Müdigkeit, Motivationslosigkeit, häufigem Weinen, Verlust von Interessen und Hobbies und deutlich vermindertem Selbstwertgefühl. Diese Symptomatik wurde, laut Patientin, immer intensiver, bis sie sich zu einer fachärztlichen Konsultation entschloss. Die Symptome konnten mit Hilfe der verordneten Medikamente recht gut stabilisiert werden. Nach circa einem Jahr setzte sie die Tabletten ab, da sie der Ansicht war, diese nicht mehr zu benötigen. Die Symptome verschlechterten sich rasant und die Patientin wurde erneut, diesmal von einem anderen Facharzt, medikamentös behandelt. Sie beschreibt diese Zeit als sehr belastend. Bezüglich der Symptomatik gibt sie an, dass die Symptome einen ambivalenten Verlauf nehmen würden. Es hätte Zeiten gegeben, in denen die Symptome sehr stabil gewesen wären. Dann wären wieder Zeiten gewesen, in denen sie kaum aus dem Bett gekommen wäre. Seit der letzten Umstellung der Medikamente würde es ihr besser gehen. Ihr behandelnder Arzt hat sie zu mir überwiesen. ◄

2.2.1 Gezieltes Fragen

Durch gezieltes Fragen soll die Problematik möglichst klar ersichtlich werden. Die Fragen beziehen sich einerseits auf die Problematik, aber auch damit in Verbindung stehende mögliche Lernprozesse und soziale Faktoren.

Wesentliche Fragen sind:

- Warum kommt der Patient gerade jetzt? Damit wird der Leidensdruck der Patienten gut sichtbar.
- Welche Probleme/Beschwerden/Symptome liegen global vor?
- Liegt Selbst-bzw. Fremdgefährdung vor?
- Nachdem ein Ersteindruck über die Problematik und Symptomatik geschaffen ist, erfolgen gezielte und detaillierte Fragen zu den Symptomen, deren Genese

und Konsequenzen. Diese Informationen können später zur Erstellung der Verhaltensanalyse genutzt werden.
- Welche konkreten körperlichen und psychischen Symptome treten auf?
- Seit wann bestehen sie?
- Gibt es einen spezifischen Auslöser?
- Ist dieses Problem erstmalig? Falls nein: Wie lange besteht es schon?
- Gibt es bestimmte Situationen, wo diese Symptome stärker sind?
- Gibt es Zeiten, wo keine Probleme auftreten?
- Was hält nach Meinung des Patienten die Problematik aufrecht?
- Welche Zusammenhänge mit anderen Problemen sieht er?
- Wie sehr beeinträchtigt ihn die Problematik im Alltag?
- Welche Emotionen und Befürchtungen sind damit verbunden?
- Gibt es ähnliche Probleme in der Familie oder im Bekanntenkreis?

Danach erfolgt eine Zusammenfassung der erhaltenen Informationen, um Unklarheiten abzuklären. Bei besonders komplexen Problemstellungen empfiehlt es sich, diese grafisch auf einem Flipchart festzuhalten. Die Weiterverwendung sollte mit dem Patienten abgeklärt werden. Manche Patienten machen oft auch ein Foto, um die Stunde zu Hause zu reflektieren.

2.2.2 Erstdiagnostik

Nach dieser ersten Phase der Fragestellung erfolgt eine vorläufige diagnostische Einordnung und eine entsprechende erläuternde Rückmeldung an den Patienten und mögliche Überlegungen zur Therapie. Hier erscheint es auch wesentlich, somatische Faktoren für die Beschwerden zu berücksichtigen und diese, falls noch nicht erfolgt, medizinisch abzuklären.

Beispiel

Im vorliegenden Fall könnte dieser Prozess folgendermaßen aussehen: „Nach meiner Einschätzung handelt es sich bei ihrer Problematik um eine akute Belastungsreaktion, die durch Faktoren wie Jobverlust und andere Belastungen verursacht wurde. Dadurch ergaben sich auch die anderen psychischen Probleme wie Müdigkeit, Schlaflosigkeit und Interessensverlust. In der Therapie würden wir versuchen, diesen Jobverlust zu bearbeiten und neue Strategien für das Leben zu erarbeiten. Dazu ist aber ihre Mitarbeit notwendig. Die begleitende antidepressive Therapie erleichtert das. Ich würde Sie ersuchen, diese regelmäßig mit ihrem behandelnden Arzt zu besprechen. Um ihnen die Möglichkeiten der Verhaltenstherapie bei der Lösung ihrer Probleme noch besser erläutern zu können, würde ich ihnen jedoch noch gerne einige Fragen stellen. Dadurch können auch Sie selbst besser beurteilen, ob diese Therapieform für Sie gut geeignet ist. ◄

2.2.3 Therapiemotivation und Zielsetzung

In der zweiten Hälfte der ersten Therapiestunde sind weitere Fragen wichtig. Diese beziehen sich auf

- die Therapiemotivation
- bisherige Bewältigungsstrategien
- die Zielsetzung der Patienten
- und die Möglichkeiten der Verhaltenstherapie zur Lösung des Problems

Dabei sind folgende Fragen hilfreich:

- Über welche Bewältigungsstrategien und Therapieerfahrungen verfügt der Patient?
- Was wurde bereits versucht?
- Mit welchem Erfolg?
- Was müsste passieren, damit das Problem besser wird?
- Woran würde man eine Besserung merken?
- Wie würde das Leben ohne Probleme aussehen?
- Was möchte der Patient durch diese Behandlung oder Beratung erreichen?
- Was genau soll sich verändern?
- Was soll weniger werden, was zunehmen?
- Welche Verhaltensweisen und Gefühle sollen aufgebaut werden?
- Wie viel Zeit (Stunden pro Woche) will der Patient für diese Ziele aufwenden?
- Wie viel Zeit gibt er sich gesamt bis zu einer merkbaren Veränderung?
- Welche Befürchtungen liegen in Bezug auf die Therapie vor?
- Gibt es Vorerfahrungen mit Verhaltenstherapie?
- Was wurde sich im privaten und beruflichen Umfeld positiv, was nachteilig verändern, wenn die oben beschriebenen Ziele erreicht werden?
- Worauf kommt es ihm speziell an?
- Wie sollen die Ziele erreicht werden?
- Wie lange darf das gesamt dauern?
- Was geschieht inhaltlich? Was ist die Aufgabe oder der Anteil des Patienten?
- Was ist die Rolle des Therapeuten? (Stavemann, 2008)

Nachdem ein erster Eindruck über die Persönlichkeit des Patienten, seine Probleme und deren Entstehung, die Motivation zur Therapie und mögliche Ziele gewonnen wurden, ist es zielführend, das hypothetische therapeutische Vorgehen bzw. das Charakteristikum der Verhaltenstherapie etwas genauer zu erklären. Damit wird transparent, was der Patient in der Therapie zu erwarten hat. Dadurch kann er für sich entscheiden, ob Verhaltenstherapie für ihn die richtige Methode ist, da das therapeutische Vorgehen auch anstrengend sein kann. Die gemeinsame Reflexion realistischer Therapieziele und die damit verbundenen therapeutischen Schritte ergänzen den Prozess der Therapieplanung.

Das folgende Beispiel soll diesen Prozess etwas genauer darstellen:

> **Beispiel**
>
> „Ich habe nun schon relativ viel über Ihre Probleme gehört und möchte Ihnen nun zum Abschluss noch Informationen zur eigentlichen Therapie geben. Wenn Sie Fragen haben, unterbrechen Sie mich einfach. Verhaltenstherapie baut auf den Überlegungen auf, dass unsere Verhaltensweisen, egal ob sie sinnvoll sind oder nicht, gelernt werden. Das kann vor kurzem erfolgt sein oder vor längerer Zeit. Es kann aber auch ein altes Muster aus der Kindheit sein. Die Therapie versucht dann gemeinsam mit Ihnen, diese Lernprozesse zu erkunden und Möglichkeiten der Veränderung durch neue Lernprozesse und Erfahrungen aufzuzeigen. Dazu ist auch Ihre Mitarbeit nötig. Eventuell bekommen Sie auch Übungen auf, die Sie bis zur nächsten Stunde durchführen sollen. Manchmal geht man auch direkt in die Problemsituation hinein und bearbeitet das Problem am Ort des Geschehens. Anders als bei körperlichen Erkrankungen, reicht es nicht, in die Therapiestunde zu kommen, etwas einzunehmen und dann auf Besserung zu warten, denn die Wirkfaktoren, die zu Ihrer Genesung führen, liegen in Ihnen selbst. Niemand – außer Ihnen – hat dazu Zugang und könnte von außen, womöglich sogar gegen Ihren Willen, psychische Veränderungen bei Ihnen durchsetzen oder Ihre Beschwerden lindern. Ich werde Sie in der Therapie anleiten, mit Ihnen notwendige Erkenntnisse erarbeiten und Ihnen zeigen, wie Sie sie durch Neu- und Umlernen im Alltag umsetzen können.
>
> Übungen und Hausaufgaben sind daher wesentliche Bestandteile der Therapie, da sie das Neu- und Umlernen fördern und den Therapieerfolg maßgeblich erhöhen. Die Therapiedauer ist natürlich abhängig von der Art, Dauer und Tiefe Ihres Problems. Die Therapiestunde dauert 50 Minuten, in denen wir intensiv arbeiten werden. Der größte Teil der Arbeit liegt aber in der Zeit zwischen den Therapiestunden zu Hause bei Ihnen. Eine Therapiestunde kostet … Sie bekommen von Ihrer Krankenkasse … refundiert (abhängig ob Kassentherapeut oder in freier Praxis).
>
> In Ihrem Fall gehe ich davon aus, dass durch den Jobverlust die bisherigen Strategien, die Sie für ein glückliches Leben gelernt und erfolgreich eingesetzt haben, nicht mehr passen. Auch scheint Ihr Selbstwert stark am Beruf orientiert zu sein. Ebenso ihre Hobbies und das Freizeitverhalten, die anscheinend nur Spaß machen, wenn Sie berufstätig sind. Das werden wir uns genauer ansehen, warum Sie das so gelernt haben. Weiters werden wir an Strategien arbeiten, die es Ihnen besser ermöglichen, wieder Spaß und Lebensfreude zu gewinnen. Auch wenn man noch nicht berufstätig ist. Dazu bietet die Verhaltenstherapie verschiedene Methoden an, wie z. B. Positives am Leben herauszuarbeiten. Könnten sie sich so eine Therapie vorstellen?" ◀

2.2.4 Rahmenbedingungen

Die Abklärung der Rahmenbedingungen ist ein wesentlicher Aspekt zum Gelingen einer möglichst konfliktfreien Psychotherapie. Je nach Krankheitsbild kommen hier auch schriftliche Therapievereinbarungen (vgl. Neudeck & Mühlig, 2013) zum Einsatz, wie etwa bei Menschen mit Borderline-Persönlichkeitsstörungen. Auch Aufklärung über die Verschwiegenheitspflicht, die Dokumentation und der Datenschutz sind wesentlich. Hier sollte auch auf die Datenschutzverordnung hingewiesen bzw. diese ausgehändigt werden. Dadurch weiß der Patient wie der Therapeut seine Daten verwaltet und kann dem zustimmen oder auch nicht. Falls der Patient nicht möchte, dass der Therapeut seine Daten so verwaltet, wären individuelle Vereinbarungen nötig. Dabei müssen aber auch mögliche Konsequenzen für die Therapie besprochen werden, z. B. wenn der Patient nicht möchte, dass Sie seine Telefonnummer speichern.

Die Aufklärung des Patienten sollte folgende Aspekte beinhalten:

- Die persönliche Vorstellung des Therapeuten: Name, Funktion, Qualifikation
- Eine Diagnose nach ICD-10 (in Zukunft auch ICD-11) oder DSM-V bzw. eine möglichst präzise Problemdefinition; erste störungsbezogene Informationen
- Die Indikationsstellung: allgemeine (ambulante Psychotherapie) und spezielle Therapieverfahren und -interventionen
- Die Indikation sowie eventuelle Kontraindikationen
- Eine Erläuterung des Therapieverfahrens der Verhaltenstherapie: Erläuterung der Vorgehensweise und Wirkprinzipien der Therapie, Art und Inhalt der psychotherapeutischen Interventionen, exemplarische Veranschaulichung der therapeutischen Interventionen
- Art, Umfang, Aufwand und Ablauf der geplanten Behandlung: Sitzungsdauer und -frequenz, voraussichtliche Gesamtdauer, Einzel- vs. Gruppenformat
- Erfolgsaussichten, Prognose, Risiken, Neben- und Folgewirkungen der vorgeschlagenen Therapie
- Behandlungsalternativen: stationäre oder teilstationäre Behandlung, psychiatrisch-pharmakologische Therapien
- Adjuvante Maßnahmen, anderes Fachkundeverfahren (Verhaltenstherapie vs. Tiefenpsychologie), nicht anerkannte Verfahren, nicht-psychotherapeutische Alternativen (Beratung, Selbsthilfe etc.)
- mögliche Folgen einer Nichtbehandlung und eines Behandlungsabbruchs
- institutionelle Rahmenbedingungen
- Rechtsrahmen und Vertragsregelungen: Gutachterverfahren, Bestimmungen zur Kassenleistung bzw. Kostenerstattung
- Honorarfragen
- Berufsrecht und Sozialrecht, Datenschutz, Informationsrecht, Supervision, Schweigepflicht, Fehlstundenregelung und
- Ausfallhonorar u. a. m.

Zur genaueren Abklärung der Symptomatik kann auch ein Anamnesefragebogen (Lazarus, 1978) bereits jetzt mitgegeben werden. Ebenso Skalen zur differenzialdiagnostischen Abklärung (z. B. Angstfragebogen, Depressionsfragebogen) oder ein Blatt zur Erfassung der Baseline der Symptome in einer Woche.

Diese Baseline beinhaltet:

- das Symptom
- den Zeitpunkt des Auftretens (Situation)

- die Stärke
- die Dauer
- eventuell die damit verbundenen Gefühle und Gedanken (vgl. Neudeck & Mühlig, 2013)

Wenn der Patient einer weiteren Therapie zustimmt, werden zum Abschluss der ersten Therapiesitzung die Rahmenbedingungen der Therapie nochmals zusammengefasst und eine neue Therapiestunde vereinbart. Zuletzt wird noch ein Datenblatt ausgefüllt, welches den Namen, die Adresse, die Versicherungsnummer und die Telefonnummer enthält. Ebenso erhält der Patient ein Informationsblatt zur Psychotherapie:

Informationsblatt
Name des Psychotherapeuten (Verhaltenstherapie):
    Adresse:
    Tel.:
    Handy:
    Termine zu je 50 Minuten sind möglich. Bei Paartherapien auch länger.
    Häufigkeit der Sitzungen:
    Die Häufigkeit richtet sich nach Indikation und Problemstellungen. Sie kann zwischen einmal pro Woche und einmal pro Monat liegen.
    Dauer der Therapie: Die Dauer hängt von Ihrer Problematik und Ihren Zielen ab. Eine Psychotherapie braucht Zeit. Die Beendigung der Therapie sollte in jedem Fall mit dem Therapeuten/der Therapeutin abgesprochen sein.
    Absagen: Bei telefonischer Terminabsage bis 24 (48) Stunden vor dem Gespräch wird kein Honorar verrechnet. Wird der Termin nicht oder später abgesagt, wird die Stunde mit € 20,00 Ausfallhonorar in Rechnung gestellt.
    Honorar: pro Termin € xx,- davon € xx,- Rückerstattung durch Ihre Krankenkasse (GKK u. a.), BVA refundiert € xx,-.Überweisungsschein von einem Arzt unterschrieben zwischen 1. und 2. Therapiestunde.
    Sie erhalten am Ende des jeweiligen Monats eine Honorarnote. Nach Einzahlung reichen Sie bitte beides bei Ihrer Krankenkasse ein.
    Ausgaben für Psychotherapie können bei der Steuererklärung berücksichtigt werden.
    Erreichbarkeit: Sie erreichen mich in Notfällen unter meiner Handynummer von Montag bis Freitag zwischen 8:00 und 20:00 Uhr.
    Schweigepflicht: Psychotherapeut:innen und ihr Hilfspersonal sind an eine strenge, gesetzlich geregelte Schweigepflicht gebunden.
    Einverständniserklärung: Ich gebe mein Einverständnis, dass der überweisende Arzt eine Rückmeldung über die Diagnose und den Therapieverlauf bekommen kann.
    Datum: Unterschrift Therapeut: Unterschrift Patient:

2.2.5 Beenden einer Therapiesitzung und Nachbearbeitung

Das Ende jeder Therapiesitzung sollte immer zeitgerecht eingeleitet werden, da manche Patienten gerade hier beginnen, wesentliche Informationen zu geben. Dazu sollte noch Zeit sein. Spätestens zehn Minuten vor Ende der Therapiestunde soll man mit einem entsprechenden Hinweis langsam zum Ende übergehen. Wenn der Patient kein sich aufdrängendes Thema in den Raum stellt, wird die Stunde mit der Frage beendet, was er für heute „mitnehmen" könne und was ihm gut getan habe. Wenn noch relevante Dinge kommen, werden diese kurz besprochen oder falls es sich bereits um therapeutische Maßnahmen handelt, auf die nächste Stunde verwiesen. Anschließend wird die nächste Therapiestunde vereinbart.

Beispiel

„Unsere Zeit ist für heute fast zu Ende. Gibt es noch etwas zu besprechen, das Ihnen besonders wichtig ist? – Dieses Thema ist für heute zu groß und würde die Zeit, die noch bleibt, überschreiten. Ich schreibe es mir für die nächste Therapiestunde auf, damit ich es nicht vergesse. Wenn Sie die Therapie bei mir machen wollen, würde ich gerne den nächsten Termin mit Ihnen vereinbaren. Falls Ihnen noch etwas Wichtiges einfällt, notieren Sie es sich bitte für die nächste Stunde, damit wir es bearbeiten können". ◄

Dann beendet man die Sitzung und verabschiedet den Patienten.

Oft ist es sinnvoll, das Erstgespräch noch kurz nachzubearbeiten. Hierbei sollten noch offene Fragen oder Unklarheiten festgehalten werden, damit sie beim nächsten Termin bearbeitet werden können. Ebenso Aufgaben, die vereinbart wurden. Wesentlich für eine verhaltenstherapeutische Gesprächsführung ist dabei die klare Nachvollziehbarkeit der erhaltenen Daten und deren Integration in ein verhaltenstherapeutisches Bedingungsmodell. Ziel ist ein gemeinsam mit dem Patienten erarbeitetes Modell hinsichtlich der Genese seiner Störung, deren aufrechterhaltende Bedingungen, der aktuellen Situation mit ihren Auslösern und Konsequenzen und daraus abzuleitenden Lösungs- und Therapiemöglichkeiten.

2.3 Beziehungsgestaltung im Erstgespräch

Die Beziehungsgestaltung ist ein wesentlicher Faktor im Rahmen des verhaltenstherapeutischen Prozesses. Insofern sollte sie nicht nebenbei, sondern reflektiert erfolgen. Wesentlich hierbei sind die Erfassung der Bedürfnisse des Patienten, aber auch therapeutische Variablen wie Empathiefähigkeit, Kongruenz und Echtheit, der Aufbau einer therapeutischen Bindung und Settingvariablen.

Aus den wissenschaftlichen Studien von Orlinsky et al. (2004) wissen wir, dass die therapeutische Beziehung im Vergleich mit anderen untersuchten Variablen bei durchgeführten Psychotherapien, am einheitlichsten mit einem erfolgreichen Therapieverlauf korreliert. Die Beziehungsgestaltung ist meist ein unbewusster und automatisierter Prozess, auf welchen die angehenden Therapeuten oft zu wenig achtgeben. Es wird häufig davon ausgegangen, dass sich eine therapeutische Beziehung wie „von selbst" ergibt. In den Therapien finden kaum reflexive Gespräche, im Sinne der Metakommunikation, über die laufende Therapie und die erlebte Beziehung statt. Dies würde bedeuten, dass Therapeuten sich selbst und ihr Wirken als Thema im Verlauf einer Therapie einbringen. Dies könnte sich in weiterer Folge beziehungsvertiefend und motivationsfördernd auswirken.

Für die Reflexion des therapeutischen Prozesses sind folgende Fragen hilfreich:

- „Was wünschen Sie sich in der Therapie, wie sollte ich als Ihr Therapeut sein?"
- „Was dürfte auf keinen Fall in dieser Therapie passieren, und unter welchen Umständen würden Sie die Therapie abbrechen?"
- „Was wären für Sie Bedingungen, dass Sie sich in der Therapie wohlfühlen könnten und zufrieden wären?"
- „Wie würden Sie unsere derzeitige Beziehung beschreiben?"
- „Gab es bisher Beziehungen, in denen es Ihnen möglich war, positive Erfahrungen zu machen, und wie ist dies geschehen?"
- „Gab es bereits therapeutische Erfahrungen, die nicht geklappt haben und warum?"

Entscheidend ist, dass die verhaltenstherapeutischen Methoden bzw. Techniken erst durch oder in einer tragfähigen therapeutischen Beziehung wirken. Von besonderer Wichtigkeit ist auch, dass die psychotherapeutische Beziehung als eine Beziehungserfahrung und in weiterer Folge auch als eine Bindungserfahrung anzusehen ist. Bindung und menschliche Entwicklung sind zwei Bereiche des Menschseins, welche unweigerlich miteinander verbunden sind. Der Therapeut hat von Anfang an die Aufgabe auf die Bindungsbedürfnisse seiner Patienten mit großem Einfühlungsmögen zu reagieren. Die entwicklungspsychologische Forschung (Siegel, 1999) hat uns gezeigt, dass sichere, ängstliche, vermeidende, unsicher ambivalente und desorganisierte Bindungsmuster, die in der frühen Kindheit entstanden sind, über die ganze Lebensspanne wirken. Diese werden durch die therapeutische Beziehung bei manchen Patienten reaktiviert. Auf Grund dieser Erkenntnisse ist es für den behandelnden Therapeuten von Anfang an wichtig, die Bindungsbedürfnisse des Gegenübers zu erkennen und darauf entsprechend einzugehen.

2.3.1 Beziehungsaufbau im Erstkontakt

Für die Förderung der Beziehung sind sowohl die Rahmenbedingungen wie Therapieräume und deren Ausstattung wichtig. Aber natürlich sind auch das Auftreten und die Persönlichkeit des Therapeuten entscheidend. Die Kleidung des Therapeuten sollte nicht freizeitmäßig, zu salopp, aber auch nicht zu elegant sein. Die Stimme sollte nicht zu laut oder zu leise sein, eine verständliche Sprache wie auch Sprechgeschwindigkeit erscheinen wichtig. Bei der Problemschilderung geht es auch darum, wahrzunehmen wie Sachverhalte geschildert und beschrieben werden. Im Verlauf der Behandlung entwickelt sich meist eine gemeinsame Sprache etc., die durch gemeinsam entwickelte Metaphern und Bedeutungswörter geprägt ist.

Der Therapeut benötigt die nötige Abgrenzungs- und Einfühlungsfähigkeit, aber auch Klarheit und Flexibilität, sowie Professionalität und Humor. Zentral sind – neben fachlichem Wissen – die innere Lebendigkeit und Kreativität, sowie die in der Ausbildung erfolgte Reflexion der eigenen Persönlichkeit in der Selbsterfahrung. Hier sollte jeder angehende Therapeut die Möglichkeit erhalten, sich mit seinen kreativen Ressourcen auseinanderzusetzen. Während der Ausbildung zum Psychotherapeuten ist es für die Auszubildenden sehr wichtig, in die Rolle des Patienten zu schlüpfen und zu spüren bzw. zu erfahren, wie es ist, dieses Problem zu haben. Die Einzelselbsterfahrung hat die Aufgabe, die angehenden Psychotherapeuten mit ihren schmerzhaften Bereichen zu konfrontieren und ihnen dabei zu helfen „in die Gefühle zu kommen", d. h. Gefühle an sich selbst wahrzunehmen, nicht ausschließlich darüber zu sprechen.

Abhängig von der aktuellen Symptomatik, der prämorbiden Persönlichkeit, sowie dem Kommunikationsstil des Patienten wählt der Therapeut eine individuelle Zugangsweise z. B. sachlich-erfragend, kognitiv-erklärend, empathisch-validierend oder emotional-verstehend. Allgemeine sprachliche Interventionen, um die Beziehung zu fördern, sind:

spiegeln – würdigen – evokatives Antworten – hervorheben von Gesagtem – zusammenfassen vom Gesagten – empathisches Vermuten.

Auch die Sprechgeschwindigkeit sollte reflektiert werden, d. h. bei einem psychotischen Patienten führen lange Schweigepausen und ambivalente Beziehungsangebote zur Verunsicherung. Die therapeutische Beziehung unterliegt auch im Verlauf einer Therapie Veränderungen. Für den Erstkontakt gilt, „den Patienten dort abholen, wo er sich befindet". Dies erfordert vom Therapeuten Einfühlungsvermögen und Achtsamkeit.

▶ **Wichtig** Eine gute Selbsterfahrung und die Reflexion eigener Bedürfnisse und Bindungsmuster sind ein wesentlicher Faktor für den Beziehungsaufbau zum Patienten.

2.3.2 Grundbedürfnisse des Patienten und die therapeutische Beziehung als Bindungserfahrung

Der Mensch hat neben biologischen Bedürfnissen (wie Hunger, Durst, Schlaf etc.) auch psychische Grundbedürfnisse. Richtungsweisend für die Psychotherapie, im Speziellen für die Verhaltenstherapie, sind das Grundbedürfnismodell von Epstein (1990) und die Weiterentwicklung dieses Modells nach Grawe (1998, 2004). Wenn psychische Grundbedürfnisse aufgrund von dauerhaften Frustrationen im Kindes- und Jugendalter beeinträchtigt bzw. limitiert wurden, sind dysfunktionale Grundannahmen über die eigene Person und dysfunktionale Bewältigungsstile die Folge. Durch die permanente Frustration von Grundbedürfnissen entsteht nach Grawe eine

Inkonsistenz, welche die Basis für das Entstehen von psychischen Störungen sein kann. Diese Bedürfnisse wiederum sind wahrnehmungs- und verhaltenssteuernd. Oft sind die kindlich frustrierten Grundgefühle, welche über die Lebensspanne unbefriedigt geblieben sind, der zentrale Ansatzpunkt in der Therapie. Casper (1997) spricht in diesem Zusammenhang von einer komplementären Beziehungsgestaltung. Hier wird das Therapeutenverhalten auf die individuellen Bedürfnisse, Ziele und Motive des Patienten angepasst. Grawe (2004) beschreibt folgende Grundbedürfnisse, welche auch im psychotherapeutischen Prozess entscheidend sein können:

Bindung wird als ein Bedürfnis nach einer konstanten und verlässlichen Bezugsperson gesehen, welche Schutz und Fürsorge bieten kann. Nach Spitz (1996) kann eine Deprivation im Bereich der Bindung zu schweren Entwicklungsstörungen bis hin zum Tod führen. Bolwby und Ainsworth (2005) orientierten sich in ihrer Bindungstheorie an der Mutter-Kind-Beziehung, welche heute auch entwicklungspsychologische, neurowissenschaftliche und systemische Gesichtspunkte mitberücksichtigt. Wenn Fürsorge, Schutz und Feinfühligkeit nicht in einem ausreichenden Maße zur Verfügung stehen, können unsicher-vermeidende, vermeidend-ambivalente bis unsicher-desorganisierte Bindungsmuster beim Kind die Folge sein, welche sich über die Lebensspanne fortsetzen können. Diese problematischen Bindungsstile sind auch oft in Paartherapien bzw. bei Paarkonflikten beobachtbar.

Der Patient braucht im Erstkontakt das Gefühl vom Therapeuten, dass ihm zu helfen ist, d. h. dies erzeugt im Patienten Hoffnung und Selbstwirksamkeit. Zu Beginn ist es jedoch auch entscheidend, dass es bei den meisten der Betroffenen zur Entängstigung kommt. Bei persönlichkeitsakzentuierten bzw. persönlichkeitsgestörten Patienten kann es aufgrund ihrer Wahrnehmungsverzerrungen und den damit in Zusammenhang stehenden Fehlinterpretationen schwieriger sein, in Beziehung zu treten. Es kann hilfreich sein, sich zu fragen, welche Grundbedürfnisse hier möglicherweise verletzt sein könnten bzw. sich vorzustellen, wie es wäre, „in den Schuhen des Patienten zu sein."

Die folgende Übung soll helfen, sich etwas besser in die Rolle des Patienten einzufühlen.

Beispiel

Setzen Sie sich bewusst hin und nehmen Sie sich paar Minuten Zeit, um ihren Alltag kurz hinter sich zu lassen. Verfolgen Sie bewusst und achtsam zwei bis drei Atemzüge. Versuchen Sie nun, den von Ihnen ausgewählten Patienten in ihrer Vorstellung erscheinen zu lassen, und stellen Sie sich nun vor, ganz dieser Mensch zu sein, mit all seinen Problemen und Schwierigkeiten. Wie fühlen Sie sich als dieser Mensch? Welche Gedanken gehen Ihnen durch den Kopf? Was sind Ihre Bedürfnisse? Was bräuchten Sie jetzt in diesem Moment? ◄

In weiterer Folge kommt es nach Grawe in der kindlichen Entwicklung zum Streben nach **Autonomie**. Darunter wird die Unabhängigkeit und Selbstständigkeit von der sozialen Umwelt verstanden. Für die Entwicklung der Autonomie ist eine erlebte Bindungssicherheit von zentraler Bedeutung. In diesem Zusammenhang ist auch das zentrale Bedürfnis des Patienten in der ersten Begegnung ein Bindungsbedürfnis.

Das Bedürfnis nach **Orientierung** und **Kontrolle** als ein nächstes Entwicklungsziel hat die Aufgabe, die Umgebung für das Individuum vorhersagbar zu machen. Erst durch die entstandene Bindungssicherheit beginnt das Kind seine Umgebung zu explorieren, sich darin zu orientieren und in weiterer Folge diese zu kontrollieren. Auch Patienten beginnen erst, wenn sie sich sicher fühlen, die Situation zu explorieren und sich mehr auf das therapeutische Geschehen einzulassen.

Zu Beginn der Therapie geht es von Seiten des Therapeuten um die Akzeptanz der Beschwerden des Patienten, ohne vorschnelle Änderungsvorschläge zu unterbreiten. Oft wird von Anfang an zu rasch von Seiten des Therapeuten vorgegangen, sodass die Patienten noch keine ausreichende Therapiemotivation aufbauen konnten und meist überfordert sind. Es kann passieren, dass Therapeuten oft zu sehr vorbereitet sind und versuchen ihr Konzept auch dann durchzuziehen, wenn der Patient nur erzählen möchte, was sich auf die Beziehung wiederum unbefriedigend auswirkt. Gerade am Beginn ihrer praktischen Tätigkeit tappen angehende Therapeuten oft in diese „Falle", da sie noch unsicher sind und keinen Fehler machen wollen oder sich selbst unter Leistungsdruck stellen. Es gilt hier „langsamer ist schneller" und „weniger ist mehr".

Die Basis für eine gelungene Therapeut-Klient-Beziehung wird ebenso in einer Bindungserfahrung gesehen, welche Vertrauen schafft, das wiederum wird als zentrales Element bei der Umsetzung von therapeutischen Aufgabenstellungen gesehen. Die Umsetzung dieser therapeutischen Interventionen fördert die Autonomieentwicklung des Patienten. Manchmal benötigen Patienten, wie zum Beispiel Angstpatienten, mehr Bindungsangebot, um sich in der Folge mehr in die Autonomie zu wagen. Andererseits brauchen manche Patienten mehr Unterstützung Richtung Autonomieentwicklung, um sich leichter „verselbständigen" zu können.

Es geht für den Patienten darum, sich aus der bisherigen eigenen „Komfortzone", auch wenn diese vom Patienten nicht als Komfortzone erlebt wird, hinauszuwagen und den Mut zum Risiko (zur Veränderung) zu haben. Bei diesem Unternehmen sind Vertrauen und Sicherheit in den Therapeuten von Beginn an ein zentraler Angelpunkt. Im Verlauf der meisten Therapien sollten die Patienten durchaus durch den Therapeuten ermutigt werden, mehr Eigenständigkeit und Risiko zu übernehmen.

Als ein weiteres Grundbedürfnis wird die **Selbstwerterhöhung** als bewertende Haltung sich selbst gegenüber, also als Selbstbeurteilung, gesehen. Ein positives Selbstwertgefühl ist eng mit den Gefühlen des Stolzes und der Freude verbunden, ein negatives Selbstwertgefühl hingegen mit den Gefühlen der Trauer und der Scham. Eine zentrale Aufgabe des Therapeuten bzw. für dessen Kompetenz ist es, selbstwertförderndes Verhalten in die Therapie aktiv einzubringen und zu fördern. Grawe (2004) beschreibt die allgemeine Tendenz des Menschen zur Selbstwerterhöhung und belegt durch verschiedene Forschungsberichte den Zusammenhang zwischen Selbstwerterhöhung und psychischer Gesundheit. Dies bedeutet für die Therapie, dass gezieltes Lob, wie auch konstruktive positive Rückmeldungen dem Patienten helfen sollen, die Therapie als selbstwertfördernde Erfahrung zu nutzen. Dies kann bereits im Erstgespräch entscheidend wichtig sein. Nach Grawe (2004) werden alle Erfahrungen in **lustgewinnend** und **unlustvermeidend**, d. h.

in die Dimensionen gut oder schlecht unterteilt. Eine Beurteilung in gut löst eine Annäherungstendenz im Individuum aus und eine Beurteilung in schlecht eine Vermeidungstendenz.

▶ **Wichtig** Die Erfassung der Grundbedürfnisse des Patienten stellt einen zentralen Faktor des Beziehungsaufbaues dar.

2.3.3 Entwicklung einer tragfähigen Beziehung und Bindung

Die zentrale Frage am Anfang der Therapie ist: Was bringen die Patienten emotional und bindungsorientiert mit? Meist sind es unterschiedliche Bindungsstile, Unsicherheiten, diverse Ängste und spezifische und unspezifische Bedürfnisse und Erwartungen, welche meist von Anfang an nicht unmittelbar sichtbar sind. Es geht bei dieser ersten Begegnung um unvoreingenommene Wahrnehmung des Menschen und seiner Äußerungen. Insofern ist es wichtig den Patienten ohne vorschnelle Diagnosezuschreibung, Rollendefinition bzw. Bewertung der biografischen Daten kennen zu lernen. Unser Ziel muss es sein, nicht nur die Problematik zu verstehen, sondern auch den Menschen und seine Persönlichkeit, wie auch sein bzw. ihr Anliegen dahinter.

Die Kunst ist es, die Balance zwischen klarem und strukturiertem Explorieren und empathischem Verstehen zu wahren. Parallel dazu ist es wichtig, auch auf eigene ausgelöste Gefühle, Fantasien, Gedanken und Handlungsimpulse zu achten. Wie schnell entsteht das eigene „Kopfkino"? Welche Bewertungssysteme werden bei mir durch den Klienten aktiviert? Wie schnell bin ich mit Bewertungen? Welche Gefühle aktiviert der Patient bei mir? In welcher Rolle bin ich dann therapeutisch unterwegs. Gefühle des Genervtseins oder der Hilflosigkeit können bereits im Erstkontakt auftreten und irritierend sein. Es ist wichtig, sich als Therapeut dafür nicht zu verurteilen, sondern diesen bewertenden Prozess wahrzunehmen, zu reflektieren und anschließend eine achtsame Distanz entwickeln zu können, aus welcher man wieder handlungsfähiger wird. Weiters können die bei einem selbst auftretenden Gefühle eventuell diagnostisch verwendet werden. Bei stärkeren Problemen beim Beziehungsaufbau bzw. irritierenden Gefühlen wäre das Einbringen derselben in die Selbsterfahrung wichtig.

Zur Reflexion des eigenen Bindungsverhaltens und der damit verbundenen Rollen bei emotionalen Problemen hat sich folgendes Vorgehen bewährt (Gatterer, 2018b):

- Welches Verhalten habe ich gerade gesetzt? Z. B. Ich habe gerade viel erklärt
- Mit welchem Gefühl habe ich das getan? Z. B. Ungeduld
- In welcher Rolle war ich gerade? Z. B. ungeduldiger, erklärender Therapeut (Lehrer? Mutter? Vater?)
- In welche Rolle habe ich dadurch meinen Patienten gebracht? Z. B. unwissender Patient („dummer Schüler"? unwissendes Kind?)

- Wie hat er reagiert? Z. B. mit Unverständnis und Mangelhaftigkeit: „Das geht nicht! Das kann ich nicht" oder mit Widerstand: „Das sehe ich anders!" (bleibt in Rolle „dummer Patient" oder geht in das „trotzige Kind").
- Wie habe ich wieder darauf reagiert? In welcher Rolle?

Durch die Reflexion der Kommunikationsmuster kann bereits im Erstgespräch vermieden werden, dass sich „pathologische" Kommunikationsmuster verfestigen. Hier kann auch die Reflexion der Beziehung zum Patienten hilfreich sein.

Nach Gatterer (2018, 2021) können folgende Beziehungsmuster unterschieden werden:

- Funktionale Beziehung: Hier dienen die Beziehung und der Kontaktaufbau zu einem anderen Menschen (kann jedoch auch ein Tier oder Objekt sein) dazu, einen objektiven Bedarf bzw. ein Bedürfnis abzudecken. Diese Beziehung passt, wenn der Bedarf bzw. das Bedürfnis gestillt sind. Das wäre z. B. bei einem Einkauf der Fall, wo das Geschäft bzw. der Verkäufer die Ware hat, die jemand benötigt. In der therapeutischen Beziehung bedeutet das etwa, dass der Therapeut die Bedürfnisse des Patienten erkennt und auf diese eingeht.
- Bindungsorientierte Beziehung: Hier steht die Bindung der beziehungsaufnehmenden Person zum anderen im Vordergrund. D. h. wie sehr ich den anderen mag. Bindungsorientierte Patienten wollen deshalb nicht gleich eine optimale Lösung, sondern zuerst erzählen und verstanden werden. Das muss man im therapeutischen Prozess berücksichtigen.
- Austauschbeziehung: Hier steht das Kosten/Nutzen-Prinzip im Vordergrund. Steht das Ergebnis im adäquaten Verhältnis zum Aufwand? Was muss man einbringen und was kommt zurück (Homo-Ökonomikus)? In der therapeutischen Beziehung gilt das etwa für einen Vergleich der Kosten und des subjektiven Erfolgs.
- Emotionsorientierte Beziehung: Hier stehen primär Emotionen im Vordergrund der Beziehung. Sie sind tragendes Element der Interaktion und Kommunikation. Ohne diese Emotionen gibt es diese Beziehung nicht. Solche Personen müssen Gefühle spüren, verbalisieren und leben. In der therapeutischen Beziehung ist dies der Fall, wenn z. B. ein Patient starke Ängste und Emotionen schildert, auf die der Therapeut adäquat reagieren muss. Hier ist es wichtig, nicht zu stark in diese Emotionen einzusteigen bzw. selbst mit solchen zu reagieren.
- Rollenorientierte Beziehung: Diese orientiert sich an Rollen und dem dazu passenden Verhalten. Z. B. als Mutter oder Vater geht man liebevoll mit seinem Kind um. Auch in der therapeutischen Beziehung bestehen je nach Therapierichtung rollenspezifische Beziehungsmuster. So ist es etwa die Aufgabe eines Verhaltenstherapeuten, spezifische Fragen zu stellen. Die des Patienten ist es, diese möglichst konkret zu beantworten. Probleme ergeben sich oft, wenn ein Patient oder auch Therapeut Rollenerwartungen des anderen nicht erfüllt.
- Objektorientierte/sachorientierte Beziehung: Diese Beziehung ist sachlich, objektiv mit wenig emotionaler Beteiligung. Diese Menschen treffen sich, tauschen

sich auch aus, aber ohne Bindung, Emotion oder wesentliche Funktion. Es passiert einfach. Das ist meist bei Small-Talk oder auch in lang andauernden Partnerbeziehungen der Fall. Bei therapeutischen Beziehungen tritt dies auf, wenn die Therapie zur Routine wird bzw. „ein Teil meines Alltags". Ist dies beim Therapeuten der Fall, so vermittelt er dem Patienten das Gefühl, einfach ein „Fall" zu sein. Bei Patienten tritt diese Beziehungskonstellation auf, wenn die Therapie eigentlich schon beendet ist, der Patient aber weiter aus „Routine" in Therapie geht.
- Ich-orientierte Beziehung: Hier steht die Person selbst mit ihrer Wichtigkeit immer im Mittelpunkt. Andere Personen und deren Bedürfnisse existieren nur nebenbei oder als Mittel zum Zweck. Das ist dann der Fall, wenn der Therapeut den Patienten zur Befriedigung seiner eigenen Bedürfnisse „missbraucht" (z. B. wie großartig er ist). Bei Patienten tritt diese Beziehungsform oft am Anfang auf, da er ja mit einem Leidensdruck kommt und erwartet, dass er Hilfe bekommt. Bleibt dieses Muster auch im Verlauf der Therapie aufrecht, könnte diagnostisch eine eher narzisstische Persönlichkeitsstruktur des Patienten dahinterstehen.
- Dependente/abhängige Beziehung: Hier stehen Abhängigkeit in der Beziehung und die Angst, die Beziehung zu verlieren, im Vordergrund. Dadurch wird aber oft eine ehrliche und sachliche Kommunikation verhindert. Das kann beim Therapeuten dann der Fall sein, wenn er Angst hat, der Patient könnte nicht mehr kommen, wenn er bestimmte Themen anspricht. Beim Patienten ist es oft das Bedürfnis, dem Therapeuten zu entsprechen bzw. wenn die Therapie für den Patienten zur „Ersatzbeziehung" wurde.

Beziehungsmuster sind nicht stabil, sondern verändern sich meist im Verlauf einer Beziehung. Deshalb ist es Aufgabe des Therapeuten, sich der Beziehung zum Patienten stets bewusst zu sein und diese zu reflektieren und bei Bedarf auch anzusprechen.

▶ **Wichtig** Die Beziehung zum Patienten stellt einen wesentlichen Faktor des therapeutischen Prozesses dar. Insofern sollte diese regelmäßig reflektiert werden, um Probleme rechtzeitig zu erkennen.

2.4 Beispiele zum Beziehungsaufbau

Die persönliche emotionale Kontaktaufnahme im Erstgespräch beginnt meist mit einem sogenannten „Türöffner oder Eisbrecher", z. B. „Haben Sie ohne große Probleme hierher gefunden?" etc. Diese haben die Aufgabe, die erste emotionale Hürde zu regulieren. In weiterer Folge geht es generell darum, zu erfragen „Warum kommen Sie?", hier beginnen viele Patienten mit ihren Schilderungen der Problematik.

Anschließend beginnt man mit der sogenannten explorativen Phase (vgl. Hand, 1986). Nun versucht sich der Therapeut rational und analytisch ein Bild von der Problematik zu machen. Bevor in diese Phase übergeleitet wird, hat der Therapeut die Möglichkeit, zu sehen bzw. wahrzunehmen, wie und auf welche Art und Weise der Patient in Beziehung tritt. Wie schildert er seine Problematik, wie wird über

Leidenszustände berichtet. Die unterschiedlichen Bindungsstile, welche Patienten in die Therapie mitbringen, hängen von ihrem positiven oder negativen Bild über sich und andere ab. Menschen mit einem sicheren Bindungsstil haben ein positives Bild von sich und anderen. Personen mit einem verstrickten, anklammernden Bindungsstil haben ein negatives Bild von sich und ein positives von anderen. Patienten mit einem abweisenden Bindungsstil sehen sich selbst oft in überhöhter und unrealistischer Weise positiv, bewerten andere jedoch als negativ. Menschen mit einem ängstlichen Bindungsstil haben ein negatives Bild von sich, aber auch von anderen.

2.4.1 Fall 1

Frau L., 45 Jahre alt, meldet sich telefonisch an und schildert einen kurz zurückliegenden stationären Aufenthalt, bei dem man ihr eine Psychotherapie empfohlen habe. Man hätte ihr eine Liste mit mehreren Namen von Psychotherapeuten mitgegeben und sie hätte sich mit Hilfe unserer Homepage und Foto für mich entschieden. Sie bittet so rasch wie möglich um einen Termin, da es ihr sehr schlecht gehe. Sie wirkt am Telefon weinerlich, verzweifelt und leicht durcheinander. Dies erhöht den Druck auf meine Assistentin, welche sich um einen raschen Termin bemüht. Als die Dame zum Erstgespräch kommt, wirkt sie zerfahren und überfordert. Sie kommt in einer grauen Jogginghose mit T-Shirt. Frau L. berichtet von einem fünfmonatigen Krankenstand und Problemen am Arbeitsplatz. Alle wären gegen sie. Sie hat sich auf diesen Erstkontakt vorbereitet und bringt einige vollgeschriebene Zettel mit, welche sie immer wieder zur Hand nimmt und davon abliest. Im Gesprächsverlauf zeigen sich bei der Patientin immer wieder Konzentrationsschwierigkeiten, d. h. sie „verliert den Faden", wiederholt sich und beginnt zu weinen. Sie geht kaum in Blickkontakt und berichtet mir immer wieder, dass sie ja sowieso niemand verstehe. An dieser Stelle versuche ich das bisher Vorgebrachte zusammenzufassen, etwas zu strukturieren und anschließend empathisch zu verstehen. Anschließend zeigte sich eine hinreichende Spannungsreduktion, wie z. B. lockere Sitzhaltung, mehr Blickkontakt, und sie zeigte mir ihre mitgebrachten Aufzeichnungen.

Diese Patientin kommt mit einem sehr stark emotionalen Beziehungsstil. Bindung ist ihr wichtig. Sie fühlt sich nicht verstanden. Deshalb ist es wichtig, diese Bedürfnisse im Erstgespräch zu berücksichtigen, aber nicht zu verstärken. Wesentlich ist hier eine empathische, aber strukturierte und sachliche Beziehungsgestaltung.

2.4.2 Fall 2

Herr B., ein 33-jähriger junger Mann, meldet sich bei uns telefonisch und verlangt bzw. bittet um einen direkten Kontakt mit mir. Er möchte von Anfang an sicher sein, dass „er hier richtig ist", d. h. ob bzgl. seines Anliegens eine Psychotherapie zielführend sei. Er schildert Probleme im Umgang mit seiner Partnerin, welche ihn sehr belasten. Nach kurzem Nachfragen schildert er kurz und knapp, dass es sich um „mögliche partnerschaftliche Probleme" handelt. Ich schlage erst einmal einen Termin für ein Erstgespräch vor, um sich in Ruhe zu orientieren. Damit ist er sofort einverstanden und lässt sich einen Termin geben. Als er dann zum Erstgespräch kommt, wirkt er sehr unsicher, angespannt und schambesetzt. Dies bestätigt er mir in den ersten Sätzen: „Ich schäme mich sehr jemandem das zu erzählen, aber sie müssen es ja erfahren, sonst können sie mir ja nicht helfen". Der Patient erzählt über für ihn eher tabuisierte Themen (Sexualität, schwierige Kindheit etc.). Er berichtet von starken Selbstzweifeln, Minderwertigkeitsgefühlen und ständigen Ängsten, andere könnten ihn dafür verurteilen oder er könnte sich blamieren. Aus diesem Grund vermeide er auch meist soziale Kontakte. Ich versichere ihm, dass ich solche Themen auch von anderen Patienten kenne und es meist in den weiteren Stunden leichter wird darüber zu sprechen. Er nickt und gibt mir die Rückmeldung, dass es ja jetzt schon viel leichter ist darüber zu sprechen. Auch sei es für ihn wichtig zu erfahren, dass ich auch andere Personen mit ähnlichen Geschichten kenne.

Dieser Patient vermittelt zuerst ein sehr ich-orientiertes Beziehungsmuster. Insofern war es für ihn wichtig, mit der Therapeutin selbst zu sprechen. Dahinter steht jedoch ein sehr bindungsorientierter unsicherer Mensch, der Angst hat, abgelehnt zu werden. Hier ist es wichtig, Sicherheit zu geben und auf die Wirkung der weiteren Therapie in dieser Richtung hinzuweisen.

2.4.3 Fall 3

Frau L., eine 55-jährige Anwältin, kontaktiert uns via Mail und bittet um ein Erstgespräch. Sie kommt ca. 40 Minuten zu früh und verharrt stehend im Wartebereich. Als ich sie abhole und in den Therapieraum bringe, wirkt sie sichtlich nervös und angespannt. Als sie sich einen Platz ausgesucht und ich ihr etwas zu trinken angeboten habe, erzählt sie von ihrer Nervosität und Anspannung. Diese Situation sei neu für sie und es irritiere sie, wenn sie nicht wisse, was auf sie zukomme. Sie habe sich schon lange nicht mehr so hilflos und unsicher gefühlt, wo sie doch in anderen Bereichen so „ihren Mann steht". Wir einigen uns einmal auf den Ablauf des Erstgesprächs, welcher ihr schon einmal eine gewisse Mitbestimmung ermöglicht. Ich gebe ihr ausreichend zeitlichen Raum, um den Verlauf mitzusteuern.

Dieser Beziehungsaufbau ist durch einen Rollenkonflikt geprägt. In ihrem Beruf fühlt sie sich durch ihre Rolle sicher. In der neuen Rolle „Patientin" fehlen ihr jedoch die entsprechenden Erfahrungen und Fertigkeiten. Deshalb ist es wichtig, ihr hier Unterstützung durch aktive Mitgestaltung zu geben.

2.5 Kontextvariablen der Beziehungsgestaltung

2.5.1 Therapeutenwahl und Kontaktaufnahme

Wie kann der Therapeut schon im Vorfeld das Bedürfnis nach Orientierung und Sicherheit unterstützen? Die Wahl, welcher Therapeut real angerufen bzw. kontaktiert wird, hängt oft von kleinen Details ab. Oft sind Zuweiser, meist Kollegen aus anderen Berufsgruppen wie Ärzte, Sozialarbeiter, Physiotherapeuten etc., aber auch unterschiedlichste Institutionen entscheidend. Es kann aber auch eine klare und gut strukturierte Homepage sein, welche rasch eine Orientierung für den Patienten bringt. Wichtig für die Homepage ist auch die Angabe über Anreise- und Parkmöglichkeiten. Gerade zu Therapiebeginn sind solche Informationen sehr beziehungsfördernd. Auch Fotos vom Therapeuten werden von den Betroffenen oft als Entscheidungshilfe herangezogen. Somit sind Fotos, welche Freundlichkeit und Offenheit ausstrahlen, zielführender als ein strenges wenig einladendes Businessfoto.

Die eigentliche erste direkte Kontaktaufnahme erfolgt meist über Telefon bzw. E-Mail. Hier kann manchmal bereits der Anrufbeantworter für einen ängstlich-unsicheren Patienten eine Hürde darstellen. Art und Stimmfall, Sprechgeschwindigkeit und die Gestaltung der Sprechzeit vermitteln den Patienten oft schon entscheidende Eindrücke.

2.5.2 Anmeldung bzw. Anfrage via Homepage oder Mailadresse

Erfolgt die Anmeldung zur Therapie über eine Assistentin, welche Anrufe entgegennimmt, so ist es wichtig, diese Person gut einzuweisen. Auch hier geht es um Freundlichkeit, Verständlichkeit und Signalsetzung einer Machbarkeit. Viele Kollegen haben meist noch einen anderen Job, und die psychotherapeutische Praxis wird zusätzlich geführt. Hier ist es entscheidend, klare Erreichbarkeitszeiten anzugeben, sodass der gewählte Therapeut auch persönlich erreichbar ist. Es ist nicht beziehungsfördernd, wenn Patienten sehr oft anrufen müssen oder der Kollege in einer anderen Tätigkeit unterbrochen wird. Die Kontaktaufnahme via Mail sollte auch auf der Homepage klar definiert sein, das heißt in welchem Zeitfenster ist mit einer Antwort zu rechnen. Gerade in der heutigen Zeit durch die Vielzahl von digitalen Kontaktmöglichkeiten kann es leicht zu einer Überforderung kommen. Deshalb sollte klar definiert werden, welche Medien dazu dienen. Dazu ist auch der Datenschutz mit dem Patienten zu reflektieren.

2.5.3 Rahmenbedingungen – Setting

Im Wartebereich findet meist der erste persönliche Kontakt mit dem Therapeuten statt, hier geht es darum, sich wohlzufühlen. Viele Patienten bringen Ängste und Sorgen mit, „Was werde ich gefragt werden"; „Werde ich die Fragen alle beantworten können"; „Wird man mir helfen können" etc. Es geht hier um einen Raum, der eine entspannende Atmosphäre bietet, z. B. hell mit Fenstern und Licht, vielleicht leichter Musik im Hintergrund, auch haben sich diverse Zeitschriften beim Warten als sehr entspannungsfördernd erwiesen.

Es sollte auch klar vermittelt werden oder ersichtlich sein, ob eine nochmalige Anmeldung notwendig ist oder man sich setzt und wartet bis man geholt wird. Auch Wartezeiten müssen bereits im Erstkontakt angesprochen werden, d. h. sollte der Therapeut bei der vorangegangenen Therapie zeitlich überziehen, so ist es wichtig, dies dem wartenden Patienten kurz und freundlich mitzuteilen. Die Begrüßung des Patienten erfolgt mit Namen, Handgeben und Blickkontakt. Der Therapeut holt den

Patienten im Wartebereich ab und führt ihn in den Therapieraum. Der Ort bzw. der Raum, in dem die Psychotherapie stattfindet, also der Therapieraum, gewährleistet auch eine gewisse Art des Geschütztseins und der Schallisolierung. Hier haben die Patienten die Möglichkeit, sich frei zu äußern, und sie müssen sicher sein können, dass sich für sie daraus kein Nachteil ergibt und dass all das Gesagte streng vertraulich behandelt wird. Es sollte als ein Ort des Wohlfühlens, des Vertrauens und der Sicherheit erkennbar sein. Es sind z. B. doppelte oder gepolsterte Türen für viele Patienten ein Zeichen für Grenzsetzung zum Alltagsleben. Auch die Beleuchtung kann viel zur Erzeugung der Atmosphäre beitragen. Gibt es genügend Fenster, die das Sonnenlicht hereinlassen, viel kann auch durch indirekte Beleuchtung erreicht werden. Neben der gemütlichen Atmosphäre kann auch die Raumgröße entscheidend sein, besonders dann, wenn man beim Rollenspiel und der Stuhlarbeit Bewegungsfreiheit benötigt.

Ein entscheidendes Thema sind auch komfortable und ergonomische Stühle, diese sollten ein entspanntes und bequemes Sitzen ermöglichen. Da manche Menschen auch körperliche Beeinträchtigungen aufweisen, ist darauf zu achten, auch für diese eine geeignete Sitzmöglichkeit zu haben. Der Abstand der Stühle zueinander sollte das Distanzbedürfnis des Patienten berücksichtigen. Ein Sitzen hinter einem Schreibtisch ist im Rahmen der psychotherapeutischen Behandlung nicht empfehlenswert. Im Weiteren wird die Atmosphäre oft durch Bilder oder persönliche Gegenstände erreicht. Hier ist der Geschmack des praktizierenden Therapeuten ausschlaggebend, da dieser hier den größten Teil seiner Arbeitszeit verbringt.

Die meisten Kollegen veranschlagen für einen Erstkontakt 50 Minuten Therapiezeit, dies ist auch in Österreich die gesetzliche Vorgabe. Prinzipiell ist es dem Kollegen überlassen, welchem persönlichen Takt des Patienten er folgt. Manchmal kann es auch wichtig sein, zweimal 50 Minuten für den Erstkontakt zu veranschlagen. Der Umgang mit Mitschriften und Dokumentationen sollte bereits im Erstgespräch thematisiert werden. Auch wie mit Informationen und Verschwiegenheit (Psychotherapiegesetz; Datenschutz) umgegangen wird, muss zum Thema gemacht werden.

> **Wichtig** Kontextvariablen haben ebenfalls Einfluss auf den therapeutischen Prozess, aber auch auf den Zugang zur Psychotherapie. Insofern stellen Faktoren wie die Homepage, der Therapie- und Warteraum und die Aufnahmeformalitäten die ersten Schritte im Beziehungsaufbau dar. Diese sollten so gestaltet sein, dass sie Sicherheit und Kompetenz vermitteln, aber nicht von der Therapie ablenken. Auch zu viele persönliche Informationen über den Therapeuten sollten vermieden werden.

2.6 Zusammenfassung

Der Erstkontakt und das Erstgespräch stellen den Start des therapeutischen Prozesses dar und sollten daher gut geplant sein. Im Rahmen der Verhaltenstherapie spielen hierbei nicht nur Prozesse des Beziehungsaufbaus, der Gesprächsführung und der

Problemdefinition, sondern auch strukturelle Elemente des verhaltenstherapeutischen Therapieplanungsprozesses eine wesentliche Rolle. Die Verhaltenstherapie unterscheidet sich von anderen Therapiemethoden durch ihr strukturiertes Vorgehen im Hinblick auf Problemdefinition, Zielplanung, Definition der Kompetenzen, die der Patient benötigt und daraus resultierender Therapieplanung und Durchführung. Das Erstgespräch definiert diese Struktur. Insofern bildet das Erstgespräch die Voraussetzung für einen guten diagnostischen und therapeutischen Prozess. Dadurch müssen auch die weiteren Schritte bereits in diesen Prozess virtuell integriert sein.

Literatur

Bolwby, J., & Ainsworth, M. D. (2005). *Frühe Bindung und kindliche Entwicklung* (5. Aufl.). Reinhardt.
Casper, F. M. (1997). *Beziehungen und Probleme verstehen: Eine Einführung in die psychotherapeutische Plananalyse* (2. Aufl.). Huber.
Epstein, S. (1990). Cognitive-experiential self-theory. In L. A. Pervin (Hrsg.), *Handbook of personality: Theory and research* (S. 165–192). Guilford.
Gatterer, G. (2009a). Kommunikation und Interaktion mit Patienten. Aspekte des therapeutischen Beziehungsaufbaues. *Pro Care, 14*(10), 24–30.
Gatterer, G. (2009b). Kommunikation und Interaktion mit Patienten. In R. Likar, G. Bernatzky, D. Märkert, & W. Ilias (Hrsg.), *Schmerztherapie in der Pflege. Schulmedizinische und komplementäre Methoden* (S. 57–69). Springer.
Gatterer, G. (2018a). Demenzerkrankte in der Krise. Möglichkeiten der Deeskalation. In ÖGERN (Hrsg.), *Psychiatrische Notfälle im Spannungsfeld zwischen Freiheit und Sicherheit*. NWV.
Gatterer, G. (2018b). Liebe, Partnerschaft und Sexualität im Alter. *Psychologie in Österreich, 4*, 292–299.
Gatterer, G. (2021). *Erstellung eines Fragebogens zur Erfassung von Beziehungsstilen/-typen*. AVM-Publications. https://institut-avm.at/wp-content/uploads/2021/04/gatterer-g-erstellung-eines-fragebogens-zur-erfassung-von-beziehungsstilen-typen.pdf
Grawe, K. (1998). *Psychologische Therapie*. Hogrefe.
Grawe, K. (2004). *Neuropsychotherapie*. Hogrefe.
Hand, I. (1986). Verhaltenstherapie und kognitive Therapie in der Psychotherapie. In K. P. Kisker, H. Lauter, J. E. Meyer, C. Müller, & E. Strömgen (Hrsg.), *Psychiatrie und Gegenwart* (Bd. 1, S. 277–306). Springer.
Kanfer, F. H., Reinecker, H., & Schmelzer, D. (2011). *Grundlagen der Selbstmanagementtherapie*. Springer.
Lazarus, A. A. (1978). *Anamnesefragebogen*. dgvt.
Margraf, J., & Schneider, S. (2009). *Lehrbuch der Verhaltenstherapie, Bd. 1: Grundlagen, Diagnostik. Verfahren, Rahmenbedingungen*. Springer Medizin.
Neudeck, P., & Mühlig, S. (2013). *Therapie-Tools Verhaltenstherapie*. Beltz.
Orlinsky, D. E., Roennestad, M. H., & Willutzki, U. (2004). Fifty years of psychotherapy process-outcome research. Continuity and change. In M. J. Lambert (Hrsg.), *Begin and Garfield's handbook of psychotherapy and behavior change* (5. Aufl., S. 307–389). Wiley.
Rogers, C. R. (1993). *Die klientenzentrierte Gesprächspsychotherapie*. Fischer.
Siegel, D. J. (1999). *The developing mind. How relationships and the brain interact to shape who we are*. Guilford.
Spitz, R. A. (1996). *Vom Säugling zum Kleinkind: Naturgeschichte der Mutter-Kind-Beziehungen im ersten Lebensjahr*. Klett-Cotta.
Stavemann (Hrsg.). (2008). *KVT-Praxis*. Beltz.

Diagnostik

3

Ilse Müller, Gerald Gatterer, Angelika Neumann,
Eckhard Roediger und Alois Kogler

▶ In diesem Kapitel wird der Prozess der Diagnostik praktisch dargestellt. Dies beinhaltet die Anamnese mit der Lebensgeschichte, den psychopathologischen Status, das Stellen einer Diagnose entsprechend der Diagnosesysteme ICD-10 (Dilling und Freyberger, 2016) bzw. DSM-5 (Falkai und Wittchen, 2018), das Miteinbeziehen von Skalen und Scores zur Objektivierung derselben (Strauß und Schuhmacher, 2005) und ergänzende Testverfahren zur Quantifizierung des Ausmaßes der Störung und solcher zur Evaluierung des therapeutischen Prozesses im Rahmen der Qualitätssicherung. Die spezifische verhaltenstherapeutische Diagnostik mittels der Problem- oder Verhaltensanalyse (Margraf und Schneider, 2009) bildet ein zentrales Merkmal des diagnostischen Prozesses in der Verhaltenstherapie und ist ein wesentliches Element für die Erklärung der Genese des Problemverhaltens, dessen Ablauf in einer spezifischen Situation und die Planung der entsprechenden therapeutischen Schritte.

I. Müller (✉)
Psychotherapeutin (Verhaltenstherapie), Graz, Österreich
e-mail: office@ilsemueller.at

G. Gatterer
Sigmund Freud Privatuniversität Wien, Wien, Österreich
e-mail: gerald@gatterer.at

A. Neumann
Psychologische Psychotherapeutin, Ulm, Deutschland
e-mail: kontakt@ist-ulm.de

E. Roediger
Neurologe, Psychiater, Arzt für psychotherapeutische Medizin, Frankfurt, Deutschland
e-mail: kontakt@eroediger.de

A. Kogler
Institut für Psychosomatik und Verhaltenstherapie, Graz, Österreich
e-mail: alois.kogler@teamspirit.at

Sie besteht aus dem Makromodell zur Problemgenese, dem S-O-R-K-C-Modell zur Beschreibung in einer spezifischen Situation und der Plananalyse bzw. der Erarbeitung von Schemata für die Erfassung übergeordneter, das Symptom mitbeeinflussender Faktoren.

Die Diagnostik in der Verhaltenstherapie hat als oberste Ziele

- Die Informationsgewinnung
- Die Beziehungsaufnahme zum Patienten
- Die Klassifikation des Krankheitsbildes
- Überlegungen zur Genese der Störung
- Die Operationalisierung und Quantifizierung der Symptomatik
- Überlegungen zur Therapie und zur Auswahl der Methoden
- Die Planung der Therapieziele sowie
- Aspekte der Verlaufsdiagnostik und Abschlussdiagnostik.
- Weiters hat sie auch bereits therapeutische Aspekte, da der Patient dadurch auch Einsicht in sein Problemverhalten gewinnt.

Dabei interessieren sowohl aktuelle Ereignisse, die für die Symptomatik bzw. den Patienten wichtig sind, wie auch vergangene Ereignisse aus der lebensgeschichtlichen Entwicklung des Betreffenden (Anamnese), die Symptomatik selbst auf allen vier Ebenen (Verhalten, Physiologie, Kognition, Emotion) und nicht zuletzt die Interaktion dieser drei Elemente (*Problemanalyse*).

Daraus ergeben sich folgende Schritte im diagnostischen Prozess:

a. Diagnosestellung: Erfassung der Symptomatik und Zuordnung zu einer diagnostischen Kategorie (Identifikation und Definition). Die Hauptaufgabe in diesem Bereich liegt darin, die „Alltagssprache" des Patienten, wenn er über seine Problematik berichtet, in eine „psychologische Fachsprache" zu übersetzen und schließlich die Symptome zu ordnen und zu klassifizieren. Neben den psychischen Auffälligkeiten werden aber auch die „gesunden" Anteile und Ressourcen der betreffenden Person registriert. Die beiden gängigsten Diagnose- und Klassifikationssysteme sind das DSM-V und die ICD-10. Ziel ist die „Verständigung" unter „Fachleuten".
b. Feststellung der Entstehungsbedingungen: erklärende Funktion. In diesem Bereich interessieren den Diagnostiker die lebensgeschichtlichen Bedingungen (Erziehungsmilieu und Erziehungsstile, Lernprozesse, soziale Umgebung, traumatische Ereignisse etc.) des Patienten hinsichtlich pathogener Entwicklungspfade.
c. Prognose: Aufgrund der Diagnosestellung und den zusätzlich erfragten Informationen aus der Vergangenheit erfolgt die Erstellung einer Prognose für den weiteren Verlauf der psychischen Erkrankung. Darauf aufbauend ist die Planung des therapeutischen Vorgehens.
d. Indikation: Die einfachste und zentrale Frage lautet: „Bei welchem Patienten mit welcher psychischen Störung ist welche Methode durch welchen Therapeuten zu welcher Zielsetzung wirksam?" Ziel der Indikation ist somit die bestmögliche

Zuordnung von Patienten zu Therapeuten und Therapiemethoden, in der Hoffnung schnellst- und bestmögliche Behandlungserfolge zu erzielen.
e. Evaluation: Die evaluative Funktion der Diagnostik besteht darin, den Erfolg des therapeutischen Vorgehens zu erfassen. Der Nachweis der Behandlungseffekte dient nicht zuletzt dem Qualitätsmanagement und bekommt aufgrund gesundheitspolitisch-ökonomischer Anforderungen an die moderne Diagnostik und Psychotherapie besondere Evidenz
f. Therapeutische Funktion: Nicht zuletzt hat eine gute Diagnostik, die für den Patienten nachvollziehbar ist, auch bereits eine therapeutische Funktion, da er Einblick in die Entstehung seines Problemverhaltens gewinnt und daraus die therapeutischen Maßnahmen abgeleitet werden.

3.1 Lebensgeschichte

Die im Erstgespräch erhobenen sozialen Anamnesedaten werden in weiterer Folge durch persönliche Daten, Informationen zum Geburtsort, zur Familie, dem schulischen und beruflichen Werdegang, die jetzige Tätigkeit sowie die aktuellen und früheren Partnerschaften ergänzt. Hier können auch diverse Anamnesefragebögen eingesetzt werden. Aus der Sicht der Beziehungsgestaltung sollten intime Fragen, soweit sie nicht die Grundproblematik betreffen, erst dann gestellt werden, wenn die dazu notwendige tragfähige Beziehung hergestellt ist (Gatterer, 2011). Generell sollte aber auch hier bereits die aus verhaltenstherapeutischer Sicht notwendige Orientierung der Klärung der Problematik und der Diagnosefindung im Vordergrund stehen. Wesentlich erscheint die Erhebung von Informationen zur Herkunftsfamilie und von Zusammenhängen mit der Symptomatik. Insbesondere Beziehungen der Familienmitglieder untereinander, der Erziehungsstil der Eltern, familiäre Normen und Werte, prägende Einflüsse von außen, aber auch das Auftreten psychischer Erkrankungen in der Familie. Die Entwicklung in der Kindheit und Jugend sollte besonders das Vorhandensein von Traumata, psychischen Symptomen wie Ängsten, Zwängen, Bettnässen, somatischen Erkrankungen, die körperliche Entwicklung, das Verhältnis zu Freunden, Lernstörungen etc. erfassen. Die berufliche Anamnese berücksichtigt Gründe für die Berufswahl, Leitbilder, Gründe für Berufswechsel, die Zufriedenheit mit dem Beruf, Probleme im Kontakt und Umgang mit Kollegen, Vorgesetzten etc.

Die psychosexuelle Entwicklung beinhaltet Fragen zur Geschlechtsidentität und deren Entwicklung, die Einstellung der Eltern, frühkindliche sexuelle Erfahrungen und Tätigkeiten, die Pubertät, die Aufklärung durch wen und wann, Probleme bei der Sexualität und homoerotische Neigungen. Daran schließen sich Fragen zur Partnerschaft wie Partnerwahl, Gründe für eine Paarbeziehung, Probleme, Trennungen und Vorbilder in der Familie.

Zur Abrundung des Bildes der Persönlichkeit des Patienten sollten auch Fragen zur Freizeitgestaltung, Hobbies, Ehrenamt, zur Lebensgestaltung (Essen, Trinken, Urlaube etc.) sowie Werten, Normen und weltanschaulichen Bereichen gestellt werden. Das ist vor allem dann notwendig, wenn Zusammenhänge mit der Symptomatik vermutet werden.

▶ **Wichtig** Eine genaue Sozialanamnese dient sowohl zur Klärung der Zusammenhänge zwischen Symptomatik und Biografie, ist aber auch ein wesentlicher Faktor zur Beziehungsgestaltung. Dadurch wird der Patient in seiner Rolle nicht nur auf seine Erkrankung reduziert, sondern in seiner Gesamtheit als Mensch wahrgenommen.

3.2 Psychopathologischer Status und Diagnostik entsprechend ICD-10 bzw. DSM-5

Die im Rahmen des Erstgespräches ermittelten Informationen zur Symptomatik des Patienten dienen zur Erstellung eines psychopathologischen Status und zum Stellen einer Diagnose entsprechend ICD-10 bzw. DSM-5. Eine Diagnose nach ICD-10 ist in den meisten Ländern zur Abrechnung der Leistung mit den Krankenkassen notwendig. Weiters ist für die wissenschaftliche Evaluation von therapeutischen Maßnahmen eine international gültige Diagnostik wesentlich, um eine gemeinsame Gesprächsbasis hinsichtlich der Krankheitsbilder zu haben.

Grundlage hierfür sind diagnostische Überlegungen hinsichtlich der „Pathologie" eines Verhaltens (Gatterer, 2018).

Diese orientieren sich an einer biologisch/medizinischen Norm, also inwieweit Symptome und Verhaltensweisen der „Gesundheit" entsprechen bzw. ob eine biologische Schädigung gegeben ist oder erwartet werden kann. Die statistische Norm orientiert sich am Durchschnitt der Normalbevölkerung und vergleicht das Verhalten einer Person mit dieser. Die gesellschaftliche Norm inkludiert Gesetze, Normen und kulturelle Aspekte. Weiters fließen in die Normalitätsbeurteilung auch immer individuelle, persönliche Bewertungen des Beurteilers bzw. der Experten, aber auch des Betroffenen hinsichtlich der Relevanz eines Problems ein. Insofern basiert diese Beurteilung auf einer Beschreibung des Verhaltens, dessen Auftreten in einer bestimmten Situation mit einer bestimmten Intensität, Häufigkeit und Dauer, den Auswirkungen auf den Betroffenen oder die Umwelt und einer Beurteilung desselben nach obigen Kriterien und dessen Abgleichung mit kulturellen Aspekten. Der psychopathologische Status stellt in dieser Hinsicht oft den ersten Schritt in diesem diagnostischen Prozess dar.

Der psychopathologische Status, ursprünglich von Wilhelm Störring (1896–1903) entwickelt und von Karl Jaspers (1913) in seinem Buch „Allgemeine Psychopathologie" beschrieben, ist ein in der Psychiatrie geläufiges Instrument und gibt einen guten Überblick über alle psychischen Problembereiche und ermöglicht eine von der Diagnose weitgehend unabhängige Darstellung der Persönlichkeit des Patienten. Die Bewertung ist jedoch wie jedes Diagnosesystem von gesellschaftlichen und kulturellen Aspekten abhängig, die gerade in der heutigen „multikulturellen Gesellschaft" entsprechend berücksichtigt werden müssen. Er bietet auch die Basis für eine Diagnose entsprechend ICD-10 oder DSM-5. Genaue Informationen hierzu findet man z. B. in Möller et al. (2005) sowie im AMDP (Schneider, 2008).

Er beinhaltet die Bereiche „äußeres Erscheinungsbild", „noopsychische Funktionen", die primär die kognitiven Funktionen abbilden, und die „thymopsychischen Funktionen", die sich an den emotionalen Bereichen orientieren. Zum psychopathologischen Status gibt es verschiedene Darstellungsformen.

Eine in der eigenen Abteilung verwendete Form ist in Abb. 3.1 dargestellt.

3 Diagnostik

GRUNDLADGEN DES PSYCHOPATHOLOGISCHEN STATUS

FUNKTION			BESCHRIEBENER ZUSTAND	ANMERKUNGEN
	BEWUSSTSEIN		* klar	
			* getrübt	z. B. Benommenheit, Somnolenz, Sopor, Präkoma, Koma,..
			* qualitativ gestört	z. B. Delir, Dämmerzustand, Oneiroid, Amentia...
	ORIENTIERUNG	- zeitlich	* unauffällig	
		- örtlich	* desorientiert	z. B. einfacher Verwirrtheitszustand...
		- zur Person	* umorientiert	z. B. im Delirium...
		- situativ		
	SENSORIUM	- optisch	* klar, unauffällig	
		- akustisch	* behindert	z. B. schwerhörig, blind, taub...
		- olfaktiv		
		- gustatorisch	* „produktiv"	z. B. Illusionen, Verkennungen, Halluzinationen
		- taktil		
		- im Leibesinneren		
NOOPSYCHISCHE FUNKTIONEN	INTELLIGENZ		* unauffällig	
			* vermindert	z. B. bei Oligophrenen, bei Dementen, bei organischem Psychosyndrom...
	GEDÄCHTNIS	- Merkfähigkeit	* unauffällig	
		- Frischgedächtnis	* vermindert, gestört	
		- Altgedächtnis	* Amnesie	Kann antero-, retrograd o/u. einfach sein
			* Paramnesie	d. h. Erinnerungsfälschung
			* Fabulation	d. h., Erfundenes wird als Erinnerung angeboten
			* Konfabulation	d. h., er lässt sich Erfundenes als Erinnerung einreden
	DENKEN (Gedankenductus)		* unauffällig	
		- Konzentration	* vermindert	
		- Tempo	* unauffällig	
			* gesteigert	z. B. als Logorrhoe manifestiert
			* verlangsamt	Langsames, zähes Denken, „wie gegen einen Widerstand"
		- Ablauf	* unauffällig	d. h., erreicht problemlos das Denkziel
			* Gedankenabreißen	u. U. als „Sperrung" manifestiert
			* Faseln	
			* Zerfahrenheit	
			* Vorbeireden	z. B.: „Wie geht's?" „In Alaska ist es kalt."
			* sprunghaft	d. h., wechselt in nur schwer nachvollziehbarer Weise dauernd das Thema
			* Ideenarmut	Evtl. bis zum Monoideismus
			* Ideenreichtum	Evtl. hyperassoziativ
			* erreicht das Denkziel nicht oder nur mühsam (Umständlichkeit)	
			* Perseveration	d. i. das Haftenbleiben an Denkinhalten, Begriffen oder an Wortklängen
			*Neologismen	d. s. unverständliche Wortneubildungen, die nicht spontan erklärt werden
		- inhaltlich	* eingeengt	
			* monoideistisch	
			* überwertige Ideen	
			* wahnhaft (s.u.)	

Abb. 3.1 Grundlagen des psychopathologischen Status

	FUNKTION		BESCHRIEBENER ZUSTAND	ANMERKUNGEN
THYMOPSYCHISCHE FUNKTIONEN	STIMMUNG		* unauffällig, adäquat	
			* depressiv	eher traurig oder eher lustlos
			* manisch, euphorisch	
			* gereizt, dysphorisch	
			* wechselnd	
	BEFINDLICHKEIT		* unauffällig	
			* positiv getönt, lustbetont	
			* negativ getönt, Unwohlsein	
	AFFIZIERBARKEIT		* unauffällig	
			* nicht oder nur in einem Skalenbereich affizierbar	
			* überaffizierbar	siehe: „Affekt"
	AFFEKT		* unauffällig	
			* starr	
			* arm	
			* labil	meist auch überaffizierbar
			* überschießend	evtl. bis zur Affektinkontinenz
	ANTRIEB		* unauffällig	
			* gesteigert	evtl. bis zum „Bewegungssturm"
			* vermindert, gehemmt	evtl. bis zum „Stupor"
			* wechselnd	
	PSYCHOMOTORIK		* adäquat	d.h., im Einklang mit Stimmung und Affekt
		- Mimik	* arm	
			* starr	
			* grimassierend	
		- Gestik	* arm	
			* steif	
			* luxuriös	
			* agitiert	
			* maniriert	
			* hölzern	
	BIORHYTHMUSSTÖRUNGEN			gemeint sind gleichförmig auftretende Steigerungen oder Minderungen in Stimmung, Antrieb und Affekt im Laufe des Tages
		- Tagesschwankungen		
		- Schlafstörungen	* Einschlafstörung	
			* Durchschlafstörung	Etappenschlaf oder vorzeitiges Erwachen
			* Insomnie	
			* Schlafumkehr	d. h., nachts wach, Schlaf bei Tag
	TRIEBE	- sexuelle Appetenz	* wie habituell	
		- Appetit	* gesteigert	
		- Durst	* vermindert	
	VEGETATIVUM	- Herzfrequenz	* in Richtung Sympathikotonus verschoben	Es können alle, aber auch nur einzelne Funktionen gestört sein.
		- Blutdruck		U. U. kommt es auch zu simultan-kontradiktorischen Funktionsstörungen.
		- Drüsentätigkeit	* in Richtung Parasympathikotonus verschoben	
		- Verdauung		
		- Menses	* Periode verlängert oder verkürzt	
			* Blutungen bleiben aus	
			* Menses schmerzhafter als sonst	

Abb. 3.1 (Fortsetzung)

3 Diagnostik

Der psychopathologische Status beinhaltet

- Das äußere Erscheinungsbild, also das Verhalten, die Kleidung, die Physiognomie, die Psychomotorik, das Sprechverhalten, die Sprechweise, den Stimmklang, die Modulation, die Wortwahl, die Lautstärke, das Tempo und den Antrieb.
- Das Sensorium, also die Fähigkeit zur Wahrnehmung in allen Bereichen
- Veränderungen der Bewusstseinslage nach Quantität (Benommenheit, Somnolenz, Sopor, Koma) und Qualität (Bewusstseinstrübung, Bewusstseinseinengung, Bewusstseinsverschiebung)
- Veränderungen der Orientierung (zeitlich, örtlich, zur eigenen Person und situativ)
- Veränderungen der Aufmerksamkeit, Konzentration und Auffassung
- Veränderungen des Gedächtnisses
- Störungen der Intelligenz
- Veränderungen im Denken
  - Formale Denkstörungen
    - Denkverlangsamung: schleppender Gedankengang, vom Patienten oft als Denkhemmung empfunden
    - Umständliches Denken: Fehlende Trennung von Wesentlichem und Unwesentlichem (Nebensächlichem), weitschweifiges Denken
    - Perseveration: Wiederholung gleicher Denkinhalte, Haften an vorherigen Worten, ohne dass diese weiter Sinn ergeben
    - Eingeengtes Denken: Haften an einem oder wenigen Themen
    - Vorbeireden: Nicht-Eingehen auf Fragen, obwohl die Frage verstanden wurde
    - Ideenflucht: Übermäßig einfallsreicher Gedankengang. Meist fehlt der rote Faden, häufiges Springen zwischen Themen
    - Neologismen: Wortneubildungen
    - Gedankenabreißen/Sperrung: Plötzlicher Abbruch eines Gedankengangs ohne triftigen Grund
  - Inhaltliche Denkstörungen, insbesondere Wahnerleben wie
    - Schuldwahn
    - Verarmungswahn
    - Kleinheitswahn
    - Hypochondrischer Wahn
    - Nihilistischer Wahn
    - Verfolgungswahn
    - Beeinträchtigungswahn
    - Eifersuchtswahn
    - Religiöser Wahn
    - Größenwahn
    - Liebeswahn
    - Körperdysmorpher Wahn

- Wahrnehmungsstörungen/Halluzinationen
  - Akustische z. B. Stimmenhören, Melodien, Akoasmen (Geräusche)
  - Optische Trugwahrnehmungen einzelner Bilder oder ganzer Szenen
  - Olfaktorische Geruchshalluzinationen
  - Gustatorische Geschmackshalluzinationen
  - Taktile/haptische Berührungshalluzinationen
  - Coenästhesien, Bizarre Körperempfindungsstörungen
- Ich-Störungen: Darunter versteht man, dass das Erleben der Meinhaftigkeit und Selbst-Urheberschaft für die eigenen Denk-, Willens-, Gefühlsakte so gestört ist, dass die Grenze zwischen Ich und Umwelt durchlässig erscheinen kann (bei Depersonalisation und Derealisation noch nicht so ausgeprägt).
  - Depersonalisation: Der eigene Körper wirkt fremd, unwirklich, verändert.
  - Derealisation: Die Umgebung erscheint fremd, unwirklich, verändert.
  - Gedankenausbreitung: Die Gedanken des Patienten gehören nicht mehr ihm allein, andere können daran teilhaben.
  - Gedankenentzug: Gefühl, dass die eigenen Gedanken abgezogen, weggenommen werden
  - Gedankeneingebung: Gedanken werden als von außen gesteuert, gemacht, gelenkt empfunden
  - Willensbeeinflussung: Handlungen werden als von außen gesteuert empfunden
  - Leibliche Beeinflussung: Körperempfindungen (oft Coenästhesien) werden als von außen gemacht erlebt (z. B. durch Fernwirkung, Strahlen etc.)
- Veränderungen der Affektivität (Intensität; Stimmungslage, Auftreten, Häufigkeit)
- Zwänge, Phobien, Ängste, hypochondrische Befürchtungen
- Störungen des Antriebs (Energie, Initiative, Aktivität) und der Psychomotorik (Motorische Unruhe, Agitiertheit, theatralisches Verhalten, Logorrhoe, Mutismus, Stupor/motorische Bewegungslosigkeit, Katalepsie, Negativismus, Flexibilitas cerea etc., Echolalie, Echopraxie
- Krankheitsgefühl und Krankheitseinsicht
- Eigen- oder Fremdgefährdung

Auf dem psychopathologischen Status baut auch die Diagnostik entsprechend ICD-10 und DSM-5 auf. Hier wird auf die entsprechende Literatur verwiesen. Weiters können zur breiten Abklärung auch Fragebögen wie etwa das AMDP (2007) und diverse Tests zur Quantifizierung der Symptomatik (z. B. Beck-Depressions-Inventar) verwendet werden. Das ist vor allem zur Prozessdiagnostik im Rahmen der Qualitätssicherung wichtig. Ein guter Überblick hierzu findet sich in Schneider (2008) und CIPS (2015, Compendium-Internationale Skalen für Psychiatrie). Diese zusätzlichen Verfahren sollten sich jedoch an der Grundproblematik und am Prozess der verhaltenstherapeutischen Diagnostik orientieren. Für eine genaue psychiatrische oder klinisch-psychologische Diagnostik sollte an die entsprechenden Fachdisziplinen verwiesen werden. Das ist vor allem in Österreich und auch Deutschland wesentlich, da hier Psychotherapie eine eigenständige, von Medizin und Psychologie unabhängige Fachdisziplin ist.

▶ **Wichtig** Der psychopathologische Status stellt eine globale Beschreibung des Patientenverhaltens dar, auf dem die Diagnostik entsprechend ICD-10 und DSM-5 aufbaut. Fragebögen und Skalen sowie spezifische Tests können ergänzend eingesetzt werden.

3.3 Die Verhaltensanalyse

Die Verhaltensanalyse besteht aus dem Makro-Modell zur Erfassung von Informationen zur Genese der Störung, sowie dem darauf aufbauenden S-O-R-K-C-Modell zur Problembeschreibung in einer spezifischen Situation (horizontale Verhaltensanalyse) und der Erfassung von Plänen und Oberplänen (vertikale Verhaltensanalyse) (Caspar, 1996; Grawe, 2004). Grundvoraussetzung ist eine genaue Erfassung der Problembereiche auf allen Ebenen (Verhalten, biologische Faktoren, psychische Faktoren, Kognitionen, Emotionen), Überlegungen zu deren Genese sowie die genaue Beschreibung der aktuellen Problemsituationen.

3.3.1 Erfassung der Problembereiche

In der Verhaltensanalyse hat sich ein schrittweises Vorgehen bewährt. Aufbauend auf der sozialen Anamnese, bei der biografische Daten erfasst werden, erfolgen Informationen zu den Problembereichen. Ergänzt wird das Erst- und Anamnesegespräch auch mit Fragebögen, die die Patienten zuhause ausfüllen und die dann gemeinsam besprochen werden. Der Lebensfragebogen nach dem Muster von Lazarus (z. B. Erstversion 1978) ist ein hilfreiches Instrument, mit dem viele Problembereiche, aber auch die Ressourcen der Patienten herausgearbeitet werden. Er beinhaltet Fragen zur Lebensgeschichte, zur Ursprungsfamilie, zur Sexualität, zu zwischenmenschlichen Beziehungen, fragt problembezogene Bereiche ab und enthält gedankliche und emotionale Selbstbeschreibungen sowie die Ressourcen. Daraus werden die für die Therapie vorrangigen Problemfelder deutlich.

3.3.2 Sortierung der Probleme/Health-Belief-Modell

Meist kommt ein Patient nicht mit einem monokausalen Problem, sondern mit einem breiten Spektrum an Problembereichen. Diese Problemfelder ergeben eine sehr umfangreiche und differenzierte Basis für die Verhaltensanalyse. Insofern ist es notwendig, diese entsprechend ihrer Wertigkeit und möglicher Zusammenhänge zu strukturieren.

Zu Beginn wird geklärt, welche Probleme veränderungsbedürftig sind. Manchmal kommen Patienten mit einem klar definierten Thema, häufig aber mit mehreren. In solchen Fällen ist die Problemanalyse besonders hilfreich. Gibt es mehrere Problembereiche, so ist abzuklären, inwieweit sie eventuell miteinander zusammenhängen bzw. ein Problembereich auch für die Entstehung des anderen mitverantwortlich zeichnet. Ebenso ist es wichtig, die Sichtweisen und Vermutungen des Patienten hinsichtlich der Entstehungsbedingungen und Ursachen für seine Probleme zu erfassen. Dazu ist es notwendig, die einzelnen Problembereiche auch hinsichtlich ihrer zeitlichen Entstehung zu reflektieren.

Patienten haben meist ihr eigenes Denkmodell über die Krankheitszusammenhänge. Dieses „Health-Belief-Modell" ist ihnen oft nicht bewusst. Mit folgenden Fragen kann Einblick in die Gedankenwelt des Patienten gewonnen werden: „Worauf führen Sie Ihre Probleme zurück?", „Wie glauben Sie, haben sich ihre Probleme entwickelt?", „Was haben Sie bisher getan, um diese Probleme zu lösen?", „Warum glauben Sie, sind diese immer noch vorhanden?".

▶ **Wichtig** Das Health-Belief-Modell beinhaltet die subjektive Sicht des Patienten hinsichtlich seiner Erkrankung und deren Genese.

3.3.3 Präzisierung der Probleme

Nach der Auswahl des vorrangigen Problems wird dieses auf allen Ebenen (Verhalten, Physiologie, Emotion, Kognition) immer präziser beschrieben. Liegen mehrere Probleme vor, so sind diese einzeln anzuführen und deren Zusammenhänge zu klären.

Die situativen Bedingungen des Verhaltens, der bisherige Umgang mit dem Problem und der Grad der Beeinträchtigung werden erfasst. Die Genese und Entwicklung des Problems sind genauso wichtig wie die Gründe, die das Problem aufrechterhalten.

Im nächsten Schritt wird das hypothetische Bedingungsmodell für die Entstehung der Probleme erstellt. Dies ist ein wichtiger Schritt für das weitere therapeutische Vorgehen. Durch das Verstehen der Zusammenhänge zwischen der Genese des Problemverhaltens, den damit verbundenen Lernprozessen und dem aktuellen Verhalten auf den Ebenen Kognition, Emotion, Körper (Physiologie) und Verhalten/Aktivität ergibt sich mehr Einsicht für den Patienten hinsichtlich der eigenen Möglichkeiten zur Veränderung derselben. Zur genauen Erfassung können hier auch diverse Fragebögen wie etwa ein Erfassungsbogen für die Häufigkeit des Problemverhaltens in den spezifischen Situationen verwendet werden. Diese werden dem Patienten mitgegeben und dann in der nächsten Therapiestunde besprochen.

3.3.4 Das Makromodell zur Genese der Störung

Die Makroanalyse (inklusive der damit verbundenen kognitiven Prozesse und Schemata) stellt ein zentrales Element der Verhaltensanalyse dar (Linden u. Hautzinger, 2015; Beck, 2008). Sie soll die Bedingungen erklären, unter denen ein Problemverhalten entstanden ist und warum es noch immer aufrecht ist. Im praktischen Einsatz hat sich ein Modell bewährt, welches prädisponierende Vulnerabilitätsfaktoren, die

3 Diagnostik

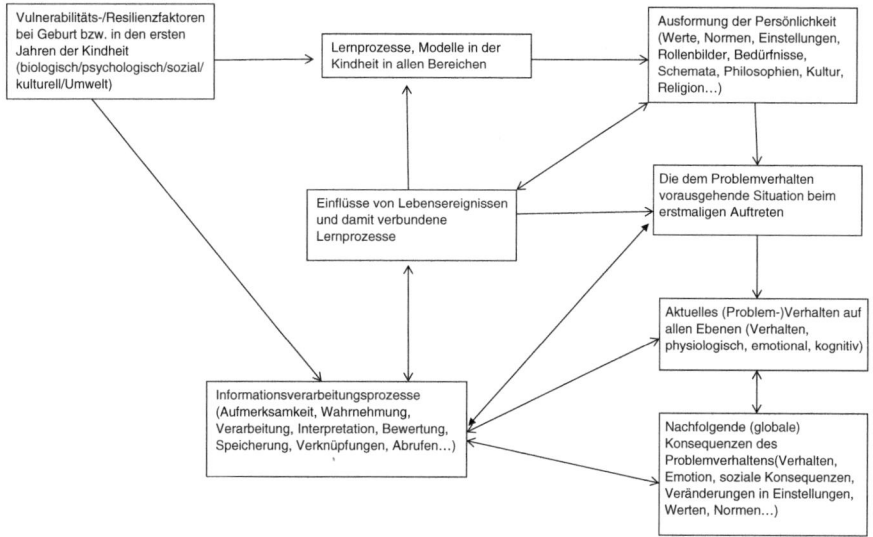

Abb. 3.2 Makromodell zur Erklärung der Entstehung eines (Problem-)Verhaltens (mod. Gatterer, 2011)

Lerngeschichte, die daraus entstandene Persönlichkeit, relevante Lebensereignisse, die aktuellen und individuellen Auslöser in der spezifischen Problemsituation sowie die daraus entstandenen globalen Konsequenzen erfasst.

Abb. 3.2 stellt dieses Modell grafisch dar (mod. Gatterer, 2011).

Die Exploration erfolgt praxisorientiert in folgenden Schritten:

- Wie ist das aktuelle Problemverhalten? Wie sieht es genau aus? Welche emotionalen, kognitiven, physiologischen und motorischen Faktoren sind beteiligt?
- Wann ist es entstanden? Gibt es einen spezifischen, damit verbundenen Auslöser zur Entstehung und welche Lernbedingungen waren hier vorhanden? War es bereits früher, nur nicht in dem Ausmaß präsent bzw. schon seit der Kindheit vorhanden?
- Welche prädisponierenden Faktoren sind damit verbunden? Hier spielen genetische Faktoren der Vulnerabilität, aber auch der Resilienz eine Rolle, sowie sonstige biologische, psychologische, soziale, kulturelle und umweltbedingte Einflussfaktoren, die die weiteren Lernbedingungen beeinflussen.
- Gibt es psychische oder sonstige Krankheiten in der Familie?
- Welche Lerngeschichte hinsichtlich der Genese des Problemverhaltens ergab sich in der Kindheit? Gab es Modelle?
- Welche Grundpersönlichkeit hat sich daraus entwickelt und inwieweit spielen persönlichkeitsspezifische Faktoren, Schemata, Grundphilosophien, Bedürfnisse, Eigenschaften, Werte, Normen, Rollenbilder und Einstellungen bei der Problemgenese eine wesentliche Rolle?

- Welche globalen Konsequenzen hat das Verhalten auf das Leben des Betroffenen, und warum blieb das Problemverhalten aufrecht (Verstärker, Vermeidung etc.)?
- Weiters werden die mit der Entstehung des Problemverhaltens verbundenen Einflüsse von Lebensereignissen und Informationsverarbeitungsprozessen erfasst. Dazu gehören Wahrnehmungsprozesse, Bewertungen, Kognitionen, aber auch übergeordnete Strukturen des Denkens und Fühlens wie Vorbilder, Rollenbilder, Werte und Normen und auch persönlichkeitsspezifische Aspekte wie Introversion und Extraversion.
- Falls mehrere Problembereiche gegeben sind, wären diese nach der zeitlichen Abfolge ihres Entstehens zu strukturieren und hinsichtlich möglicher Zusammenhänge zu reflektieren.

Dadurch ist es möglich, das Problemverhalten in seinen Entstehungsbedingungen möglichst gut und auch für den Patienten nachvollziehbar abzubilden. Dies bildet auch die Grundlage für eine individuelle und an der Genese orientierte Therapieplanung.

▶ **Wichtig** Eine klare Erfassung der Entstehungsbedingungen des Problemverhaltens mittels eines Makromodells bildet die Grundlage für eine individuelle Therapieplanung. Dabei spielen sowohl Vulnerabilitäts- und Resilienzfaktoren, verschiedene Lernprozesse, aber auch die akuten Auslöser eine wesentliche Rolle.

3.3.5 Das S-O-R-K-C-Modell zur Beschreibung des Verhaltens in einer spezifischen Situation (Horizontale Verhaltensanalyse)

Nach den Überlegungen zur Genese des Problems erfolgt dessen konkrete Darstellung in einer spezifischen Situation. In der Literatur sind hierbei mehrere Modelle beschrieben. Wir bevorzugen das S-O-R-K-C-Modell nach Kanfer et al. (2011), da es von seiner Struktur für ein multimodales Modell am besten geeignet erscheint. Die Verhaltensanalyse nach dem S-O-R-K-C-Modell erfasst das Problemverhalten in einer aktuellen Situation auf vier Ebenen: Verhalten (Motorik), Kognition, Emotion und Physiologie. Das Problemverhalten wird auf einem zeitlichen Kontinuum betrachtet. Deshalb wird diese Form der Verhaltensanalyse als horizontale Analyse oder auch Mikroanalyse bezeichnet.

Das menschliche Verhalten (R) wird als Produkt aus auslösenden Faktoren (S) und aufrechterhaltenden Bedingungen, also kurz- oder langfristigen (C) Konsequenzen und deren Zusammenhängen (Kontingenzen K) gesehen (Kanfer et al., 2011) gesehen. In der O-Variable finden sich alle übergeordneten und vermittelnden Prozesse, die den Zusammenhang zwischen Auslöser und Verhalten modulieren, wenn dieser nicht eindeutig ist. So würde man etwa beim physiologischen Stimulus „Hunger" als Reaktion etwas „essen". Das macht man aber nicht, wenn man „schlank bleiben möchte" (O-Variable).

Bei komplexen Krankheitsbildern ist es sinnvoll, im Lauf der Therapie mehrere problematische Verhaltensweisen nach diesem Modell zu explorieren.

Das praktische Vorgehen erfolgt nach strukturierten Bedingungen, die sich an der Praktikabilität orientieren. Aus diesen Gründen wird im ersten Schritt meist auf dem Problem aufgebaut, da dies ja bereits im Makromodell global erfasst wurde. Nun erfolgt dessen Spezifizierung in einer konkreten Situation. Insofern wird der Patient gebeten, das Problemverhalten nach seinem Ablauf in einer aktuellen Situation zu beschreiben.

In der funktionalen Analyse des Verhaltens wird im ersten Schritt R erarbeitet. Den zweiten Schritt bildet die Analyse von S und O (vorausgehende Bedingungen); abschließend werden K und C (die nachfolgenden Bedingungen) analysiert.

Das Problemverhalten (R-Reaktion)
Manche Patienten kommen mit einem klaren Problem (z. B. Panik) in die Therapie, einige aber auch mit einer unspezifischen Problematik (z. B. „Ich bin unzufrieden mit meinem Essverhalten, und ich möchte gerne ..."). Insofern ist es notwendig, das Problemverhalten in einer spezifischen Situation möglichst präzise auf allen vier Ebenen (Verhalten, Kognitionen, Emotionen, Physiologie) abzuklären.

Die Exploration startet am besten mit der Beschreibung des Problems.

Verhalten: „Könnten Sie mir ihr Problem bitte in einer konkreten aktuellen Situation möglichst genau beschreiben. Was genau spielt sich da ab? Was tun Sie?"

Kognitionen: „Was geht Ihnen durch den Kopf, wenn Sie das tun?", „Was genau denken Sie in der Situation?"

Emotionen: „Was spüren oder fühlen Sie emotional, wenn Sie in dieser Situation sind?"

Physiologie: „Was spüren Sie körperlich? Wie ist Ihre Atmung? Schwitzen Sie? Werden Ihre Knie weich, spannen Sie die Kiefermuskeln an?"

Die Stimulusvariable S – Auslöser oder vorhergehende Situation
Die Stimulusvariable S umfasst die genauen vorausgehenden Bedingungen, also die Situation, die vor dem Problemverhalten war. Damit sind alle externen und internen Bedingungen, die dem Problemverhalten vorausgehen und/oder mit diesem in einem funktionalen Zusammenhang stehen, verbunden. Zu externen Bedingungen zählen die objektive tatsächliche Situation, physikalische Umweltfaktoren (Hitze, Kälte, Dunkelheit ...) und soziale Faktoren (Personen). Interne Bedingungen beziehen sich auf das vorhergehende Verhalten, Gedanken (Was habe ich mir vor dem Problemverhalten gedacht?), Gefühle (Traurigkeit, Ärger ...) und biologische/physiologische Faktoren (Hitzewallungen, weiche Knie, angespannt sein ...). In der Exploration erfragt man dies am besten durch die Frage: „Was war vor diesem Problemverhalten? Wie war die Situation? Was genau ist passiert, wer war dabei, was haben sie gedacht, gefühlt, gemacht?"

Organismusveriable O
Die Organismusvariable O stellt eine globale, das Problemverhalten ständig mitbeeinflussende Variable dar. Sie beschreibt die innere Verarbeitung und die Wahrnehmung bestimmter Situationen aufgrund übergeordneter biologischer, kogniti-

ver, psychologischer, emotionaler, sozialer und kultureller Muster. Dies sind überdauernde, die Reaktion beeinflussende Persönlichkeitsfaktoren wie Regeln, Pläne, Oberpläne, Einstellungen, Kontroll- und Grundüberzeugungen, Schemata, Persönlichkeitsmerkmale, Wertvorstellungen, Selbstkonzepte, Intelligenz, „Lebensideen", Bedürfnisse, Rollen und familiäre, religiöse und kulturelle Ansichten. Andererseits sind in die Organismusvariable die Genetik, überdauernde biologisch-physiologische Komponenten und Prädispositionen, körperliche Fitness oder Krankheiten einbezogen. Sie ist als vermittelnde Bedingung zwischen der vorausgehenden Situation und dem Problemverhalten zu sehen. Sie wird entweder direkt in der Exploration erfasst oder kann auch durch ergänzende Prozesse wie eine Plananalyse konkretisiert werden. Fragen zu dieser Variablen wären etwa „Wie würden Sie Ihre Grundpersönlichkeit beschreiben? Was sind Familiennormen? Welche Grundbedürfnisse haben Sie? Was denken Sie sich global zu diesem Problem?"

Die Konsequenzvariable C (darauffolgende Bedingungen)
C beschreibt die Folgen des Problemverhaltens bzw. was danach erfolgt. Dies betrifft Verhaltensweisen, Kognitionen, Gefühle, physiologische Reaktionen, soziale Konsequenzen (z. B. Zuwendung), die unmittelbar darauf erfolgen oder sich mittelfristig oder langfristig ergeben. Die Konsequenzen sind wesentliche Faktoren, ob ein Problemverhalten weiter besteht oder wieder vergeht. Die Konsequenzen können den Zeitpunkt, die Frequenz, die Intensität, die Dauer sowie die Stabilität des Problemverhaltens beeinflussen (Neudeck und Mühlig, 2013). Bei der Analyse der C-Variablen geht es darum, jene auf das Problemverhalten folgenden Ereignisse zu finden, die im Sinne operanter Lernprozesse eine verhaltenssteuernde Funktion ausüben. Die Beschreibung der Konsequenzen erfolgt auf drei Ebenen.

Zeitpunkt des Eintretens:
Kurzfristige Konsequenz C_k: Die Konsequenz erfolgt unmittelbar auf das Verhalten.
    Mittelfristige Konsequenz Cm: Die Konsequenz tritt nicht sofort, sondern verzögert ein, hat aber noch unmittelbare Auswirkungen
    Langfristige Konsequenz C_l: Die Konsequenz tritt deutlich zeitlich verzögert auf bzw. erfolgt als längerfristiges Ergebnis des Verhaltens (z. B. Alkoholgenuss ist kurzfristig positiv; mittelfristig ist man betrunken; langfristig kann eine Demenz die Folge sein)

Modalität:
Physiologische Konsequenz (Cp): Körperliche Reaktionen, die stärker oder schwächer werden, z. B. Anspannung, Entspannung, Aufregung, Ruhe, Erschöpfung
    Emotionale Konsequenz (Ce): Emotionale Reaktionen, die auf das Problemverhalten folgen, z. B. Angst, Freude, Zorn … wird weniger oder mehr.
    Kognitive Konsequenz (Ck): Was denkt sich die Person danach und wie beeinflusst es das Problemverhalten? Z. B. noch einmal Glück gehabt. Das nächste Mal muss ich besser aufpassen.

Verhaltenskonsequenz/motorisches Verhalten (Cm): Verhaltensweisen, die auf das Problemverhalten folgen und dadurch dieses verändern, z. B. Ablenkung, sucht Zuwendung

Soziale Konsequenz (Cs): Diese kommt aus der Umwelt. Man erfährt Aufmerksamkeit oder Abwertung.

Qualität der Konsequenz:
Positive Verstärkung C +: Eintreten einer positiven Konsequenz, z. B. Wertschätzung

Negative Verstärkung ₵ -: Wegfall einer negativen Konsequenz, z. B. Anspannung lässt nach.

Direkte Bestrafung C-: Eintreten einer negativen Konsequenz, z. B. man wird beschimpft

Indirekte Bestrafung ₵ +: Wegfall einer positiven Konsequenz, z. B. Reduktion der Wertschätzung.

Die Kontingenzvariable K
Die Kontingenzvariable beschreibt die Zusammenhänge zwischen Problemverhalten und dessen Konsequenzen (Lernbedingungen). Kontingenz bedeutet z. B. mit welcher Regelmäßigkeit eine bestimmte Konsequenz auf ein Problemverhalten folgt. Regel: Je öfter eine bestimmte Konsequenz eintritt, desto höher ist die Kontingenz. Informationen über die Kontingenz erlauben eine Aussage über die Stabilität bzw. den Löschungswiderstand eines Problemverhaltens. Liegt eine niedrige Kontingenz zwischen dem Problemverhalten und dem nachfolgenden Verstärker vor, ist die Stabilität des Problemverhaltens niedrig.

▶ **Wichtig** Die horizontale Verhaltensanalyse beschreibt das Problemverhalten in seiner zeitlichen Abfolge vom Auslöser bis zu den Konsequenzen. Sie stellt damit auch eine Grundvoraussetzung für die Einsicht des Patienten in sein Problemverhalten und die Basis für therapeutische Ansätze dar.

Beispiel

Folgendes Beispiel soll dies etwas genauer darstellen.

Lernprozess: (S) Herr A. geht auf der Straße entspannt spazieren. Plötzlich fällt vor ihm ein Ziegel vom Dach auf die Straße. Der Ziegel trifft Herrn A. nicht.

(R) Er schreckt sich trotzdem und denkt „Ich habe großes Glück gehabt!" Er hat starkes Herzklopfen.

(C) Er geht weiter. Langsam verschwindet das Herzklopfen wieder.

(O) Er denkt sich „In Zukunft sollte ich besser achtgeben, wo ich gehe. Man kann nie sicher sein, dass nichts passiert!" Diese Muster von Sicherheit, Kontrolle und Vorsicht hat Herr A. von seiner überfürsorglichen Mutter gelernt (Modelllernen).

Normalerweise sollte Herr A. diesen Vorfall vergessen, da ja nichts passiert ist und keine negativen Konsequenzen eingetreten sind.

Problemverhalten: (S) Einige Tage später geht Herr A. dieselbe Strecke wieder. Kurz bevor er an der Stelle vom letzten Mal ankommt, wo der Stein herunterfiel, denkt er „Hoffentlich fällt nicht wieder ein Stein vom Dach."

(O) Da Sicherheit und Kontrolle wesentliche Persönlichkeitsvariablen von Herrn A. sind, erfolgen weitere physiologische, emotionale, kognitive und motorische Reaktionen.

(R) Er spürt starkes Herzklopfen und bekommt weiche Knie (Rp). Er hat Angst (Re), denkt es könnte wieder ein Stein herunterfallen und ihn diesmal treffen (Rk), und er wechselt deshalb die Straßenseite (Rm).

($\mathcal{C}$ -kp; $\mathcal{C}$ -ke) Dadurch wird das Problemverhalten negativ verstärkt, da seine Angst und Aufregung weniger werden (Vermeidung). In Zukunft (C-le) wird dieses Angstverhalten wahrscheinlich wieder auftreten und seinen Verhaltensspielraum vermindern (Generalisation).

(K) Je häufiger also Herr A. vermeidet bzw. sein Grundbedürfnis nach Sicherheit und Kontrolle lebt, desto höher ist die Wahrscheinlichkeit, dass das Problemverhalten aufrecht bleibt. ◄

3.3.6 Vertikale Verhaltensanalyse/Plananalyse/Erfassung von Schemata und Grundbedürfnissen

Die Erhebung von übergeordneten Regeln des Denkens und Fühlens die, in der O-Variable Eingang finden, ist Teil der vertikalen Verhaltensanalyse. Diese beinhaltet Regeln und Normen, Grundbedürfnisse, Grundannahmen, bedingte Annahmen, aber auch Rollenbilder, Werte, kulturelle Aspekte und ethisch moralische Überlegungen, die in der Exploration erfasst werden. Um einen Menschen und sein Verhalten zu verstehen, muss man sein motivationales Funktionieren verstehen (Warum, respektive wozu tut er etwas?). Man benötigt also nicht nur eine Störungsdiagnostik, sondern auch eine motivationale Diagnostik.

Ähnlich wie bei der Störungsdiagnostik stehen hierzu unterschiedliche Wege und Mittel zur motivationalen Diagnostik offen.

Diese kann entweder durch eine direkte Patientenbefragung, die Durchführung von Fragebögen (z. B. FAMOS; Grosse-Holtforth und Grawe, 2002) oder durch die Plananalyse erfolgen (Grawe, 1998, 2004).

Die klassische Plananalyse ist ein Instrument, um die Zusammenhänge und Kausalitäten zwischen dem aktuellen Verhalten und den übergeordneten Mustern (Pläne/Oberpläne/Grundbedürfnisse/Schemata) genauer zu erfassen. Bei einer Plananalyse werden Verhaltensweisen eines Menschen in Beziehung zu seinen Bedürfnissen gesetzt. Die Grundüberlegung ist, dass verschiedene Verhaltensweisen als Mittel eingesetzt werden, um die eigene Bedürfnisbefriedigung als Ziel zu erreichen. Insofern soll dadurch die Frage geklärt werden, welches Grundbedürfnis oder welche Grundbedürfnisse hinter welchen Verhaltensweisen stehen. Sie ist eine Weiterentwicklung der vertikalen Verhaltens- und Problemanalyse und wird oft unterschiedlich dargestellt und durchgeführt. Die klassische Plananalyse erfolgt anhand des beobachteten Patientenverhaltens und der hypothetischen Überlegungen des Therapeuten dazu. Das Ziel einer Plananalyse ist …

- das Verhalten klar zu beschreiben (Welches Verhalten beobachtet der Therapeut?) Verhaltensaspekte werden im Indikativ formuliert: z. B. „Arbeitet viel",
- Zusammenhänge zwischen dem Auslöser und dem Problemverhalten aufgrund der Grundbedürfnisse besser zu verstehen (Warum tut der Patient das? Welcher Plan steht dahinter?). Pläne werden im an sich selbst gerichteten Imperativ formuliert: „leiste etwas"; Sonstige Kognitionen und Emotionen unterstützen die Begründung „wenn du etwas leistest, wirst du geliebt".
- daraus Möglichkeiten und Anforderungen für die Therapiebeziehung und die Therapie abzuleiten (Was benötigt der Patient? Welches Grundbedürfnis steht dahinter?).
- dem Patienten Einblick in die emotionalen Komponenten seines Problems zu ermöglichen.

Die Analyse geht vom aktuellen Problemverhalten, das im S-O-R-K-C-Modell auf der zeitlichen horizontalen Ebene erfasst wurde, aus. Für die Plananalyse von Interesse sind vor allem jene Verhaltensweisen, die beim Betroffenen und auch beim Therapeuten Handlungsimpulse auslösen. Von diesem Verhalten kann dann auf übergeordnete Ziele, die mit dem Verhalten erreicht werden sollen, geschlossen werden.

Die wichtigsten Leitfragen zum Erschließen von Plänen sind:

- welche Gefühle und Eindrücke löst der Patient beim Therapeuten und anderen aus?
- was will er bei diesem und anderen erreichen, wozu will er diesen und andere bringen?
- welche Verhaltensweisen oder emotionale Reaktionen will er dabei auslösen?
- welches Bild von sich versucht er zu vermitteln?
- welches Bild von sich versucht er für sich aufrechtzuerhalten?
- was würde ihm guttun, was wäre schlimm für ihn?
- welches Verhalten des Therapeuten und von anderen würde gar nicht in die Situation passen?
- Welche Verhaltensweisen versucht er zu verhindern?

Nach Caspar (Caspar, 1996, 2007; Abb. 3.3) ist der erste Schritt das Erfassen aller problematischen Verhaltensweisen. Darauf aufbauend erfolgt aufgrund der Schilderungen des Patienten zu diesen Verhaltensweisen und aufgrund der Beobachtungen des Therapeuten entweder eine Erschließung der Pläne Top-down, also vom Bedürfnis zum Verhalten. Hier stellt sich die Frage: „Wie befriedigt der Patient sein Bedürfnis nach etwas"?

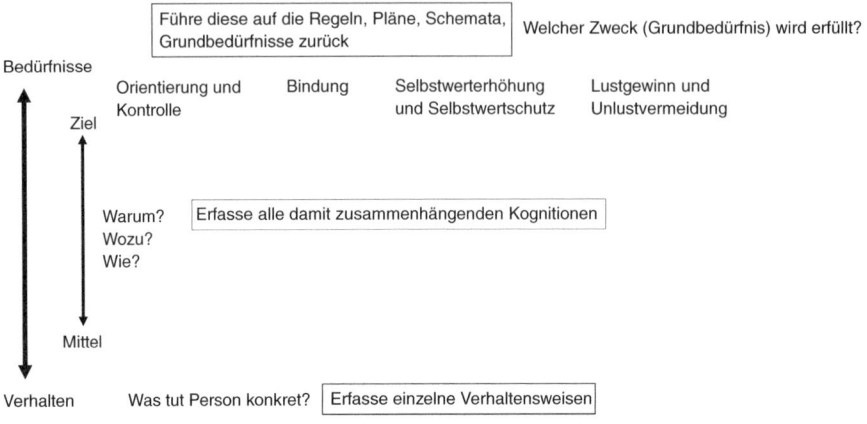

Abb. 3.3 Plananalyse (mod. Caspar, 1996)

Eine zweite Möglichkeit wäre Bottom-up, also vom beobachteten Verhalten „von unten" wird direkt auf den Plan „nach oben" geschlossen und geprüft, ob sich andere Verhaltensweisen finden, die den Plan bestätigen. Die Verbindungen werden durch Linien dargestellt. Bei Grundbedürfnissen, die mehrere Verhaltensweisen automatisiert auslösen, werden auch Pfeile von diesen zum Verhalten gezogen. Das Ziel ist es, den hypothetischen „Nutzen" eines Verhaltens zu erfassen bzw. hypothetisch zu erklären, inwieweit ein Grundbedürfnis zu einem Verhalten führt. Hierbei geht es nicht um die Erfassung der Wahrheit, sondern theoretischer Überlegungen.

Dies kann vereinfacht so dargestellt werden (Bottom-up oder Top-down).

Bedürfnisse (z. B. nach Grawe: Orientierung und Kontrolle/Lustgewinn bzw.

Unlustvermeidung/Bindung/Selbstwertschutz und Selbstwerterhöhung)

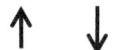

- Aussagen des Patienten (Pläne) für den Zweck des Verhaltens
- Beobachtungen des Therapeuten zum Verhalten des Patienten
- Hypothesen über Zusammenhänge (Wozu? Weshalb?)

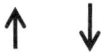

Verhaltensweisen in der/den Problemsituation/en

Die so erworbenen Informationen werden mit dem Patienten besprochen und beeinflussen auch das Therapeutenverhalten und die Beziehungsgestaltung. Sie sollten durch neue Informationen regelmäßig überprüft werden.

3 Diagnostik

Beispiel

Der Patient berichtet, dass er Angst hätte, dass ihm ein Stein auf den Kopf fallen könnte. Er schaue deshalb immer nach oben, wenn er wo unten durchgehen müsse. Er meint, dass man nie sicher sein könne, dass nichts passiert. Sein Motto wäre „besser einmal mehr aufgepasst, als getroffen und tot oder verletzt! Das sei auch in anderen Situationen wie etwa in seinem Beruf so. Auch dort kontrolliere er lieber einmal öfter, als einen Fehler zu übersehen. Es sei nämlich schrecklich, wenn jemand einen Fehler entdecken würde. Das würde er nicht aushalten. Er versuche nämlich möglichst perfekt zu sein. ◄

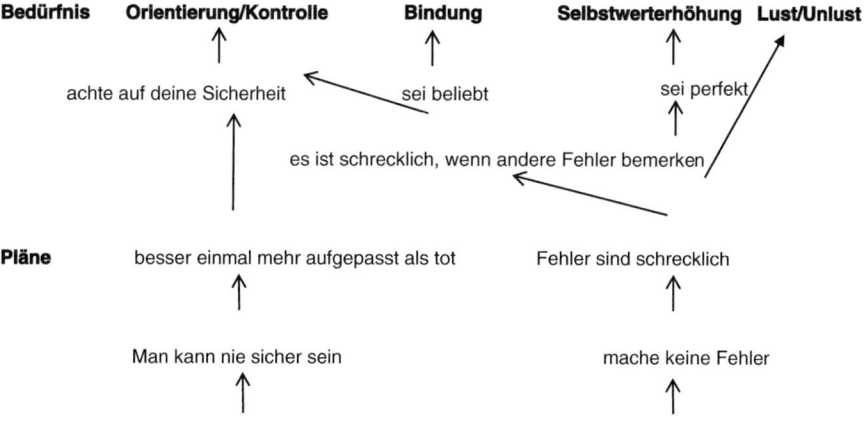

Die Erarbeitung von Plänen kann aber auch gemeinsam mit dem Patienten durch gezieltes Erfragen erfolgen (Gatterer, 2011). Dadurch können auch bereits kognitive therapeutische Prozesse beim Patienten ausgelöst werden. Auch hier erfolgt die Abklärung möglicher Pläne und Bedürfnisse nach folgendem Muster (Top-down oder Bottom-up).

Bedürfnisse

- Aussagen (Kognitionen) des Patienten (Pläne) für den Zweck des Verhaltens auf die gezielte Befragung des Therapeuten
- Beobachtungen des Therapeuten zum Verhalten des Patienten
- Hypothesen über Zusammenhänge (Wozu? Weshalb?)

Verhaltensweisen in der/den Problemsituation/en

> **Beispiel**
>
> Das praktische Vorgehen bei der Exploration kann folgendermaßen erfolgen:
> Therapeut: „Welche problematischen Verhaltensweisen haben Sie?" Patient: „Ich fürchte mich vor einem möglicherweise herabfallenden Ziegelstein und gehe auf die andere Straßenseite."
> Therapeut: „Wozu dient das Verhalten?" Patient: „Dann fühle ich mich sicher."
> Therapeut: Welches Bedürfnis steht dahinter?" Patient: „Mich sicher zu fühlen und Kontrolle zu haben."
> Therapeut: „Weshalb ist es wichtig, sich sicher zu fühlen und Kontrolle zu haben?" Patient: „Damit mir nichts passiert."
> Therapeut: „Und welchen Zweck hat das?" Patient: „Dass ich nicht sterbe."
> Therapeut: „Wie würden Sie das Bedürfnis bezeichnen, das dahintersteht?" Patient: „Passe auf, dass du nicht stirbst."
> Therapeut: „Gibt es diese Bedürfnisse auch in anderen Situationen?" Patient: „Ja, in der Arbeit versuche ich auch, keinen Fehler zu machen."
> Therapeut: „Mit welchem Zweck?" Patient: „Weil die Leute sonst glauben, ich bin blöd."
> Therapeut: „Ist es wichtig, gescheit zu sein?" Patient: „Ja, für mich schon."
> Therapeut: „Was wäre, wenn Sie nicht gescheit wären?" Patient: „Dann wollen sie mich sicher nicht mehr."
> Therapeut: „Ist es ihnen wichtig, gemocht zu werden?" Patient: „Ja, sehr".
> Diese Sätze werden auf einem Flip-Chart festgehalten und mit Pfeilen verbunden. Das gemeinsame Erarbeiten und Sichtbarmachen hilft dem Patienten, Einsicht in seine Problematik und sein Denken und Handeln zu gewinnen. ◄

Dieses Modell kann erweitert werden, sodass auch Emotionen, Regeln und Normen, bedingte Annahmen und Grundannahmen sowie Schemata und Philosophien erfasst werden. Dies sollte ebenfalls auf einer Flip-Chart, gemeinsam mit dem Patienten erfolgen (Gatterer, 2022; mod. nach Bartling, Caspar, Grawe und Beck). Das Vorgehen wäre dann folgendermaßen:

- Beschreibung des Verhaltens in der aktuellen Situation. In unserem Beispiel „Stein fällt vom Dach."
- Kognitionen des Patienten, die dabei auftreten (Frage: „Was haben Sie sich in der Situation gedacht?")
  a. „Gott sei Dank, nicht getroffen worden"
  b. „Man kann nie genug aufpassen!"
  c. „Das war gefährlich!"
- Emotionen, die mit den einzelnen Kognitionen verbunden sind (Frage: „Welche Gefühle waren mit diesen Gedanken verbunden?")
  a. „Erleichterung"
  b. „Unsicherheit"
  c. „Angst"

- Regeln/Normen/Kausalitäten, die diese Kognition und Emotion (in dieser Situation) bedingen (Frage: „Wenn Sie an die Situation und ihre Gedanken und Gefühle denken, welche Regeln, Normen und Kausalitäten ergeben sich hier? Also z. B. denken Sie: Gott sei Dank bin ich nicht getroffen worden und fühlen sich erleichtert.")
  a. „Man muss aufpassen, dass einem nichts passiert!"
  b. „Wenn man sich nicht vorsieht, kann leicht etwas passieren!"
  c. „Ich muss aufpassen, damit ich mich nicht gefährde!"
- Grundannahmen (Frage: „Welche Hypothese steht hinter der Regel, dass man aufpassen muss, dass einem nichts passiert?")
  a. „Nur wer aufpasst, dem passiert nichts!"
  b. „Das Leben ist gefährlich!"
- Schema/Grundbedürfnis (Frage: „Wie würden Sie das Grundbedürfnis dazu bezeichnen?")
  „Sicherheit und Kontrolle" zu haben.

Die Definition der Grundannahmen sowie des übergeordneten Bedürfnisses von Sicherheit und Kontrolle wäre das Ergebnis der Plananalyse. In der Therapie wäre es deshalb neben konfrontativen Techniken zur Angstbewältigung notwendig, auch an diesen übergeordneten Strukturen zu arbeiten.

Die Erfassung von Schemata und Grundbedürfnissen kann auch durch Fragebögen wie den Schemafragebogen nach Young (2005) oder den FAMOS (Grosse-Holtforth und Grawe, 2002) erfolgen.

> **Wichtig** Die Plananalyse ist Teil der vertikalen Verhaltensanalyse und dient zur Erhebung von Regeln, Normen, Grundannahmen und Schemata. Diese sind wesentliche Elemente des therapeutischen Prozesses, wenn das Verhalten nicht durch lineare einfache Zusammenhänge erklärt werden kann.

3.4 Erfassung weiterer in der O-Variable inkludierter Faktoren

- Familiennormen: Diese können direkt aus der Exploration übernommen werden. Hier haben sich Fragen zu Familienphilosophien, Regeln der Familie, den Rollen in der Familie und den damit verbundenen Verhaltensweisen bewährt.
- Kulturelle/religiöse Normen: Auch diese können aus der Anamnese übernommen werden und werden mit dem Patienten hinsichtlich der Relevanz für sein Problemverhalten diskutiert. Dies ist besonders wichtig, wenn in der Biografie Veränderungen in der kulturellen Lebensgeschichte sichtbar sind.
- Eigene Rollenbilder bzw. Rollen, in denen der Betreffende lebt, und Zufriedenheit mit diesen: Diese können am besten ähnlich wie im Abschnitt 2 dargestellt, erfasst werden. In welchen Rollen lebt der betreffende Mensch (Vater, Mutter, Tochter …)? Wie sieht das Verhalten in dieser Rolle genau aus? Wie „geliebt" ist diese Rolle? Welche Emotionen sind mit dem Denken an diese Rolle verbunden?

Welche Rollen sind frei gewählt, haben sich im Verlauf des Lebens ergeben bzw. wurden erzwungen? Wie stehen diese Rollen in Zusammenhang mit der Symptomatik? Wie ist das Zusammenspiel zwischen der eigenen Rolle und der von anderen? Welche Erwartungen hat der Betroffene selbst an sich und seine Rollen bzw. die der anderen?

- Persönlichkeitsanteile: Die Erfassung von Persönlichkeitsanteilen oder -stilen orientiert sich meist ebenfalls an der Anamnese und der Frage nach der Persönlichkeitsstruktur. Ergänzen kann man dies durch Fragebögen zur Erfassung von Persönlichkeitsstilen z. B. dem PSSI, dem IKT oder SCID-5-PD. dem SKID-II
- Hier können auch Aspekte aus der EGO-State-Therapie (Fritzsche, 2014), nämlich die Identifikation von inneren Akteuren oder EGO-States integriert werden. Am einfachsten erfolgt die Erfassung von „inneren Akteuren" durch die Frage: „Wenn Sie in der Problemsituation sind, was denken Sie da? Was spüren Sie, welche Emotionen haben Sie? Wie könnten Sie den Teil personalisieren, der das sagt und fühlt (Hier sollte ein möglichst spezifischer, emotionaler und charakteristischer Name gewählt werden)? Welche Akteure sind bei diesem Problem in der entsprechenden Situation alle beteiligt? Wie heißen sie? Wie alt sind sie etwa? Seit wann gibt es sie? Wann sind sie entstanden? Welche Funktion haben sie? Welche Emotionen lösen sie aus? Wie passen die einzelnen Teile zusammen? Welche kooperieren? Was würde passieren, wenn sie nicht da wären? Welcher ist dominant? Welcher fehlt?" Man kann diese Teile auch durch das Aufstellenlassen von Sesseln, durch aufzeichnen oder mit Figuren oder EGO-State-Karten emotionalisieren. Hier wird auf die entsprechende Literatur verwiesen. Auch der Schema-Modus-Fragebogen nach Young kann hier verwendet werden.
- Übergeordnete emotionale Muster: Übergeordnete emotionale Muster spielen gerade bei Menschen mit Persönlichkeitsstörungen eine wesentliche Rolle. Insofern erscheint es wesentlich, auch diese diagnostisch zu erfassen. Dies geschieht entweder direkt in der Exploration, indem der Therapeut nach der Grundemotionalität in den einzelnen Lebensbereichen fragt, oder auch durch Fragebögen, wo der Patient seine Stimmung im Verlauf einer Woche in den einzelnen Situationen erfasst und dokumentiert. Zur leichteren Identifikation können auch Gefühlskarten verwendet werden. Dadurch kann in der Therapiestunde ein übergeordnetes Muster genauer erfasst und besprochen werden.

Beispiel

In unserem Beispiel hat der Patient eine Familiennorm gelernt, die auf Sicherheit und Kontrolle ausgerichtet ist. Seine Persönlichkeit besteht aus einem „Ängstlichen", einem „Kontrollierten" und einem „Sicherheitssucher". Gering vorhanden sind „der Spontane", „der Lebenslustige" und der „Unbefangene". Er lebt in primär traditionellen Rollen wie braver Sohn, braver Ehemann, braver Vater, fleißiger und verantwortungsbewusster Angestellter. Emotional ist er überdauernd ängstlich und auf Sicherheit ausgerichtet. ◄

3 Diagnostik

▶ **Wichtig** Die Erfassung von Familiennormen, kulturellen/religiösen Aspekten, den Lebensrollen und der Zufriedenheit mit diesen sowie von übergeordneten „inneren Akteuren" und Emotionen rundet das diagnostische Vorgehen zur O-Variable ab.

3.5 Fallbeispiele

3.5.1 Fall 1: Frau M., 48 Jahre, leidet an nichtorganischer Insomnie mit Einschlafstörungen F 51.0.

S: Frau M. liegt um 20:45 allein im Bett in ihrem Schlafzimmer und versucht einzuschlafen.

O: Sie glaubt, dass sie am nächsten Tag nicht in der Lage ist, ihrem Job nachzugehen, wenn sie zu wenig schläft. Sie hat als Kind gelernt, dass man nur dann leistungsfähig ist, wenn man genügend schläft. Leistungsfähig zu sein ist ihr wichtig, denn nur dann fühlt sie sich als wertvoller Mensch. Sie will immer perfekt sein und sich keine Fehler erlauben. Ein weiterer Glaubenssatz ist: „Fehler macht man nicht, und man muss sich bei den Vorgesetzten immer von der besten fehlerlosen Seite zeigen."

R: Problemverhalten. Sie liegt im Bett und versucht einzuschlafen, was ihr nicht gelingt

Kognitiv: Ich muss morgen meine Leistung erbringen. Ohne Schlaf kann ich mein Arbeitspensum nicht erledigen. Ich muss schlafen, dann wird es mir besser gehen und ich kann wieder meine volle Leistung erbringen.

Emotional: Ich habe Angst, die Wertschätzung meines Chefs und meiner Kollegen zu verlieren. Ich befürchte, dass mein Ehemann enttäuscht ist, wenn ich nicht genug leiste und er mich dann vielleicht verlassen könnte.

Körperlich/physiologisch: Ich werde innerlich unruhig und erschöpft. Ich spüre Verspannungen im Nackenbereich und Kopfschmerzen.

Motorisch: Ich schließe die Augen, bleibe im Bett liegen und wälze mich von einer Seite zur anderen.

K: Die Kontingenz ist hoch, denn jedes Mal, wenn Frau M. nicht innerhalb einer halben Stunde einschlafen kann, treten die oben genannten Reaktionen auf.
C: Konsequenzen.
C_{-kp}: Anspannung, innere Unruhe, körperliche Müdigkeit
C_{-kk}: Selbstvorwürfe, wieder nicht schlafen zu können; Grübeln über die Zukunft.
C_{-ke}: Angst, dass sich die Schlafprobleme steigern könnten; Zukunftsangst

C+$_{ks}$ erhöhte Aufmerksamkeit durch den Ehemann
C-$_{ms}$ Ehemann ist ebenfalls im Schlaf gestört
C-$_{km}$ Wälzt sich hin und her. Versucht einzuschlafen.
C-$_{lp}$ Schlafstörung manifestiert sich
C-$_{lm}$ inadäquate Copingstrategien, z. B. Herumdrehen, werden durch das Verhalten verfestigt
$\mathcal{C}$ -$_{ls}$ Schlafstörung ist eine Entschuldigung für Fehler
$\mathcal{C}$ -$_{lp}$ Weniger Belastung durch Kollegen aufgrund ihrer körperlichen Einschränkung durch die Schlafstörung
$\mathcal{C}$ =$_{ls}$ Ehemann entlastet die Patientin
C- le Angst, Ehemann könnte sie verlassen
C- $_{ls}$ Vorgesetzte und Kollegen merken immer wieder, dass die Patientin unkonzentriert ist und Fehler macht

Aufgrund der Makroanalyse hat die Patientin mehrere Zusammenhänge und Einflussfaktoren zur Entstehung ihres Problems verstanden. Ihre Eltern waren immer leistungsorientiert. Sie hat in der Kindheit eine Gedankenabfolge gelernt: „Nur, wer viel leistet und perfekt ist, wird als wertvoll angesehen." Sie entwickelte deshalb eine leistungsorientierte Persönlichkeit, die perfekt sein will. Weiters ist ausreichend Schlaf eine Grundvoraussetzung für hohe Leistungsfähigkeit. Als sie deshalb einmal nicht gleich einschläft, wird sie unsicher und versucht dies zu erzwingen. Daraus entwickelte sich ihr Schlafproblem, da sie nunmehr bereits am Abend Angst hatte, wieder nicht einschlafen zu können. Sie versteht, dass dieses Gedankenkonzept hohe Anspannung erzeugt, die sie am Einschlafen hindert und in weiterer Folge die Angst vor Versagen verstärkt.

Insofern können aus der verhaltenstherapeutischen Diagnostik folgende therapeutische Konzepte abgeleitet werden. Einerseits ist es notwendig am Schema „Leistungsorientiertheit" und an den „Versagensängsten" zu arbeiten (Kognitive Umstrukturierung; Arbeit am Schema). Ebenso ist es wichtig, dass sie entspannter schlafen geht (Stressreduktion; Entspannung). Zusätzlich benötigt die Patientin Informationen über den Schlaf und neue Kompetenzen zur Schlafhygiene.

3.5.2 Fall 2: Herr K., 20 Jahre, leidet an Zwangsstörung F42.2

Herr K, 20 Jahre und Student, leidet an einer Zwangsstörung.

Herr K. wohnt bei den Eltern. Er fühlt sich im Studium überfordert. Er studiert Informatik. Er hat phasenweise neben dem Studium gearbeitet. Leidet seit Jahren unter Waschzwang, der sich in den letzten Monaten verstärkt hat. Er muss stundenlang duschen. Die Normalzeit beträgt 6 Stunden, ein Erfolg ist für ihn, wenn er nur 4 Stunden duscht. Der Wasserverbrauch ist enorm. Seine Hände sind deshalb stark gerötet, manchmal blutig, Ekzeme treten auf. Er fühlt sich bedrückt und ausgelaugt. Der Waschzwang entstand aus Angst vor Schmutz und Kontamination mit radioaktiver Strahlung. Die Angst vor Schmutz entstand beim Bundesheer, als nach einer längeren Kampfübung im Freien sein Gewand sehr verschmutzt war und er Angst bekam, dass der „Schmutz" ihn krank machen würde. Die Angst vor Radioaktivität entstand im Sommerhaus der Eltern. Einmal fiel ein Wecker auf den Boden. Das Glas zerbrach und die Leuchtziffern lagen herum. Der Patient befürchtete, dass diese radioaktiv seien. Seitdem hat er sich ausführlich über Radioaktivität informiert und er befürchtet, dass er an den Folgen der Radioaktivität sterben könnte. Die Angst vor radioaktiver Strahlung ist so hoch, dass er die Straße meidet, auf der ihm ein LKW aus Frankreich (Atomreaktoren!) begegnet ist. Sein Lebensraum wird immer kleiner und enger, denn er verknüpft die Radioaktivität mit kleinsten Staubteilchen. Deshalb hält er sein Zimmer absolut rein und öffnet auch die Fenster nicht. Der Patient schläft nicht im Bett, denn das ist für ihn ein Staubfänger. Er schläft nur auf einem Sessel. Wenn er sein Waschritual unterbricht oder versucht, es gar nicht durchzuführen, dann beginnt sein Herz schnell zu schlagen (er spürt dies „bis zum Hals"), und er schwitzt stark.

Das Sommerhaus ist mit weiteren unangenehmen Erlebnissen mit dem Vater verbunden. Er gab ihm aus „Gründen der Sparsamkeit" oft Nahrungsmittel, die bereits abgelaufen waren und – wie der Patient später dachte – möglicherweise bereits mit Bakterien oder anderem „Schmutz" verseucht waren.

Die Mutter sagt, er war immer schon ängstlich.

Aufgrund der Zwänge meidet der Patient immer mehr den Umgang mit Freunden.

Diagnose nach ICD-10

F42.0   Zwangsstörung
F42.2   Zwangsstörung: Zwangsgedanken und -handlungen gemischt
F41.1   Generalisierte Angststörung
F61.0   kombinierte Persönlichkeitsstörung

Aufgrund der Makroanalyse kann bei Herrn K. bereits prädisponierend eine eher ängstliche Persönlichkeitsstruktur angenommen werden. Ebenso dürften die Verhaltensweisen des Vaters mit abgelaufenen Nahrungsmitteln zu einer Verstärkung der Angst vor Bakterien geführt haben. Die Erlebnisse beim Bundesheer waren dann Auslöser für die aktuelle Problematik, die sich durch das Erlebnis mit dem Wecker und daraus resultierende Verhaltensweisen zur Reduktion der Angst (Vermeidung, Waschzwang, Lesen im Internet) verstärkte. Es wurde eine Problem- und Verhaltensanalyse durchgeführt. Bereits im ersten Anamnesedurchgang (Anamnesegespräch und Lebensfragebogen) zeigen sich Verkettungen von dysfunktionalen Gedanken und bestimmten Schemata sowie von spezifischen Phobien mit bestimmten Problemverhaltensweisen, Gedankenmustern, Gefühlen und körperlichen Reaktionen. Es zeigt sich, dass der Patient mehrere komorbide Störungen aufweist. Er sieht den Waschzwang als aktive Vermeidungsstrategie gegen Schmutz (Schmutzphobie) und Radioaktivität. Ausgang der Zwänge wird die generalisierte Angststörung gewesen sein.

Im gemeinsamen Erarbeiten der Verhaltensanalyse erhält der Patient ein Funktionsmodell, das ihm die Zusammenhänge seiner inneren Psychodynamik (Gedanken, Gefühle) mit den Verhaltensweisen verständlich macht. Gleichzeitig kann die Verhaltensanalyse als hypothetisches Bedingungsmodell und damit auch als Arbeitsmodell gesehen werden, das im weiteren Therapieprozess kontinuierlich überprüft werden kann. Das Modell muss in jedem einzelnen Schritt für den Patienten nachvollziehbar und -spürbar sein. Im Folgenden wird die Situation mit dem französischen Auto in einem S-O-R-K-C-Modell dargestellt.

S-Varaible	Extern	Der Patient ist in der Stadt unterwegs und sieht ein Auto mit französischer Nummerntafel.
O-Variable		*Überdauernde Persönlichkeitsmerkmale*: Generalisierte Angststörung. Globale Angst vor Radioaktivität. Suche nach Sicherheit und Kontrolle.
Reaktion	R_k	„Dieser LKW ist radioaktiv kontaminiert. Er fährt nahe an mir vorbei. Die Strahlung trifft mich, und ich bekomme eine erneute Ladung an Radioaktivität ab. Ich muss sofort nach Hause fahren und mich reinigen." Angst, Zorn und Aggressivität, Hilflosigkeit, Ekel.
	R_e R_p	Schwitzen, Herzklopfen, erhöhter Puls, erhöhte Anspannung im Nacken- und Rückenbereich, starres Aufrechtgehen.
	R_m	Er fährt auf einer anderen Straße nach Hause und achtet darauf, dass die Lüftung des Autos auf „intern" gestellt ist. Er versucht möglichst wenig zu atmen. „Reinigt" sich zu Hause gründlich.
Kontingenz		Da Herr K. dieses Vermeidungsverhalten regelmäßig einsetzt und es seit langem besteht, ist es gut eingelernt und löschungsresistent
Konsequenzen	$\mathcal{C}$ -ke	Angst vor Kontamination nimmt nach Waschritual etwas ab
	$\mathcal{C}$ -km	Durch Schließen der Fenster kommt kein Schmutz in die Wohnung Beruhigung
	$\mathcal{C}$ -ke	Fühlt sich sicherer
	C -le	Angst vor Sterben durch Radioaktivität, Angst vor Schmutz bleibt
	C -lm	Meidet gewisse Straßen
	C -lm	Schläft nicht in seinem Bett, öffnet das Fenster nicht
	C -ls	meidet Umgang mit Freunden
	C -lp	Körperliche Beeinträchtigung (Hautrötung)
	C -ls	Lebensraum und Verhalten engen sich ein

Der Patient hat mit der Problem- und Verhaltensanalyse gelernt, seine dysfunktionalen Denkmuster und Zusammenhänge mit seiner Kindheit und gewissen Erlebnissen zu verstehen. Weiters erkannte er durch die unterschiedlichen Konsequenzen, dass nicht alles, von dem er meinte, dass es ihn erleichtere, für ihn positiv und konstruktiv war. So konnte er lernen, seine Denkmuster immer wieder zu erkennen und zu hinterfragen. Er lernte, sein Zwangsverhalten durch viele Konfrontationen bis zu einem gewissen Grad abzubauen. Er konfrontierte sich mit seinen Ängsten und konnte wieder nach außen gehen, Bekannte treffen und schlief wieder im Bett

▶ **Wichtig** Die Problem- und Verhaltensanalyse bietet ein störungsspezifisches Modell, das für jeden Patienten individuell angepasst werden kann. Damit bildet der Therapeut Hypothesen über die Genese der Störung bzw. das Problemverhalten und bekommt klare Informationen über die Persönlichkeitsstruktur des Patienten. Weiters bietet das Modell die Möglichkeit, die Entstehungs- und aufrechterhaltenden Bedingungen besser zu verstehen, die zu dieser psychischen Störung geführt haben. Das Wissen über die innere Verarbeitung der Einflussfaktoren spielt für das therapeutische Vorgehen eine wichtige Rolle, da die Kognitionen und Emotionen meist die am stärksten belastenden Faktoren für die Patienten sind. Auf dem Weg der Problemanalyse werden diese für Patient und Therapeut besonders deutlich und klar, und sie können mit zielgerichteten und auf die Person abgestimmten therapeutischen Interventionen behandelt werden.

3.6 Schematherapeutische Diagnostik

Angelika Neumann und Eckhard Roediger

▶ **Wichtig** In diesem Abschnitt wird zunächst das diagnostische Vorgehen in der Schematherapie skizziert und dann anhand eines konkreten Patientenbeispiels verdeutlicht.
Vor der spezifisch schematherapeutischen Fallkonzeption wird die übliche klassifikatorische Diagnostik der Verhaltenstherapie auch mit Hilfe störungsspezifischer und -übergreifender Fragebogenverfahren und Interviews durchgeführt und gegebenenfalls eine ICD-10-Diagnose gestellt.

Um das schematherapeutische Vorgehen verständlich zu machen, sollen an dieser Stelle die theoretischen Grundlagen der Schematherapie, insbesondere das Konzept der frühen emotionalen Schemata und das Modusmodell, in Kürze erklärt werden (ausführliche Darstellung siehe Young, 2005, Jacob und Arntz, 2015, Roediger, 2016).

3.6.1 Theoretische Grundlagen der Schematherapie: Frühe maladaptive Schemata und Modusmodell (nach Neumann et al., 2013)

Frühe maladaptive Schemas
Als einen grundlegenden Baustein für die Konzeptualisierung des psychischen Geschehens wählen Young et al. (2005) den Begriff des frühen emotionalen Schemas (Early Emotional Schema, EMS). Der Schemabegriff hat eine lange Tradition in der Psychologie (u. a. Piaget, 1926, 1952 und Beck et al., 1999). Young et al. verstehen unter Schema „eine abstrakte Repräsentation der besonderen Charakteristika eines Ereignisses" (Young et al., 2005, S. 35). Schemata können als in die neuronale Matrix „eingebrannte" komplexe Erlebensweisen verstanden werden, die frühe Beziehungserfahrungen repräsentieren und – in Wechselwirkung mit Temperamentsfaktoren – durch diese verursacht wurden (im Sinne von Persönlichkeits-*Traits*). Sie

bilden den Hintergrund, vor dem alle späteren Erfahrungen wahrgenommen und bewertet werden. Als zugrunde liegende Ursache für das Problemverhalten des Patienten definiert Young 18 frühe maladaptive Schemata, die er aus der Beobachtung seiner Patienten kategorisiert hat. Sie sind aufgrund der Verletzung der Grundbedürfnisse des Kindes nach (1) *Bindung*, (2) *Autonomie*, (3) *Freiheit* (berechtigte Bedürfnisse auszudrücken), (4) *Spontaneität* und (5) *sich selbst Grenzen setzen* durch die Bezugspersonen entstanden. Loose et al. (2013) bringen in ihrem integrativen Grundbedürfnismodell die von Young gefassten Bedürfnisse mit denen von Grawe (2004) folgendermaßen überein: Das Bindungsbedürfnis wird von allen Autoren als das grundlegendste Bedürfnis angesehen. Das Autonomiebedürfnis nach Young wird dem Bedürfnis nach Kontrolle/Orientierung von Grawe zugeordnet. Dem Bedürfnis nach Spontaneität von Young entspricht das Bedürfnis nach Lustgewinn/Unlustvermeidung nach Grawe. Darüber hinaus formuliert Grawe das Bedürfnis nach Selbstwerterhöhung, welches bei Young nicht genannt wird. Loose et al. (2013) interpretieren das von Young formulierte Bedürfnis nach Grenzen als notwendig, damit das Kind eine konsistente Identität bilden kann. Sie ordnen es dem von Grawe formulierten übergeordneten Bedürfnis nach Konsistenz/Identität zu (nach Neumann, 2016).

Orientiert an den fünf Grundbedürfnissen postuliert Young fünf verschiedene inhaltliche „*Domänen*", auf die sich die 18 Schemata aufteilen: (1) *Abgetrenntheit und Ablehnung* (verursacht durch die Verletzung des Bedürfnisses nach sicherer und stabiler Bindung); (2) *Beeinträchtigung von Autonomie und Leistung* (ursächlich ist die Verletzung des Bedürfnisses nach Autonomie und Selbstverwirklichung); (3) *Beeinträchtigung im Umgang mit Begrenzungen* (durch die Verletzung des Bedürfnisses nach realistischen Grenzen, Führung und Orientierung); (4) *Übertriebene Außenorientierung und Fremdbezogenheit* (entstanden durch die Verletzung des Bedürfnisses nach Selbstwerterhöhung und -verwirklichung); (5) *Übertriebene Wachsamkeit und Gehemmtheit* (durch die Verletzung des Bedürfnisses nach Spontaneität, Lustorientierung, Spaß und Spiel). Die ersten drei Domänen stellen die direkte unkonditionale Reaktion des Kindes auf eine Verletzung von Grundbedürfnissen durch die Bezugspersonen dar. Bei den zwei weiteren, (4) und 5), handelt es sich bereits um den Bewältigungsversuch des Kindes, d. h. eine konditionale Reaktion auf eine Grundbedürfnisverletzung.

Vor allem bei Patienten mit schweren Persönlichkeitsstörungen erwies sich ein therapeutisches Vorgehen allein auf der Basis von kognitiven Schemata als schwierig. Die Aktivität zahlreicher Schemata, schnelle Wechsel zwischen ihnen einhergehend mit Stimmungswechseln und/oder ein sehr stark ausgeprägter Bewältigungsstil von Vermeidung oder Kompensation, der den Patienten eine Selbstreflexion ihrer Schemata sehr erschwert, führten zur Entwicklung eines zusätzlichen Konzeptes, dem *Modusmodell* (Young et al., 2005).

▶ **Wichtig** Schemata werden von verschiedenen Autoren leicht unterschiedlich dargestellt und können als in die neuronale Matrix „eingebrannte" komplexe Erlebensweisen verstanden werden, die durch frühe Beziehungserfahrungen verursacht wurden. Sie bilden den Hintergrund für spätere Erfahrungen und

Bewertungen. Young definiert 18 frühe maladaptive Schemata, die er aus der Beobachtung seiner Patienten kategorisiert hat und die auf fünf Schemadomänen aufgeteilt werden können.

Das Modusmodell
Das Modusmodell erleichtert es, das prozessuale Geschehen von wechselnden und teilweise aktivierten Schemata durch Zusammenfassung in deskriptive, funktionale Kategorien (Selbst- oder Ich-Anteile) zu ordnen und zu vereinfachen. Damit wird das oft schnell und springend stattfindende Erleben und interaktionelle Geschehen sowohl für den Therapeuten als auch den Patienten besser verständlich. Das Modusmodell erleichtert es damit, einerseits die Komplexität des psychischen Geschehens abzubilden und andererseits, die Therapie anschaulich, erlebnisorientiert und damit auch für den Patienten gut verständlich zu gestalten.

Die Aufteilung der Person in verschiedene Selbst- oder Ich-Anteile hat wie auch der Schema-Begriff eine lange wissenschaftliche Tradition. Mit Modus beschreibt Young typische aktuell vorherrschende Erlebenszustände und die dazugehörigen Verhaltenstendenzen (im Sinne eines *„states"*). Verursacht wird der jeweilige Modus durch das Zusammenwirken einer beliebigen Anzahl aktivierter oder teilaktivierter, überdauernd vorhandener Schemata und Bewältigungsreaktionen. Er unterscheidet folgende Modi: *Kind-Modi, Maladaptive Bewältigungsmodi, Dysfunktionale Innere Eltern-Modi und den Integrierten Modus Gesunder Erwachsener*. Modi sind der Wahrnehmung leichter zugänglich als die dahinterliegenden überdauernden Schemata, und die emotionale Bearbeitung und Veränderung ist direkt möglich. Daher setzt sich die Arbeit mit dem Modus-Modell in der schematherapeutischen Praxis zunehmend durch (nach Neumann et al., 2013).

▶ **Wichtig** Modi stellen nach Young typische auf den Schemata beruhende Erlebniszustände und Verhaltensweisen dar. Er unterscheidet Kind-Modi, Maladaptive Bewältigungsmodi, Dysfunktionale Innere Eltern-Modi und den Integrierten Modus Gesunder Erwachsener.

3.6.2 Die Erarbeitung einer Fallkonzeption

Eine schlüssige und gemeinsam mit den Patienten erarbeitete Fallkonzeption stellt die Grundlage und den zentralen gemeinsamen Ausgangspunkt des schematherapeutischen Vorgehens dar. Sie entspricht der vertikalen Verhaltensanalyse des verhaltenstherapeutischen Störungsmodells (z. B. nach Kanfer et al., 2011), d. h. sie dient dem Verständnis der Personenvariable. Zur Erstellung der Fallkonzeption dienen Informationen aus der biografischen Anamnese, den schematherapeutischen Fragebögen (z. B. Young Schema Questionnaire, Berbalk et al., 2006) und Beobachtungen aus der Therapiesitzung als Informationsquellen.

Von Jacob und Arntz (2015) sowie Roediger (2011, Roediger, 2016) wurden unterschiedliche, grafisch gestaltete „Modus-Modelle" vorgelegt, in die die Modus-Reaktionen der Person überblicksartig eingetragen werden können. Diese sind auch im Sinne einer Mikroanalyse, d. h. zum Verständnis der problematischen Reaktion in einer spezifischen Auslösesituation, anwendbar. Auf der emotionalen Ebene der Reaktion (z. B. Angst/Ärger) ist der „Kind"-Anteil repräsentiert. Dysfunktionale Einstellungen (nach Beck et al., 1999) im Sinne der kognitiven Reaktion („Du bist schlecht!") entsprechen den dysfunktionalen Eltern-Anteilen. Der motorische Aspekt der Reaktion, das Problemverhalten (z. B. sich anpassen, die Situation verlassen, den anderen angreifen) entspricht dem Bewältigungsverhalten nach Young und kann den drei Bewältigungsstilen (1) Unterordnung, (2) Vermeidung und (3) Überkompensation zugeordnet werden.

▶ **Wichtig** Die schematherapeutische Diagnostik entspricht der klassischen verhaltenstherapeutischen vertikalen Verhaltensanalyse bzw. ergänzt diese. Zur grafischen Darstellung können verschiedene Modelle angewandt werden.

3.6.3 Schematherapeutische Diagnostik Fallbeispiel Frau T

Anhand des Fallbeispiels von Frau T. soll nun das diagnostische Vorgehen in der Schematherapie verdeutlicht werden.

Zunächst zur Symptomatik von Frau T.: Die 34-jährige Realschullehrerin berichtet im Erstgespräch von folgender, seit 1,5 Jahren bestehender Symptomatik: Es bestehe eine andauernde Niedergeschlagenheit und Traurigkeit, sie sei ständig müde und erschöpft. Außerdem leide sie unter häufigen Infekten der Atemwege und unter einem Reizdarmsyndrom (v. a. Bauchschmerzen, Übelkeit ohne medizinische Ursache). Oftmals fühle sie sich so erschöpft, dass sie dann nicht mehr aus dem Haus gehe, nur noch schlafe. Sie sei außerdem extrem unzufrieden mit ihrer Lebenssituation: Sie habe noch nie eine „richtige" Partnerschaft gehabt, habe Angst vor Nähe, sehne sich gleichzeitig danach. Ihr Leben empfinde sie als sinnlos und leer. Am Arbeitsplatz sei sie unterfordert, es fehle eine berufliche Perspektive und ihre psychisch kranke Mutter bereite ihr permanent Sorgen und Schuldgefühle.

Zur Diagnose: Es wird eine rezidivierende depressive Störung, mittelgradig ausgeprägt (ICD 10 F33.1) diagnostiziert, außerdem emotional-instabile Persönlichkeitszüge, ohne dass das Vollbild einer Persönlichkeitsstörung erfüllt ist. Die körperlichen Beschwerden stehen in unmittelbarem Zusammenhang mit den psychischen Beschwerden, die Kriterien einer Somatisierungsstörung sind nicht erfüllt.

Zur Lebensgeschichte berichtet Frau T.: Sie wuchs als jüngere von zwei Schwestern bei ihren Eltern auf. Der Vater, 65 Jahre, sei stets geduldig, ausgeglichen und lieb gewesen. Er sei der ruhende Pol gewesen, allerdings sei er kaum spürbar gewesen und habe sie vor der Mutter nicht schützen können. Die Mutter, 57 Jahre, beschreibt sie als extrem dominant, wechselweise aufbrausend-aggressiv und depressiv sowie suchtkrank (vermutlich Alkohol missbrauchend). Sie sei komplett vereinnahmend und abhängig machend gewesen. Sie habe zwar einerseits Rückhalt geboten, sei andererseits aber sehr abwertend und verletzend gewesen. Als die Patientin neun Jahre alt war, sei die Mutter das erste Mal in einer Klinik gewesen, später immer wieder Psychiatrieaufenthalte. Die Patientin habe dann den Haushalt übernommen. Die schlimmsten Erinnerungen seien, wenn die Mutter am Samstag nachmittags depressiv leidend oder alkoholbedingt komatös im Bett lag. Mehrmals legt sich die Mutter zur Tochter ins Bett und drückte sie ganz eng an sich. Dies seien die belastendsten Situationen gewesen, kaum aushaltbar. Die Patientin habe schon immer alle Energie auf die Mutter ausgerichtet, damit es dieser gut gehe. Eigene Gefühle, vor allem Wut und Traurigkeit, aber auch Freude und Übermut, habe sie unterdrücken müssen. Sie habe sich stets angestrengt, nicht aufzufallen, alles hundertprozentig perfekt zu machen. Aufgrund der Spannungen, die von der Mutter ausgingen, sei sie in der Rolle der Trösterin und Vermittlerin gewesen, auch Partnerersatz für die Mutter. Sie habe niemand mit nach Hause bringen können (schon gar nicht einen Jungen), da sie sich für ihre Mutter und ihre Ausbrüche geschämt habe. Außerdem sei die Mutter immer in sie gedrungen: „Sag mir, in wen Du verliebt bist! Pass auf, der will dir Böses." Zur älteren Schwester bestand nie ein vertrauensvolles Verhältnis, diese sei magersüchtig, zeitweise depressiv gewesen, beruflich unter ihren intellektuellen Möglichkeiten geblieben und habe ebenfalls keine Partnerschaft. In der Schule habe sie sich eher als Außenseiterin gefühlt, da sie sich für die häusliche Situation schämte und diese verheimlichen musste. In der späteren Schulzeit hatte sie eine enge Freundin. Seit dem Auszug von zu Hause konnte sie gute Freundschaften aufbauen, dies sei auch heute noch so, damit sei sie einigermaßen zufrieden, verbringe jedoch viel Zeit allein. Insbesondere Wochenenden, Feier- oder Urlaubstage seien schwer zu ertragen.

Aufklärung mit zehn Jahren, die Mutter habe viele abwertende Bemerkungen über Sexualität gemacht. Erste sexuelle Erfahrungen im Alter von 32 Jahren, diese seien eine Katastrophe gewesen, sie habe Schmerzen dabei gehabt, da sie völlig verkrampft gewesen sei. Der Partner habe ihr die Schuld an seinen Erektionsproblemen gegeben. Die Beziehung endete kurz darauf, sie sei ihm nicht „lieb genug" gewesen.

Im letzten Studienjahr sei es ihr sehr schlecht gegangen. Danach sei sie in psychotherapeutischer Behandlung gewesen. Damals Einnahme eines Antidepressivums, es kam zu einer Gewichtszunahme. Daraufhin habe sie radikal diätiert, daraus resultierte eine Essstörung mit wechselweise Diätieren und Essanfällen, aus der sie sich mit viel Kraft selbst befreit habe. Seit drei Jahren habe sie bezüglich Essen und Gewicht keine Probleme mehr.

Welche Grundbedürfnisse wurden erfüllt / frustriert?
Entscheidend für die Fallkonzeption ist die Frage, welche Grundbedürfnisse der Patientin in der Kindheit und Jugend erfüllt bzw. frustriert wurden. Im Folgenden werden die Grundbedürfnisse nach Grawe (2004) und Young et al. (2005) analysiert.

(1). *Bindungsbedürfnis*: Es bestand eine fehlende Zusicherung von unbedingter Geborgenheit. Die Mutter benutzte die Tochter zur Befriedigung des eigenen Bindungsbedürfnisses, insbesondere in schwer depressiven Phasen holte sich die Mutter „Lebensenergie durch die Tochter". Der Vater hatte die Patientin zwar "grundsätzlich lieb", vermied jedoch den Konflikt mit der Mutter, zog sich deshalb oft zurück und war daher kaum emotional spürbar. Seit dem Alter von neun Jahren kam die häufige Abwesenheit der Mutter durch Klinikaufenthalte hinzu, in dieser Zeit wusste die Patientin oft nicht genau „was mit der Mutter los war" und ob „sie überhaupt wieder zurückkomme". Die Bindung zur Mutter wurde von der Patientin als fragil erlebt, an Bedingungen geknüpft und mit Verlustangst verbunden („Nur wenn ich immer lieb bin, mich nie zur Wehr setze, erhalte ich Liebe und verhindere, abgelehnt oder verlassen zu werden").

(2). *Autonomiebedürfnis*: Die körperlich-emotionalen und räumlichen Grenzen der Patientin wurden oftmals durch die Mutter verletzt, (Mutter kam z. B. ungebeten ins Zimmer). Die Patientin wurde als Kind und Jugendliche in ihren Autonomiebestrebungen extrem eingeschränkt: Es wurden zu strenge Vorschriften gemacht, wann und wie oft die Patientin nach Hause kommen muss, Übertritte wurden bestraft. Alle Ansätze der Patientin, in der Pubertät eine eigenständige weibliche und sexuelle Identität zu entwickeln (weibliche Frisur und Kleidungsstil, Umgang mit Freundinnen geschweige denn Jungs) wurden negativ bewertet und durch Beschimpfung oder Liebesentzug „geahndet". Von der Mutter wurde vermittelt: „Die Welt da draußen ist gefährlich, insbesondere die Männer." Der Auszug der Patientin von zu Hause zum Studium wurde von beiden Eltern weder unterstützt noch die Patientin dazu ermutigt.

(3). *Bedürfnis nach Lustgewinn*: Spaß und Genuss wurde von beiden Eltern negativ kommentiert. Insbesondere während der Klinikaufenthalte der Mutter (ab dem Alter von neun Jahren) musste die Patientin den kompletten Haushalt der Familie allein erledigen. Es gab keinen Raum für altersangemessenes Spiel oder Spaß mit Freundinnen. Sexualität wurde von den Eltern tabuisiert und von der Mutter negativ (als moralisch verwerflich und gefährlich, „Verlieb Dich nicht, Du Schlampe") kommentiert.

(4). *Bedürfnis nach Selbstwerterhöhung:* Der Selbstwert der Patientin wurde von den Eltern nicht gestärkt, im Gegenteil, die Mutter vermittelte oftmals: „Deine intellektuellen Fähigkeiten reichen nicht aus, Du wirst es nicht schaffen, in der Berufswelt zurecht zu kommen." In Bezug auf Aussehen und Figur wurde vermittelt, dass sie nicht attraktiv genug sei, „um einen Mann abzubekommen".

Schemafragebögen

Um ein genaueres Bild der vorliegenden frühen maladaptiven Schemata und Modi zu erhalten, wurden **schematherapeutische Fragebögen** verwendet:

YSQ-S3 (Young Schema Questionnaire, Berbalk et al., 2008)

Im YSQ-S3 werden 18 Schemata mit jeweils fünf Items erfragt. Ihr Zutreffen wird auf einer sechsstufigen Antwortskala eingeschätzt (von „völlig unzutreffend" = 0 bis „genau zutreffend" = 6).

Bei Frau T. erweisen sich *folgende Schemata* als relevant (durchschnittliche Ausprägung von >4 gelten als klinisch relevant):

(1). Bei der Patientin liegen in hohem Maße „Überhöhte Standards" der Domäne V (Übertriebene Wachsamkeit und Gehemmtheit) vor: Diese Dimension ist da-

durch gekennzeichnet, hochgesteckte moralische, perfektionistische Ansprüche an sich selbst zu haben („Ich fühle mich unter ständigem Druck, voranzukommen und Dinge zu erledigen";). Die Patientin erreichte einen Wert von 5,2 Punkten.
(2). Ein weiteres sehr ausgeprägtes Schema der Patientin ist „Unzulänglichkeit/ Scham" der Domäne I (Abgetrenntheit und Ablehnung; verursacht durch ein frustriertes Bindungsbedürfnis). Es ist charakterisiert durch ein grundlegendes Gefühl, unerwünscht, minderwertig oder unfähig zu sein („Ich finde mich nicht liebenswert"; „Ich bin die Liebe, die Aufmerksamkeit und den Respekt anderer Menschen nicht wert"). Die Patientin erreicht einen Wert von 5,2 Punkten.
(3). Ein ebenfalls hoher Wert liegt vor für das Schema „Misstrauen/Missbrauch" der Domäne I (Abgetrenntheit und Ablehnung): Es besteht die Erwartung, in Beziehungen missbraucht, verletzt oder manipuliert zu werden („Ich habe das Gefühl, dass andere Menschen mich ausnutzen"; „Ich halte bei anderen Menschen stets Ausschau nach Hintergedanken"). Hier erreicht sie einen Wert von 5.
(4). Ein weiterer hoher Wert liegt vor hinsichtlich des Schemas „Erfolglosigkeit / Versagen" der Domäne II (Verursacht durch die Frustration des Bedürfnisses nach Autonomie; Beeinträchtigung von Autonomie und Leistung): Hierbei dominiert das Gefühl, im Vergleich mit anderen hinsichtlich wichtiger Lebensaufgaben zu versagen oder erfolglos zu sein („Ich bin für meine Arbeit nicht so begabt wie die meisten anderen" „Die meisten anderen sind bei der Arbeit und im Erreichen von Zielen fähiger als ich"). Sie erreichte hier einen Wert von 5.
(5). Ebenfalls ausgeprägt ist der Wert für „Verstrickung/Unentwickeltes Selbst" derselben Domäne II (s. o.). Die Personen sind extrem eng mit nahen Bezugspersonen verbunden, einhergehend mit nicht entwickelter eigener Identität („Die Ablösung von meinen Eltern habe ich schlechter geschafft als andere Menschen meines Alters"; „Ich habe oft das Gefühl, dass ich keine eigene, vom Partner oder von den Eltern unabhängige Identität habe"). Hier wird ein Wert von 4,8 erreicht.
(6). Außerdem liegt bei der Patientin ein hoher Wert für das Schema *Negativität/ Pessimismus der Domäne V* (Übertriebene Wachsamkeit und Gehemmtheit) vor. Es ist charakterisiert durch Überbetonung von negativen Lebensaspekten. Permanente Sorge und Unsicherheit sind kennzeichnend („Wenn etwas Gutes passiert, mache ich mir Sorgen, dass wahrscheinlich etwas Schlechtes folgen wird."; „Man kann nicht vorsichtig genug sein, irgendetwas geht fast immer schief"). In diesem Schema hat die Patientin einen Wert von 4.6.

Der Modusfragebogen (Schema Mode Inventory, Lobbestael et al., 2010)
Dieser besteht aus 118 Items mit 4–10 Items pro Skala, es werden insgesamt 14 Modi erfragt.
Es zeigen sich folgende *Modi* bei Frau T. als relevant:

(1) Am ausgeprägtesten ist der Wert für den Anteil „demanding Parent" (fordernde internalisierte Eltern). Im fordernden Eltern-Modus fühlt sich die Person ständig unter Druck, perfekt sein und exzessiv hohe Standards erreichen zu müssen.

Der Wert der Patientin (4,6) ist höher als der durchschnittliche Wert einer Stichprobe von Achse II-Patienten (Reiss et al., 2012). Dieses Ergebnis korrespondiert mit den hohen Werten des Schemas *Überhöhte Standards*.

(2) Der Wert für das „vulnerable child" (verletzbares Kind) liegt zwischen den Werten der Gruppe mit Achse I- und Achse II-Störung (Reiss et al., 2012). Im verletzbaren Kind-Modus fühlt sich die Person traurig, ängstlich, allein oder wertlos. Diese Werte bestätigen die hohen Ausprägungen der Schemata *Unzulänglichkeit/Scham* sowie *Misstrauen/Missbrauch im YSQ-S3*.

(3) Der Wert für das „angry child" (ärgerliches Kind) entspricht dem einer Gruppe von Patienten mit Achse I-Störung (Reiss et al., 2012). Im ärgerlichen Kind-Modus fühlt sich die Person ärgerlich, frustriert oder ungeduldig. Der Ärger wird als unkontrollierbar, jedoch nicht destruktiv erlebt.

Dies korrespondiert mit den hohen Ausprägungen im Schemafragebogen in den Schemata *Erfolglosigkeit/Versagen* sowie *Verstrickung der Domäne II*, welche auf ein frustriertes Autonomiebedürfnis zurückzuführen sind.

(4). Das Ausmaß für „Happy child" liegt ebenfalls bei dem der Gruppe mit Achse I-Erkrankung, d. h. unter dem Wert einer gesunden Vergleichsgruppe (Reiss et al., 2012). Im glücklichen Kind Modus fühlt sich die Person geliebt, verstanden, sicher und spontan. Dies bedeutet, dass der gesunde Modus „Glückliches Kind" bei Frau T. zwar vorhanden, jedoch nicht stark genug ausgeprägt ist, um den anderen dysfunktionalen Modi entgegenzuwirken.

(5). Der gesunde Erwachsenen-Modus ist überraschenderweise bei der Patientin mit einem Wert von 4,9 recht stark ausgeprägt (entsprechend dem Wert einer gesunden Gruppe, Reiss et al., 2012). Beispiel-Item: „Wenn es Probleme gibt, tue ich alles, um sie zu lösen" oder „Ich weiß, wann ich meine Gefühle äußern sollte und wann nicht". Der recht hohe Wert erklärt, weshalb die Patientin im beruflichen Bereich recht erfolgreich ist, sie hat das Studium und ihre beruflichen Anforderungen als Realschullehrerin bisher, zumindest äußerlich, recht gut gemeistert. Dieser Anteil stellt gemeinsam mit dem glücklichen Kind-Modus eine wichtige Ressource dar, die durch die Therapie weiter aufgebaut und gestärkt werden soll.

Weder im YSQ-S3 noch im Modusfragebogen zeigen sich die Werte für *dysfunktionale Bewältigungsstrategien* bei Frau T als relevant. Diese sind dann bei der Analyse der spezifischen Situation zu erfragen. Aus der Exploration der Patientin und der Beobachtung in der Therapiesitzung kann vermutet werden, dass in Interaktionssituationen vor allem Bewältigungsstrategien der *Unterordnung* und *Vermeidung* („aggressiver Beschützer") mit Übergang zur leichtgradigen *Überkompensation* relevant sind (s. Tab. 3.1).

▶ **Wichtig** Durch den Einsatz schematherapeutischer diagnostischer Instrumente, wie dem Schemafragebogen und dem Modusfragebogen, gewinnt die Patientin Einsicht in ihr Problemverhalten und die damit verbundenen Grundbedürfnisse. Auf diesen baut das weitere therapeutische Vorgehen auf.

Tab. 3.1 frustriertes Grundbedürfnis, daraus resultierende Schemata, Modi und dysfunktionale Bewältigungsreaktionen von Patientin T

Frustriertes Grundbedürfnis	Schemata	mögliche Modi
Bindung	Unzulänglichkeit/ Scham	Verletzbares Kind (Gefühle: Traurigkeit, Einsamkeit) *Bewältigung: Unterordnung*
Bindung	Misstrauen/ Missbrauch	Verletzbares und wütendes Kind (Gefühle: Traurigkeit; Wut, Ekel) *Bewältigung: Unterordnung oder Vermeidung (Aggressiver Beschützer)*
Autonomie	Erfolglosigkeit und Versagen Verstrickung/ unentwickeltes Selbst	Verletzbares Kind (Gefühl: Traurigkeit) *Bewältigung: Unterordnung*
Selbstwert und Lustgewinn	überhöhte Standards	Fordernde und strafende Internal. Eltern-Modi, nach innen und außen gerichtet *Bewältigung: Unterordnung und Vermeidung (Aggressiver Beschützer) teilweise mit Übergang zu Überkompensation (den anderen abwerten, angreifen)*
	Negativismus	Verletzbares Kind (Gefühl: Traurigkeit) *Bewältigung: Vermeidung: depressiver Rückzug, Hoffnungslosigkeit, Sinnlosigkeit*

Psychoedukation Störungsmodell Frau T.
Mit Frau T werden die relevanten Schemata und Modi in Verbindung mit der biografischen Lerngeschichte gebracht und folgendermaßen psychoedukativ besprochen:
Th: „Aus den Fragebogenantworten wird deutlich, dass Ihr Bedürfnis nach *sicherer Bindung* von den Eltern frustriert wurde, z. B. dadurch, dass Sie durch die vielen Klinikaufenthalte der Mutter oft alleine gelassen waren, sodass Sie sich als Resultat als „grundlegend nicht liebenswert" bewerten. Sie fühlen sich daher oft traurig und wertlos, dies entspricht einem verletzbaren Kind-Modus.
Des Weiteren wurde das *Autonomiebedürfnis* frustriert durch die körperliche und emotionale Übergriffigkeit durch die Mutter, z. B. durch körperliches Bedrängen (sich ins Bett der Tochter legen) oder in die Privatsphäre eindringen („erzähl mir, in wen du verliebt bist"). Daraus resultiert ein hohes Misstrauen anderen gegenüber, z. B. die Einstellung „Andere wollen mir etwas Böses".
Des Weiteren resultiert aus dem mangelnden Vertrauen in die eigene Lebensfähigkeit und die eigenen Kompetenzen vermutlich, dass Sie sich nicht von Ihren Eltern lösen konnten. Außerdem haben Sie durch die aggressive Abwertung durch die Mutter (Du kannst nichts!) im Sinne einer *Bewältigungsstrategie* gelernt, überstrenge, perfektionistische, nicht erfüllbare Ansprüche an sich selbst zu stellen. Sie fühlen sich angetrieben und unter ständigem Druck, den viel zu hohen Anforderungen an Pflichterfüllung gerecht werden zu müssen und stellen eigene Bedürfnisse zugunsten dieser Ansprüche zurück."

Wie kommt es zur depressiven Symptomatik?
Th: „Die *depressive Symptomatik* lässt sich folgendermaßen einordnen: Im Heute leiden Sie unter einer verstrickten Beziehung zu Ihrer Mutter. Bei Begegnungen mit ihr erleben Sie häufig Traurigkeit und Einsamkeit, aber auch Wut des Kind-Anteils, welcher durch die verinnerlichte Abwertung und Leistungsdruck ausgehend von internalisierten Eltern-Anteilen verstärkt wird.

Das Kind musste während der Kindheit Verhaltensweisen entwickeln, einerseits den Erwartungen der Eltern gerecht zu werden und sich andererseits trotzdem zu schützen, wir nennen dies *Bewältigungsstrategien*. Durch die Beziehung zu den Eltern erlernten Sie Verhaltensmuster der *Unterordnung* (sich anpassen, eigene Bedürfnisse zurückstellen im Umgang mit dominanten Bezugspersonen), *Vermeidung* (z. B. Kontakte mit Jungs oder Männern meiden, um keine Konflikte mit den Eltern zu bekommen). Manchmal, wenn überwiegend der ärgerliche Kind-Anteil aktiviert wird, z. B. bei erlebten oder vermeintlichen Grenzverletzungen, hat das Kind gelernt, andere durch den Einsatz eines „*aggressiven Beschützers*" auf Abstand zu bringen, z. B. indem es über andere schimpft oder genervt und zickig reagiert.

Diese Bewältigungsstrategien waren in der Kindheit sehr hilfreich. Heute sind sie hinderlich, da sie verhindern, dass die Bedürfnisse des Kind-Anteils befriedigt werden. In Ihrem Fall hat das zur Folge, dass der Kind-Anteil nicht genug positive Bindungserlebnisse erfährt. Auch der Selbstwert und das Autonomieerleben werden nicht ausreichend gestärkt, da Schritte der Eigenständigkeit (Abgrenzung gegenüber der Mutter, selbstständig Entscheidungen treffen, eigenständige Freizeitplanung, Partnerschaft) nicht vollzogen werden können. Die *depressiven Symptome* sind zum einen Ausdruck der chronisch erlebten negativen Gefühle des Kind-Anteils, die dauerhaft anhalten, da sie keine Tröstung oder Beruhigung erfahren. Die depressive Stimmung mit Hoffnungslosigkeit und Sinnlosigkeitsgefühl könnte auch eine dysfunktionale Bewältigungsstrategie darstellen, mit der Funktion, den Kind-Anteil vor den unerbittlichen und unerfüllbaren Anforderungen der inneren Eltern-Anteile zu schützen."

Die diagnostische Phase wird dadurch abgerundet, dass für Frau T. exemplarisch eine Mikroanalyse zum Thema *Konflikte mit der Mutter* mit Hilfe einer Moduslandkarte nach Roediger (2016) erstellt wird (siehe Abb. 3.4), da dies den vorherrschenden Problembereich darstellt.

Auslösesituation: Die Mutter reagiert am Telefon der Tochter gegenüber auf deren Nachfrage hin, wie es ihr gehe, aggressiv: „Mir geht es schlecht, ist ja klar, bei solch einer Tochter". Die Patientin zeigt folgende *Modusreaktionen*:

Im verletzbaren Kind-Modus spürt sie ausgeprägte Traurigkeit und Minderwertigkeit einhergehend mit den Gedanken „Ich bin nichts wert", im wütenden Kind-Modus verspürt sie ausgeprägte Wut mit dem Gedanken „Die blöde Kuh!".

Die internalisierten Eltern-Anteile fordern und werten ab: „Streng dich mehr an!", „Niemand mag dich". Auf der Verhaltensebene zeigt die Patientin eine – von der Wut des Kind-Modus gespeiste – aggressive und leichtgradige überkompensierende Bewältigungsreaktion: Sie knallt den Hörer auf. Kurz danach werden erneut dysfunktionale innere Eltern-Stimmen aktiviert: „Das darfst Du nicht, der Mutter geht es schlecht, und Du bist schuld daran!" und „Sie wird dich verstoßen". Sie

3 Diagnostik

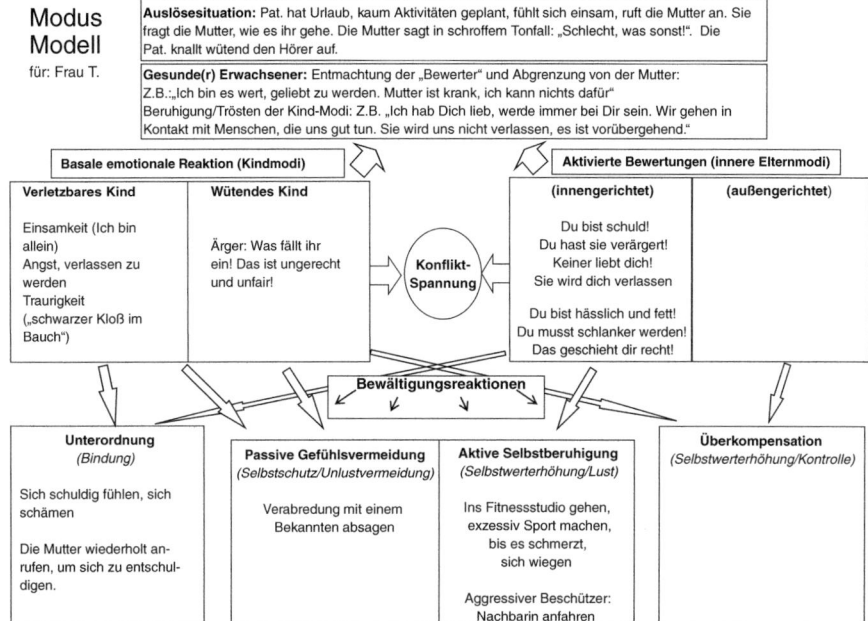

Abb. 3.4 Moduslandkarte Frau T

wählt die Nummer der Mutter, um sich zu entschuldigen (Bewältigungsmodus Unterordnung). Die Mutter nimmt nicht ab, sodass es die Patientin über den gesamten Tag wiederholt versucht, sie anzurufen und nicht nach draußen im Park spazieren geht, wie sie es sich ursprünglich vorgenommen hatte (Bewältigungsmodus Vermeidung). In der Folge stellt sich eine depressive Stimmung, ein „Gefühlsgemisch" aus Schuld- und Versagens- und Einsamkeitsgefühl ein.

▶ **Wichtig** Die durchgeführte Diagnostik auf der Makro- und Mikroebene bietet die Basis, um im nächsten Schritt gemeinsam mit der Patientin Ziele zu formulieren und die schematherapeutische Behandlungsplanung vorzunehmen.

Literatur

Arbeitsgemeinschaft für Methodik und Dokumentation in der Psychiatrie (AMDP). (2007) *Das AMDP-System. Manual zur Dokumentation psychiatrischer Befunde* (8., überarbeitete Aufl.), Hogrefe

Beck, A. T. (2008). The evolution of the cognitive model of deoression and its neurobiological correlates. American Journal of Psychiatry, 165, 969–977.

Beck, A. T., Freeman, A., et al. (1999). *Kognitive Therapie der Persönlichkeitsstörungen* (4. Aufl.). Beltz.

Berbalk, H., Grutschpalk, J., Parfy, E. & Zarbock, G. (2006). *Young Schema Questionnaire Short Form (3. Aufl.) – deutsche Fassung*. Institut für Schematherapie.

Caspar, F. (Hrsg.) (1996). *Psychotherapeutische Problemanalyse*. Dgvt

Caspar, F. (2007). *Beziehungen und Probleme verstehen. Eine Einführung in die psychotherapeutische Plananalyse* (3. Aufl.). Huber.
CIPS. (2015). Compendium Internationale Psychiatrie Scalarum. Internationale Skalen für Psychiatrie. 6. überarbeitete und erweiterte Auflage. Beltz Test GmbH.
Dilling, H., & Freyberger, H. J. (2016). *Weltgesundheitsorganisation. Taschenführer zur ICD-10-Klassifikation psychischer Störungen* (8. Aufl.). Hogrefe.
Falkai, P. & Wittchen, H. U. (Hrsg.) (2018). *Diagnostisches und statistisches Manual psychischer Störungen DSM-5*. Hogrefe
Fritzsche, K. (2014). *Praxis der EGO-State-Therapie*. Carl-Auer.
Gatterer, G. (2011). Kommunikation und Interaktion in der Palliativbetreuung. In G. Bernatzky, R. Sittl, & R. Likar (Hrsg.), *Schmerzbehandlung in der Palliativmedizin* (3. Aufl.). Springer.
Gatterer, G. (2018). Demenzerkrankte in der Krise. Möglichkeiten der Deeskalation. In ÖGERN (Hrsg.), *Psychiatrische Notfälle im Spannungsfeld zwischen Freiheit und Sicherheit*. NWV.
Gatterer, G. (2022). Vom Verhalten zur gesellschaftlichen Philosophie. Übergeordnete Modelle in der Verhaltensanalyse. AVM publications. https://institut-avm.at/wp-content/uploads/2022/02/gerald-gatterer-vom-verhalten-zur-philosophie-2021.pdf
Grawe, K. (2004). *Neuropsychotherapie*. Hogrefe.
Grawe, K. (1998). *Psychologische Therapie*. Hogrefe.
Grosse-Holtforth, M., & Grawe, K. (2002). *FAMOS. Fragebogen zur Analyse motivationaler Schemata. Manual*. Hogrefe.
Jacob, G., & Arntz, A. (2015). *Schematherapie in der Praxis* (2. Aufl.). Beltz.
Jaspers, K. (1913). *Allgemeine Psychopathologie. Ein Leitfaden für Studierende, Ärzte und Psychologen*. Berlin: Springer.
Kanfer, F. H., Reinecker, H., & Schmelzer, D. (2011). *Selbstmanagementtherapie* (5. Aufl.). Springer.
Linden, M., & Hautzinger, M. (Hrsg.) (2015). *Verhaltenstherapiemanual* (8. Aufl.). Springer
Lobbestael, J., van Vreeswijk, M., Spinhoven, P., Schouten, E., & Arntz, A. (2010). Reliability and validity of the Short Schema Mode Inventory (SMI). *Behavioural and Cognitive Psychotherapy, 38,* 437–458.
Loose, C., Graaf, P., & Zarbock, G. (2013). *Schematherapie mit Kindern und Jugendlichen*. Beltz.
Margraf, J., & Schneider, S. (2009). *Lehrbuch der Verhaltenstherapie, Bd. 1: Grundlagen, Diagnostik. Verfahren, Rahmenbedingungen*. Springer Medizin, 364 ff.
Möller, H. J., Laux, G., & Kapfhammer, H. P. (2005). *Psychiatrie und Psychotherapie* (2. Aufl.). Springer.
Neudeck, P., & Mühlig, S. (2013). *Therapie-Tools Verhaltenstherapie: Therapieplanung, Probatorik, Verhaltensanalyse*. Beltz.
Neumann, A. (2016). Die Anwendung schematherapeutischer Elemente in der verhaltenstherapeutischen Supervision. In G. Zarbock (Hrsg.), *Praxisbuch VT-Supervision*. Pabst Publishers.
Neumann, A., Roediger, E., Laireiter, A.-R., & Kus, C. (2013). *Schematherapeutisch basierte Supervision*. Hogrefe.
Piaget, J. (1926). *The language and thought of the child*. Harcourt Brace.
Piaget, J. (1952). *The origin of the intelligence in children*. International Universities Press.
Reiss, N., Dominiak, P., Harris, D., Knörnschild, C., Schouten, E., & Jacob, G. (2012). Reliability and validity of the revised schema mode inventory (SMI). *European Journal of Psychological Assessment, 4,* 297–304.
Roediger, E. (2016). *Schematherapie. Grundlagen, Modell und Praxis*. Schattauer.
Schneider, F. (Hrsg.), (2008). *Klinikmanual Psychiatrie, Psychosomatik und Psychotherapie*. Heidelberg: Springer Medizin
Strauß, B., & Schuhmacher, J. (2005). *Klinische Interviews und Ratingskalen. Reihe: Diagnostik für Klinik und Praxis – Bd. 3*. Hogrefe.
Young, J. E. (2005). *Young schema questionaire long form* (3. Aufl.). Schema Therapy Institute.
Young, J.E. et al. (2005). *Schematherapie: Ein praxisorientiertes Handbuch* (2. Auflage). Paderborn: Junfermann-Verlag.

Therapeutische Verfahren mit Anwendungsbeispielen

4

Liselotte Kogler, Alois Kogler, Andrea Fahlböck, Horst Mitmansgruber, Angelika Neumann, Eckhard Roediger, Alice Sendera und Max Leibetseder

▶ Die Verhaltenstherapie bietet ein breites Spektrum an Methoden für verschiedenste Störungsbilder. Diese basieren auf verschiedenen Lernmodellen und erstrecken sich von klassischen verhaltenstherapeutischen

L. Kogler (✉) · A. Kogler
Institut für Psychosomatik und Verhaltenstherapie, Graz, Österreich
e-mail: m.kogler@inode.at; alois.kogler@teamspirit.at

A. Fahlböck
Psychologische und psychotherapeutische Praxis, Institut für neuropsychologische Rehabilitation, Villach, Österreich

H. Mitmansgruber
Medizinische Universität Innsbruck|Universitätsklinik für Psychiatrie II|Tirol Kliniken, Allgemeine Psychotherapeutische Ambulanz|Leitender Klinischer Psychologe, Innsbruck, Österreich
e-mail: horst.mitmansgruber@i-med.ac.at; horst.mitmansgruber@tirol-kliniken.at

A. Neumann
Psychologische Psychotherapeutin, Ulm, Deutschland
e-mail: kontakt@ist-ulm.de

E. Roediger
Neurologe, Psychiater, Arzt für psychotherapeutische Medizin, Frankfurt, Deutschland
e-mail: kontakt@eroediger.de

A. Sendera
Trausdorf an der Wulka, Österreich
e-mail: alice@sendera.at

M. Leibetseder
Salzburg, Österreich

© Springer-Verlag GmbH Deutschland, ein Teil von Springer Nature 2022
G. Gatterer (Hrsg.), *Praxis Verhaltenstherapie*, Psychotherapie: Praxis,
https://doi.org/10.1007/978-3-662-64970-1_4

Maßnahmen wie Konfrontationstechniken und Modelllernen bis zu modernen Ansätzen wie achtsamkeitsbasierten Verfahren oder Schematherapie. In diesem Kapitel werden die Grundlagen dieser Techniken und deren Anwendung praxisrelevant dargestellt und mit Beispielen erklärt.

4.1 Lernen und Gedächtnis

Die Methoden der Verhaltenstherapie bauen auf biologischen, psychologischen und sozialpsychologischen Lernmodellen auf und nützen diese für therapeutische Veränderungen. Grundlage hierfür sind neurobiologische Prozesse und Veränderungen im Gehirn. Insofern soll der Prozess des Lernens hier praktisch dargestellt werden (Gatterer, 2017).

Wahrnehmung Um Informationen zu verarbeiten und zu speichern, müssen diese wahrgenommen werden. Insofern ist das Funktionieren der Sinnesorgane ein wesentlicher Faktor der Informationsverarbeitung. Hier sind biochemische und elektrophysiologische Prozesse auf biologischer Ebene sowie ein Funktionieren unserer Sinnesorgane wesentlich. Etwa 70–80 % der Wahrnehmung erfolgen beim Menschen über das Sehen, jedoch beeinflussen auch Erfahrungen, andere Sinnesorgane und motivationale Faktoren unsere Wahrnehmung.

Aufmerksamkeit Aufmerksamkeitsprozesse und damit verbundene motivationale Faktoren beeinflussen ebenfalls den Prozess der Speicherung und des Abrufens von Informationen.

Sensorische Informationsverarbeitung Aufgenommene Informationen werden sinnesspezifisch und vernetzt weiterverarbeitet. Z. B. wird eine Rose nicht nur optisch wahrgenommen, sondern auch über den Geruch und taktil. Besonders der Geruchssinn hat eine starke emotionale Komponente. Der sensorische Speicher nimmt Informationen über die Sinnesorgane auf und hält diese nur für maximal eine Sekunde fest (**Ultrakurzzeitgedächtnis**). Es handelt sich nur um ein kurzes Wahrnehmen von Sinneseindrücken, die sofort wieder vergessen werden, wenn die Aufmerksamkeit nicht länger anhält (vgl. Wirsing, 2000). Der sensorische Speicher wird durch Aufmerksamkeit und Konzentration bestimmt, welche z. B. im Alter anfälliger für Störungen sind.

Kurzzeitgedächtnis Anschließend werden die Informationen im Kurzzeitgedächtnis gespeichert. In der Historie der Gedächtnisforschung waren die Begriffe Kurzzeitgedächtnis und Arbeitsspeicher anfangs als ident gesehen. Neuropsychologen haben diese beiden Begriffe differenziert. Auch im Arbeitsspeicher wird Information nur kurzfristig gespeichert und Wichtiges von Unwichtigem getrennt.

In diesem Speicher werden alle Informationen vorübergehend gespeichert, bevor sie ins Langzeitgedächtnis dauerhaft übertragen werden. Es handelt sich um eine

Art Vorschaltstelle, die Informationen für einige Sekunden bis Minuten automatisch speichert, um festzustellen, ob sie für die aktuelle Situation notwendig sind. Die Aufnahmekapazität des Kurzzeitgedächtnisses ist sehr gering und zudem auch sehr störungsanfällig.

Kurzzeitgedächtnis und Alter: Da das Informationsverarbeitungstempo mit zunehmendem Alter abnimmt, kann es passieren, dass Informationen, die gespeichert werden sollen, durch die verminderte kognitive Geschwindigkeit den Arbeitsspeicher nicht schnell genug verlassen und von nachkommenden Informationen überlagert werden. Ist diese verringerte Hirnleistung sehr stark verlangsamt, sind negative Auswirkungen im Alltagsleben unvermeidlich und eine Demenz macht sich bemerkbar. Im Kurzzeitgedächtnis findet sich auch die Einteilung von kristallinen (mechanischen) und fluiden (dynamischen) Funktionen wieder. Die mechanischen bzw. automatisch ablaufenden Leistungen bleiben bei Training gut erhalten. Die dynamische Bearbeitung von Gedächtnisinhalten kann im normalen Alterungsprozess nachlassen, dadurch werden die Informationen weniger tief verarbeitet, das heißt weniger mit dem bereits vorhandenen Wissen verknüpft und der Transport in das Langzeitgedächtnis gelingt nur mangelhaft. Es passieren weniger oder nur oberflächliche Einträge, was auch das Wiederauffinden von Informationen erschwert. Bei Demenzpatienten mit weit fortgeschrittener Erkrankung werden im dynamischen Kurzzeitgedächtnis keine Einträge mehr gespeichert, was zur Folge hat, dass keine Erinnerung an unmittelbar zurückliegende Ereignisse vorhanden ist, da sie nicht im Langzeitgedächtnis abgelegt werden konnte.

Mittelfristiges Gedächtnis In diesem Gedächtnisbereich werden die Informationen zum längerfristigen Speichern vorbereitet. Dies geschieht über Ähnlichkeiten, Emotionales, spezifische Kategorien und vieles mehr. Man spricht daher auch von einem Arbeitsgedächtnis bzw. Arbeitsspeicher. Hier wird Information strukturiert und verknüpft und für die weitere und längere Speicherung vorbereitet. Bei Menschen mit beginnender Demenzerkrankung kommt es früh zu einer Störung des Arbeitsgedächtnisses.

Langzeitgedächtnis Im Langzeitgedächtnis kommt es zur langfristigen Speicherung durch die Ausbildung von neuen Synapsenverbindungen. Der Langzeitspeicher kann unterteilt werden in ein semantisches und episodisches Langzeitgedächtnis. Oswald (2006) unterscheidet noch zwei weitere dem Langzeitspeicher zugeordnete Gedächtnisse: das prozedurale und das Priming-Gedächtnis (S. 180).

Das **semantische Langzeitgedächtnis** ist Speicherort für das Allgemeinwissen einer Person, das sie über die Lebensjahre hinweg angesammelt hat. Martin und Kliegel (2014) sprechen auch von Faktenwissen, von der Fähigkeit sich an objektives Wissen zu erinnern. Empirische Untersuchungen mit älteren Menschen haben gezeigt, dass die Leistungen des semantischen Langzeitgedächtnisses im Alter normalerweise nicht eingeschränkt sind. Ein Grund dafür, warum sich Demenzpatienten noch gut an weit zurückliegende Ereignisse aus der Kindheit erinnern können.

Das **prozedurale Gedächtnis** ist für motorische und kognitive Abläufe zuständig. Fertigkeiten wie Zählen, Buchstabieren oder Lesen werden hier gespeichert und abgerufen. Diese Fähigkeiten haben automatischen Charakter. In diesem Zusammenhang spricht man auch von impliziten Gedächtnisprozessen im Gegensatz zu expliziten Prozessen, wie sie im episodischen Gedächtnis nötig sind (vgl. Martin & Kliegel, 2014). Explizite Gedächtnisleistungen können grundsätzlich leicht ins Bewusstsein zurückgerufen werden, während implizite Prozesse mit einem nicht bewusst zu machenden Gedächtnis vergleichbar sind (vgl. Oswald, 2006).

Im **Priming-Gedächtnis** sind unbewusste Sinneseindrücke gespeichert. Die Informationen fungieren als eine Art „Starthilfe" für Erinnerungen. Sie helfen uns, sich im Alltag zu orientieren. Diese sind oft auch an emotionale Muster gebunden (limbisches System).

Das **episodische Gedächtnis** ist zuständig für den Abruf neuerer Informationen. Es ist Speicherort für kürzlich geschehene Ereignisse, Erfahrungen oder Erlebnisse der eigenen Lebensgeschichte.

4.2 Lernmodelle

Die unterschiedlichen Lernformen sind Voraussetzung dafür, dass ein Organismus überlebt. Denn er muss lernen, *welche* Einflüsse der Umwelt *wie* miteinander in Beziehung stehen und wie seine eigenen Handlungen die Umwelt *beeinflussen*. Es braucht dafür *Kontingenzlernen* (was hängt womit zusammen), *Differenzlernen* (was unterscheidet eine Situation von einer anderen, vom Gewohnten) und *Interaktionslernen* (was bewirken Beziehungen mit anderen). Klassische und Operante Konditionierung, das Lernen am Modell und das emotionale Lernen bilden die wissenschaftliche Basis dieser grundlegenden Lernformen.

Menschen lernen durch Zufälle. Zu Beginn des Lebens erkunden sie die Umwelt durch nicht zielgerichtete Aktionen. Säuglinge stoßen immer gezielter an kleine Glöckchen, die über ihnen hängen. Sie schaffen *Kontingenzen* und holen sich die Belohnung des schönen Klanges selbst. Solche Zufälle wie das erstmalige Anstoßen des Glöckchens lösen eine Faszination aus, die eine wichtige Grundlage für andere Formen des Lernens bilden, zum Beispiel des Erlernens von Fertigkeiten. Bereits Säuglinge lösen damit nicht nur ein Bewegungsproblem, sondern es „bilden Wahrnehmung und Bewegung, Kognition und Handeln auch schon beim Neugeborenen eine Einheit." (Oerter & Montada, 2008, S. 148). Dadurch verfeinert das Kind seine motorischen Handlungen. Neue motorische Fertigkeiten (etwa das stabile Sitzen) lösen eine Reihe neuer kognitiver und emotionaler Erfahrungen aus.

Im Austausch (der *Interaktion*) mit anderen über Weinen, Lächeln oder Schauen lernen bereits Säuglinge die Reaktionen anderer kennen und auch zu kontrollieren. Wenn es weint, beeinflusst es die Mutter zu bestimmten Handlungen (füttern, beruhigen, reinigen). Bereits Babys (und später auch Erwachsene) reagieren intensiv auf *Kontingenzen*, *Differenzen* und *Interaktionen*.

Für die Verhaltenstherapie waren diese Erkenntnisse in den Anfängen handlungsleitend. Die Lerntheorien reichen bis zum Ende des 19. Jahrhunderts zurück. Aufgrund von Laborexperimenten und Beobachtungen wurden das klassische Konditionieren

(Reflexlernen) und das instrumentelle Konditionieren (operantes Lernen; Lernen am Erfolg) entwickelt. Dieses Lernen erfolgt ohne bewusste Anstrengung und ohne Unterweisung. Der Mensch lernt ständig. Kinder werden in unterschiedlichste Verhältnisse hineingeboren. Sie müssen sich an diese anpassen und lernen durch Zufall. Das funktioniert, weil eine Prädisposition für das Lernen angeboren ist.

4.2.1 Das klassische Konditionieren

Die Klassische Konditionierung ist eine grundlegende Form des Lernens, die für das Verständnis problematischer Verhaltensweisen fundamental ist. In dieser Form der Konditionierung sagt ein Reiz oder ein Ereignis das Auftreten eines anderen Reizes oder Ereignisses vorher. Der Organismus lernt eine neue Assoziation zwischen zwei Reizen: zwischen einem Reiz, der zuvor die Reaktion automatisch auslöste (UCS = unkonditionierter Stimulus), und einem anderen, der durch Lernprozesse die Reaktion auslöste (CS = konditionierter Stimulus).

Viele menschliche Verhaltensweisen, zum Beispiel Ängste oder Traumatisierungen, sind auf klassische Konditionierung zurückzuführen. Klassisch konditionierte Reaktionen werden nicht durch bewusstes Denken aufgebaut. Konditionierte Angst zum Beispiel kann man nicht durch bewusstes Denken eliminieren, sondern durch die geleitete Regulation von Gedanken, Gefühlen, körperlichen Reaktionen und Verhalten.

Das klassische Konditionieren geht auf die tierexperimentellen Beobachtungen des russischen Physiologen und Nobelpreisträgers Iwan Petrowitsch Pawlow (1849–1936) zurück. Er konnte anhand des genetisch vorprogrammierten Verdauungsreflexes von Hunden nachweisen, dass Futter (UCS) ungelernte Reflexe wie Speichelfluss (unkonditionierte angeborene Reflexe = UCR) auslöst. Wenn die Darbietung von Futter zeitnah (2 bis 5 Sekunden) mit einem Glockenton gekoppelt wird, lernt der Organismus (Hund) nach mehreren Koppelungen, dass die Darbietung des Glockentons allein (CS) den Speichelfluss (CR) auslöst.

Diesen Prozess bezeichnet man als klassische Konditionierung. Der gelernte Reiz (Glocke = CS) kann den gleichen Effekt hervorrufen wie der ungelernte Reiz (Futter = UCS). Diesen Effekt kann jeder beobachten, der eine Katze oder einen Hund hat. Sobald die Futterdose geöffnet wird (UCS) oder das Futter mit einem Löffel in eine Schüssel gegeben wird, kommen die Katze oder der Hund blitzartig gelaufen. Diese Geräusche (CS) verbinden die Tiere mit dem Futter.

▶ **Wichtig** Im Rahmen des klassischen Konditionierens findet durch eine Kopplung des Reflexes UCR mit einem neutralen Reiz CS ein *unbewusster* Lernprozess statt, sodass auch dieser Reiz das Verhalten auslöst. Dadurch kann es etwa geschehen, dass ursprünglich neutrale Reize zum Auslöser für vorher nicht vorhandene Reaktionen (z. B. Angst) werden.

CS und UCS müssen zeitlich eng beieinander liegen, damit der Organismus sie als zeitlich verbunden wahrnimmt. Für muskuläre Reaktionen wie z. B. Lidschlussreflex sind Intervalle von einer Sekunde oder weniger am besten. Für viszerale Reaktionen wie Pulsschlag oder Speichelfluss sind die besten Ergebnisse fünf bis 15 Sekunden. Will man Angstreaktionen konditionieren, braucht man einige Sekunden bis einige Minuten.

Pawlows Reflexlehre wurde in den Vereinigten Staaten von John B. Watson (1878–1958) aufgegriffen, der ein wichtiger Vertreter des „amerikanischen Behaviorismus" wurde. Watson übertrug Pawlows Erkenntnisse auf den Humanbereich und machte sie zur Grundlage seiner theoretischen und praktischen Überlegungen hinsichtlich des Erwerbs und der Behandlung psychischer Störungen. Für ihn gab es keine „psychischen Krankheiten", sondern lediglich „Gewohnheitsstörungen", die er als unangemessene, falsche oder fehlende Reaktionen auf bestimmte Situationen oder Objekte beschrieb und von denen er annahm, dass sie über Prozesse der Konditionierung also des Lernens erworben und aufrechterhalten würden.

Watson und seine Anhänger versuchten, Behandlungsmethoden auf spezifisch lerntheoretischer Grundlage zu finden. Diese von Grundlagenforschern durchgeführten Untersuchungen können als *Vorläufer der Verhaltenstherapie* betrachtet werden. Am bekanntesten ist das Experiment von Watson und Rayner (1920) mit dem „kleinen Albert". Sie trainierten dem elf Monate alten Baby mithilfe klassischen Konditionierens eine Angstreaktion an. Aus heutiger Sicht sind diese Experimente ethisch sehr fragwürdig.

Viele menschliche Verhaltensweisen sind auf klassische Konditionierung zurückzuführen. Konditionierte Furcht kann nur schwer wieder gehemmt werden. Personen wissen oft nicht, wann und warum die Reaktion das erste Mal auftrat. Diese Form des Lernens spielt zum Beispiel bei Ängsten oder auch bei Traumatisierungen eine Rolle. Wenn jemand z. B. an einer Baustelle von einem herabfallenden Stück getroffen und verletzt wurde, kann es sein, dass diese Person jedes Mal beim Vorbeigehen an einer Baustelle mit Herzklopfen, Schwitzen u. a. reagiert. Hier fand eine klassische Konditionierung (Baustelle ist gefährlich) und eine Generalisierung (alle Baustellen sind gefährlich) statt. Konditionierte Furchtreaktionen können über Jahre bestehen, selbst wenn man mit dem ursprünglichen furchtauslösenden Reiz nie wieder in Kontakt kommt. So reagierten beispielsweise amerikanische Marineveteranen 15 Jahre nach dem 2. Weltkrieg noch immer deutlich auf Gefahrensignale, die ähnlich wie im Krieg waren. Sie waren mit einem Gong, der mit einer Frequenz von 100 Schlägen/Minute ertönte in die Gefechtsstation gerufen worden. Dieses Hörmuster – es war ein klares Gefahrensignal für die Soldaten – rief bei Nachuntersuchungen immer noch eine starke emotionale Erregung hervor.

Beispiel

Frauen, die sexuelle Gewalterfahrungen erlebt haben, schildern z. B., dass bestimmte Gerüche Angst auslösen. Die in der Furchtsituation des Missbrauchs wahrgenommenen Gerüche sind – klassisch konditioniert – mit Angst verbunden. Sobald der Geruch neuerlich auftritt, wird Angst aktiviert, da diese Verbindung im emotionalen Gedächtnis gespeichert ist. ◄

Diese Zusammenhänge sind Klienten meistens nicht bewusst. Aus diesem Grund wird dann die Situation als unangenehm und bedrohlich erlebt und in weiterer Folge gemieden.

Nicht nur negative emotionale Reaktionen können als klassische Konditionierung verstanden werden. Auch Glück, Freude und Begeisterung können konditioniert werden. Die Werbebranche nutzt diese Erkenntnisse und erzeugt positive Assoziationen zwischen Produkten und angenehmen Gefühlen und Vorstellungen.

▶ **Wichtig** In jeder Konditionierungssituation zeigt sich eine allgemeine Erhöhung der Erregbarkeit. Neben physikalischen Reizen können auch Worte und andere Symbole zu konditionierten Reizen werden.

Im therapeutischen Prozess werden mehrere Aspekte des klassischen Konditionierens genützt. Für die *Diagnostik* der Genese des Problemverhaltens ist wichtig, welche Kopplung wann stattgefunden hat. Andererseits können Verhaltensweisen oder Gefühle, die reflektorisch durch den Einsatz von konditionierten Reizen ausgelöst werden, auch wieder verändert werden. Angstmanagement, Entspannungsübungen, Achtsamkeitsübungen oder Genusstraining helfen, klassisch konditionierte Ängste wieder zu reduzieren.

▶ **Wichtig** Das tierische Immunsystem kann durch klassische Konditionierung beeinflusst werden. Es gibt aus der Psychoneuroimmunologie (PNI) Hinweise, dass dies auch für den Menschen gilt.

In den frühen 80er-Jahren gelang Robert Ader und Nicholas Cohen (1981) die Entdeckung, dass das Immunsystem von Ratten durch Lernprozesse beeinflussbar ist. Ader und Cohen brachten einer Gruppe von Ratten per klassischer Konditionierung bei, süß schmeckendes Saccharin (CS) mit Zyclophosphamid (ZY, der US) zu assoziieren. ZY schwächt die Immunreaktion. Die konditionierten Tiere zeigten signifikant weniger Antikörper auf körperfremde Zellen als die Ratten in der Kontrollgruppe.

PNI-Studien zeigen, dass der klinisch relevante Wundheilungsprozess „bis in seine immunologischen Mikrostrukturen hinein von psychischen Faktoren beeinflusst werden kann." (Schubert, 2018, S. 73). Präoperative Psychotherapie „kann erheblichen Einfluss auf das Ausmaß postoperativer Genesung haben." PNI-Studien legen nahe, dass Angst ein wesentlicher Faktor bei der Krebserkrankung ist. Wenn die Sympathikusaktivität (= Stress) gedrosselt wird, kann Krebsangst und Tumorprogression vermindert werden (a. a. O. S. 94). Verhaltenstherapeutische Verfahren zur Stressreduktion, Imaginations- und Entspannungstechniken verbessern die Aktivierung der Immunzellen bei vielen Erkrankungen. Allerdings ist deutlich festzustellen, dass die PNI-Forschung noch zu wenig Wissen für strukturierte psychotherapeutische Anwendungen zur Verfügung stellt.

4.2.2 Das operante Konditionieren

Beim operanten Konditionieren (Verstärkerlernen, Lernen am Erfolg) wird eine Reaktion nicht durch einen vorausgehenden Reiz ausgelöst oder kontrolliert, sondern durch Ereignisse beeinflusst, die auf die Reaktion folgen (Lob, Bestrafung ...). Der Organismus lernt somit einen Zusammenhang zwischen einer Reaktion und einer dazugehörigen nachfolgenden *(kontingenten)* Situation. Operante Konditionierungen finden laufend im Alltag statt. Kinder greifen nicht mehr auf eine Herdplatte, wenn sie sich einmal auf einer heißen Platte ihre Finger verbrannt haben. Umgekehrt werden sie jene Dinge häufiger tun, für die sie belohnt werden. Sie richten also ihr Verhalten an der Wahrscheinlichkeit der zu erwartenden Konsequenz aus.

Das instrumentelle oder operante Konditionieren (Lernen durch Erfolg) geht auf tierexperimentelle Arbeiten des amerikanischen Psychologen Edward Thorndike (1874–1949) zurück. Ihn interessierte nicht die Verknüpfung zweier Reize wie Futter und Glocke, sondern welchen Einfluss Belohnung und Bestrafung auf ein Verhalten haben und welche Verhaltensmuster sich daraus entwickeln.

Er beobachtete bei Tierexperimenten, dass Verhaltensmuster, die zu einem Erfolg führen, beibehalten werden. Er stellte das Gesetz der Wirkung (law of effect) auf. Die Versuchstiere wiederholen vor allem jene Verhaltensweisen, auf die Konsequenzen folgen, die für sie belohnend sind. Sie reduzieren die Häufigkeit jener Verhaltensweisen, auf die unangenehme oder nachteilige Konsequenzen folgen. Der Abstand zwischen Tun und Belohnung darf nicht zu groß sein, sonst wird die Belohnung nicht mit dem Handeln in Verbindung gesetzt.

Burrhus F. Skinner (1904–1990) wandte diese Gedanken auf menschliches Verhalten an. Er beschränkte sich auf unmittelbar beobachtbare Sachverhalte. Innere psychische Zustände, wie Gedanken und Emotionen waren von außen nicht beobachtbar und messbar. Sie konnten deshalb mit wissenschaftlichen Methoden nicht behandelt werden.

Beispiel

Wenn ein Kind an der Kasse eines Supermarktes brüllt, weil es die Süßigkeit bekommen möchte und damit einmal erfolgreich ist (die Mutter will nicht, dass sie von der Umgebung als Rabenmutter angesehen wird), wird es beim nächsten Mal besonders heftig schreien, um seine Süßigkeit zu erhalten. Je öfter das Kind die Belohnung erhält, desto geringer wird die Chance der Mutter, dem Schreien widerstehen zu können. ◄

In der Therapie werden operante Methoden eingesetzt, wenn neues oder erwünschtes Verhalten unterstützt oder aufgebaut werden soll. Man gibt einer Person Lob als Verstärker, wenn sie erwünschtes Verhalten zeigt. Zu Beginn wird das Verhalten jedes Mal zeitnah verstärkt, um es zu verfestigen. Im nächsten Schritt wird das Verhalten z. B. nur mehr jedes zweite Mal, dann jedes vierte Mal und in weiterer Folge gelegentlich verstärkt. Dadurch steigt die Wahrscheinlichkeit, dass das Verhalten trotzdem gezeigt wird, da eine Belohnung folgen könnte.

Die Technik wird auch im Zusammenhang mit unerwünschtem Verhalten eingesetzt. Menschen, die das Rauchen beenden wollen, geben sich jedes Mal, wenn sie ein unerwünschtes Verhalten (Zigarette rauchen) nicht ausführen, eine Belohnung (z. B. Geld in die Sparbüchse).

Die operante Methode kommt auch zum Einsatz, wenn unerwünschtes Verhalten abgebaut oder gehemmt werden soll, indem positive Verstärker *nicht* gegeben werden (indirekte Bestrafung).

Eine andere Möglichkeit des Verstärkerentzugs besteht in der sogenannten Auszeit (Time-out). In diesen Fällen wird die Person kurzzeitig aus der verstärkenden also positiv erlebten Umgebung herausgenommen und in einen reizarmen Raum geschickt. Diese Methode wird besonders in der Arbeit mit Kindern und Personen mit besonderen Bedürfnissen eingesetzt. Diese Methode wirkt nur kurzfristig und in wenigen Situationen.

4.2.3 Modell-Lernen (Beobachtungslernen) und Soziales Lernen

Eine weitere Innovation in der Verhaltenstherapie kam mit der Einbeziehung der Theorien des Sozialen Lernens in den 60er-Jahren. Es gilt als dritte grundlegende Form menschlicher Lernprozesse. Die sozialen Lerntheorien gingen von spezifisch menschlichen Fähigkeiten und Lebensumständen in der sozialen Umwelt aus. Im Vordergrund stand dabei das so genannte Lernen am Modell.

Das Beobachtungslernen ist gewissermaßen eine verkürzte Lernform. Denn sie umgeht die Notwendigkeit, etwas auszuprobieren oder durch Belohnung verstärkt zu werden, wie das beim assoziativen Lernen geschieht.

Bandura (1971, 2001) zeigte auf, dass die bloße Beobachtung des Verhaltens eines Vorbildes (Modells) ausreicht, neue Reaktionen in das Verhaltensrepertoire aufzunehmen, ohne dass der Beobachtende direkt eine Belohnung oder Verstärkung erfährt. Entscheidend ist, dass die vom Modell ausgehenden Reize vom Beobachter intern kodiert und gespeichert werden. Die beobachtende Person kann sich aufgrund der Beobachtung neues Verhalten aneignen beziehungsweise vorhandene Verhaltensweisen verstärken, je nachdem, ob die beobachteten Konsequenzen positiven oder negativen Charakter haben. Das soziale Lernen diente als neues Erklärungsmodell für menschliche Lernprozesse.

Das Beobachtungslernen kann zum Teil erklären, wie wir uns Meinungen und gesellschaftliche Konventionen aneignen.

Der Begriff der „Beobachtung des Verhaltens" muss beim Modelllernen sehr weit gefasst werden: Damit ist nicht nur die Wahrnehmung eines Verhaltens einer Person gemeint. Beobachtung schließt vielmehr auch Beschreibungen, symbolische Darstellungen (grafisch, filmisch) und Ähnliches ein. Damit diese Wahrnehmung fremden Verhaltens in eigene Reaktionen transformiert werden kann, müssen beim Beobachter verschiedene Prozesse vorausgesetzt werden, die als grundlegend für das Zustandekommen von Modelllernen angesehen werden. Es sind dies Aufmerksamkeitsprozesse, Behaltensprozesse, symbolische Kodierungsprozesse, motorische Reproduktionsprozesse und motivationale Prozesse.

Das Rollenspiel ist am besten geeignet, in der Therapie alle diese Prozesse im Patienten hervorzurufen.

4.3 „Klassische" verhaltenstherapeutische Verfahren

Die klassischen therapeutischen Verfahren der Verhaltenstherapie haben eine breite und tiefe wissenschaftliche Fundierung. Im folgenden Kapitel werden die häufigsten „Standardmethoden" der Verhaltenstherapie dargestellt. Sie bilden die Grundlage und den Leitfaden für das therapeutische Vorgehen.

Alle „Methoden" unterstützen die Selbstwirksamkeit und das Selbstmanagement der Patienten und erfordern eine hohe kognitive und emotionale Beteiligung und leiten zu neuem Handeln an.

4.3.1 Stimuluskontrolle

Die Stimuluskontrolle ist eine der typischen und oft angewandten Methoden der Selbststeuerung. Sie hat zum Ziel, ein erwünschtes Verhalten hervorzurufen oder ein unerwünschtes Verhalten zu beseitigen. Stimuluskontrolle findet im Alltag häufig statt.

Hinter der Stimuluskontrolle steht die Annahme, dass das Problemverhalten durch Hinweisreize, also diskriminative Stimuli kontrolliert wird oder die Kontrolle fehlt. Diskriminationslernen bedeutet, dass Reize differenziert wahrgenommen werden, damit für Klienten wesentliche Unterschiede erkennbar sind.

Nachdem neue Stimuli mit dem Problemverhalten gekoppelt sind, müssen diese positiv verstärkt werden.

Menschen halten bei Rot vor der Kreuzung, stehen beim Abspielen der Nationalhymne auf oder halten mit ihrem Auto beim Alarmton der Rettung an.

Ziel der Therapie ist, ein Problemverhalten unter Kontrolle zu bringen. Das bedeutet, dass man jene Stimuli, die das Problemverhalten hervorrufen, systematisch verringert oder überhaupt beseitigt. Die Stimuluskontrolle wird meist im Rahmen eines therapeutischen Gesamtkonzepts angewendet.

Typischerweise sind Probleme wie Rauchen, Alkohol trinken oder übermäßiges Essverhalten mit angenehmen Hinweisreizen wie Geselligkeit oder Fernsehen verbunden. Diese verstärken das Problemverhalten und sollten durch die Therapie schrittweise reduziert werden.

Hinweisreize weisen darauf hin, dass in dieser Situation mit einem bestimmten Verhalten ein spezieller Effekt zu erzielen ist.

Die Wirkreaktion ist eine Reaktion, die – anders als in der klassischen Konditionierung – nicht auf bestimmte auslösende Reize bezogen ist. Der Organismus wirkt – im Gegensatz zum Reflex – auf die Umwelt ein, und die Konsequenzen dieses Verhaltens erhöhen oder verringern die Auftretenswahrscheinlichkeit der Wirkreaktion.

▶ **Wichtig** Unter Stimuluskontrolle lernt ein Organismus, dass nur bei *bestimmten* Reizen auf eine Wirkreaktion die Verstärkung eintritt, während diese bei anderen Reizen ausbleibt (Diskriminationslernen). Die Folge des Diskriminationslernens ist, dass dieses Verhalten vor allem in Anwesenheit von bestimmten Reizen auftritt.

Bei übermäßigem Essverhalten ist die Wirkreaktion die reduzierte und/oder veränderte Nahrungsaufnahme. Ihr geht voraus, dass z. B. „gefährliche" Nahrungsmittel nicht eingekauft werden und damit zuhause nicht zur Verfügung stehen. Die Person isst weniger und/oder gesünder. Diese Wirkreaktion (neues Essverhalten) wird zum

Beispiel durch Lob über das neue bessere Aussehen, durch das geringere Gewicht auf der Waage oder durch die Freude über die kleinere Kleidergröße hervorgerufen.

> **Beispiel**
>
> Bei Patienten mit Übergewicht könnte der erste Schritt sein, Nahrungsvorräte nur für denselben Tag einzukaufen. Diese sollten möglichst kalorienarm sein. Speisen sollen nur für den momentanen Gebrauch zubereitet werden.
>
> Raucher, die sich das Rauchen abgewöhnen wollen, sollten keine Rauchutensilien (Zigaretten, Feuerzeug, Aschenbecher) mehr zu Hause haben. Wenn die Lust auf eine Zigarette kommt, könnte der Patient beispielsweise einen Kaugummi kauen.
>
> Studierende mit Konzentrationsstörungen beim Vorbereiten auf Prüfungen, sollten ihren Arbeitsplatz (Schreibtisch) aufgeräumt haben, um nicht abgelenkt zu werden.
>
> Die Eingrenzung der Stimuli sollte schrittweise erfolgen. Beim Rauchen könnte man vereinbaren, während des Autofahrens nicht mehr zu rauchen. In einem weiteren Schritt sind während des Rauchens keine zusätzlichen angenehmen Handlungen, etwa Zeitung lesen oder Kaffee trinken erlaubt. ◄

Bei allen operanten Verfahren sind Arbeitsblätter notwendig. Denn die „Problemstimuli" lösen eine Reihe von automatisierten Gedanken-, Gefühls- und Verhaltensketten aus. Patienten (und auch Therapeuten) können diese komplexen Zusammenhänge nicht überblicken und deshalb nicht steuern. Arbeitsblätter zur Information, zur Aufzeichnung der Gedanken und deren Veränderung, oder zur Selbstbeobachtung, schaffen Struktur und kontrollierbare Veränderungen.

4.3.2 Rollenspiel

Für den effektiven Umgang mit künftigen Problemsituationen ist neben der kognitiven Vorbereitung das reale Einüben von Bewältigungsstrategien notwendig. Das Rollenspiel bietet für beide Themen ausgezeichnete Möglichkeiten an. Der aus der Donaumonarchie stammende Arzt Jacob Levy Moreno (1943, 2001) hat das Rollenspiel in seiner Methode des Psychodramas entwickelt und eingesetzt. Hilarion Petzold (1985, S. 88 ff.) entwickelte Morenos Rollenspiel weiter zum Behaviourdrama. Wolpe hat die Technik des „behaviour rehearsal" als „behaviouristic psychodrama" bzw. auch als „Probeagieren" bezeichnet (1972, S. 82 ff.).

Der Patient nimmt im Rollenspiel eine „Als-ob"-Haltung ein und kann eine Reihe von Verhaltensweisen zeigen, die im Kontrast zu bisherigen Gewohnheiten stehen. Nach Kelly (fixed role therapy, 1955) führt diese kurze Übernahme einer Rolle dazu, dass der Patient eine neue Perspektive gewinnen kann. Damit besteht die Möglichkeit zur Veränderung oder zumindest Aufweichung von starren Einstellungen und zur Erhöhung von Flexibilität im Denken, Handeln und in den Gefühlen. Der Aspekt des Übens – zumeist auf klare Verhaltensmuster bezogen und damit etwas abgehoben vom Psychodrama – spielt in der gesamten Verhaltenstherapie eine entscheidende Rolle. Die Technik des *Rollenwechsels* wird als entscheidender therapeutischer Faktor angesehen.

Rollenspiele sind konkreter als bloße Schilderungen eines Ereignisses. Sie verlangen eine stärkere Eigenbeteiligung der Person, bieten aber im Vergleich mit der Realsituation wegen der geringeren emotionalen Beteiligung immer noch eine Chance zur Übung und zur Verbesserung bzw. auch zum Ausstieg. Dennoch entstehen im Rollenspiel neue und oftmals starke Emotionen.

Diagnostische Funktion
Zusätzlich zu den verbalen Berichten fordert der Therapeut den Patienten auf, eine komplexe soziale Situation zu spielen und damit etwas näher an problematische Gedanken, Gefühle und Verhaltensmuster heranzukommen, die mit der entsprechenden Situation verknüpft sind. Das Rollenspiel bietet sich besonders dann an, wenn die konkrete Situation nicht „in vivo" aufgesucht werden kann. Das Rollenspiel bietet eine bessere Annäherung an die Problemsituation als verbale Berichte, die den bekannten Verzerrungen unterliegen.

Therapeutische Funktion
Im Rollenspiel nehmen die Patienten in spielerischer Form verschiedene Positionen ein, probieren entsprechende Verhaltensmuster aus und üben diese. Der Therapeut ermutigt und hilft bei Korrekturen des Verhaltens. In diesem Sinn stellt das Rollenspiel eine wichtige Komponente des therapeutischen Vorgehens dar, weil Patienten im geschützten Rahmen des therapeutischen „Settings" lernen können, bisherige Grenzen im „Spiel" minimal und kreativ zu überschreiten.

> **Beispiel**
>
> *Fallvignette*: Eine Patientin hat Probleme, sich gegen einen Arbeitskollegen abzugrenzen. Im ersten Schritt soll sie anhand einer konkreten Situation vorspielen, wie sie das im Normalfall macht. Die Therapeutin spielt den Arbeitskollegen. Anschließend wird diese Szene mit der Patientin besprochen, was gut war und was sie besser machen sollte. Man kann dann die Rollen tauschen und die Patientin spürt, wie sie (gespielt von der Therapeutin) auf den anderen wirkt. Die Situation wird mehrmals durchgespielt, bis die Patientin sich für die Abgrenzung stark genug fühlt. ◄

Rollentausch
Der Zweck besteht darin, den Patienten die Wirkung seines eigenen Verhaltens auf andere Personen erleben zu lassen. So könnte z. B. der Patient für kurze Zeit – zum Zwecke des Rollenspiels – die Aufgabe des Therapeuten übernehmen. Auf diese Weise kann eine Klärung der Beziehung zwischen Patient und Therapeut erfolgen, können Missverständnisse angesprochen werden, und außerdem kann der Klient mit den impliziten Anforderungen konfrontiert werden, die er an den Therapeuten stellt. Wenn der Patient gelernt hat, mehrfach in wechselnde Rollen zu schlüpfen, so erscheinen ihm deren Handlungen, Meinungen und Gefühle auch akzeptabel. Das

Rollenspiel schult die Flexibilität und das Einfühlungsvermögen des Patienten. Hinweise aus der Forschung zu Einstellungsänderungen zeigen, dass das Rollenspiel zu größerer Toleranz gegenüber abweichenden Meinungen führt.

Anwendung in Gruppen
Diese Funktion kommt dem Psychodrama nahe. Die einzelnen Gruppenmitglieder spielen dabei reale Lebensereignisse. Dabei werden nicht nur semantische, sondern auch gefühlsbetonte und bewegungsmäßige Muster wieder erlebt, die mit dem ursprünglichen Ereignis assoziiert waren (Ausdruck, Körpersprache!). Wichtig hierbei ist, dass der Therapeut den Patienten entsprechende Spontanität zubilligt, wobei die Übernahme verschiedener Rollen zu einer Erhöhung der Verhaltensflexibilität führt.

Einüben von Bewältigungsfertigkeiten
Diese Fertigkeiten soll der Patient auch nach Ende der Therapie einsetzen können. In wiederholten Rollenspiel-Sequenzen kann ein Patient lernen, mit gefürchteten oder kritischen Situationen immer besser umzugehen. Dies fällt in der Regel leichter, wenn diese antizipiert und wenn entsprechende Bewältigungsmuster eingeübt wurden („Voraus-Üben, Prehearsal", Kanfer, 1979, S. 207). Wenn problematische Situationen im Rollenspiel mehrfach antizipiert wurden, so bietet dies eine erhöhte Chance für die Bewältigung unter Realbedingungen. Menschen mit Alkoholproblemen profitieren vom Rollenspiel, indem sie spielerisch lernen, in der Gemeinschaft „nein" zu sagen. Wer häufig mit Aggressionen nahestehender Personen konfrontiert ist, lernt im Rollenspiel neue Verhaltensmuster, die zur Persönlichkeit des Patienten am besten passen.

Vorbereitung auf das Rollenspiel
Bei den wenigsten Patienten darf man voraussetzen, dass sie in der Lage sind, ein Rollenspiel einfach nach Aufforderung durchzuspielen. Einigen fällt es ausgesprochen schwer, vom Gespräch zum Rollenspiel überzugehen. Viele haben Ängste, das Rollenspiel „falsch" zu spielen. Einführung und Erklärung sind also besonders wichtig. Die Ziele und das Vorgehen müssen klar beschrieben werden. Zusätzlich günstig sind Fähigkeiten des Patienten zur bildlichen Vorstellung, Erinnerung und Beschreibung relevanter Situationen sowie die Bereitschaft zur Toleranz, zum Zulassen von eher unangenehmen Situationen und Gefühlen während der Durchführung des Rollenspiels.

In der Vorbereitung sollen verschiedene Techniken den Einstieg erleichtern. Entspannung hilft, den Erregungslevel zu senken. Mit inneren Bildern soll der Fokus auf die äußeren Umstände der kritischen Situation gerichtet werden, etwa auf die möglichst plastische Vorstellung des Arbeitszimmers: Wie sehen die Einrichtungsgegenstände aus, wo sind Fenster, Türen oder Möbel … Zu welchem Zeitpunkt finden die kritischen Situationen statt, etwa morgens oder abends. Welche Gerüche, Geräusche werden erinnert … Also alle Sinnesmodalitäten einsetzen. Die Vorbereitung kann durchaus 10 bis 15 Minuten dauern.

Gelingt es dem Patienten nun, die fragliche Rolle einzunehmen und darzustellen, dann bleibt der Therapeut ruhig-kommentierend: „Was fühlen Sie jetzt?" oder „Welche Gedanken gehen Ihnen durch den Kopf?"

Das Rollenspiel muss in kleinen, nicht mehr als drei Minuten langen Sequenzen durchgeführt werden, damit der Patient seine Gefühle, Gedanken und Verhaltensweisen in der neuen Situation im Gedächtnis behält und nachher reflektieren kann. Idealerweise werden diese Sequenzen mit Kamera dokumentiert.

▶ **Wichtig** Nach dem Rollenspiel erfolgen Reflexion und Feedback aus der Sicht des Klienten und dann des Therapeuten: Was ging im Patienten vor (Gefühle, Gedanken), wie hat er aus seiner Sicht agiert, was ging problemlos, was war schwierig. Der Therapeut gibt Feedback über Körpersprache, Mimik und Gestik, über sprachliche Formulierungen und deren Lautstärke. Er reflektiert mit dem Patienten, wie dieser seinen „Auftritt" selber bewertet, und welche Konsequenzen er erwartet. Aspekte, die beide als erfolgreich ansehen, werden mit Lob verstärkt. Rückmeldungen über schwächere/inadäquate Elemente erfolgen immer in konstruktiver Form, wobei erneut die Gelegenheit zum Üben gegeben wird. Etwa: „Das war gut ... versuchen Sie im nächsten Durchgang, den Blickkontakt (z. B.) noch etwas länger zu halten ..."

Das Rollenspiel als Motivationsaufbau
Mit ihm können im sicheren Setting Erfahrungen gesammelt und – mit positivem Feedback – Ängste überwunden werden. Nach mehreren Sequenzen ist der Patient in der Lage, erste kleine Veränderungsschritte (in „Hausaufgaben") in der natürlichen Umgebung auszuprobieren. Unter dem Motto „think future" – „denke zukunftsorientiert" sieht Kanfer das Rollenspiel als Werkzeug für die Vorbereitung von Fantasieübungen oder konkreter Zukunftsplanung, indem spezifische Bewältigungs- und Änderungsfähigkeiten für zukünftige Situationen gezielt aufgebaut werden.

Das Rollenspiel als Anregung
„Neue Träume zu träumen", sich mit potenziellen Zielen und Anreizen zunächst in der Fantasie zu beschäftigen. Vergleiche mit anderen Personen etc. können mithelfen, dass die Patientin ein möglichst lebendiges Bild von Zielzuständen entwickelt, sodass sie in der Lage ist, sich neue Standards zu setzen, zielführende Schritte zu unternehmen und sich auch dann zu motivieren, wenn der Weg zu langfristig angelegten Zielen streckenweise mühselig, langweilig und aversiv ist.

Das Rollenspiel als Analysemethode
Es wird nicht zu Beginn der Therapie eingesetzt, sondern – unter dem Aspekt der sieben Therapiephasen von Kanfer – erst im späteren Verlauf (siehe unten). Der bisherige Umgang mit dem Problemverhalten, die „Selbstkontroll-Versuche", sind all jene Initiativen seitens der Patienten, mit denen sie auf die Problematik Einfluss zu nehmen versuchten. Das können sowohl nicht-professionelle Ansätze im Alltag

sein („Selbsthilfe") als auch Kontakte zu semi- oder professionellen Helfern. Auf der Basis der Hypothesen über den bisherigen Umgang mit dem Problemverhalten (in welche auch die subjektiven Krankheitsmodelle, die health beliefs der Patienten eingehen), ist man in die Phase gekommen, in der bereits Entscheidungen darüber gefallen sind, dass das Symptom, die „Beschwerde" des Patienten, tatsächlich einen therapeutischen Ansatzpunkt darstellt und während der Therapie bearbeitet werden soll. Erst dann lassen sich beispielsweise präzise Beobachtungen durchführen, unter welchen exakten Bedingungen ein problematisches Verhalten (z. B. eine Panikattacke) beginnt. In dieser Phase können Rollenspiele, die auf minutiösen Beschreibungen und In-vivo-Beobachtungen bestimmter Problemsituationen beruhen (z. B. Streit in der Familie, zwanghafte Rituale), eingeholt und analysiert werden.

▶   **Wichtig** Eine stabile Therapeut-Klient-Beziehung ist Voraussetzung für die Durchführung von Rollenspielen.

In der Phase „*Konsens über therapeutische Zielperspektiven*" kann es zu langen und schwierigen Prozessen zwischen Therapeuten und Patient über die umsetzbaren Ziele und Pläne kommen. Der Therapeut kann sich dabei nicht immer auf die Selbsteinschätzung der Klienten verlassen. Ein effektiver Konsens über umsetzbare Ziele beinhaltet, dass der Therapeut dem Patienten bei der Formulierung realistischer Teil- und Zwischenziele assistiert und allzu hohe Erwartungen und Ambitionen bremst. Dadurch lassen sich Enttäuschungen und Misserfolge vermeiden, während umgekehrt anhand erfolgreich verlaufener Schritte jederzeit eine wohldosierte Steigerung der Anforderungen möglich ist. Ein angemessener Erwartungshorizont ist in dieser Phase für den Therapeuten wie für den Patienten gleichermaßen wichtig. Oft kann der Konsens erst festgelegt werden, wenn durch gründliche Diskussionen, Rollenspiele und Verhaltensbeobachtungen genügend Vorinformationen über die aktuellen Kompetenzen von Klienten für die Realisierung der fraglichen Verhaltensweisen vorliegen.

Das Rollenspiel verlangt vom Therapeuten, alle seine Fähigkeiten und viel Fantasie für die Vorbereitung, Gestaltung und Rückmeldung des Spiels einzusetzen. Denn in diesen drei Minuten des Rollenspiels zeigt auch der Patient wie in einem Brennglas eine Fülle an Verhaltensweisen. Der Therapeut setzt im Rollenspiel ein umfassendes therapeutisches und empathisches Repertoire ein. Er muss die Körpersprache (Haltung, Mimik, Gestik) beobachten und im Idealfall in der Rückmeldung selbst vorspielen. Er orientiert auf alle vier Verhaltensebenen (Kognitionen, Emotionen, Körper, Handeln) und muss diese bei der Beobachtung im Blick haben. Er gibt differenziertes und wertschätzendes Feedback und zeigt dem Patienten anhand des gespielten Verhaltens deren Ressourcen und Fähigkeiten. „Ich habe beobachtet, wie mutig Sie sich in der Situation behauptet und eine starke körperliche Haltung gezeigt haben. Haben Sie das auch so gespürt …?" Daraus leitet er mögliche Verhaltensweisen ab und orientiert den Patienten auf zukünftiges Verhalten.

4.3.3 Soziales Kompetenztraining

Unter der Bezeichnung „Training sozialer Kompetenzen" werden verschiedene Verfahren zusammengefasst, die sich in Einzelheiten zwar unterscheiden, hinter denen aber eine ähnliche Konzeption steht. Andere geläufige Bezeichnungen sind Selbstsicherheitstraining, Assertiveness-Training, Training sozialer Fertigkeiten und ähnliche.

Gemeinsam ist diesen Verfahren, dass mit den Mitteln des Modelllernens, des Rollenspiels, mit Verhaltensübungen und differenziellem Feedback die Fähigkeiten der Patienten verbessert werden sollen, sich in bestimmten sozialen Situationen besser in für sie erwünschter Weise verhalten zu können. Daraus folgt eine Besonderheit des Trainings sozialer Kompetenzen, nämlich, dass alle vier Ebenen des menschlichen Verhaltens, Kognitionen, Emotionen, Körper und Aktivität, in „natürlicher" Weise trainiert und verändert werden.

Das Soziale Kompetenztraining eignet sich ideal für Gruppenarbeit. In der Einzeltherapie verlangt es ein spezifisches Engagement vom Therapeuten.

Es gibt mehrere Hypothesen, wie unangemessenes soziales Verhalten zustande kommt. Die *Angsthypothese* besagt, dass das Verhalten in bestimmten sozialen Situationen durch Angst beeinträchtigt wird und zur Vermeidung dieser Situationen (affektive Interferenz) führt.

In der *Skill-Defizit-Hypothese* ist unangemessenes bzw. vermeidendes Sozialverhalten auf mangelnde soziale Fertigkeiten zurückzuführen.

Die *Hypothese der kognitiven Interferenz* besagt, dass unangemessenes bzw. vermeidendes Sozialverhalten durch ungünstige kognitive Prozesse oder Inhalte entsteht. Das können Mängel in der Wahrnehmung von Situationen, irrationale Ideen oder selbstschädigende Attributionsstile sein.

Das *multifaktorielle Modell* wiederum geht davon aus, dass unangemessenes bzw. vermeidendes Sozialverhalten auf die Interaktion affektiver, motorischer und/oder kognitiver Verursachungsfaktoren zurückzuführen ist.

Psychoedukation des Sozialen Kompetenztrainings

▶ **Wichtig** Die Patienten brauchen zuallererst Erklärungen über den Zusammenhang und die Wechselwirkungen des sozialen Verhaltens mit ihrer Psyche. Soziale Geborgenheit hat starke Auswirkungen auf die Lebenserwartung und die Krankheitsanfälligkeit eines Menschen. Wer sich sozial eingebettet weiß, für den ist die Gefahr, in Belastungssituationen zu erkranken, relativ gering. Sozial geborgene Menschen werden mit einer Wahrscheinlichkeit von 30–50 % weniger häufig physisch und psychisch krank und leben länger als Personen ohne soziales Netzwerk.

Wirksame soziale Unterstützung und befriedigende Sozialkontakte sind ein wirkungsvoller Puffer gegenüber den belastenden und schädigenden Einflüssen von Stress und Überforderung. Vertrauen auf die Existenz und Hilfsbereitschaft eines sozialen Netzwerkes erhöht die eigene Handlungsbereitschaft und unterstützt das eigene Selbstvertrauen. Ein gutes soziales Netzwerk schafft Sicherheit in Krisensituationen.

Soziale Kontakte ermöglichen den zwischenmenschlichen Austausch. Dadurch können sich manche Probleme relativieren. Wer mit jemandem über Persönliches sprechen kann, wird emotional entlastet. Der Austausch vermittelt das Gefühl, die Situation beeinflussen zu können. Hilflosigkeitsgefühle werden reduziert und Handlungskompetenz tritt ein. Von anderen gebraucht zu werden, gibt ein Gefühl der Wertschätzung und Sinnhaftigkeit.

Soziale Kontakte ermöglichen gemeinsame positive, lustvolle Aktivitäten wie Kartenspiele, Fußballbesuche, Kino- oder Kaffeehausbesuche. Diese schaffen ein Gefühl der Zufriedenheit, aber auch ein Gefühl der Akzeptanz und Wertschätzung.

Soziale Unterstützung kann jedoch nur positiv wirksam werden, wenn sie als solche wahrgenommen wird. Dies erfordert soziale Kompetenzen, die es ermöglichen, Signale der Hilfsbedürftigkeit auszusenden oder persönlich um Hilfe zu bitten.

Viele haben die Kompetenzen, die für den Umgang mit anderen Menschen nötig sind, nicht (mehr) und entwickeln ungünstige Erklärungen (Health-Belief-Modell) über den Zusammenhang zwischen ihrer psychischen Gesundheit und der Außenwelt. Diese betreffen mentale Modelle über Gesundheit, Selbstwert und Soziale Kompetenz.

Wenn Patienten mit sozialer Angst in Therapie kommen, ist meist nicht die soziale Phobie selbst die Ursache, sondern die Folgen der Angst, wie z. B. Einsamkeit, Überforderung am Arbeitsplatz, Angst vor dem Versagen im Beruf, Depression oder Sucht. Sie sehen ihre Probleme als Ausdruck einer persönlichen Charakterschwäche. Sie befürchten, dass andere sie deswegen als lächerlich bewerten oder sie peinlich finden. Sie sind häufig davon überzeugt, dass nur sie solche Probleme haben.

Die bekanntesten Konzepte zum Sozialen Kompetenztraining stammen von Ullrich und De Muynck (1998) und Pfingsten und Hinsch (2007). In den letzten Jahren sind zu diesem Thema weitere Arbeiten erschienen wie z. B. von Potreck-Rose und Jacob (2010); Alsleben und Hand (2013).

▶ **Wichtig** Vor dem Training ist zu klären, ob beim Patienten gravierende Kompetenzprobleme vorliegen, auf welche Arten von Situationen sie sich beziehen und ob sie in einer relevanten Beziehung zum Behandlungsanlass stehen. Anamnese/Interview, Situationslisten, diagnostische Rollenspiele und standardisierte Testverfahren geben Aufschluss über folgende Punkte: Liegen soziale Schwierigkeiten im Verhalten des Patienten und in seinen sozialen Gefügen vor? Erreichen diese ein Ausmaß an Beeinträchtigung, welches unmittelbar störend ist oder halten sie Beschwerden und Schwierigkeiten anderer Art aufrecht? Sind die Störungen eher vom Verhalten des Klienten oder ausschließlich von externen Lebensumständen abhängig? Sind die Störungen in eigener Regie oder nur mit therapeutischer Hilfe zu überwinden? Gibt es bei der Umsetzung der Änderungshilfen psychische, somatische und soziale Barrieren, die ein Erreichen des Therapiezieles momentan oder langfristig weitgehend verhindern?

Einsamkeit macht krank
Viele Menschen können das Alleinsein emotional nicht einordnen. Sie fühlen sich einsam, ohne es zu verstehen. Einsamkeit bedeutet Stress, vor allem, wenn sie un-

gewollt ist. Zugehörigkeit, Nähe, Geborgenheit und gegenseitiges Vertrauen sind Grundbedürfnisse der Menschen.

Freunde machen gesund
Im sozialen Kompetenztraining wird im ersten Schritt verständlich gemacht, dass es wichtig ist, sich nicht nur mit sich, sondern auch mit anderen zu beschäftigen und soziale Beziehungen und Freundschaften zu pflegen. Die Qualität des sozialen Netzwerks bestimmt das Ausmaß an sozialer Geborgenheit.

Beispiel

Die Klientin (45 Jahre) hat ihre Freundschaften schleifen lassen und fühlt sich sehr einsam. „Niemand kümmert sich um mich. Ich bin anscheinend niemandem wichtig."

In der Therapie wird ein klares Ziel vereinbart, „alte" Freundschaften wieder zu aktivieren.

Im sozialen Kompetenztraining (Rollenspiel) wird geübt, wie sie diese brachliegenden Freundschaften zum Leben erwecken kann. Im ersten Schritt soll die Patientin eine Freundin, von der sie meint, diese könnte nach wie vor an ihr interessiert sein, telefonisch kontaktieren. Der Patientin fällt es sehr schwer, die richtigen Worte zu finden. Die Therapeutin macht es ihr vor (Modelllernen). Dann spielt es die Patientin nach. Die Therapeutin spielt die Freundin am Telefon. Das wird so lange geübt, bis die Patientin sich halbwegs sicher fühlt. Sie bekommt den Auftrag, bis zur nächsten Therapiestunde dieses Telefongespräch in der Realität zu führen und wenn möglich ein erstes Treffen mit der Freundin zu vereinbaren. ◄

Selbstwertgefühl beeinflussen
Das Selbstwertgefühl kann vereinfacht als Summe lebenslanger Erfahrungen und der Tagesverfassung beschrieben werden. Es beeinflusst unser Verhalten ständig. Je höher das Selbstwertgefühl, desto besser sind Stimmung und Leistungsfähigkeit.

Ein negatives Selbstwertkonzept kann die Folge sozialer Unsicherheit sein. Es steht in jedem Fall einer Änderung des Verhaltens im Wege.

Im sozialen Kompetenztraining werden die verschiedenen Aspekte vermittelt, die den Selbstwert und die soziale Kompetenz beeinflussen. Dabei geht es um folgende Bereiche.

- Sich kennen und einschätzen lernen
- Eigene Stärken und Schwächen erkennen und akzeptieren lernen
- Verändern durch Handeln
- Verändern durch Denken
- Verändern durch Fühlen
- Verändern durch Achtsamkeit und Akzeptanz

> **Beispiel**
>
> **Spiegelübung allein:**
> Um das Selbstwertgefühl von Patienten zu verbessern, ist es notwendig, dass sie gut über eigene Fähigkeiten, Eigenschaften und Leistungen Bescheid wissen. Diese psychologischen Parameter werden in der Therapie erarbeitet, aufgeschrieben und sollen zu Hause vor dem Spiegel eingeübt werden, indem sich die Patienten täglich vor den Spiegel stellen und laut und deutlich ihrem Spiegelbild das, was sie aufgeschrieben haben, sagen. Weiters ist es wichtig, dass sie täglich mindestens eine Aktivität ausführen, die ihnen wohltut und Freude macht. ◀

Selbstkompetenz
Selbstkompetenz bedeutet, das eigene Leben aktiv zu gestalten. Menschen mit hoher Selbstkompetenz

- kennen eigene Fähigkeiten und setzen diese gezielt ein;
- schätzen ihre Schwächen realistisch ein, und akzeptieren oder reduzieren diese;
- regulieren ihren Aufwand an Energie ökonomisch.

Der positive Umgang mit sich bildet die Grundlage für erfolgreiches Verhalten in den sozialen Interaktionen. *„Achte Deinen Nächsten wie Dich selbst!"*

Soziale Kompetenz
bedeutet, ein angemessenes Verhalten in zwischenmenschlichen Beziehungen (privat, beruflich, gesellschaftlich) zu zeigen. Sozial kompetente Personen verfügen über Verhaltensweisen, die in sozialen Situationen zu einem langfristig günstigen Verhältnis von positiven und negativen Konsequenzen führen. Es handelt sich um eine Kombination verschiedener Fähigkeiten, die je nach Verhaltensbereich oder Situation zum Einsatz kommen. Soziale Kompetenz ist keine durchgängige Persönlichkeitseigenschaft. Die Kompetenzen beziehen sich immer auf die verschiedenen Aufgabenstellungen, die sich in bestimmten Situationen für die Person ergeben.

Kompetentes Verhalten ist nicht nur von unsicherem, sondern auch von aggressivem Verhalten zu unterscheiden. Sozial inkompetentes Verhalten zeigt sich z. B. in vermeidend-unsicheren bzw. zudringlich-aggressiven Reaktionsmustern.

> **Übersicht**
> Soziale Kompetenz bedeutet
>
> - soziale Interaktion und Kommunikation
> - Kooperationsfähigkeit
> - Soziale Initiative
> - Durchsetzung, Rechte einfordern
> - Abgrenzen, Nein sagen
> - Die Fähigkeit, Gespräche zu initiieren und aufrechtzuerhalten
> - Die Fähigkeit, soziale Beziehungen aufzubauen und zu unterhalten

Soziale Kompetenz ist ein wichtiger Einflussfaktor bei der Verwirklichung aller Bedürfnisse, die für die Interaktion mit anderen Menschen notwendig sind.

Ein gutes Selbstwertgefühl und Selbstkompetenz sind also wichtige Faktoren für soziale Kompetenz. Selbstsicheres Verhalten berücksichtigt die eigenen Bedürfnisse *und* die Gefühle und das Befinden anderer Personen.

Im Rollenspiel werden diese Fähigkeiten gezielt eingeübt und trainiert.

Zusammenfassung Informationsvermittlung
Die Informationsvermittlung ist ein wichtiger Aspekt in der Vorbereitung für das Training. Klienten werden motiviert und neugierig. Das therapeutische Vorgehen wird transparent, es bekommt eine Logik, und dem Patienten werden einfache und plausible „Erklärungsmodelle" vermittelt. Damit verstehen die Patienten den Therapieablauf.

Anhand von Beispielen wird erarbeitet, wie sich Gedanken und Gefühle gegenseitig aufschaukeln können. Ungünstige Gedanken führen zu Angst, die Angst wird als Beweis für die Berechtigung der Befürchtung angesehen, was die Angst weiter steigert. Durch das Vermeidungsverhalten ist die Person in der Überzeugung bestärkt, dass sie solchen Situationen nicht gewachsen ist, sie fühlt sich noch mutloser und nimmt derartige Aufgaben in Zukunft erst recht nicht mehr in Angriff.

Für alle Formen von Informationsvermittlung gilt, dass mit Zeichnungen und grafischen Darstellungen der Zusammenhänge die Information deutlich besser im Gedächtnis verankert wird. Zeichnen Sie die Zusammenhänge des Erklärungsmodells auf. Verhaltenstherapie ist auch „Zeichnen- und Schreibtherapie".

> **Beispiel**
>
> Ein Klient vermeidet Augenkontakt, schaut prinzipiell auf den Boden und spricht kaum. Er erlebt eine innere körperliche Anspannung und Angst. Es konnte mit ihm herausgearbeitet werden, dass er dem Gespräch auswich und den Blickkontakt mied, da er der Überzeugung war „wenn ich jemanden ansehe, werden die Leute mich ansprechen, und dann werden sie merken, wie dumm ich bin." Mit dem Aufzeichnen dieser Zusammenhänge verstand er die therapeutischen Prozesse sehr schnell. In der Therapie wurde Blickkontakt mit dem Therapeuten geübt. ◄

Viele Patienten haben Schwierigkeiten, unsicheres, kompetentes und aggressives Verhalten zu unterscheiden und verhalten sich aggressiv oder vorwurfsvoll, wenn sie ihre Bedürfnisse zum Ausdruck bringen möchten. Wenn sie aggressiv sind, werden beispielsweise ihre Pupillen größer, sie starren das Gegenüber an; sie sprechen lauter, zeigen auf den anderen oder verringern die Distanz zu ihm.

Üben Sie mit den Patienten im Rollenspiel die Formen der nonverbalen Kommunikation. Geleiten Sie sie in die Situation hinein. Fragen Sie nach, wie sie sich da verhalten, was sie spüren, was sie denken. Und dann lassen Sie die Patienten diese Situation durchspielen, Sie spielen den Konterpart. Die Übungen erfordern ein Agieren auf gleicher Augenhöhe und sollen Therapeuten und Patienten Spaß machen. Die Übung soll so lange wiederholt werden, bis der Patient mit seiner Performance zufrieden ist, er also meint, dass er seine Aggressivität sehr realitätsnah gespielt hat. Im nächsten Schritt diskutieren Sie mit dem Patienten, wie er sich richtig, also stark, sicher und kompetent verhalten möchte. Wie müsste er denken, um sich sicher zu fühlen; was bedeutet das für seine Gefühle, seine Körperhaltung, Mimik und Gestik. Üben Sie die einzelnen Ebenen des Verhaltens, lassen Sie ihn erspüren, wo er sich verbessern kann. Sie unterstützen – wie ein mitdenkender Spiegel – seine sichere Mimik, Gestik etc.

Beispiel

Eine Patientin ist immer für ihre drei Kinder da. Sie bringt sie in die Schule und holt sie wieder ab, weil sie sonst beim Bus so lange warten müssen. Sie erledigt alles im Haushalt, gönnt sich keine Pausen. Sie sagt wohl immer wieder, dass sie nicht mehr kann und bleibt trotzdem weiterhin im Überforderungsmodus. Als sie ihren Sohn bittet, mit dem Hund rauszugehen und er antwortet „ja, etwas später", beginnt sie plötzlich zu schreien, „ihr seid alle so egoistisch, ich mache immer alles, aber niemand hilft mir!" Ihr Sohn antwortet darauf „Was ist denn mit dir los?". In der Therapie ist sie verzweifelt. Sie hat das Gefühl, dass niemand in ihrer Familie wahrnimmt, wie es ihr wirklich geht und wieviel sie leistet und es deshalb keinen Sinn hat, um etwas zu bitten. Gleichzeitig ist sie enttäuscht, dass keines der Familienmitglieder ihren psychischen Zustand erkennt und nicht selbst Aufgaben übernimmt. ◄

Diese Patientin erlebt den Konflikt im Wechsel zwischen unsicher und aggressiv („Wenn das Heferl voll ist, kommt die Explosion"). In diesem Fall bezieht der Therapeut im Rollenspiel neben dem aggressiven Verhalten auch das unsichere Verhalten mit ein. Er klärt: Welche Gefühle treten in der Überforderungsphase auf? Wie stellt sich die Gefühlswelt dar? Und im Weiteren dann ähnlich wie bei der vorigen Übung: Welche Gedanken und welches Verhalten helfen für das selbstsichere Auftreten? Auch hier so lange durchspielen, bis die Patientin mit ihrer Selbstdarstellung zufrieden ist.

Hinsch und Pfingsten (2015) unterscheiden verschiedene, voneinander abgrenzbare Klassen von Situationen (Situationstypen). Je nach Situationstyp sind unterschiedliche Fertigkeiten (soziale Kompetenzen) erforderlich, um wünschenswerte Ziele in optimaler Weise zu erreichen.

- Typ R (Recht): eigene Rechte und berechtigte Interessen in Anspruch nehmen und durchsetzen (gegenüber fremden Personen, Behörden, am Arbeitsplatz usw.), Forderungen stellen, unberechtigte Forderungen anderer ablehnen;
- Typ B (Beziehung): Gefühle, Bedürfnisse und Wünsche einbringen (in Beziehung zu nahestehenden Personen wie Ehepartner, Kinder, Freunde usw.), Umgang mit Kritik, Kompromisse finden;
- Typ K (Sympathie/Kontakt): Kontakte aufnehmen und gestalten (v. a. zu mehr oder minder fremden Personen), Menschen für sich gewinnen, um Sympathie werben, körperliche Nähe ertragen, nonverbale Kontaktfähigkeit entwickeln (Blickkontakt, Lächeln, Stimme usw.)

Diese Aspekte werden im Einzel- oder Gruppentraining anhand von vorgegebenen Arbeitsmaterialien und Bespielen vorbereitet. Dann erfolgt das Üben in der Therapie und anschließend in vivo.

- *Die Unfähigkeit, Forderungen stellen zu können.* Die Aufgabe ist, berechtigte Forderungen zu stellen: Auskünfte erfragen, sich beschweren, auf etwas bestehen, jemanden um etwas bitten, etwas für sich oder für andere verlangen, gegen Unrecht protestieren.
- *Die Unfähigkeit, nein zu sagen und andere zu kritisieren.* Die Aufgabe ist, Forderungen stellen, Bitten von anderen abschlagen, nein sagen und Kritik äußern. Sich nicht ausnutzen lassen, es nicht allen recht machen wollen, auf die eigenen Bedürfnisse achten und ertragen, dass andere deswegen verärgert sein könnten, Auseinandersetzungen nicht konfliktscheu ausweichen, etwas ablehnen, einen Vorschlag zurückweisen. Das Verhalten soll nicht aggressiv, sondern freundlich-bestimmt sein.
- *Die Angst vor Fehlern oder vor öffentlicher Beachtung durch Kritik nicht ertragen.* Die Aufgaben sind: Kritik offen, bestimmt und in akzeptabler Form ausdrücken, berechtigte Kritik annehmen, absichtlich einen Fehler machen, im Mittelpunkt stehen (z. B. laut reden oder rufen, einen Vortrag halten).
- *Die Unfähigkeit, Kontakte herzustellen und aufrechterhalten.* Die Aufgaben sind: Gespräche beginnen und aufrechterhalten, eigene Gefühle mitteilen, auf andere eingehen, körperliche Nähe ertragen, Verabredungen treffen, nonverbale Kontaktfähigkeit entwickeln.

▶ **Wichtig** Eine wesentliche Ursache für diese fehlenden Kompetenzen liegt im Umgang mit Konflikten in der Primärfamilie. Kinder (müssen) lernen, sich an die Bedürfnisse und Normen der Eltern (Erziehungsberechtigten) ohne Widerspruch anzupassen. Die „Konfliktlösung" in der Familie besteht darin, nicht über schwierige Themen zu sprechen und eine Atmosphäre zu schaffen, die jedes unangepasste Verhalten unterdrückt. Wann immer das Kind die ungeschriebenen Regeln des Verschweigens und Unterdrückens bestimmter Handlungen einhält, erfolgt eine implizite Belohnung insofern, als es keine konflikthafte Auseinandersetzung darüber gibt. Aber das Kind lernt auf diese Weise nicht, für sich einzutreten oder sich durchzusetzen.

Ziele der Rollenspiele in der Gruppe oder in der Einzelarbeit sind, neue Verhaltensmuster aufzubauen und Vermeidungsverhalten oder handlungsblockierende soziale Ängste abzubauen. Die neu erlernten sozialen Fertigkeiten werden im weiteren Schritt in der In-vivo-Konfrontation mit bislang vermiedenen Situationen angewendet. Die positiven Konsequenzen des neuen Verhaltens führen in der Regel dazu, dass diese neuen Verhaltensweisen beibehalten werden.

Gleichzeitig wird auch an den Säulen des Selbstwertes (Potreck-Rose & Jakob, 2010), z. B. an „Selbstakzeptanz" und „Selbstvertrauen", gearbeitet (Lob annehmen lernen, sich wertschätzen lernen, etwas lassen können u. a.).

Soziale Kompetenz und sozialer Vergleich
In sozialen Kontakten werden laufend Vergleiche angestellt – bewusst und unbewusst. Wie das Vergleichen emotional erlebt wird, hängt von der Form des Vergleiches ab. Stellen Sie folgende Fragen an den Patienten:

- Bewertet er sich als schlechter, gleichwertig oder besser als die Vergleichsperson(en).
- Sieht er sich als Gewinner oder Verlierer.
- Zieht er den (falschen) Schluss, dass der besser Bewertete auch der bessere Mensch sei.
- Achtet er beim negativen Vergleich auf die Unterschiede zwischen sich und anderen und wertet sich ab.

Wenn die Vergleiche dazu führen, dass der Patient die eigenen Kompetenzen nicht sieht oder abwertet, führt dies zu einem Minderwertigkeitsgefühl und damit zu einem negativen Selbstbild. „Alle können es besser als ich … sind attraktiver … werden mehr geliebt …"

Orientieren Sie dann den Patienten darauf, auf die Ähnlichkeiten zwischen sich und anderen zu achten. Auf diese Weise erkennt er, dass seine Wertungen nur einen (kleinen) Ausschnitt seiner Persönlichkeit betreffen und sehr relativ zum gesamten Kontext seiner Identität sind. Das sind Schritte zur Selbsterkenntnis.

Selbsterkenntnis und Selbstakzeptanz
Die Fähigkeit zur persönlichen Weiterentwicklung ist Bedingung für die aktive Gestaltung des eigenen Lebens.

Erarbeiten Sie mit den Patienten, in welchen Aspekten der Selbstkompetenz sie stark sind und in welchen weniger. Geben Sie die folgenden Punkte als Checkliste vor und diskutieren Sie diese und/oder geben Sie diese als Hausübung (nach Kogler & Kogler, 2005).

Checkliste Selbsterkenntnis und Selbstakzeptanz
„Ich kann …"

- … mich mit den eigenen Motiven und Werten identifizieren;
- … Ja/Nein sagen;
- … eigene Fähigkeiten erkennen und sie gezielt einsetzen;
- … eigene Schwächen erkennen, um sie zu akzeptieren oder zu reduzieren;
- … kurz- und langfristige Konsequenzen unterscheiden (Selbstkontrolle);
- … Kritik/Lob annehmen;
- … mich gut selbst organisieren;
- … mit der eigenen Energie haushalten;
- … Lebenszufriedenheit gewinnen;
- … subjektive Barrieren, die durch eigene oder fremde Vorurteile entstehen, erkennen und abbauen;
- … neue Möglichkeiten (out of the box) erkennen, oder diese entwickeln und nutzen;

In der Therapie werden verschiedene Situationen mit dem Patienten genau analysiert. Gehen Sie die einzelnen Parameter der in der Psychoedukation angeführten Elemente durch und besprechen Sie die daraus resultierenden Handlungsmöglichkeiten. Üben Sie im Rollenspiel die Bewältigung der relevanten Situationen. Verstärken Sie den Übungseffekt mit Hausaufgaben, und wirken Sie so der Vergessenskurve entgegen.

> **Beispiel**
>
> Einem Patienten (19 Jahre) fehlten Kompetenzen im Umgang mit anderen Menschen. Er wuchs in seiner Kindheit allein auf einem abgelegenen Bauernhof auf. Er spielte meist allein und mit den Tieren am Hof. Die Eltern zeigten an seinem Spiel und seinen Aktivitäten wenig Interesse. In der Volksschule und Hauptschule war er weiterhin Einzelgänger. Mit seinem Übergewicht wurde er zum Objekt von Angriffen und Hänseleien, besonders im Turnunterricht. Er kannte keine Gruppenspiele, mit denen Kinder soziale Kompetenzen entwickeln.
>
> Typische und wichtige Lernerfahrungen im Leben sind: im Spiel verlacht werden, wenn man verliert; ein Pfand auslösen, indem man eine von der Gruppe vorgegebene Aufgabe lösen muss, wie zum Beispiel auf einem Bein stehen und ein Lied singen. Man wird von allen beobachtet, und es wird auch gelacht. Dies ist unangenehm, und gleichzeitig kann es lustvoll sein. Ein anderes typisches Spiel ist Bockschauen: Man blickt dem Gegenüber in die Augen, und wer als erster wegsieht oder zu lachen beginnt, der hat verloren. Mit solchen und anderen Spielen in der Kindheit oder Jugend lernen Kinder und Jugendliche, mit unangenehmen Situationen umzugehen und trotzdem im Gruppengefüge zu bleiben.
>
> Fehlen dem Patienten solche Lernerfahrungen, kann man gemeinsam in der Therapie solche Erfahrungen nachholen. Es wird gemeinsam in der Stunde gehüpft wie ein Hampelmann und vielleicht noch dazu gerufen „Ich bin ..." oder ein Wechselschritt ausprobiert. Oder es wird die Übung Bockschauen durchgeführt. Für manche Patienten, aber auch Therapeuten(!) sind diese einfachen Übungen schwierig. Manchen sind sie peinlich. ◄

Finden Sie die richtige Dosis der Konfrontation! Haben Sie eine Hierarchie im Kopf, was Patienten mitmachen (wollen) und was (noch) nicht. Definieren Sie erreichbare Ziele.

> **Beispiel**
>
> Eine weitere Übung für den Umgang mit sich ist die *Spiegelübung* mit Unterstützung des Therapeuten:
>
> Stellen Sie sich gemeinsam mit der Patientin vor den Spiegel und reflektieren Sie mit ihr, welche Gefühle und Gedanken vorhanden sind. Fragen Sie: „Was für ein Gefühl ist im Moment zu spüren? Ist es angenehm oder unangenehm? Ist es ungewohnt, sich im Spiegel bewusst anzusehen und nicht nur funktionell, ob die Frisur, das Make-up, die Kleidung passt? Ist Unsicherheit, Scham oder Peinlichkeit zu spüren? Welche Gedanken gehen durch den Kopf? Sind es kritische,

selbstabwertende oder positive Gedanken?" Im nächsten Schritt gehen Sie zu den körperlichen Details und fragen, wie einzelne Körperpartien bewertet werden. „Wie gefallen Ihnen Ihre Haare, Ihre Stirn, die Augenbrauen, Augen, Ohren, Ihre Wangen usw." Die Bewertung der einzelnen Körperteile auf einer Skala (z. B. von Null bis Zehn) macht die Selbstbeurteilung noch plastischer.

Wenn viele negative Abwertungen kommen, weisen Sie die Patientin darauf hin, wie kritisch sie mit sich umgeht und ob ihr das bewusst ist. Häufig wissen das die Patienten nicht und sind überrascht, wie oft das automatisch aktiviert wird, z. B. beim Vorbeigehen bei einer Auslagenscheibe und dem Blick hinein.

Hier hilft die Erinnerung, ob man in der Kindheit gerne vor dem Spiegel gestanden ist und sich beobachtet hat (offen oder heimlich). Wenn dieser Rückblick eher negativ ist, kann es interessant sein, sich zu überlegen, wann man begonnen hat, sich abzuwerten. Kinder schauen sich in der Regel sehr gerne an, beobachten sich in ihrer Bewegung, weil es spannend ist, sich im Spiegel zu sehen. Aber in der Pubertät ist es nicht selten, dass das Interesse, sich im Spiegel zu sehen, in Selbstkritik umschlägt. Denn in diesem Alter wird die Peer-group immer wichtiger und der soziale Vergleich stärker.

Wenn nur negative Erinnerungen kommen, fragen Sie nach, welche Gründe es waren, sich in diesem Alter negativ gesehen zu haben. Machen Sie bewusst, dass die Selbstkritik ein Lernprozess war, der auch wieder verändert werden kann, indem man neue innere Sprachen aufbaut. Meist hat die Angst mitgespielt, nicht angenommen zu werden und im sozialen Vergleich nicht bestehen zu können.

Lenken Sie anschließend die Aufmerksamkeit wieder auf das Spiegelbild und auf einzelne Körperpartien. Hilfreich kann sein, deren Funktionen wahrzunehmen. „Sehen Sie mit Ihren Augen gut und können Sie Details wahrnehmen? Hören Sie gut und können Sie zuhören? Kann Ihre Nase gut riechen und intensive oder flüchtige Gerüche wahrnehmen? Führt Ihr Mund gute Gespräche? Packen Ihre Hände geschickt zu? Stehen Sie mit Ihren Füßen fest und sicher auf dem Boden?"

Am Ende der Übung lenken Sie die Patientin nochmals zu ihren Gefühlen. Sind Scham, Unsicherheit oder Peinlichkeit noch immer vorhanden? Nach unseren Erfahrungen verändern sich die Gefühle und Gedanken im Lauf dieser Übung. Denn sie vermeidet nicht, sondern konfrontiert mit dem Spiegelbild. ◀

Verstärken Sie die Lernprozesse! Geben Sie die Hausübung, sich einmal am Tag bewusst im Spiegel anzusehen, und zwar nur diesen Körperteil, der in der Übung positiv bewertet werden konnte. Sollte sich der innere Kritiker mit einem „Ja, aber …" melden, soll der Patient im Selbstgespräch sagen „die Kritik kenne ich, ich muss sie nicht ständig wiederholen. Im Gegenteil, meine Augen gefallen mir!" So wird der Prozess der jahrelangen Selbstabwertung durchbrochen und eine neue Sichtweise erarbeitet.

In den Situationen des sozialen Kompetenztrainings müssen sich Therapeuten manchmal überwinden. Denn es können Gedanken auftauchen wie „hoffentlich mache ich mich nicht lächerlich; hoffentlich denkt sich der Patient nicht, typisch Psychotherapeut, die sind selbst alle gestört". Therapeuten (und Patienten) können sich an das Zitat von Mark Twain halten „ist der Ruf erst einmal ruiniert, lebt es sich ganz ungeniert".

Erst das Prinzip der realen Erfahrung (=Üben) ermöglicht den Patienten eine effektive Nutzung der persönlichen Ressourcen.

Gefühle, Gedanken, körperliche Reaktionen und Verhaltensweisen tragen zur Entwicklung des Selbstwertgefühls bei. Im Unterschied zum Tier hat der Mensch die Fähigkeit, zu denken, zu urteilen, seine Emotionen zu steuern, vorauszuplanen und gezielt zu handeln. Diese besonderen Fähigkeiten können zum Problem werden, wenn sie missbraucht oder falsch eingesetzt werden. Negatives oder geringschätziges Denken über sich selbst kann zu einer Belastung werden und krank machen. Alle Lebenssituationen, z. B. Beziehungen zu anderen Menschen, Arbeit und Freizeit, sind emotional eingeschränkt, wenn starke Selbstzweifel bzw. eine innere Ablehnung vorhanden sind. Abhängigkeiten entstehen durch das Gefühl, nicht vollständig zu sein und dem daraus entstehenden Bedürfnis nach Bestätigungen. Andere Menschen werden als Quelle der Selbstbestätigung wahrgenommen. Dieses Schema macht es schwer, Grenzen zu setzen. Es gelingt nicht mehr „nein" zu sagen. Aus dem Bedürfnis, „gebraucht zu werden", wird (zu) viel für andere getan. Manchen Patienten fällt es schon im sogenannten „Trockentraining" schwer, für sich einzutreten.

> **Beispiel**
>
> **„Nein sagen"**
> Die Übung ist sehr einfach. Die Therapeutin sagt „Ja" in verschiedenen Tonlagen: laut, aggressiv, bittend oder weinerlich. Der Patient muss nur „Nein" antworten. Sehr häufig sagen Patienten dann doch „Ja" oder brechen die Übung ab, manchmal fließen auch Tränen.
>
> In dieser hoch emotionalen Situation wird der Patient durch therapeutische Kompetenz und Einfühlungsvermögen bei der Hand genommen und durch seine Gefühle und Gedanken geführt: Was ist in diesem Moment passiert; welche Gefühle, Bilder oder Erinnerungen sind aufgetaucht; Was hat mich gehindert, beim Nein zu bleiben; Welche Kraftquellen kann der Patient aktivieren.
>
> Dann wird die Übung (manchmal mehrmals) wiederholt. Die Patienten können auf diesem Weg ihre Schwächen und Ressourcen immer besser erspüren. ◄

Die Wiederholungen sind deshalb wichtig, um Kräfte aufzubauen. Patienten verstehen, dass sie schwierige Situationen nicht bestehen werden, wenn sie bereits bei dieser einfachen Übung Probleme haben. Komplexere Aufgaben zum Abgrenzen in vivo (z. B. vor der Mutter bestehen und ihr sagen „das will ich nicht") schaffen sie dann nicht. Entsprechend ihrem niedrigen Selbstwert üben sie Selbstkritik („Nicht einmal das bringe ich zustande") und werten sich ab.

Gedanken stehen in Wechselwirkung mit den emotionalen und körperlichen Reaktionen. Selbstwertgefühl und Selbstvertrauen hängen davon ab, welche Gedanken über sich selbst vorhanden sind und welche Gefühle damit verbunden sind. Denken wir schlecht von uns und machen uns klein, dann fühlen wir uns auch „klein" und minderwertig, sind verzweifelt und mutlos.

4.3.4 Konfrontationsverfahren

Mit Konfrontationsverfahren werden Patienten genau jenen Situationen ausgesetzt, in denen ihre psychischen Probleme (Ängste, Zwänge, Abhängigkeiten, Ärger …) auftreten. Dies kann direkt in der Realität (in vivo) oder in der Vorstellung (in sensu) durchgeführt werden. Die Konfrontation selbst kann dabei massiv (mit dem stärksten Reiz) oder gestuft (nach einer Hierarchie) erfolgen. Die Konfrontationen werden so lange durchgeführt, bis die unangenehmen Gefühle (Ängste, Ekel), die kognitiv-affektiven und die körperlichen Reaktionen stark zurückgehen. Konfrontationsverfahren sind sehr wirksam bei Angststörungen, Zwangsstörungen, posttraumatischer Belastungsstörung, bei alkoholbezogenen Störungen und Essstörungen (siehe z. B. Teisman & Margraf, 2018). Bei Angststörungen scheint die Konfrontation der wichtigste Baustein für die erfolgreiche Behandlung zu sein.

> **Beispiel**
>
> **Soziale Angst und massierte Konfrontation:**
> Ein Hochschulassistent mit langer Lehrerfahrung schwitzte in einer Vorlesung plötzlich stark. Das war ihm äußerst peinlich und er machte sich Gedanken darüber, ob die Studenten ihn als unsicher einschätzten. Er versuchte in den nächsten Vorlesungen „nicht zu schwitzen". Er begann ein, dann zwei und sogar drei Unterhemden anzuziehen, damit der Schweiß nicht zu sehen war. Die Folge war, dass er immer stärker schwitzte und seine Angst immer größer wurde. In der Therapie konnte herausgearbeitet werden, dass ein möglicher Grund für das erste starke Schwitzen ein hoher Stress war, nämlich eine anstrengende Woche und eine durchfeierte Nacht. Das Erkennen des Zusammenhanges zwischen Stress, körperlicher Reaktion und der falschen Bewertung half ihm, die Körperreaktion „Schwitzen" zu akzeptieren und neu zu bewerten. In diesem Fall war der Patient nach dem Verstehen des Zusammenhanges zwischen Angst, Bewerten und Vermeidung sofort bereit, sich massiert mit der Angst zu konfrontieren. In die nächste Vorlesung ging er mit Hemd ohne Sakko und befeuchtete es unter den Achseln, am Rücken und vorne am Bauch. In die nächste Stunde kam er mit einem Lächeln und meinte, er sei amüsiert in die Vorlesung mit dem Gedanken gegangen, „wenn die Studierenden wüssten, warum ich jetzt nasse Flecken habe".
> Der Hochschullehrer erlebte die Freude der Erkenntnis, und er hatte den Mut, sich der Situation ohne Vermeidungsverhalten zu stellen. Voraussetzung war, dass er seine Ressourcen und sozialen Fertigkeiten sehen konnte. Er unterrichtete Jahre mit Erfolg weiter. ◄

Die Technik der Exposition (lat. expositio „Aussetzung") wird zur Konfrontation (lateinisch confrontatio: „Gegenüberstellung") mit der angstauslösenden Situation genutzt. Dies kann Konfrontation mit dem Reizaspekt der Situation („äußere Reize") bedeuten oder die Konfrontation mit den eigenen (Angst-)Reaktionen („innere Reize").

▶ **Wichtig** Bei für Patienten gefährlich und unerträglich erscheinenden Reizen und Situationen erfolgt automatisch eine drei bis fünf Minuten dauernde arousal reaction, d. h. eine massive körperliche und geistige Aktivierung im Sinne der Kampf-Flucht-Reaktion nach Cannon und der Alarmreaktion nach Selye. Diese Angstreaktion auf einen phobischen Auslöser nicht durch Flucht oder Vermeidung zu beenden, sondern durch Gewöhnung *(Habituation)* an den phobischen Reiz in Form von regelmäßiger Konfrontation, führt zur Hemmung.

(Anmerkung: „Löschung" ist der Begriff aus der klassischen Konditionierung von Pawlow und resultiert aus einer unrichtigen Übersetzung aus dem Russischen ins Englische. Gerade im Zusammenhang der Konfrontationstherapie muss darauf hingewiesen werden, dass Pawlow von „Hemmung" oder Abschwächung, aber niemals von Löschung sprach. Er beschrieb damit, dass ein gelernter Reflex nicht dauerhaft gelöscht, sondern durch das Ausbleiben des unkonditionierten Reizes lediglich gehemmt wird. Die Hemmung ist nicht dauerhaft, dadurch kommt es zum Phänomen der spontanen Erholung des Reflexes. Das bedeutet, dass alte Reizmuster immer wieder auftreten und deshalb Konfrontationen *öfter* durchgeführt werden müssen. Auch neuropsychologische Befunde zeigen, dass neue Erfahrungen neue neuronale Verknüpfungen herstellen und die alten nicht verschwinden lassen.)

▶ **Wichtig** Habituation bedeutet eine Gewöhnung an bislang Angst machende Reize und Situationen, sodass die physiologische Erregung nachlässt. Das Ziel ist also, solange in dieser Situation zu bleiben, bis es zu physiologischen Beruhigungen kommt. Dadurch verändert sich das Gefühl der Angst. Auf der gedanklichen Ebene können neue Interpretationen dieser Situation entwickelt werden. Interpretationen, die vor der Exposition mit dem Patienten besprochen wurden, werden verankert.

So wird z. B. die Information über Angst vor einem Herzinfarkt („könnte es sein, dass Sie ihr Herz deshalb so stark spüren, weil Sie aufgeregt sind und deswegen ihr Herz schneller schlägt") verarbeitet und führt zur Beruhigung der Gedanken und Minderung der Angst. Durch die Konfrontation werden alte Konditionierungen gehemmt, denn neue Erfahrungen ermöglichen neue Konditionierungen. Bis jetzt mag der Patient die dysfunktionale Überzeugung gehabt haben, dass ein Herzinfarkt drohe und er bis jetzt nur Glück gehabt habe. Alle körperlich spürbaren Symptome waren für ihn erste Zeichen für einen Herzinfarkt. Die Reaktionsverhinderung, also keine alten Verhaltensweisen einzusetzen, um die Gefahr zu lösen, hemmt früher stattgefundene operante Konditionierungen. Durch die Erfahrung, dass die Katastrophe nicht eingetreten und es zu einer Beruhigung gekommen ist, obwohl nur gewartet und ertragen wurde, können sich neue Interpretationen und Verhaltensweisen entwickeln und verfestigen. Es werden also neben lerntheoretischen Konzepten von Stimulus (Reiz) und Response (Reaktion) als Grundeinheiten des Verhaltens, auch kognitiv-affektive Konzepte, die psychische Verarbeitungsprozesse beeinflussen, während einer Konfrontationstherapie berücksichtigt.

Die Forderung, in der Angst machenden Situation unbedingt auszuharren und erst nach Abklingen der Angst den jeweiligen Aufenthaltsort zu verlassen, weist auf die lerntheoretischen Wurzeln der Konfrontationstherapie hin: durch das Vermeidungsverhalten erfolge keine ausreichende „Hemmung" des Angstverhaltens, weil dieses durch die erfolgreiche Aktion der Flucht immer wieder verstärkt werde. Dies trifft zwar oft zu, eine Verallgemeinerung ist daraus jedoch nicht ableitbar. Die Möglichkeit zur Flucht kann nämlich auch ein Gefühl von Souveränität, Sicherheit und Kontrolle vermitteln und das Aushalten der Angst erleichtern (Rachman et al., 2008). Die bisher vorliegenden Studien klären nicht eindeutig, inwieweit die Kontroll- und Sicherheitsstrategien während der Exposition angewendet werden dürfen. Studien zeigen, dass diese möglichst schnell ausgeschlichen werden sollen (Telch & Lancaster, 2012).

In der Konfrontationstherapie machen die Patienten die bisher für unmöglich gehaltene Erfahrung, dass sie auch die größte körperliche Erregung ertragen können. Durch das Erlebnis, dass auch die stärkste Angst ausgehalten werden kann und nach einiger Zeit (5–20 Minuten) zurückgeht, erfolgt gleichzeitig auch eine „kognitiv-affektive Umstrukturierung", die durch eine ausschließlich kognitive Therapie (Analyse und Änderung der Denkmuster) nicht so effektiv erreicht werden kann („Ich erlebe, dass ich Angst aushalten kann, daher glaube ich auch zukünftig, dass ich Angst aushalten kann"). Wiederholte Erlebnisse dieser Art bewirken eine kognitiv-affektive Umstrukturierung: Neue Erfahrungen führen zu neuen Gefühlen und Einstellungen.

▶ **Wichtig** Bei der Konfrontationstherapie geht es nicht darum, schnell etwas „wegzumachen", sondern das Erlebte vorerst einmal besser annehmen und aushalten zu lernen, um über diese Erfahrungen einen besseren Zugang zu sich selbst zu erhalten.

Die Reizkonfrontationstherapie wurde in den 1970er-Jahren von Isaac Marks, Professor für Psychiatrie an der Universität von London, entwickelt. Er wies nach, dass die reine Konfrontation mit aversiven Reizen gleich wirksam ist wie die systematische Desensibilisierung. Er nannte sie „exposure", weshalb man im deutschen Sprachraum auch von „Exposition" oder „Expositionstherapie" spricht.

Die Konfrontationstherapie darf nicht als psychologische Technologie betrachtet werden. Diese Intervention ruft höchste Emotionen und stärkste körperliche Reaktionen hervor. Psychoedukation, therapeutische Beziehung und Empathie sind deshalb besonders wichtig. Das grundlegende verhaltenstherapeutische Vorgehen mit funktionaler Analyse des Verhaltens und mit vertikaler Analyse der überdauernden verhaltenssteuernden Ziele und Pläne muss besonders sorgfältig durchgeführt werden. Beziehungsaufbau, Information und Psychoedukation sind allererste Voraussetzungen für eine gelingende Exposition.

Massierte Reizkonfrontation
Die massierte Reizkonfrontation kann als Implosion imaginiert (in sensu) erfolgen, oder real (in vivo) als Flooding. Die reale Exposition dürfte effektiver sein als die imaginierte. Allerdings treten imaginierte und reale Konfrontation in der Therapie miteinander auf. Denn Therapeuten sollen die systematische Selbstkonfrontation der Patienten unterstützen. Imaginationsübungen tragen zum Erfolg der Selbstkonfrontation bei.

Die Konfrontation erfolgt nach drei Prinzipien:

Massierte Reizkonfrontation. Es erfolgt eine unmittelbare und intensive Konfrontation mit den am meisten Angst machenden Situationen in der realen Umwelt.

Ununterbrochene und nicht ablenkende Konfrontation mit der Angstsituation bis zum Zeitpunkt eines deutlichen Absinkens der Angstreaktionen auf ein erträgliches Ausmaß. Die intensive Zuwendung zu den, Angst hervorrufenden Reizen kann entweder durch inneres Verbalisieren und Kommentieren der aktuellen Vorgänge oder durch lautes Sprechen darüber (z. B. in Begleitung des Therapeuten) aufrechterhalten werden. Diese Konfrontationsphase kann durch Imaginationstraining vorbereitet und unterstützt werden.

Reaktionsverhinderung. Die Betroffenen sollen die gefürchtete Situation im Zeitpunkt der größten Angst so lange ertragen, solange sie dies aushalten. Die wiederholte Konfrontation mit dem konditionierten Stimulus bei gleichzeitiger Verhinderung des Vermeidungsverhaltens soll die Angstreaktion hemmen. Die Patienten sollen ihre Selbstwahrnehmung schulen und erkennen, wie sehr sie den Angstkreislauf aufschaukeln. Mit Selbstgesprächen und Selbsteinschätzungen sollen sie die Kontrolle über ihre Entscheidung haben.

Bei Konfrontationstherapien geht es nicht primär darum, die Patienten mit gefürchteten Situationen oder Orten zu konfrontieren, sondern mit den dabei auftretenden, als gefährlich und unkontrollierbar erlebten Symptomen. Wenn dies im Therapieraum durch bestimmte Provokationsübungen gelingt, wird das selbstständige Aufsuchen der gefürchteten Situationen erleichtert. Sollte dies nicht möglich sein, werden genau jene Situationen aufgesucht, wo die gefürchteten körperlichen Zustände auftreten: in öffentlichen Verkehrsmitteln fahren, mit Auto oder Lift fahren.

Der Erfolg tritt ein, wenn die Patienten im Rahmen einer verbesserten Selbstwahrnehmung erkennen, wie sie selbst den gefürchteten Angstkreislauf aufschaukeln und damit umgehen lernen.

Im Sinne eines zeitökonomischen Vorgehens sind keine stunden- oder tagelangen gemeinsamen Übungen erforderlich, um dem Patienten in jeder nur denkbaren Situation das Gefühl der Kontrolle zu vermitteln. Eine gezielte Auswahl von panikprovozierenden Situationen reicht. Allerdings ist Konfrontation ohne Flucht am wirksamsten. (Ähnliches sagt der Volksmund: Wer vom Pferd stürzt, soll gleich wieder aufsteigen, um die Angst nicht hochkommen zu lassen). Wenn der Patient das völlige Flooding nicht erträgt, soll er den „Fluchtrahmen"– mit Unterstützung des Therapeuten – selbst bestimmen.

Ohne Bereitschaft zum Erleben einer ausgeprägten Panikattacke sind Stadtübungen bei Agoraphobie mit Panikstörung wenig sinnvoll, weil aufgrund der Erwartungsängste und der dadurch bedingten körperlichen Erregung keine Habituation eintritt.

4 Therapeutische Verfahren mit Anwendungsbeispielen

▶ **Wichtig** Die massierte Reizkonfrontation mit anschließender Reaktionsverhinderung (kein Verlassen der Angst machenden Situation, nicht durch Zwang, sondern durch eigene Entscheidung) sollte aus zeit- und geldökonomischen Gründen sowie aufgrund der Forschungsergebnisse das Mittel der Wahl bei Agoraphobie mit Panikattacken sein.

Beispiel

Patientin mit Reinigungszwang: Telefonische Exposition

Eine Frau (37 Jahre) glaubt, dass ihre Wäsche mit Substanzen aller Art kontaminiert ist. Sie muss jeden Waschgang fünfmal wiederholen. Das Ziel der Therapie ist, die Wäsche nur einmal zu waschen. Lebensfragebogen, Problemanalyse und Psychoedukation nehmen vier Stunden in Anspruch. Kein Training in der Therapie. Die massierte Konfrontation erfolgt per Telefon und dauert 25 Minuten. Die Instruktion ist, den ritualisierten Ablauf von der Wäscheentnahme bis zum Aufhängen nur einmal durchzuführen. Im Telefonat (jeweils etwa 30 Minuten) hält der Therapeut die Patientin im Zustand der Angst. Der Therapeut fragt nach Körpersymptomen, Gedanken, Gefühlen: „Wie fühlen Sie sich? Was nehmen Sie wahr? Was sind Ihre Ängste?" Der Therapeut lässt die Patientin die Intensität von eins bis zehn skalieren. Die Gedanken der Patientin sind: „Wenn ich die Wäsche nicht fünfmal wasche, dann ist alles in meiner Wohnung kontaminiert. Die Sessel, auf die ich mich setze und alle Personen, die ich berühre." Sie hat eine Kette von Angstgedanken. Die Patientin spürt zu Beginn starken Druck in Brust und Hals auf 10. Sie schildert ihre Gedanken und Ängste. Die Körpersymptome gehen in den 25 Minuten auf 2 zurück. Die Patientin ist überrascht wie stark ihr Erregungslevel zurückgegangen ist. Nach fünf derartigen Telefonaten reinigt sie die Wäsche ohne Unterstützung durch den Therapeuten nur mehr einmal. Sie formuliert neue Gedanken: „Die Wäsche ist nach einmaligem Waschen wirklich rein. Ich vergifte niemanden damit. Ich kann diesen Zustand genießen." ◀

Die Patientin erlebt, dass niemand vergiftet ist und gewöhnt sich an das Vorgehen. Dieses Therapiebeispiel ist ein Beleg für die Zeitökonomie der massierten Konfrontation. Wenn sie sich an bislang Angst machende Reize und Situationen gewöhnt, lässt die physiologische Erregung nach. Zentralnervöse und periphere Strukturen werden bei wiederholter Reizdarbietung immer weniger aktiviert.

Für *Konfrontationsübungen zuhause* empfiehlt es sich, den Patienten die wesentlichen Regeln der Konfrontation nicht nur verbal, sondern schriftlich (in einfachen Worten und in der Ich-Form) auf Kärtchen mitzugeben.

„Ich bleibe in der Angst. Ich halte die Anspannung aus."
„Ich lasse mich nicht ablenken."
„Ich höre erst dann auf, wenn die Angst deutlich gesunken ist (z. B. von 8 auf 5)."

Wissen für den Patienten: Je öfter und genauer er sich konfrontiert, desto schneller und nachhaltiger wird die Wirkung sein.

Der Wirkfaktor Information für die Exposition

Die Klienten werden nach Diagnostik, Problem- und Zielanalyse auf die Konfrontation vorbereitet, indem die Zusammenhänge zwischen angstauslösenden Reizen, den befürchteten Konsequenzen und die Sicherheits- und Vermeidungsverhaltensweisen erarbeitet (und zeichnerisch dargestellt) werden. Der Klient muss verstehen, wozu die Konfrontation dient.

Der Erfolg von Konfrontationstherapien hängt sehr davon ab, dass die Betroffenen durch ein plausibles Erklärungsmodell von der Sinnhaftigkeit dieses Vorgehens überzeugt werden. Dies setzt nicht nur eine optimale Vermittlung von Sachinformationen und psycho-technischen Anleitungen voraus, sondern auch eine gute Therapeut-Patient-Beziehung, durch die ein Mensch mit Angstzuständen erst Vertrauen und Zuversicht entwickeln kann.

Der Patient muss Bescheid wissen, was auf der körperlichen Ebene bei Stress/Angst physiologisch passiert, damit er während der Konfrontation in der Lage ist, sich die körperlichen Empfindungen als normale Stressreaktion zu erklären.

Information über innere Bewertungen und Verhaltensabläufe
Typische (Fehl-) Bewertungen sind, dass körperliche Wahrnehmungen ein Hinweis auf körperliche Erkrankungen oder Kontrollverlust sein müssen: „Da ich Angst habe, muss diese Situation gefährlich sein"; „Es droht wieder eine Katastrophe, denn ich spüre Angst"; „Wenn es nicht gefährlich wäre, würde ich nichts spüren".

Patienten brauchen Wissen über die Gesetzmäßigkeiten der Angst und deren Verminderung. Dieses Wissen, wie man gesund wird, beschleunigt und stabilisiert Erfolge. Falsche Erklärungskonzepte für psychovegetative Symptome verstärken die Ängste: „Ich bekomme einen Herzinfarkt", „ich werde verrückt".

Der Therapeut erklärt auch die Verhaltensabläufe. Ängste oder Zwänge werden immer wieder neu aktiviert, weil die Auslösereize durch das ständige Vermeiden eine immer größere Wichtigkeit erhalten und eine Gewöhnung an sie nicht möglich ist.

Es ist sinnvoll, lernpsychologische Modelle der klassischen und operanten Konditionierung, neuropsychologische Modelle und biologische Theorien zu vermitteln. Die gute und verständliche Information vermittelt den Patienten Kompetenz und schafft Beziehung.

Gerade zu Beginn der Therapie benötigen Angstpatienten emotionale Unterstützung, Motivierung und Handlungsanleitung durch den Therapeuten. Die Entscheidung zu Angstbewältigungsübungen allein oder zusammen mit dem Therapeuten stellt einen Ausdruck des Vertrauens zum Therapeuten dar.

▶ **Wichtig** Ohne ausreichende genaue Vorbereitung darf keine Konfrontation durchgeführt werden, da der Klient in der Konfrontation auf seine bisherigen (Vermeidungs-)Strategien zurückgreift, die ihm geholfen haben, die Angst zu bewältigen.

Nach den intensiv erlebten Situationen gemeinsam mit dem Therapeuten soll der Patient die Übungen täglich allein fortsetzen. Diese Intensität ist sinnvoll bei sehr starken Zwängen, die mit weiteren Symptomen, beispielsweise Persönlichkeitsstörungen kombiniert sind. Allerdings treten genau in diesen Konstellationen häufig Widerstände gegen intensive Therapieformen auf. Das bedeutet, dass Patient und Therapeut mit einem hohen emotionalen, zeitlichen und finanziellen Aufwand rechnen müssen.

In welcher Intensität Sie die Konfrontation durchführen, hängt von der Schwere der Krankheit, von der Belastbarkeit des Patienten, von seinem Mut und Ihrer Unterstützung ab.

Die massierte Konfrontation ist die Therapie der Wahl bei Ängsten und Zwängen (Achtung: Kontraindikationen: Herz-Kreislauf-Erkrankung; psychotische Patienten).

Nachhaltige Erfolge können auch durch gestuftes Vorgehen erreicht werden, wenn am Ende die am meisten Angst machende Situation massiv konfrontiert wird.

Angstreduzierende Medikamente sollen in der Phase der Konfrontation in Kooperation mit dem Arzt abgesetzt werden. Wenn nicht, besteht eine hohe Wahrscheinlichkeit, dass die Patienten den Erfolg dem Medikament zuschreiben und dann die für Angstpatienten so typische „Angst vor der Angst" nicht überwunden wird.

Mithilfe der Expositionstherapie haben die Patienten oft nach einer Woche all jene Ängste im Griff, die vielleicht schon seit Jahren ihr Leben massiv eingeengt haben. Manchmal dauert die Konfrontationsphase zwei bis drei Wochen. Dennoch: Dieses Vorgehen bringt die schnellsten und sichersten Erfolge, scheint jedoch nur Mutigen und gut Belastbaren vorbehalten zu sein.

▶ **Wichtig** Kontraindikation: Bei Patienten mit ängstlich-vermeidender oder dependenter Struktur ist eine Reizüberflutung in Begleitung des Therapeuten nicht möglich bzw. wenig sinnvoll, weil der anwesende Therapeut eine Sicherheitsgarantie darstellt („Wenn etwas passiert, werden Sie mir helfen", „Auf Ihre Verantwortung hin mache ich alles"), aber auch das unerträgliche Gefühl des Alleinseins mildert („Mit Ihnen mache ich gerne alle Übungen, allein freut es mich nicht"). Viele Agoraphobiepatienten können die Übungen in Anwesenheit des Therapeuten sogar genießen, während sie erst beim alleinigen Üben richtiggehend Angst bekommen. Die Therapeuten sollten also abklären, ob dependente oder vermeidende Strukturen vorhanden sind.

Gestufte Reizkonfrontation

Bei Phobien mit Angstsymptomatik und Vermeidung, jedoch ohne Panikattacken, ist eine gestufte Reizkonfrontation sinnvoll. Die Therapie dauert allerdings länger als die massierte Konfrontation, nämlich bis zu sechs Monate. Hausübungen, wie sie in Form einer eigenständigen, gestuften Angstkonfrontation jedem Patienten gegeben werden können, entsprechen dem Prinzip der Verhaltenstherapie, dass sich Veränderungen nicht so sehr in den therapeutischen Sitzungen, sondern vielmehr in den Zeiträumen zwischen den Therapiestunden ereignen.

Beispiel

Patient mit Hundephobie

Erstellen Sie mit den Patienten eine Hierarchie der angstmachenden Situationen mit zunehmender Schwierigkeit auf einer Skala von 0 bis 10. Bei Hundephobie könnte die Hierarchie folgend aussehen: Bild eines Hundes – Video eines Hundes – Hund im Garten eines Nachbarn – Angeleinter Hund geht vorbei – Frei laufender Hund. Die Unterschiede zwischen den Schwierigkeitsgraden dürfen nicht allzu groß sein. Leiten Sie die Patienten an, die Unterschiede zwischen den Stufen zu spüren. In der Therapie werden die einzelnen Stufen mit Bildmaterial geübt. Anschließend wird die Konfrontation in der Realität weitergeführt. Es ist manchmal nötig, dass der Therapeut mit dabei ist. Es kann aber auch eine dem Patienten nahestehende Person mit ihm üben. Wichtig ist, in der Angst zu bleiben, damit der Klient merkt, dass die Angst mit der Zeit von selbst vergeht. ◂

Erwartungsängste bezüglich einer Katastrophe („Ich werde verrückt") sind am besten durch Simulation bzw. Provokation einer solchen zu behandeln, weil über die konkrete Erfahrung, dass keine Katastrophe eintritt, die falschen Denkansätze der Patienten am schnellsten und überzeugendsten korrigiert werden können.

Das Grundprinzip lautet auch hier: Realitätstestung. Ziel ist eine realistischere Einschätzung von Situationen und körperlichen Reaktionen.

Transfer
Agoraphobikern (ausgenommen Personen mit sozialer Phobie) mit einer relativ stabilen Persönlichkeitsstruktur gelingt es oft mit Erfolg, nach einem Angstbewältigungstraining weitere anstehende Probleme selbst zu lösen (z. B. partnerschaftliche, familiäre oder berufliche Probleme).

Systematische Desensibilisierung
Bei dieser Methode (Wolpe, 1961, 1972) wird Entspannung mit einer Konfrontation in der Vorstellung gekoppelt. Hier wird die Konfrontation gestuft aufgebaut („Prinzip der kleinen Schritte"), indem eine Angsthierarchie (5–10 Stufen) erstellt wird und die progressive Muskelentspannung gelernt wird. Man beginnt mit der am leichtesten eingeschätzten Angstsituation.

Zu Beginn der Übung wird mit dem Patienten ein Signal vereinbart. Zum Beispiel: „Wenn Sie Angst verspüren, geben Sie ein Zeichen mit dem linken Zeigefinger, wenn Sie entspannt sind, geben Sie ein Zeichen mit der rechten Hand." Der Patient schließt nach Möglichkeit die Augen. Wenn ihm das nicht möglich ist, soll er mit den Augen einen Punkt vor sich fixieren. Der Therapeut beschreibt dem Patienten möglichst realitätsnah die unterste Stufe der Angstsituation. Der Patient versucht sich möglichst intensiv in diese Angstsituation hineinzuversetzen und konzentriert sich auf die aufkommende Angst. Wenn die Angst gespürt wird, gibt er ein Zeichen mit dem linken Zeigefinger und wird vom Therapeuten angeleitet, in die Entspannung zu gehen, da Angst und Entspannung nicht vereinbar sind. Wenn Entspannung zu spüren ist, also die Angst zurückgegangen ist, gibt er ein Zeichen mit dem rechten Zeigefinger und stellt sich die angstbesetzte Situation wieder vor. Durch mehrmaliges Wiederholen dieser Sequenz löst sich die Angst und der Patient erlebt ein Gefühl der Erleichterung und Sicherheit, da durch die Übung die Erfahrung gemacht wird, dass sich die Angst löst bzw. dass die Angst „zu managen" ist. Die vorgestellte Situation soll zweimal angstfrei erlebt werden. Wenn die Angst auf der ersten Hierarchiestufe bewältigt ist, wird die nächste Stufe nach dem gleichen Prinzip in Angriff genommen. Das Ziel ist die Erreichung der letzten Stufe und damit die Bewältigung der Angst. Patienten werden dazu angehalten, diese Übung auch zuhause einmal am Tag durchzuführen. Wenn alle Stufen mit Erfolg geübt worden sind, werden Patienten natürlich dazu angeleitet, wenn möglich, in die reale angstbesetzte Situation zu gehen.

> **Beispiel**
>
> Ein Patient (26 Jahre alt) litt seit acht Jahren an Flugangst. Er machte vor mehreren Jahren eine Flugreise, bei der ein heftiges Gewitter das Flugzeug stark hin und her rüttelte. Der Patient geriet in Panik. Seither flog er nie wieder. Zu Beginn der Therapie teilte er mit, dass er in drei Monaten zu einem Kongress fliegen und dort einen Vortrag halten müsste. Der Therapeut übte mit ihm die Progressive Muskelentspannung und erstellte mit ihm die mehrteilige Angsthierarchie. Für den Patienten waren folgende Situationen bedrohlich (von der niedrigsten bis zur höchsten Stufe der Angsthierarchie): Im Reisebüro das Flugticket buchen (1), das Reisegepäck packen (2), der Tag vor dem Abflug (3), die Fahrt zum Flughafen (4), das Einchecken (5), das Warten in der Abflughalle (6), der Einstieg (7), das Warten auf den Abflug (8), der Start (9), der Flug (10).
>
> Nach fünf Therapiestunden war die Anspannung in der Vorstellung so gering, dass der Patient sich den Schritt, mit dem Flugzeug zu fliegen, zumutete, und er flog zum Kongress. Zu Beginn des Fluges verspürte er eine intensive Anspannung. Er konnte sie akzeptieren und sich entspannen. Er war sehr stolz, den Flug geschafft zu haben. ◄

Die systematische Desensibilisierung kann in Situationen eingesetzt werden, die nicht in vivo zu üben sind. Sie ist bei Patienten anwendbar, für die eine Konfrontation eine Überforderung wäre. Dies trifft zu auf Patienten mit psychotischen Störungen, mit körperlichen Erkrankungen, bei denen eine starke physiologische Erregung vermieden werden soll (z. B. Krampfanfälle, Asthma bronchiale, Herz- Kreislauf-Probleme). Sie kann aber auch bei Patienten durchgeführt werden, die nicht bereit sind, in eine direkte Konfrontation zu gehen.

4.3.5 Entspannungsverfahren

Entspannung dient der Herstellung eines als angenehm erlebten Zustands und der Vermittlung von Bewältigungsstrategien für psychophysiologische Spannungszustände. Der Entspannungszustand ist durch einen gesenkten biologischen Energieumsatz gekennzeichnet. Entspannung wirkt symptomunspezifisch. Sie führt nicht nur zu einem Abbau physiologischer Erregung und in der Folge zu einer Linderung psychosomatischer Beschwerden, sondern bewirkt darüber hinaus positive emotionale Effekte.

Allen Menschen ist gemeinsam, dass sie in ihrem Alltag immer wieder kleineren oder größeren Belastungen ausgesetzt sind. Diese wirken sich oft in überhöhter Anspannung, innerer Unruhe oder übersteigerter Empfindlichkeit aus. Stress und

Hektik gehören zum Tagesprogramm des heutigen Menschen. Die Fähigkeit, sich körperlich zu entspannen und gedanklich abzuschalten, stellt eine grundlegende Bewältigungsmöglichkeit gegenüber Belastungen dar.

Muskuläre Entspannung wird z. B. durch die Herabsetzung des Muskeltonus beschrieben, während zerebrale Entspannung durch bestimmte EEG-Muster (synchronisierte Alpha-Wellen bzw. gehäufte Theta-Wellen) gekennzeichnet ist.

Biofeedback

Biofeedback macht automatische physiologische Prozesse akustisch und/oder optisch sichtbar, die der Mensch mit seinen Sinnesorganen normalerweise nicht wahrnimmt. Typischerweise sind dies die elektrische Aktivität der Muskulatur (Elektromyografie, EMG), die elektrodermale Aktivität (Hautleitfähigkeit bzw. Hautwiderstand), die kardiale Aktivität (Herzfrequenz, Herzratenvariabilität), die periphere Durchblutung (Blutvolumen, Pulsvolumenamplitude, Blutdruck), die Fingertemperatur sowie die Atemtätigkeit. Wesentlich am Biofeedbackverfahren allerdings ist nicht die Aufzeichnung der Signale, sondern dass die Patienten lernen, diese physiologischen Prozesse willentlich zu beeinflussen. Man erhält beispielsweise die Veränderung der Muskelspannung am Bildschirm in Form einer Linie und als Ton rückgemeldet. Durch diese Rückmeldung der Veränderung können die meisten Menschen in kurzer Zeit lernen, ihre physiologischen Prozesse zu steuern.

Wer seine physiologischen Reaktionen beeinflusst, kann damit auch seine Gedanken, sein Verhalten und Erleben ändern. Denn Gefühle und Verhalten hängen immer mit physiologischen Vorgängen zusammen. Ein schneller Herzschlag kann Angst oder Stress bedeuten. Wer es schafft, den Puls zu senken, verändert auch die Angst oder den Stress.

Am Biofeedback ist der Widerspruch zwischen dem Versuch, Kontrolle über Körperfunktionen aufzubauen, für die ein funktionaler Zusammenhang mit der jeweiligen Symptomatik angenommen wird, und der Notwendigkeit, loszulassen und abzuschalten, um diese Kontrolle auszuüben, interessant. Eine Patientin fasste diesen Prozess perfekt zusammen: „Ich kann dann Kontrolle ausüben, wenn ich loslasse und nichts anstrebe; um allerdings loslassen zu können, muss ich gewisse Abläufe befolgen und mich gezielt steuern."

Die Einsatzgebiete des Biofeedbacktrainings haben sich in den letzten Jahren stark ausgeweitet. Sie werden hier kursorisch angeführt. Für die meisten der folgenden therapeutischen Bereiche gibt es symptomspezifische Behandlungsleitlinien. Biofeedback ist allein oder in Kombination mit VT hilfreich bei muskulären Störungen (z. B. Bruxismus), hilft allgemein beim Muskelaufbau und beim Aufbau der Beckenbodenmuskulatur, bei Stuhl- und Harninkontinenz, bei Herz-Kreislauf-Problemen (z. B. Hypertonie, Morbus Raynaud), bei Tinnitus, Essstörungen, Erschöpfung/Burnout oder bei sexuellen Störungen.

Kinder und Jugendliche profitieren bei ADS, Entspannung und Stressabbau.

Biofeedback dient als „objektives" Diagnoseinstrument für den Zustand der körperlichen Entspannung, als Werkzeug zum Erlernen von Entspannungstechniken und des richtigen Atmens (Atemschule), als Methode zum Erwerb physiologischer Selbstregulationsfertigkeiten, um das Auftreten psychosomatischer Störungen zu verhindern. Es hilft bei der Behandlung von psychosomatischen Störungen, Schmerzen (z. B. Spannungs-Kopfschmerz, Migräne, Rückenschmerzen). Depressionen oder Ängste sind erfolgreiche Einsatzgebiete. Bei Angststörungen zum Beispiel kann der Teufelskreis der Angst am Bildschirm nachverfolgt und verändert werden. Biofeedback wird weiters zur neuromuskulären Reedukation eingesetzt.

Im Neurofeedback werden Trainingsparameter mit dem EEG erhoben. Am häufigsten wird das Frequenzbandtraining angewendet: Alpha-, Beta-, Theta- und Delta-Wellen. Weiters gibt es das Training von langsamen kortikalen Potenzialen (Slow Cortical Potentials, SCP) und Infra-Low Frequency Training.

▶ **Wichtig** Kontraindikation: Biofeedback sollte nicht angewendet werden bei schweren Depressionen, akutem psychotischen Erleben, Manie, akuter Agitiertheit, hochgradiger Zwangsstörung und Gefahr der Dissoziation.

Wenn die Biofeedbacktherapie im Rahmen einer Verhaltenstherapie erfolgt, dann wird sie in das Procedere eines strukturierten, zielorientierten Behandlungsplans mit Problem- und Verhaltensanalyse eingefügt.

Die Wirkfaktoren bei Biofeedback sind ähnliche wie in der Verhaltenstherapie allgemein: Kognitive Elemente spielen eine wesentliche Rolle. Studien aus den letzten Jahren zeigen, dass die Effektivität der Biofeedbacktherapie durch kognitive Veränderungen hervorgerufen wird, die durch die Behandlung angestoßen werden, und weniger durch das Erlernen physiologischer Kontrolle über einzelne Parameter. Die Effektivität der Biofeedbacktherapie wird moderiert von der Vermittlung kognitiver Veränderungen, dem Einfluss der wahrgenommenen Kontrolle, der Verbesserung des Selbstwirksamkeitserlebens und des Erlernens von Bewältigungsstrategien.

Hinweise in diese Richtung gibt es auch bei Studien über Fibromyalgie, Asthma, chronischem Rückenschmerz oder Spannungskopfschmerz.

Die Information (mündlich, besser schriftlich) über körperliche Zusammenhänge bei Stress, Angst oder Depression schafft eine hohe Biofeedback-Therapiemotivation. Die Sicherheit, dass der Patient die körperlichen Funktionen beeinflussen kann und den körperlichen Zustand (z. B. mithilfe der verbesserten Atmung oder Entspannung) sogar noch verbessern kann, führt zur mentalen Entlastung. Es erfolgt eine kontinuierliche positive (!) Rückmeldung und ein Sichtbarmachen der körperlichen Stressreaktion. Der Patient setzt Elemente der Biofeedback-Therapie selbstständig um und entwickelt Fähigkeiten, den Stress zu beeinflussen. Es treten ein: Kompetenzaufbau, Selbstwirksamkeit, Selbstkontrolle (!) und Neubewertung. Patient sieht die Biofeedback-Therapie als Selbstfürsorge.

Beispiel

Fallvignette Chronische Migräne
Patientin (30 Jahre), täglich leichte bis schwere Kopfschmerzen, als Migräne diagnostiziert, möchte explizit Biofeedback und nicht Verhaltenstherapie. Die Symptomatik besteht seit der Jugend. Sie hat Universitätsabschluss. Beruf mit hoher Verantwortung.

Nach der Psychoedukation über die Zusammenhänge von Stress, Atmen, Gefäßveränderungen und Temperaturerhöhungen für die Behandlung der Migräne erfolgen die Biofeedback-Interventionen:
Schritt 1: Festigung der Atemtechnik
Schritt 2: willentliche Temperaturerhöhung (vier Einheiten, à 15 Minuten)
Schritt 3: Vasokonstriktionstraining (acht Einheiten, à 16 Minuten)
Die Symptome gingen auf der subjektiven Schmerzskala von durchschnittlich neun auf sechs hinunter. Die Schmerzen wurden spürbar geringer. In Gesprächen nach den Biofeedback-Einheiten zeigte sich, dass die Patientin jeden Abend hohe Erwartungsangst vor den Kopfschmerzen des nächsten Tages hatte und dass Ängste seit ihrer Kindheit vorhanden waren. Sie entschloss sich – Vertrauen zum Therapeuten war aufgebaut – zu einer verhaltenstherapeutischen Angstbehandlung. Nach 13 VT-Sitzungen gingen die Schmerzen auf vier hinunter. ◄

Voraussetzung für die Biofeedback-Therapie sind finanzielle Investitionen. Biofeedback-Standgeräte sind noch immer relativ teuer. Es gibt allerdings für bestimmte Anwendungen sehr kostengünstige und mobile Geräte mit dazugehörigen Apps.

Progressive Muskelrelaxation
Das Grundprinzip der Progressiven Muskelrelaxation (PMR) besteht darin, dass schrittweise und systematisch einzelne Muskelgruppen (z. B. die Hände, die Schultern oder die Zehen) für einige Sekunden willentlich angespannt und anschließend deutlich länger entspannt und gelockert werden. Die Anspannung soll nur submaximal erfolgen und nicht ins Extrem gehen. Dadurch wird eine Unterscheidung zwischen Anspannungs- und Entspannungszuständen im Körper wahrgenommen. Progressiv, also voranschreitend ist das Training, da es der/die Übende nach der kurzen Anspannungsphase mit zunehmender Übung immer besser lernt, die entsprechende Muskelgruppe zu entspannen. Durch regelmäßiges Training kann ein tiefer Entspannungseffekt erzielt werden. Es sinkt der Blutdruck, Pulsschlag und Darmtätigkeit werden reduziert, die Atmung wird ruhiger. Dieser Entspannungseffekt kann dann mit einem Entspannungswort oder -satz verbunden werden. Es wird eine Konditionierung aufgebaut. Dadurch ist es möglich, nur durch dieses Wort oder den Satz eine Entspannung zu bewirken.

PMR ist leicht erlernbar und kommt in der Verhaltenstherapie regelmäßig zum Einsatz.

Bei Gefühlen wie Angst, Unsicherheit, Ärger usw. treten mit dem psychischen Erleben immer zugleich körperliche Begleiterscheinungen auf. So sind Spannungsgefühle stets von Muskelaktivität begleitet. Der Grad der Anspannung unserer willkürlichen Muskulatur gibt Auskunft über unsere inneren Spannungszustände. Daraus folgt: Je größer die psychische Anspannung, desto ausgeprägter ist die muskuläre Anspannung.

Da dieser Zusammenhang zwischen dem, was uns emotional und gedanklich bewegt, und Körpervorgängen besteht, wird versucht, durch Entspannung der Muskulatur psychische Spannungszustände zu reduzieren. Es hat sich gezeigt, dass Muskelentspannung ein Antagonist von Gefühlen wie Angst, Ärger, Unsicherheit und Stress ist.

▶ **Wichtig** Der Patient wird angeleitet, jede einzelne Muskelgruppe seines Körpers zuerst anzuspannen und dann langsam zu entspannen. Es tritt der „Pendeleffekt" ein: Je stärker angespannt wird, desto besser schwingt das Pendel in Richtung Entspannung aus. Dabei soll vor allem auf die durch den unterschiedlichen Entspannungszustand erzeugte körperliche Veränderung geachtet werden.

Der Arzt und Physiologe E. Jacobson (1929) beobachtete, dass die Anspannung der Muskulatur häufig mit Unruhe, Angst und psychischer Spannung einhergeht. Die Wechselwirkungen psychischer Befindlichkeiten und muskulärer Spannung bzw. Entspannung machte er zur Grundlage seines systematischen Trainings. Dessen Grundlage ist die Kontrastwahrnehmung intentional an- bzw. entspannter Muskelgruppen. Joseph Wolpe (1961) hat das Verfahren für die Systematische Desensibilisierung neu entdeckt und in die VT eingeführt.

▶ **Wichtig** Das Ziel der progressiven Muskelrelaxation ist eine frühzeitige Wahrnehmung von muskulären Spannungszuständen und deren aktive Reduktion. Es führt zu einer Abnahme der sympathischen und zu einer Steigerung der parasympathischen Aktivitäten des vegetativen Nervensystems. Muskeltonus, Herzfrequenz, Atemfrequenz, Blutdruck und Hautleitfähigkeit sinken und die Durchblutung der Hautgefäße in den Extremitäten steigt an. Diese körperlichen Veränderungen führen auch zu Veränderungen auf der emotionalen und der kognitiven Ebene.

Die Durchführung der PMR
Die Übungen sollten an einem angenehmen, ruhigen, störungsfreien und genügend temperierten Ort liegend oder sitzend ausgeführt werden.

Im Warming-up erfolgt die Konzentration auf alle Muskelgruppen. Man „scannt" den Körper von Stirn bis Zehen durch und beobachtet den Atemrhythmus.

Der Ablauf der Relaxation
Zunächst spannt man eine Muskelgruppe an (z. B. die rechte Hand zur Faust ballen), hält diese für fünf bis sieben Sekunden angespannt und lockert dann die Faust. Der/die Übende soll für 10 bis 15 Sekunden die Muskeln locker halten, die Veränderungen bewusst wahrnehmen und dann nochmals anspannen.

Durch den bewussten Wechsel von Anspannung und Entspannung der jeweiligen Muskelpartien, kommt es zum aktiven Wahrnehmen von allen Spannungszuständen, der Anspannung genauso wie der Entspannung. In der Anfangsphase wird jede Übung zweimal ausgeführt, bevor der Therapeut zur nächsten Muskelgruppe weiterleitet.

PMR am Beispiel der Hand
Beginne mit dominanter Hand, dann folgt die andere Hand.

Faust ballen/Anspannung Hand, Unterarm/konzentrieren auf Spannung in der Faust und im Unterarm/jeden einzelnen Finger wieder lockerlassen/auf das angenehme Gefühl der Entspannung achten.

Die Instruktion: „Achten Sie auf den Übergang von Anspannung zur Entspannung, es ist nicht notwendig, besonders fest anzuspannen, sondern es ist nur wichtig, einen Unterschied zwischen Anspannung und Entspannung wahrzunehmen."

PMR am Beispiel Armmuskulatur: Beginne mit dominantem Arm
Entspannung des Bizeps/Arme abwinkeln/Achten auf die Anspannung für sieben Sekunden/Entspannung lösen/wieder lockerlassen für 15 Sekunden/ganz entspannen und lockern der Muskelgruppen/achten auf das angenehme Gefühl der Entspannung.

Anspannung des Unterarms für fünf bis sieben Sekunden/Arm ausstrecken und Spannung halten/entspannen und lockerlassen für 10 bis 15 Sekunden/Aufmerksamkeit auf die entspannten Muskelgruppen richten.

PMR am Beispiel Kopf und Gesicht
Beginne mit der Stirn: Runzeln: die horizontale Faltenbildung spüren/Anspannung der Stirnmuskulatur für sieben Sekunden/entspannen/lockern für 10 bis 15 Sekunden/Konzentration auf Entspannung/wie glatte Fläche werden lassen.

Augenbrauen zusammenziehen: senkrechte Faltenbildung/Stirnmuskulatur und Augenpartie anspannen und entspannen

Augen: Fest schließen/Achten auf Spannung in der Augenpartie für sieben Sekunden/wieder entspannen 10 bis 15 Sekunden/Augen leicht geschlossen halten/angenehmes Gefühl der Entspannung wahrnehmen/Augenlider schwer werden lassen/Stirnmuskulatur ganz gelöst und entspannt

Nase rümpfen: Anspannung der Nase, Wangen/Entspannung

Backenzähne: fest aufeinander beißen fünf bis sieben Sekunden/achten auf Spannung in der ganzen Kieferpartie/wieder lockerlassen 15 Sekunden/alle Gesichtsteile lockerlassen

Lippen zusammenpressen und lockerlassen

Zunge auf den Gaumen drücken und wieder loslassen

Ganzes Gesicht anspannen, Stirn, Augen, Nase, Lippen, Wangen, Unterkiefer, Kinn und wieder entspannen/ganz locker Stirn, Augen, Lippen, Wangen, Kinn/und entspannen/Gefühl der Ruhe breitet sich aus

▶ **Wichtig** Die PMR für Kopf und Gesicht ist für das Verändern der Stressspannung besonders interessant. Die Zunge ist häufig an den Gaumen gepresst. Der Kiefermuskel – er wirkt gegen die Schwerkraft – ist ständig angespannt. Tinnitus oder Bruxismus können die Folge sein. Regelmäßige PMR dieser Region kann Tinnitus oder Bruxismus vorbeugen oder reduzieren.

PMR für Nacken/Rücken/Schultern
Nackenmuskeln: Kopf nach vorn drücken/Spannung halten für sieben Sekunden/wieder lockern

Schultern: hochziehen/Spannung halten/wieder lockerlassen/„achten Sie auf das angenehme Gefühl der Entspannung"/Anspannung lösen/weiter entspannen/Schulterbereich, Nacken, Rückenmuskulatur: Schulterblätter, Schultern nach hinten ziehen/Anspannung des oberen Rückenbereichs

PMR für Bauch und Brustbereich
Atem: Einatmen der Luft und anhalten der Atmung für sieben Sekunden/Luft ausströmen lassen/auf angenehmes Gefühl fokussieren/Beobachtung der Atmung/Brustkorb, Bauchdecke
  Bauch hinaus drücken: Bauchmuskulatur anspannen/entspannen/ganz locker
  Bauch einziehen: Spannung halten/entspannen/ganz locker

PMR für Gesäß, Beine, Füße
Gesäß: Gesäß anspannen/Konzentration auf angespannte Muskulatur im Gesäß/entspannen
  Oberschenkel: Muskulatur im Oberschenkel anspannen/Konzentration auf Oberschenkel/lockerlassen
  Unterschenkel: Muskulatur anspannen/lockerlassen
  Zehenspitzen: gegen den Boden drücken/lockerlassen/Fuß nach innen drehen und Zehen hochziehen.
  Fokussierung auf alle Muskelgruppen im Körper/Entspannung/Atmung/Füße, Beine, Gesäß, Bauch, Brust, Hals, Gesicht, Nacken und Rücken alles ist entspannt und locker.
  Beenden der Entspannung
  Am Ende des Entspannungstrainings ist es wichtig, die Entspannung wieder zurücknehmen, außer vor dem Einschlafen.
  Nach jeder Übung sind folgende drei Selbstbefehle auszuführen, um die Reaktionsfähigkeit wieder herzustellen.

- Arme fest (beide Hände zu Fäusten ballen und kräftig beugen und strecken)
- Tief ein- und ausatmen (tief hörbar durchatmen; Brust und Bauch bewegen)
- Augen auf (langsam und ruhig die Augen öffnen)

Regelmäßiges Üben
Die idealen Übungszeiten sind: Die Zeit nach dem Aufwachen, die Mittagspause, die Zeit vor dem Einschlafen.
  Es wird empfohlen, über einen Zeitraum von mindestens sechs Wochen täglich für die Dauer von zwanzig Minuten zu üben. Dadurch wird eine bessere Körperwahrnehmung erreicht. Verspannungen werden frühzeitig erkannt und durch bewusstes Entspannen wird diesem entgegengewirkt.
  Die progressive Muskelentspannung kann auch kombiniert werden mit wahrnehmungsorientierten Entspannungsverfahren, z. B. der Körperreise oder Fantasiereisen. Dabei werden positive Imaginationen erzeugt, die das Ziel haben, positives Erleben bei den Klienten wachzurufen. Dieses wirkt als Ausgleich für Belastungen.

Autogenes Training
Das autogene Training ist eine vom deutschen Nervenarzt Heinrich Schultz (2020) entwickelte Entspannungsmethode, die direkten Einfluss auf das vegetative Nerven-

system ausübt. Es ist einerseits eine psychodynamische Psychotherapierichtung, wird aber auch als Entspannungstraining eingesetzt. Es besteht aus drei aufeinander aufbauendenden Teilen und kann auch in der Verhaltenstherapie eingesetzt werden.

▶ **Wichtig** Wie der Name „autogen" bereits impliziert, ist das Grundprinzip dieser Entspannungsmethode die Autosuggestion. Durch das wiederholte innerliche Vorsagen von Gedankenformeln werden der Körper und damit verbundene innere Prozesse sowie die Psyche so beeinflusst, dass ein Entspannungszustand eintritt. Das Wirkungsprinzip ist also das innere Vorsagen von Formeln, ohne etwas zu erzwingen!

Das Üben sollte regelmäßig, am besten dreimal täglich, erfolgen, um einen Lernprozess und eine Automatisierung zu erreichen. Es werden dazu auch Gruppen angeboten, jedoch sollte primär selbst ohne eine CD oder die Anleitung von anderen geübt werden.

Das autogene Training besteht aus der Grundstufe, der Mittelstufe und der Oberstufe.

Grundstufe
Die Grundstufe des autogenen Trainings dient meist vor allem der Entspannung. Primäres Ziel ist das Erlernen der gezielten Umschaltung vom Wachzustand auf Entspannung und wieder zurück. Am Ende der Übung steht das sogenannte „Zurücknehmen". Durch eine aktive Muskelanspannung, ein sich Durchstrecken und das Öffnen der Augen werden Wachsein, Sicherheit und Kontrolle zurückgeholt, was insbesondere dann äußerst wichtig ist, wenn danach Tätigkeiten durchgeführt werden sollen. Die Übungshaltung ist entweder entspanntes Sitzen, mit den Armen auf der Armlehne oder in der „Droschkenkutscherhaltung", wo die Unterarme auf den Oberschenken aufliegen und die Oberarme den Körper abstützen. Der Trainierende kann aber auch entspannt auf dem Rücken liegen. Der Fokus wird auf den eigenen Körper gerichtet, die innere Grundhaltung ist, die Abläufe des Körpers „geschehen zu lassen".

Die Grundstufe besteht aus sechs Übungseinheiten, wobei jede Übungsformel fünf bis sieben Wiederholungen vorsieht. Der autosuggestive Satz „Ich bin ganz ruhig" dient als Einstieg und wird ergänzend nach jedem einzelnen Formelblock, also jeweils nach fünf bis sieben Wiederholungen innerlich vorgesprochen. Man beginnt in der ersten Woche des Erlernens mit dem dominanten Arm, danach wird der Fokus auf beide Arme und zuletzt auf den ganzen Körper erweitert.

Inhaltlich ergibt sich folgender Übungsablauf der individuell in der Geschwindigkeit des Erlernens (normalerweise eine Übung pro Woche) gestaltet werden kann. Man startet immer mit einmal „Ich bin ganz ruhig!"

4 Therapeutische Verfahren mit Anwendungsbeispielen

Übungsbereich Formel	Durchführung	Begleitende innere Formeln	Wirkung	Einschränkungen
Schwere Übung Jeweils 5 - bis 7x innerlich vorsagen. Nichts erzwingen.	Die Konzentration richtet sich auf die Arme. Man beginnt mit dem dominanten Arm. Im weiteren Verlauf kann das Schwere-empfinden auf die Beine und andere Körperregionen ausgeweitet werden.	Vorübung: „Der (Mein) rechte(r)/linke(r) Arm ist angenehm schwer" (5- bis 7x). „Beide Arme sind angenehm schwer" (5- bis 7x). „Meine Beine sind angenehm schwer" (5- bis 7x). „Ich bin angenehm schwer" (5 -bis 7x). „Ich bin ganz ruhig" (1x)	Entspannung der Muskulatur	Bei Menschen mit Depression und Psychose nicht gut geeignet
Wärme Übung (auch jede Übung 5 - bis 7x)	Die Konzentration richtet sich auf die Arme. Man beginnt mit dem dominanten Arm. Im weiteren Verlauf kann das Schwere-empfinden auf die Beine und andere Körperregionen ausgeweitet werden.	„Der (Mein) rechte(r)/linke(r) Arm ist strömend warm". „Beide Arme sind strömend warm". „Meine Beine sind strömend warm". „Ich bin strömend warm". „Ich bin ganz ruhig" (1x)	Durchblutung des Körpers	
Herz übung	Konzentration richtet sich auf Herzschlag	„Das (Mein) Herz schlägt ruhig und kräftig ". „Ich bin ganz ruhig" (1x)	Vertiefung der Entspannung durch „Mitfühlen" des Herzschlags.	Manchmal ist eine Modifika-tion notwendig, z. B. ist bei Bluthochdruck unbedingt zu ändern, z. B. auf: „Das Herz schlägt ruhig und regelmäßig "
Atem übung	Atmung einfach strömen lassen und mitfühlen.	„Die Atmung ist ruhig und gleichmäßig". „Ich bin ganz ruhig" (1x).	Vertiefung der Entspannung durch Atmung	Bei Schwierig-keiten zuerst tief ausatmen – einatmen und danach ausatmen und automatisiert weiteratmen
Sonnengeflecht übung	Konzentration auf Bauchbereich	„Das (Mein) Sonnengeflecht ist strömend warm". „Ich bin ganz ruhig" (1x).	Bessere Durchblutung des Magen-/Bauch- und Darm-bereichs	„Mein Bauch ist strömend warm"
Kopfübung	Die Konzentration richtet sich auf den Stirnbereich	„Die (Meine) Stirn ist angenehm kühl". „Ich bin ganz ruhig" (1x)	Förderung der Konzentrationsfäh igkeit.	Bei Kopfschmerz: „Der Kopf ist frei und leicht"

Mittelstufe
Die Mittelstufe baut auf der Grundstufe auf und soll zur Entspannung bestimmter Bereiche eingesetzt werden. Im Grundprinzip geht es um Achtsamkeit und Fokussierung auf die erwünschten positiven Veränderungen, z. B. bei Druckgefühl im Magenbereich soll ein leichter Magen erreicht werden. Prinzipiell wird dazu eine „formelhafte Vorsatzbildung (inneres Gespräch)" eingesetzt. Diese besteht aus einem positiv formulierten Satz, der keine Verneinung enthält und dem Zielzustand entspricht. Er sollte auch dem Wertesystem der Person entsprechen. Mögliche Bereiche sind z. B. eine positive Lebenseinstellung („Es geht mir gut, ich bin völlig gesund!") oder auch die Unterstützung positiver Verhaltensweisen („Ich genieße mein Essen!"; „Ich genieße mein Leben!"). Diese Formel wird so wie die anderen zwischen der Basisformel „Ich bin ganz ruhig!" fünf- bis siebenmal wiederholt.

Oberstufe
Autogenes Training Oberstufe ist eine tiefenpsychologische Technik, die imaginative Elemente, z. B. Farben, Formen, Symbole, Szenen einbezieht, die sich während der Durchführung des autogenen Trainings ergeben. Durch gezieltes Hinterfragen, z. B. woran erinnert Sie das, können „Emotionsbrücken" zu Erlebnissen und Konflikten hergestellt werden. Die Technik ähnelt etwas Techniken aus dem Bereich der Schematherapie, die an anderer Stelle dargestellt werden.

▶ **Wichtig** Die Wirkung von autogenem Training ist breit gefächert und reicht von reiner Entspannung, über eine Verbesserung der Konzentration, Stressmanagement bis zu psychosomatischen Beschwerden. Autogenes Training eignet sich nicht für Menschen, die nicht regelmäßig üben wollen, an einer akuten Psychose, an einer Borderline-Erkrankung, dissoziativen Störungen oder an Halluzinationen bzw. Schizophrenie leiden. Autogenes Training der Oberstufe setzt eine stabile Persönlichkeit voraus und dient eher der Selbsterfahrung.

Genusstraining/Euthyme Therapie
Nach dem Griechischen bedeutet euthymes Erleben und Handeln all das, was der „Seele" bzw. dem Gemüt guttut (griechisch Euthymie – Heiterkeit, Frohsinn). Euthymes Erleben und Handeln ist mit Wohlbefinden und positiven Emotionen wie Spaß oder Freude, Entspannung oder Ausgeglichenheit verknüpft.
In der „Euthymen Therapie" arbeiten wir Therapeuten mit den Patienten daran, dass sie trotz Belastungen, Krankheit und Schmerzen imstande sind, das eigene Erleben so zu beeinflussen und zu gestalten, dass sie Momente des positiven bzw. angenehmen Erlebens verspüren. Mit Fertigkeiten wie Selbstlob, Wertschätzung und Entspannung können Patienten zu diesen Erlebnissen kommen.
„Wer nicht genießt, ist ungenießbar" (Volksweisheit).
„Erst wenn ich wieder gesund bin, kann ich genießen. Dann kann ich es mir wieder gut gehen lassen." (Patientin vor Beginn der Genusstherapie).

Die Patientin spricht aus, was viele denken. Nach dem Motto „erst die Arbeit, dann das Vergnügen" haben wir in unserer Leistungsgesellschaft eine „Zwei-Welten-Theorie" geschaffen. Hier die lust- und sinnlose Arbeitswelt, dort die lust- und sinnvolle Eigenwelt (Genusstabu).

▶ **Wichtig** In der Genusstherapie, der Therapie mit allen Sinnen, die von Eva Koppenhöfer (2004) entwickelt wurde, lernen die Patienten mit allen Sinnen, dass es in ihrer Hand liegt, sich angenehme Erlebnisse zu verschaffen. Sie erhöhen – trotz Krankheit und Leidensdruck – ihre Selbstkompetenz.

Unsere Welt ist voller Sinnesreize. Wie oft sind wir beeindruckt vom betörenden Duft eines Frühlingsstrauches, vom Zwitschern der Vögel oder einem vielfarbigen Sonnenuntergang. Wie wohltuend ist der Geruch von Kaffee am Morgen (für Kaffeetrinker!). Wir genießen kulinarische Besonderheiten und pilgern in Museen und Ausstellungen und lassen uns von Kunstwerken faszinieren. Wir nehmen die Welt über die Sinne wahr. Sie bereichern uns und legen uns auch Fesseln an. Aber in der Therapie ist zu sehen, dass viele Menschen mit ihren Sinnen nicht gut umgehen. Manchmal scheint es, als hätten sie sie verloren oder würden nur einen Sinn benutzen.

In der Genusstherapie wird die Genussfähigkeit über die Sinnesebenen – Riechen, Tasten, Schmecken, Hören und Sehen – aktiviert, um positive emotionale Erlebnisse zu schaffen. Die natürliche Genussfähigkeit des Säuglings geht im Laufe des Lebens sukzessive verloren. Jeder Mensch kann wieder einen Zugang zu schönen Emotionen finden, frühere angenehme Erlebnisse wiederbeleben und Lust auf neue Erfahrungen wecken. Nicht dauernder Genuss ist das Ziel, sondern ein gesunder Wechsel zwischen Genuss und Askese.

In der Euthymen Therapie lenkt der Therapeut das Augenmerk auf die vorhandenen, aber nicht genutzten Fähigkeiten, sprich die Ressourcen der Persönlichkeit. Er hilft, die positiven Aspekte des Lebens, wie Freude, Ausgeglichenheit, Wohlbefinden oder Genuss, bewusst zu machen, zu aktivieren und damit die „seelische Gesundheit" zu fördern. Mit seelischer Gesundheit ist nicht ein immerwährendes Wohlbefinden gemeint, sondern die Akzeptanz des Wechsels von guten und schlechten Zeiten. Patienten lernen in der Genusstherapie, dass ein gesunder Egoismus erlaubt und Voraussetzung für ein gutes Selbstwertgefühl ist. Patienten lernen, sich selbst „fürsorglich bei der Hand zu nehmen".

Vorgehen in der euthymen Therapie
Genießen ist nicht Leistung, genießen ist genießen und sich Gutes tun.
   In der Genuss-Therapie wird für jede Sinnesmodalität eine Genusskiste vorbereitet. Wie in einem Märchen aus Tausendundeiner Nacht befinden sich in diesen „Schatztruhen für die Sinne" allerlei Düfte, Stoffe, Naturprodukte, Klanginstrumente und magische Kugeln.
   Zum Thema Riechen sollten aus der Bandbreite der Gerüche nicht nur liebliche Gerüche vertreten sein – z. B. Gewürze, Zahnpasta, Haarshampoo, Schuhpaste, Par-

fum, Honigkerzen, Heu, Lavendel, Tabak, Kakao, Kaffee, Tee. Man beginnt mit dem Geruchssinn, da dieser direkt in das limbische System führt und dort gut gespeichert ist.

> **Beispiel**
>
> Eine zu Beginn der Therapie schwer depressive Patientin bringt in die Therapiestunde im Rahmen der Genusstherapie zum Thema Riechen ihre Reithose mit, damit wir beide „Pferd riechen" konnten. Sie meinte „am liebsten hätte ich ja das Pferd mitgebracht, aber es hätte die vier Stockwerke nicht geschafft". ◄

Bei der taktilen (haptischen) Wahrnehmung werden unterschiedliche Oberflächen dargeboten, z. B. Stoffe, Federwisch, Glaskugel, glatte und griffige Steine, Tennisbälle, Kuscheltiere, Nüsse, Erbsen im Glas, Gummi, Wachs, Zapfen, Samt, Murmeln, Muscheln, Wurzeln, Feder, Kastanie oder Metall.

Es geht um Basalwahrnehmungen, wie leicht, schwer, warm, kalt, rau, glatt, weich, hart.

Beim Sehen geht es um Farbwahrnehmung, Strukturwahrnehmung und die Bewegung, die angesprochen werden soll. Z. B. roter oder gelber Schal, schwarzes Seidentuch, Schal mit Muster und verschiedenen Farben, Vase mit Ornamenten, Naturbilder, Bilder von Häuserfronten mit Struktur, Blatt mit seinen Verästelungen, Kaleidoskop.

Beim Schmecken werden die Aspekte süß – sauer, hart – weich sowie trocken – saftig aufgegriffen, wie z. B. Schokolade – Zitrone; Nuss – Banane; Knäckebrot – Mandarine oder eine andere Frucht.

Hören ist eine der ersten Sinneswahrnehmungen des Menschen. Im Mutterleib sind der Herzschlag und die Geräusche des Darmes und der Außenwelt zu hören. Beim Hören werden Gegenstände, mit denen man Geräusche erzeugen kann, und Musikinstrumente herangezogen, wie Papier, Verpackungsmaterial, Steine, große Muscheln, Flöten, Schellen, Glocken, Ratschen, Rhythmusinstrumente, Spieluhren, Drehorgel.

> **Beispiel**
>
> Die Patienten machen sich mit Hilfe der angebotenen Gegenstände auf eine *Sinnesreise*. Manche beginnen unmittelbar zu lachen. Ein Patient erzählte spontan vom Kindergarten, wo er „auch so eine Drehorgel hatte und mit der er so gerne spielte". Die Genusstherapie ermöglicht in wenigen Minuten Zeitreisen über Jahrzehnte in die Vergangenheit. In einem Stressmanagementseminar waren die Teilnehmer bei der Übung Hören richtig ausgelassen und hatten ihren Spaß. Ältere Herren kicherten, eine Teilnehmerin zog sich mit einer Spieluhr zurück und meinte „ich habe mich jetzt gefühlt, wie damals mit neun Jahren. Es war einfach schön". Die Teilnehmer spielten mit den unterschiedlichen Gegenständen und Instrumenten und erzeugten höchst unterschiedliche Geräusche. Phasenweise gab es einen Höllenlärm und viel Gelächter. ◄

Genussregeln
- Gib dir Zeit für den Genuss.
- Erlaube dir den Genuss.
- Genießen geht nicht nebenbei: Richte den Fokus auf ihn und nichts anderes.
- Jedem das Seine: Genieße, was *du* genießen möchtest.
- Weniger ist mehr: Wähle gut aus, *was* du genießen möchtest.
- Ohne Erfahrung kein Genuss: Höre das Gleiche mehrmals. Achte auf die Unterschiede.
- Genuss ist alltäglich: Verschiebe ihn nicht in den Urlaub.
- Aktivität vor Passivität: suche dir die Dinge zum Hören oder Sehen aus.

Genuss braucht Zeit
Nehmen Sie sich täglich wenigstens einige Momente Zeit für Ihren Genuss. Aber er darf auch länger dauern, wie z. B. ein Saunabesuch, Sex oder ein Spaziergang.

Wenn es zum Beispiel gelingt, während der Arbeit einen Moment innezuhalten und bewusst an einer Blume zu riechen, die vielleicht auf dem Schreibtisch steht, und ihre Farben wahrzunehmen, ist es ein kurzer Genuss und indirekt eine kurze Erholungspause.

Geben Sie sich den Genuss nicht (nur) mit der Zigarette, sondern gehen Sie einen kreativeren Weg auf der Suche nach einem angenehmen Geruch.

Schaffen Sie Voraussetzungen dafür, dass Sie im Büro oder in der Wohnung Dinge haben, auf die Sie sich einen Moment einlassen können. Entwickeln Sie so Ihren persönlichen Sinnescode.

Sich selbst Genuss erlauben
All den angeführten Beispielen geht eine wichtige Regel voraus, sich dafür die Erlaubnis zu geben. Das ist unser Leitgedanke.

Denn unsere Kultur ist voll von Tabus. Manche der Verbote sind hilfreich, manche quälen uns. Die Genusstabus zählen zur Kategorie der „kleinen Selbstbestrafer".

Beispiel

Genusstabus – die kleinen Selbstbestrafer
„Ich habe nie erlebt, dass sich meine Mutter Zeit genommen hat. Ich weiß gar nicht, was sie genossen hat", erzählt ein Patient, der sich selbst keine Sekunde Genuss gönnt. Eine Frau mit Panikattacken und starken Schuldgefühlen erlebte in ihrer Jugend: „Wenn ich zu meiner Freundin gegangen bin, kam schon der Anruf, dass ich nach Hause kommen und im Geschäft helfen soll". Genusstabus sind ursprünglich Bestrafungen von außen (meist von den Eltern), die wir dann übernehmen. Ein anderer Patient berichtet „sobald ich mich zurückgezogen und gelesen habe, ist mit mir schon geschimpft worden, ob ich nichts Besseres zu tun hätte". Er erlaubte es sich bis zu seinem 56. Lebensjahr nicht, sich zurückzuziehen und etwas Genussvolles zu tun. Einer Klientin wurde bewusst, dass sie nur

mehr Bücher mit „Niveau" oder Lebenshilfebücher las. Einfach nur einen kitschigen Liebesroman zu lesen, was sie als Jugendliche so genossen hatte, erlaubte sie sich nicht mehr. ◄

Therapeuten spüren wie Genusskommissare diese inneren Werthaltungen, Tabus und Genussverbote auf, hinterfragen sie und bauen gemeinsam mit den Patienten neue Sichtweisen und Bewertungen auf. Dies ist eine wichtige Voraussetzung dafür, dass die Anleitung zum Genuss auch längerfristig umgesetzt wird.
Genusstabus äußern sich häufig in folgenden Aussagen:
„Erst die Arbeit, dann das Vergnügen. Jetzt gibt es Wichtigeres." „Ich bin zu kaputt, um zu genießen." „Was Du heute kannst besorgen, das verschiebe nicht auf morgen."
„Wer rastet, der rostet." „Was mich nicht umbringt, macht mich stark."
"Ich bin nun mal für Haus und Kinder zuständig und stehe immer zur Verfügung, da ich ja gerne Hausfrau und Mutter bin und mich dafür entschieden habe."

> **Beispiel**
>
> **Übung:**
> Was hat Mutter, als ich Kind war, getan, um zu genießen?
> Was hat Vater, als ich Kind war, getan, um zu genießen?
> Was habe ich als Kind getan, um es mir gut gehen zu lassen und zu genießen?
> Was ist mir von den Dingen, die ich genossen habe, von den Eltern erlaubt worden?
> In der Einzelarbeit diese Fragen mit Patienten besprechen, in Gruppen die Teilnehmer mit diesen vier Fragen 20 bis 30 Minuten in Kleingruppen schicken.
>
> Mit den Teilnehmern die einzelnen Fragen reflektieren, ob es Unterschiede gab zwischen Vater und Mutter, wie es ihnen als Kind gegangen ist. Dann besprechen, ob Verhaltensweisen der Mutter, des Vaters übernommen worden sind und ob dies okay ist oder nicht. In diesem Fall kann mit Patienten wieder bewusst gemacht werden, welchen Einfluss Modelllernen haben kann. ◄

Der Therapeut unterstützt Genuss fördernde Denkmuster und diskutiert mit den Patienten über folgende (oder andere) Beispiele:
„Sonntag kommt vor der anstrengenden Woche, deshalb wende ich das Tankstellenprinzip an und lade Energie."
„Genussfähigkeit vervollständigt meine Persönlichkeit. Sie ist Voraussetzung für meine Leistungsfähigkeit."
„Mit Genuss werde ich wach für Nuancen. Ich erkenne Unterschiede."
„Mit Genuss fühle ich mich lebendig. Er ist mein Zugang zum Hier und Jetzt."
„Genuss ist Kontakt zu mir selbst. Mit Genuss kann ich innehalten und bewusst leben."
„Genuss fördert meine Kreativität und ist Voraussetzung zur Bewältigung problematischer Verhaltensweisen."

Genuss geht nicht nebenbei
Genuss „nebenbei" kann kein richtiger Genuss sein. Lass dich nicht ablenken, wenn du an einer Blume riechst. Entscheide dich dafür, vertiefe dich in den Geruch.

Jedem das Seine
Was dir angenehm ist, muss nicht den Kollegen Freude machen. Genuss kann Toleranz lehren.

Weniger ist mehr
In unserer Zeit der unendlichen Auswahlmöglichkeiten ist es wertvoll, sich für einige wenige Genüsse zu entscheiden. Iss oder trink, was dir besonders gut schmeckt, wie z. B. ein Stück Schokolade oder einen Schluck Wein. Konzentriere dich auf die Geschmackswahrnehmung. Nimm nicht zu viel davon. Ein 1/8 l Wein kann sehr genussvoll sein, 1½ l Wein werden meist nicht mehr bewusst genossen, sondern nur mehr getrunken. Genuss bedeutet auch Askese!

Ohne Erfahrung kein Genuss
Durch das Tun kommt die Erfahrung. Wird nur darüber geredet, fehlt die Erfahrung. Eine Patientin stellte fest, sie habe gar nicht mehr gewusst, wie viel es zu hören gibt, wenn man bewusst durch die Stadt geht.

Genuss ist alltäglich
Genieße die kleinen Dinge des Alltags. Schiebe die Genüsse nicht in den Urlaub, sondern baue sie in den Alltag ein. Man kann den Alltag mit Genuss qualitätsvoller gestalten. Dusche am Morgen mit einem wohlriechenden Duschgel. Stelle ein Urlaubsfoto auf den Schreibtisch. Träume manchmal. Kaufe Dir einen Blumenstrauß.

Aktivität vor Passivität
Wähle deine Genüsse aus. Entscheide selbst, was du genießen möchtest.

Beispiel

Entspannungsübung
Zu den einzelnen Sinnesmodalitäten kann jeweils nach der Einführung und dem Experimentieren mit den vorgegebenen Gegenständen eine Entspannungsübung durchgeführt werden.

Beispiel Riechen – jeder sucht sich einen Geruch aus, der ihn im Moment am meisten anspricht, setzt sich bequem hin und schließt die Augen.

Anleitung:

Schließen Sie, wenn Sie mögen, die Augen und nehmen Sie wahr, wie ihr Atem ein- und ausfließt ohne irgendetwas verändern zu müssen … Nehmen Sie einfach wahr, wie ihr Atem ein- und ausfließt ohne irgendetwas verändern zu müssen … Spüren Sie den Halt des Sessels, auf dem Sie sitzen, die Lehne des Sessels im Rücken und die Sitzfläche unter ihrem Gesäß … Spüren Sie, wie Ihre Füße den Boden berühren … Nehmen Sie sich die Zeit, die Sie benötigen, um in einen angenehmen Zustand zu gehen … Nehmen Sie wahr, wie ihre Atemluft durch die Nase fließt, durch die Nase, die schon ganz neugierig ist, auf den Geruch, den Sie sich ausgesucht haben … Führen Sie den Geruch, den Sie mitgenommen haben, zu Ihrer Nase und experimentieren Sie, indem Sie ausprobieren, in welchem Abstand ist der Geruch am intensivsten und in welchem Abstand ist der Geruch gerade noch wahrnehmbar … Experimentieren Sie … wenn Sie aber merken, dass Ihre Nase eine Pause benötigt, geben Sie Ihrer Nase diese Pause … Halten Sie dann den Geruch in dem Abstand, der für Sie der angenehmste ist … wenn Sie den Geruch so wahrnehmen, schauen Sie ob mit diesem Geruch auch irgendeine Farbe verbunden ist … es muss nicht sein, dass der Geruch mit irgendeiner Farbe verbunden ist, es kann auch sein, dass Sie nur den Geruch wahrnehmen … wenn Sie weiterschauen, vielleicht ist dieser Geruch auch mit irgendeinem Geräusch, Musik oder Stille verbunden … es kann sein, aber es muss nicht sein, dass der Geruch mit irgendeinem Geräusch, Musik oder Stille verbunden ist, es kann auch sein, dass Sie nur den Geruch wahrnehmen … wenn Sie noch weiterschauen, vielleicht ist dieser Geruch auch mit irgendeiner Gegend, einem Raum oder Ort verbunden … es kann sein, dass dieser Geruch mit einer Gegend, einem Raum oder Ort verbunden ist, aber es muss nicht sein, es kann auch sein, dass Sie nur den Geruch wahrnehmen … nehmen Sie sich Zeit, um zu genießen … wenn Sie sich jetzt langsam von Ihrem Geruch verabschieden, in Ihrem Tempo, um in Ihrem Tempo wieder in diesen Raum zurückzukehren … um dann, wenn für Sie der richtige Augenblick gekommen ist, nicht früher und nicht später, die Augen zu öffnen und sich wieder ganz auf den Raum zu konzentrieren … sich zu rekeln und zu strecken. ◄

Anschließend bespricht der Therapeut mit dem Patienten oder den Teilnehmern die Erfahrungen, die Bilder und die Empfindungen.

Beim Spüren werden die Gegenstände nicht vor der Entspannungsübung vorgeführt, sondern nach der Übung. Die Teilnehmer oder die Patienten sollen die Augen schließen und nach der Einführung in die Entspannung, sich auf die Handinnenfläche konzentrieren, und wenn sie bereit sind, die Hände wie eine Schüssel öffnen. Jeder bekommt einen Gegenstand in die Hand, ohne vorher zu wissen, welcher Gegenstand es ist. Es wird aufgefordert zu spüren, wie sich der Gegenstand in der Hand anfühlt und zu experimentieren, zu welchen Bewegungen dieser Gegenstand herausfordert. Es steht nicht im Vordergrund, zu erkennen, was es ist, sondern wie es sich anfühlt. Wenn die Berührung unangenehm ist, den Gegenstand sofort weglegen. Wenn der Gegenstand genug erforscht ist, weglegen und nachspüren, ob die Bereitschaft und die Neugierde für einen neuen Gegenstand gegeben sind. Wenn der Patient wieder bereit für einen neuen Gegenstand ist, die Hände wieder zu einer kleinen Schüssel formen, damit der Therapeut weiß, dass er wieder einen Gegenstand in die Hand legen kann. Anschließend werden die Gegenstände mit offenen Augen besichtigt und die Erfahrungen werden besprochen. Dann kann die Entspannungsübung wie oben wieder durchgeführt werden.

Die Patienten werden dann dazu angeleitet, bis zur nächsten Sitzung zu diesem spezifischen Sinn Eindrücke zu sammeln, zu riechen, spüren, sehen, schmecken und hören und zwei spezifische Gegenstände oder Eindrücke zur Sitzung mitzubringen. Oder es werden Aufgaben gegeben, wie z. B. bewusst duschen – einzelne Körperteile, Dusche stärker oder schwächer, bewusst in die Badewanne steigen und das Wasser spüren. Den Kamm spüren, den Kaffee schmecken, das Brot auf der Zunge zergehen lassen.

In Seminaren besteht die Möglichkeit, die Teilnehmer zu jeder Sinnesmodalität für 20 bis 30 Minuten hinauszuschicken und zu experimentieren.

> **Beispiel**
>
> Was habe ich an genüsslichen Dingen am Vortag gemacht? Vom Morgen bis zum Abend. Zu zweit spazieren gehen, und einer fragt, der andere erzählt, dann Wechsel. Anschließend sich darüber austauschen. Wichtig dabei ist, dass viele Details erfragt werden. ◄

> **Beispiel**
>
> **Anregung für den Alltag**
>
> Testen Sie, wie sehr Sie Ihre Sinne wahrnehmen und nützen! Bleiben Sie von Zeit zu Zeit einen Moment stehen und fragen Sie sich, ob Sie sich wohl fühlen, glücklich und zufrieden sind?
>
> Erinnern Sie sich manchmal an den Geruch von Linoleum, von Anis oder an den Klang einer Spieluhr? Spüren Sie von Zeit zu Zeit die Erde unter ihren Füßen? Nutzen Sie alle Ihre Sinne voll aus? Können Sie sich heute am Abend vor dem Einschlafen eine Prise „Sinnvolles" geben? ◄

Mit der Genusstherapie wird das Erholungs-Belastungs-Prinzip verfolgt. Sie wird im Einzel- wie auch im Gruppensetting durchgeführt. In klinischen Einrichtungen werden Genussgruppen z. B. für depressive und zwanghafte Patienten, Schmerzpatienten, Schizophrene, Alkoholiker, Patienten mit Essstörungen, Patienten mit neurologischen Erkrankungen angeboten.

Sonstige Entspannungstechniken

Es gibt noch eine Vielzahl an weiteren Entspannungstechniken, auf die in diesem Kapitel nicht genauer eingegangen werden kann. Hierzu zählen die Bauchatmung, Fantasiereisen, verschiedene Formen der Meditation, Yoga, Tai Chi oder auch Qigong. Ebenso haben achtsamkeitsbasierte Techniken und verschiedene Formen des Sports eine entspannende Wirkung. Sie alle können nach entsprechenden Überlegungen zur Indikation, und welche Kompetenz beim Patienten entwickelt werden soll, in den verhaltenstherapeutischen Prozess integriert werden. Das ist auch der wesentlichste Unterschied zum unreflektierten Einsatz bzw. zur Prävention. Einen guten Überblick über Entspannungsverfahren und deren Einsatzbereiche geben Petermann (2020) und Hartmann-Strauss (2020).

4.4 Das Gespräch und die Veränderung von kognitiven Strukturen und Prozessen im Rahmen der Verhaltenstherapie

Max Leibetseder

4.4.1 Einleitung

▶ **Wichtig** Eine Persönlichkeit kann als ein komplexes System von Einstellungen aufgefasst werden (Roth, 1967). Selbst die eigene Identität kann der Inhalt von Einstellungen sein. Wie sieht sich jemand? Welche Aspekte berücksichtigt jemand dabei? Wie bewertet sich jemand? Wovon hängt das Werturteil ab? Die Gespräche in einer Psychotherapie beziehen sich stets auch auf die Einstellungen, die jemand sich selbst gegenüber entwickelt hat.

Kommunikation und Interaktion stellen in der Verhaltenstherapie einerseits ein Medium zur Datenübertragung dar, sind jedoch auch wesentliche Elemente des therapeutischen Prozesses. In der Verhaltenstherapie wurde dies als „kognitive Wende" dargestellt. Hintergrund war die Erkenntnis, dass vermittelnde Prozesse wie Kognitionen, Attributionen, Werte, Normen etc. wesentliche Elemente bei der Problementstehung und Aufrechterhaltung sind. Insofern wurden sie von Meichenbaum (1979), Ellis (2010), Kanfer (2012) und Beck (1999) in die Verhaltensanalyse aufgenommen. Dabei stehen folgende Fragen im Vordergrund. Welche Techniken der therapeutischen Gesprächsführung können dabei angewandt werden? Wie können die Prozesse der therapeutischen Gesprächsführung charakterisiert werden? Wie können diese mit Patienten erarbeitet werden? Die nachfolgenden Darlegungen werden diese Fragen zum Inhalt haben.

4.4.2 Einstellungen, Selbstkonzepte und Sprache

Zunächst sollen aber der Einstellungsbegriff und die Beziehung zwischen Einstellung und Sprache erörtert werden.

▶ **Wichtig** Was sind Einstellungen? Einstellungen sind Systeme. Sie beinhalten eine kognitive, eine affektive (Asendorpf & Neyer, 2012, S. 199) und eine Verhaltenskomponente. Die kognitive Komponente ist das Thema oder das Objekt der Einstellung. Die affektive Komponente ist die Bewertung, die auf dieses Einstellungsobjekt angewandt wird. Einstellungen beeinflussen insofern unser Verhalten.

Ein Beispiel: Jemand sagt zu sich: „Ich habe nicht die geringste Courage, ich kann mich nicht ausstehen". Eine andere Person sagt zu sich: „Ich bin ziemlich auf der vorsichtigen Seite; aber lieber klug als mutig." Beide Personen benennen das gleiche Thema; nämlich eine persönliche Eigenschaft – den Mangel an Risikobereitschaft. Sie bewerten diese Eigenschaft aber völlig unterschiedlich.

Diese beiden Komponenten beeinflussen sich wechselseitig. Der Inhalt einer Einstellung beeinflusst die Bewertung, und die Bewertung beeinflusst, wie ein Inhalt repräsentiert wird. Aus dieser Wechselwirkung und aus der Wechselwirkung einer Einstellung mit anderen – konkurrierenden – Einstellungen ergibt sich die Auswahl eines Verhaltens. Die erste Person könnte mit riskanten Verhaltensweisen ihre eigene Geringschätzung außer Kraft setzen wollen. Die zweite Person wird wahrscheinlich bei ihrer „Philosophie" bleiben. Sie wird wohl umsichtig handeln.

Die Einstellung, die jemand sich selbst gegenüber einnimmt, beeinflusst auch die selektive Aufmerksamkeit. Welche Merkmale der eigenen Person fokussiert jemand? Oder mit anderen Worten: Selbstaufmerksamkeit ist jener Zustand, „… in dem eine Person sich selbst als Objekt sieht, d. h. die eigene Person in den Mittelpunkt der Aufmerksamkeit …. steht" (Schiefele, 1990, S. 115). Die Selbstaufmerksamkeit kann einen privaten und einen öffentlichen Fokus haben (Schiefele, 1990, S. 116 f). Das bedeutet: bei der privaten Selbstaufmerksamkeit werden interne Merkmale wahrgenommen (Gefühle, Gedanken); bei der öffentlichen Selbstaufmerksamkeit wird die soziale Wirkung der persönlichen Merkmale wahrgenommen. Im Fokus der öffentlichen Selbstwahrnehmung steht die Selbstdarstellung.

Durch die Rückmeldung der eigenen Stimme, durch ein Spiegelbild oder durch die subjektive Annahme, von anderen Personen beachtet zu werden, wird die Aufmerksamkeit auf die eigene Person gerichtet.

Der private Fokus und der öffentliche Fokus können gewissermaßen auch „in Personalunion" auftreten: und zwar beim Erinnern. Während des Erinnerns an lebensgeschichtliche Ereignisse können nämlich zwei verschiedene Perspektiven gewählt werden. In der Ersten-Person-Perspektive werden die erinnerten Ereignisse aus der eigenen Perspektive berichtet. Bei der Dritten-Person-Perspektive werden Ereignisse aus einer Beobachterperspektive berichtet. Zum Unterschied von der Ersten-Person-Perspektive wird in der Dritten-Person-Perspektive auch die eigene Person während des Geschehens wahrgenommen (Nigro & Neisser, 1983).

Nun von der Selbstaufmerksamkeit zum Selbstkonzept.

▶ **Wichtig** Das Selbstkonzept oder das Selbstbild ist jenes Format, indem man die Merkmale seiner Identität repräsentiert und sprachlich berichtet.

Autobiografische Ereignisse können beispielsweise als Episoden repräsentiert werden; sie können als Wendepunkte abgebildet oder für prototypisch erachtet werden. Traumatische Ereignisse können in visuellen Details repräsentiert werden (Brewin, 2003). Die eigene Identität kann beispielsweise in verschiedenen Rollenkonzepten verankert werden. Episoden, Wendepunkte, Eigenschaften, visuelle Details, Rollen etc. sind verschiedene Repräsentationsformate. Sie werden in unterschiedlichen Begriffen und Zusammenhängen abgebildet. Doch davon etwas später.

Das Selbstkonzept beinhaltet somit die mannigfachen Merkmale, die die eigene Person kennzeichnen. Es kann sich auf körperliche oder psychologische Merkmale und Themen oder auf unterschiedliche biografische Aspekte beziehen. Die Einstellung zu sich selbst kann sich auf soziale Vergleiche beziehen. Sie kann in beschreibenden oder bewertenden Begriffen repräsentiert sein. Sie kann explizit oder implizit sein.

Das Selbstkonzept ist also die stabile Einstellung einer Person zu sich selbst (Mummendey, 1995, S. 55).

Die Selbstbewertung ist die Beurteilung dieser mannigfachen Merkmale, die das Selbstkonzept beinhaltet; oder etwas genauer: die Beurteilung der in diesem umfangreichen Repertoire fokussierten Merkmale. Diese Bewertung wird von einer „tragenden" Tendenz beeinflusst: Wir tendieren dazu, konsistent zu urteilen. Oder anders ausgedrückt: Wir neigen dazu „uns so zu sehen, wie wir zu sein glauben" … und „uns so zu sehen, wie wir glauben, dass andere uns sehen" (Asendorpf & Neyer, 2012, S. 211).

Diese Tendenz betrifft auch autobiografische Erinnerungen. Hier entsteht Konsistenz, wenn die autobiografischen Erinnerungen an die jeweils gegebene Stimulus-Situation angepasst werden; oder mit anderen Worten, wenn die Repräsentationsformate vergangener Ereignisse dem Aufforderungscharakter einer aktuell gegebenen Situation angenähert werden. Dieser Vorgang des Anpassens vergangener Ereignisse an eine gegenwärtige Situation bedingt das Empfinden einer zeitlichen Kontinuität. Zeitliche Kontinuität bedeutet Kohärenz. Kohärenz begründet das Empfinden einer stabilen Identität.

Gleiche autobiografische Episoden werden aber in unterschiedlichen Aufforderungssituationen unterschiedlich erinnert und mit unterschiedlichen anderen Erinnerungen verknüpft. Kontinuität wird demnach auch sprachlich vermittelt, indem nämlich gemeinsame Elemente und Argumente, anaphorische und rückbezügliche Hinweise, thematische Überlappungen und regelmäßige Veränderungen zusammengefasst und einem globalen Thema zugeordnet werden.

In welcher Beziehung stehen nun die Einstellungen zur Sprache? Zunächst einige Beispiele. In der Studie von Davis und Brock (1975) fanden Personen mit einer hohen Selbstaufmerksamkeit häufiger das Personalpronomen der ersten Person Singular als andere Pronomina. Suizid gefährdete Personen verwenden häufiger „ich" und „du" und seltener die erste Person Plural „wir" (Shneidman, 1999a). Empathische und altruistische Personen verwenden hingegen häufiger das „wir" (Cialdini et al., 1997). Diese Befunde lassen annehmen, dass unsere Identität sprachlich fundiert sein könnte (Conway et al., 2004; Kintsch, 1998; Kintsch & van Dijk, 1978; Klix, 1992).

Klix (1992) unterscheidet drei Ebenen der sprachlichen Abbildung:

1. Zunächst werden die Situationen, die eigenen Verhaltensweisen und deren Konsequenzen abgebildet. Dafür werden konkrete und spezifische Begriffe (Semin & Fiedler, 1988, 1992; Williams & Broadbent, 1986) verwendet. Konkret bedeutet dies: Die Begriffe bilden ein beobachtbares Verhalten ab (telefonieren). „Spezifisch" betrifft den zeitlichen Rahmen. Als spezifisch gelten Ereignisse, die nur einen Tag dauern (Geburtstag).
2. Diese Begriffe werden anschließend zusammengefasst. Dieser Schritt führt notwendigerweise zu abstrakten und generellen Konzepten. Sie repräsentieren jemandes Selbstbild und Selbstbewertung. Abstrakte Begriffe beziehen sich auf Eigenschaften (klug). „Generell" betrifft wiederum den zeitlichen Rahmen. Als generell gelten Ereignisse, die länger als einen Tag dauern (Urlaub in …) oder die Wiederholung von Ereignissen (alle Museumsbesuche …). Sie umfassen also längere Zeiträume oder auch Gewohnheiten. Mittels abstrakter und genereller Begriffe schätzt sich also jemand selbst ein.

    In depressiven Stimmungen werden lebensgeschichtliche Ereignisse vermehrt in generellen Konzepten erinnert und Misserfolge öfter mit abstrakten persönlichen Eigenschaften erklärt. Auch hohe Erregung begünstigt die Verwendung abstrakter und genereller Begriffe.
3. Auf diesen beiden begrifflichen Ebenen – konkret oder spezifisch vs. abstrakt oder generell – gründen sich letztlich die Pläne und Entscheidungen einer Person, „… in a form of *goal-related-abstract-knowledge-plus-event-specific-knowledge* …" (Conway, 2001, S. 1381; Prebble et al., 2013).

Die Einstellungen einer Person zu sich selbst können sich auf ein von ihr selbst konstatiertes (oder nicht konstatiertes) Verhaltens- bzw. Persönlichkeitsmerkmal beziehen. Diese Einstellungen sind das reale Selbstbild. Die Einstellungen können sich aber auch auf ein Verhaltens- oder Persönlichkeitsmerkmal beziehen, welches sich diese Person von sich selbst wünscht (oder nicht wünscht). Diese Einstellung entspricht dem Idealbild. Die Einstellungen zu sich selbst können sich auf ein Verhaltens- oder Persönlichkeitsmerkmal beziehen, das diese Person für sozial erwartet (oder für sozial nicht erwartet) hält. Sie sind das sozial erwünschte Selbstbild (Higgins, 1987; Mummendey, 2006).

Diese Einstellungen zur eigenen Person können konsistent oder inkonsistent sein. Bei konsistenten Einstellungen stimmen die Adjektive, die für die konstatierten Merkmale verwendet werden mit den Adjektiven überein, die für gewünschte oder sozial erwartete Merkmale verwendet werden. Bei inkonsistenten Einstellungen werden dafür jeweils Gegensatzpaare verwendet (Moretti & Higgins, 1990).

Aus diesen Diskrepanzen ergeben sich psychische Probleme (Higgins et al., 1985, 1986). Widersprüche zwischen dem realen und dem idealen Selbstkonzept bedingen Resignation. Widersprüche zwischen dem realen und dem sozial erwarteten Selbstkonzept bedingen Angst und Schuldgefühle.

Einstellungen können explizite oder implizite sein. Explizite Einstellungen werden unmittelbar erfragt bzw. geäußert. Implizite Einstellungen werden aus verbalen Berichten oder auch aus der Reaktionsgeschwindigkeit erschlossen, mit der positive oder negative Begriffe der eigenen Person oder anderen zugeordnet werden (Greenwald et al., 1998).

Nach Fazio (1990) beziehen sich explizite Einstellungen auf willentlich beeinflussbares Verhalten und implizite Einstellungen auf unwillkürliches spontanes Verhalten. Strack und Deutsch (2004) sehen reflexives Verhalten in expliziten Einstellungen und impulsives Verhalten in impliziten Einstellungen begründet.

4.4.3 Strukturierte Gespräche und individuelle Einstellungen

Voraussetzungen und prinzipielle Gesprächsregeln
Voraussetzung für eine verhaltenstherapeutische Gesprächsführung (Hoyer et al., 2014) sind die Zugewandtheit, die Empathie und die Akzeptanz. Diese Gesprächsmerkmale beziehen sich auf den Therapeuten bzw. auf die Therapeutin.

Die Zugewandtheit, die Empathie und die Akzeptanz zeigen sich in den Rückmeldungen.

- Die Rückmeldungen sind kurz.
- Die Rückmeldungen beinhalten nonverbale (Blickkontakt, offene Sitzhaltung) und verbale Hinweise („ja", „aha", „Wiederholen der letzten Worte") auf eine aufmerksame Teilnahme an dem Gespräch und eine Bestätigung des Verständnisses für die Inhalte (Hoyer et al., 2014, S. 86).
- Die Rückmeldungen sind konkret und anschaulich.
- Die Rückmeldungen beinhalten keine Wertungen.

Empathie zeigt sich nach Selting (1994) im stimmlichen Verhalten. Durch das stimmliche Verhalten der sprechenden Person wird der hörenden Person die Involviertheit der sprechenden Person vermittelt. Das stimmliche Verhalten beinhaltet implizit die Annahmen der sprechenden Person über die Annahmen der hörenden Person. Durch das stimmliche Verhalten werden Unterschiede gekennzeichnet. Wichtige Teile werden unwichtigen Teilen gegenübergestellt. Die Kennzeichnung erfolgt durch eine größere Lautstärke, eine größere Dichte betonter Silben und durch einen abrupten Wechsel von betonten und unbetonten Silben. Bewertungen und Konflikte werden maximal betont. Diese empathischen Einheiten fordern implizit die hörende Person zu Reaktionen auf.

Zu den prinzipiellen Gesprächsregeln zählen (Hoyer et al., 2014; Reinecker, 2015, S. 94 ff)

- die Transparenz,
- die Konkretisierung,
- das geleitete Entdecken,
- die Verstärkung und
- die Zusammenfassungen.

Therapeutische Schritte sollen verständlich gemacht und begründet werden. Durch Fragen sollen die generellen Annahmen der Patienten auf spezifische Situationen bezogen werden. Beispiele für generelle Begriffe sind „nie", „ständig" etc. Durch Fragen sollen abstrakte und vage Begriffe der Patienten auf konkrete Verhaltensweisen bezogen werden. Beispiele für abstrakte und vage Begriffe sind Adjektive (auch hauptwörtlich gebraucht) wie „Versager" oder Gefühlsbegriffe wie „Streit". Die Fragen sollen einfach und eindeutig sein. Mehrfachfragen sind nicht geeignet. Mehrfachfragen beinhalten Bindewörter wie „oder", „und" etc. Mit dieser Fragetechnik sollen neue Merkmale oder Widersprüche entdeckt werden. Soziale Verstärkung sollte nicht den Erfolg, sondern die Anstrengung beinhalten. Zusammenfassungen am Ende einer therapeutischen Sitzung sind notwendig. Sie beinhalten die Ergebnisse, die jemandem am wichtigsten erschienen. Zusammenfassungen ermöglichen, diese Ergebnisse in die bisherige Erfahrung des Patienten einzuordnen. Die therapeutischen Ergebnisse sind dann eingeordnet, wenn sie eine Bestätigung oder Veränderung des bisherigen Wissens oder eine neue Schlussfolgerung nach sich ziehen.

Ein sorgsamer Umgang mit Widersprüchen sollte zwischen Kritik und Negativismus unterscheiden. Negativismus beinhaltet „nein", „stimmt nicht", „das geht nicht". Kritik bedeutet eine Einschränkung der Gültigkeit. Die Einschränkung kann sich auf Situationen oder Objekte bzw. Ereignisse beziehen. Sie kann sich auf Bedingungen beziehen. Bedingungen sind Konditionalrelationen. Negativismus ist Zurückweisung und Ablehnung. Kritik ist Differenzierung. Negativismus ist pauschal und prinzipiell. Kritik ist partielle Gültigkeit.

Gesprächsregeln im Selbstmanagementansatz

Therapeutische Gespräche (Kanfer et al., 2012, S. 352 f) beruhen auf der Kommunikation eines Professionisten und einem Patienten.

- Die therapeutische Rolle soll durch eine erkundende Einstellung gekennzeichnet sein.
- Der Therapeut soll keine wertenden Begriffe verwenden oder nonverbal ausdrücken.
- Der Therapeut soll Hinweise auf konstruktive Konsequenzen der Gesprächsbeiträge des Klienten formulieren. Die Rückmeldungen auf die konstruktiven Konsequenzen erhöhen die Offenheit. Sie vermitteln Verständnis.

Durch Gespräche sollen die Flexibilität und die Effektivität des Denkens erhöht werden. Das Denken ist flexibel, wenn mehrere Einstellungen berücksichtigt werden. Das Denken ist effektiv, wenn seine Lösungen verwirklicht werden können.

Für die Problemperspektive, für die Zielklärung und für die Verknüpfung von Problem und Ziel werden unterschiedliche sprachliche Regeln formuliert.

Die Problemperspektive kann durch Fragetechniken erfasst werden. Mit Kanfer et al. (2012, S. 343) lassen sich lineare, zirkuläre, strategische und reflexive Fragen berücksichtigen. Lineare Fragen klären Bedingungs-Folge-Zusammenhänge. Räumliche, zeitliche, soziale und situative Bedingungen werden erfragt. Zirkuläre Fragen klären vermutete Einstellungen und Erwartungen anderer („Wie, glauben Sie, sieht Sie Ihr Partner?"). Strategische Fragen konfrontieren („Warum erzählen Sie das Ihrer Freundin und nicht Ihrem Partner"?). Reflexive Fragen fokussieren die eigenen Einstellungen zu sich selbst („Wie wichtig ist für Sie, dass /nicht …"?).

Patienten äußern oft zu Beginn einer Therapie „fehlende Zielperspektiven" (Kanfer et al., 2012, S. 385), Unsicherheiten, Konflikte zwischen den Zielen, impulsives Entscheidungsverhalten und Sinn- und Identitätskrisen mit suizidalem Risiko. Mit Metaphern und Analogien werden Ziel- und Wertklärungen initiiert (Kanfer et al., 2012, S. 381 ff). Ziele können persönlich unterschiedlich bedeutsam sein; sie können übergeordnet oder untergeordnet sein; vage oder konkret sein; sie können sich in der zeitlichen Dringlichkeit unterscheiden; sie können selbst- oder fremdbestimmt sein.

Mit der Verwendung von Metaphern können Prioritäten zwischen den Zielen erkundet werden:

- Die Patienten werden eingeladen, sich eine Bergtour vorzustellen. In ihrem Rucksack befinden sich ihre fünf größten Probleme. In bestimmten Abständen werden diese Probleme dem Rucksack entnommen und abgelegt. In welcher Reihenfolge werden sie abgelegt?
- Die Patienten werden eingeladen, sich eine Fee vorzustellen. Dieser Fee sollten sie konkrete Probleme schildern. Die Fee könnte die Probleme verändern. Wie müsste die Situation verändert werden, um nicht mehr als Problem empfunden zu werden.
- Die Patienten werden eingeladen, sich einen bestimmten gewonnenen Geldbetrag vorzustellen, den sie innerhalb eines Monats veräußern sollten. Wofür sollte er veräußert werden.
- Die Patienten werden eingeladen, ein Kreisdiagramm anzufertigen und in Segmente einzuteilen. Die einzelnen Segmente entsprechen der Bedeutung von Lebensthemen.

- Die Patienten werden eingeladen, sich vorzustellen, welche Ereignisse, welche ihrer Wünsche und Hoffnungen oder Befürchtungen in drei oder fünf Jahren eingetreten oder nicht eingetreten sein werden.
- In einer Zeitreise in die Vergangenheit sollen sich die Patienten vorstellen, welche Episoden besonders bedeutsam waren; welche sie noch einmal erleben möchten oder bereuen, oder welche Chancen sie sich noch einmal wünschten.

Diesen Metaphern lassen sich die Werte, Ziele und Utopien einer Person entnehmen. Werte sind Präferenzen ohne persönliche Festlegung auf Verwirklichung. Ziele sind gedankliche Vorwegnahmen von erwünschten und erreichbaren Ereignissen oder Situationen. Ziele sind subjektiv verbindlich. Utopien sind nicht erreichbar, weil dafür die Handlungsmöglichkeit fehlt. Die Unterscheidung von Wert, Ziel und Utopie bestimmt die Therapie.

Generelle Gesprächsregeln für die Erarbeitung von Plänen zur Problemlösung lauten (Kanfer et al., 2012, S. 352 ff):

1. Sätze ohne neue, konstruktive und ohne konkrete, behavioral umsetzbare Inhalte sollen unterbrochen werden
2. Ressourcen und Fähigkeiten des Patienten sollen erkannt und benannt werden
3. Die Gesprächsbeiträge des Patienten sollen ausgearbeitet werden. Sie sind ausgearbeitet, wenn sie dem gegebenen Problem oder einem Plan eindeutig zugeordnet werden können.
4. Der Therapeut soll die Auswahl der Fragen oder der Hinweise auf ein Merkmal durch deren Zusammenhang mit dem aktuellen Thema begründen können.
5. Zusammenfassungen oder Fragen sollen mehrere Sichtweisen auf ein Problem oder soziale Einstellungen und Annahmen auf die Sichtweisen anderer beinhalten.
6. Beschreibungen von Emotionen, bisherigen Bewältigungsversuchen und Selbsteinschätzungen sollen erfragt werden.
    - Die eigenen Bewältigungsversuche des Patienten sollen im Gespräch verdeutlicht werden.
    - Selbsteinschätzungen können durch einen Vergleich des Patienten mit anderen Personen hinsichtlich eines bestimmten Merkmales erkundet werden („Ich bin genauso schnell, wie …; weniger ängstlich als …").
7. Durch „was wäre, wenn …"-Fragen können Alternativen entdeckt oder die Verwirklichung von Plänen begünstigt werden.
8. Aus der persönlichen Gewissheit des Patienten können Einstellungen erschlossen werden.
9. Das Gespräch soll dem Patienten eigene Schlussfolgerungen ermöglichen.
10. Vorschläge des Therapeuten sollen stets mehrere Alternativen beinhalten, zwischen denen der Patient entscheiden soll.

Disputtechniken

Selbstwertprobleme beruhen auf „… Regeln oder Eigenschaften, die den Zugewinn oder Verlust eigener Wertigkeit bedeuten" (Stavemann, 2008a, S. 635). Diese Regeln oder Eigenschaften sind übertrieben oder unrealistisch. Sie werden jedoch für wahrscheinlich oder logisch erachtet. Sie werden für zielorientiert erachtet. Ihnen wird eine Normenverträglichkeit zugesprochen (Stavemann, 2008a, S. 641). Bei Übertreibungen sollen Dispute geführt werden.

Nach Stavemann (2008b, S. 94–99) lassen sich informationserhebende, informationsprüfende und erkenntniserarbeitende Fragetechniken unterscheiden. Informationserhebende Techniken erfragen eine Situation oder ein Ereignis. („Welche Folgen hat …" oder „wann hat … begonnen").

Mit informationserhebenden Techniken lassen sich Kognitionen nachvollziehen („Was wäre wenn", „Wie kommen Sie darauf", „Was schließen Sie daraus"?) (Stavemann, 2008b, S. 95).

Informationsprüfende Techniken erkunden den Realitätsbezug. Sie fragen nach der Eintrittswahrscheinlichkeit von Ereignissen und nach der subjektiven Sicherheit. Sie erkunden die Bedingungen der Schlussfolgerungen und Bewertungen einer Person („Wie kommen Sie darauf", „Weshalb muss das so sein", „Welche anderen Sichtweisen kennen Sie", „Weshalb sollte er das nicht dürfen") (Stavemann, 2008b, S. 96–97). Sie erkunden die hedonistische Funktionalität („Hilft das dabei, Ihr … Ziel zu erreichen", worin bestehen die Vorteile anderer Alternativen) (Stavemann, 2008b, S. 98–99).

Der sokratische Dialog
Der sokratische Dialog ist eine Fragetechnik. Stavemann (2007, 2008a, S. 100 ff) unterscheidet einen explikativen Dialog, einen normativen Dialog und einen funktionalen Dialog.

Der explikative sokratische Dialog klärt die Bewertungsbegriffe einer Person. Er beruht auf der regressiven Abstraktion (Stavemann, 2008a, S. 837 f). Die regressive Abstraktion ordnet verschiedene Merkmale einem allgemeinen Begriff unter. Die Schritte des explikativen Dialoges lauten: (a) abstrakt, (b) konkret, (c) generell. (a) Benennen der abstrakten Bewertung (ich bin ein Versager), (b) benennen eines konkreten Beispiels (ich habe eine Prüfung nicht bestanden), (c) Entscheidung, ob der Zusammenhang von (a) und (b) generell, für alle Personen gilt (alle Personen, die eine Prüfung nicht bestanden haben, sind Versager). Der letzte Schritt beabsichtigt eine „Verwirrung" des Patienten. Diese Verunsicherung ermöglicht eine realistische Reformulierung von (a).

Der normative sokratische Dialog klärt ethische Konflikte eines Patienten (Darf ich meine Familie verlassen oder darf ich meine Familie nicht verlassen). Er versucht die Lösung eines Entscheidungskonfliktes. Er verwendet die Pro- und Contra-Technik aus der Entscheidungstheorie (Wheeler & Janis, 1980). Die Schritte lauten: (a) Benennen von Argumenten, die für eine Alternative sprechen, (b) benennen von Argumenten, die gegen eine Alternative sprechen, (c) Vergleich von Pro- (a) und Contra (b)-Argumenten

Der funktionale sokratische Dialog klärt, ob die Wahl einer Alternative günstig ist oder nicht (soll ich meinen Partner verlassen). Der funktionale sokratische Dialog stellt den Nutzen und den Schaden einer Alternative gegenüber. Er versucht einen Entscheidungskonflikt zu lösen. Er verwendet die Pro- und Contra-Technik aus der Entscheidungstheorie (Wheeler & Janis, 1980). Die Schritte lauten: (a) Benennen von Argumenten, die den Nutzen einer Alternative beinhalten, (b) Benennen von Argumenten, die den Schaden einer Alternative beinhalten, (c) Vergleich von Pro- (a) und Contra (b)-Argumenten.

Der Bilanzbogen (Janis & Mann, 1982) fasst den normativen und den funktionalen sokratischen Dialog zusammen. Die Bewertungskategorien lauten: erwarteter Nutzen und Schaden für die eigene Person; erwarteter Nutzen und Schaden für andere; erwartete positive und negative Selbstbewertung; erwartete positive und negative Fremdbewertung. Diese genannten Folgen werden antizipiert. Ihnen wird eine unterschiedliche subjektive Wahrscheinlichkeit beigemessen. Die einzelnen Argumente werden gewichtet. Die Gewichtung betrifft deren subjektive Bedeutsamkeit. Pro- und Contra-Argumente mit gleicher Gewichtung werden eliminiert. Die Alternative mit den meisten positiven oder mit den wenigsten negativen Argumenten wird gewählt (Janis & Mann, 1977; Wheeler & Janis, 1980).

Reattribuierung und Pfeil-abwärts-Technik

Attribuierung (Abramson et al., 1978) heißt eigentlich Ursachenzuschreibung. Technisch gesagt: Sie ist die Zuordnung einer Verhaltenskonsequenz (Erfolg oder Misserfolg) zu einem bestimmten Merkmal. Es gibt mannigfache Merkmale, die dafür in Frage kommen. Dennoch lassen sich alle Merkmale auch näher charakterisieren; z. B. inhaltlich: Ein Merkmal kann eine Person betreffen, oder es kann sich auf eine Situation beziehen; dieses inhaltliche Merkmal kann nun stabil und damit unveränderlich oder variabel und eben beeinflussbar sein; es kann global oder ganz spezifisch sein. Ein globales, stabiles, inneres Merkmal ist die Intelligenz. Ein globales, variables inneres Merkmal ist die Erschöpfung. Ein globales, stabiles äußeres Merkmal ist die Bereitschaft einer anderen Person, stets zu konkurrieren.

Vom Erfolg oder Misserfolg wird unsere Stimmung beeinflusst. Genauer gesagt: davon, wie wir unseren Erfolg oder Misserfolg attribuieren. Und natürlich auch umgekehrt: unsere Stimmung beeinflusst, welche Erklärungen wir für unseren Erfolg oder Misserfolg bevorzugen.

Depressive Personen erklären ihre Misserfolge (beispielsweise bei einer Prüfung) mit globalen, stabilen inneren Merkmalen (etwa eine zu geringe Intelligenz) und ihren Erfolg mit spezifischen variablen, äußeren Merkmalen (der Professor war eben grad mal gut gelaunt). Diese Erklärung macht wiederum hilflos und deprimiert.

Hinweise auf aktuelle Stimmungen sind auch die automatischen Gedanken. Wir beachten sie vielleicht kaum, denn diese Gedanken sind flüchtig und fragmentarisch. Aber sie beinhalten Bewertungen und sollten einmal „fixiert" und etwas näher betrachtet werden. Was bedeutet denn z. B. der Satz „schon wieder alles Quatsch, was ich gemacht habe" wirklich (wenn man ihn gewissermaßen „beim Wort nimmt").

Wenn man diese automatischen Gedanken einmal tatsächlich wörtlich nimmt, dann lassen sich in ihnen kognitive Tendenzen – eigentlich kognitive Fehler – erkennen. Einfach gesagt und auf den Punkt gebracht: Alle kognitiven Fehler sind Verallgemeinerungen und Übertreibungen. Eine Verallgemeinerung ist z. B. in den Worten „alles", „nichts", „nie" und „immer" gegeben. Eine Übertreibung ist eine extreme Werthaltung, z. B. „ich bin ein völliger Versager; ich hab's schon immer gesagt", „X ist ja ganz super" etc. Diese pauschale Bewertung lässt nur zwei dichotome und damit „zwangsläufig" extreme Kategorien zu (völliger Versager vs. ganz super). Eine weitere Übertreibung kann auch das Thema „Verantwortung" betreffen. Durch diese Verallgemeinerung in dieser Hinsicht bürdet man sich die gesamte Verantwortung und Schuld selbst auf. Man nennt diesen kognitiven Fehler „Personifizierung".

So flüchtig automatische Gedanken auch sind, ihnen liegen doch Überzeugungen zugrunde. Eine Überzeugung ist die Grundhaltung oder die prinzipielle Einstellung einer Person zu sich selbst. Man kann nun diese Grundhaltung aus den automatischen Gedanken erschließen. Mit einer bestimmten Technik. Diese Technik heißt Pfeil-abwärts-Technik (Beck, 1999). Sie besteht aus der Wiederholung einer einzigen Frage. Diese Frage lautet: „Wenn der Gedanke (,schon wieder eine Prüfung verhaut') stimmt, was sagt das über Sie aus". Die Antwort könnte lauten: „Dann eigne ich mich für das Studium nicht." Die Frage würde wiederum lauten: „Wenn das stimmt, was sagt das über Sie aus?" etc. Diese Technik wird fortgesetzt, bis eine Antwort aus „ich bin" + „Adjektiv" folgt („ich bin wertlos"). Dann sind wir buchstäblich – also technisch und im übertragenen Sinne – „am Ende".

Diese sogenannten irrationalen Überzeugungen (Ellis, 2010) gilt es nun zu verändern. Das therapeutische Vorgehen heißt Reattribuierung. In der Reattribuierung werden der automatische Gedanke „ich habe bei einer Prüfung versagt" und die Überzeugung „ich bin völlig wertlos" gegenübergestellt. Der automatische Gedanke wird versachlicht („Ich konnte bei der Prüfung einige wichtige Aspekte nicht berücksichtigen"). Daran schließt die Aufforderung an, die Aussage probeweise gegenteilig zu formulieren. Sie lautet „Ich habe versagt", weil „ich einen besonderen Wert habe". Diese Reformulierung provoziert eine alternative Erklärung: „Ich habe mich für einen schwerkranken Angehörigen engagiert". Eben dieser Schritt wird wiederholt und lautet dann: Welche Hinweise stützen die negativ valente Erklärung, welche Hinweise stützen die positiv valente Erklärung.

Das Ergebnis der Reattribuierung ist eine begriffliche Differenzierung.

Assoziationsspaltung

Bei Personen mit einer Suchtproblematik genügen schon geringe Hinweisreize oder Gedanken, um einen Rückfall auszulösen. Personen mit einer Zwangsproblematik leiden unter persistierenden negativen und oftmals angstbesetzten Gedanken oder unter Gedanken mit aggressiven Inhalten (z. B. jemanden zu verletzen). Moritz (2007, 2011), Moritz und Hauschildt (2012), Moritz und Hottenrott (2008), Moritz und Jelinek (2009, 2011), Jelinek et al. (2009) beabsichtigen „die quälenden Gedanken zu schwächen, die Zwänge zu Folge haben" (Moritz, 2007, S. 4) oder bei Personen mit Alkoholproblemen „… die am Suchtdruck … beteiligten Gedankenkreisläufe zu stören, um so das Trinkverlangen zu mindern" (Moritz & Hottenrott, 2008, S. 8).

Dazu folgende Überlegung: Gedankliche und begriffliche Verknüpfungen – so sagten wir – können bei Personen, die unter Zwängen leiden, nicht kontrolliert werden. Bei Personen mit einer Abhängigkeitsproblematik lösen sie einen Suchtdruck aus. Wie kann man sich das vorstellen? Es liegt nahe, dass diese kritischen inneren Hinweisreize mit anderen inneren Reizgegebenheiten assoziiert sein müssen. Verknüpft werden stets kognitive Inhalte mit anderen Kognitionen oder mit Emotionen und mit Bedürfnissen. Diese Verknüpfungen können als Netzwerke gedacht werden. Ein semantisches Netzwerk beispielsweise besteht aus einer Anzahl von Begriffen. Zwischen diesen Begriffen bestehen Verknüpfungen zu anderen Begriffen (Helbig, 2008, S. 30). Ein Beispiel: Schwalbe → fliegen → Nest → Zugvogel etc. Wird ein Begriff aktiviert, dann breitet sich die Aktivierung auf andere Begriffe, auf Emotionen und auf Bedürfnisse aus. Diese Assoziationen sind nun unterschiedlich „stark". Das Wort „Korn" wird von einem Alkoholiker spontan anders assoziiert werden wie von einer Person, die in der Landwirtschaft tätig ist. Es aktiviert bei einem Alkoholiker Erinnerungen an das Trinken und erhöht damit die Wahrscheinlichkeit eines Rückfalls (Moritz & Hottenrott, 2008, S. 12).

Die Lösung dieses Problems beruht auf dem sogenannten Fächereffekt. Die Reaktionszeit nimmt mit der Anzahl der mit einem Stimulusbegriff assoziierten Begriffe zu, weil auch der Suchaufwand im Gedächtnis mit der Anzahl der Assoziationen zunimmt (Klimesch, 1988, S. 64 f). Die Technik der Assoziationsspaltung besteht nun darin, zu einem Begriff möglichst viele neue Assoziationen zu bilden. Die neuen Assoziationen vermindern die Stärke der bereits gebahnten begrifflichen Zusammenhänge. Der repetitive Charakter der gebahnten Assoziation müsste sich verringern.

Wie sieht das therapeutische Vorgehen (Jelinek et al., 2009, Tab. 1) aus:

- Zunächst werden die problematischen Gedanken identifiziert.
- Anschließend wird nach alternativen Begriffen mit anderen semantischen Inhalten gesucht. Hilfreich kann bspw. die Suche nach Worten sein, die sich auf den Zwangsgedanken oder auf das „riskante" Wort reimen.
- Die zwanghaften Gedanken und die alternativen Begriffe werden unmittelbar verknüpft und lautlos wiederholt.
- Die neuen Assoziationen werden stets weiter ausgearbeitet. Ein Beispiel (wörtlich aus Jelinek et al., 2009, Abb. 2): anstecken → Ringe → Orden → gähnen → Stecknadel → verstecken etc.

4.4.4 Problemlösen

Nezu et al. (2013) sehen psychische Probleme in Stressoren begründet. Das sind akute Lebensereignisse (z. B. ein Misserfolg) und chronische Alltagsprobleme (z. B. finanzielle Schwierigkeiten). Was charakterisiert eigentlich ein Problem oder eine schwierige Situation? Schwierig sind neuartige, nicht vorhersagbare oder mehrdeutige Situationen. Schwierig sind auch Konflikte zwischen mehreren Zielen oder Zielen, die nicht zu erreichen sind, weil die Bewältigungsmechanismen oder die Problemlösungsstrategien dafür fehlen.

Gelöst ist so ein Problem erst dann, wenn durch ein geplantes Verhalten ein Ziel erreicht wird und wenn gleichzeitig andere positive Konsequenzen erhöht und negative Konsequenzen verringert werden (Nezu et al., 2013, S. 10 f). Gelöst ist ein Problem auch dann, wenn man mit dem Problem leben kann. Das klingt vielleicht überraschend, aber es gibt Probleme, die man zwar nicht lösen, die man jedoch bewältigen kann, indem man lernt, sich ihnen anzupassen. Ein Beispiel sind unheilbare oder terminale Krankheiten. Hier wird es zudem auch darum gehen, die familiäre Situation mit einzubeziehen oder sozialen Schwierigkeiten vorzubeugen.

Die Problemlösetherapie (D'Zurilla & Nezu, 2010) hilft den Patienten, ein Problem in seiner Komplexität zunächst einmal zu entdecken oder zu erkennen und dann nach Verhaltensweisen zu suchen, die geeignet sind, das Problem zu lösen oder sich ihm anzupassen.

Die Annäherung an ein Problem
Zunächst ist es nötig, sich eine Orientierung zu verschaffen. Diese prinzipielle Orientierung (D'Zurilla & Nezu, 2010, S. 200) über die problematische Situation vermitteln der Problemlösetest, eine Exploration des Inhaltes des Problems und eine Exploration des bisherigen Verhaltens des Patienten. Was bedeutet das nun konkret?

Der Problemlösetest beinhaltet Items. Diese Items beziehen sich auf jemandes Einstellung einer Schwierigkeit gegenüber. Effektiv sind zuversichtliche Einstellungen. Ein Problem wird als eine Herausforderung und als lösbar aufgefasst. Effektiv sind auch reflektierte Entscheidungen und Pläne. Ineffektiv sind hingegen vermeidende Haltungen. Ein Problem wird als Bedrohung und als unlösbar aufgefasst. Ineffektiv sind auch impulsive Entscheidungen und planlose Handlungen.

Ein konkreteres Bild verschafft die Exploration. Hier werden situative und soziale Merkmale, emotionale Reaktionen, Verhaltensweisen und das bisherige Verhaltensergebnis erfragt.

Dabei sollte das Problem zunächst einmal gewissermaßen „beim Namen genannt" werden, und die betroffene Person sollte das Problem entfalten können. Ihr verbales und nonverbales Verhalten dabei sollte nach Möglichkeit auf einem audiovisuellen Datenträger aufgezeichnet werden. Es wäre somit auch später noch verfügbar. Zudem würden diese Aufzeichnungen das Verständnis für die Zusammensetzung des Problems, für die Bewertungen, für Pro- und Contra-Argumente, für unterschiedliche oder schwankende oder auch für eingeengte und starre Sichtweisen etc. begünstigen.

Im Gespräch sollte die betroffene Person angeregt werden, sich die schwierige Situation und ihre eigenen Reaktionen darauf visuell vorzustellen. Komplexe, vage, abstrakte Formulierungen sollten in veränderbare, spezifische und konkrete Begriffe umformuliert werden.

Während der Darstellung eines Problems können intensive Emotionen, wie Trauer, Ärger, Spannungszustände, Ängste etc. entstehen. Sie sind wichtig und sollen eingebracht werden können. Sie zeigen, wie involviert jemand in ein Problem ist und wie betroffen jemand davon ist. Aber sie beeinflussen auch die Darstellung des Problems. Um diese anschließend etwas zu versachlichen, kann eine bestimmte Technik angewandt werden. Diese Technik heißt „Stop – Slow down – Think – Act"-Technik. Sie ist eine Folge von Schritten: Der erste Schritt heißt „Stop". Zunächst soll einmal jedes Verhalten gehemmt und beendet werden. Der aktuelle emotionale Zustand und die physiologischen Reaktionen sollen wahrgenommen werden. Man kann sich z. B. eine „rote Ampel" vorstellen oder eine Selbstinstruktion erteilen. Der zweite Schritt heißt „Slow down". Man kann dafür Atemtechniken, Entspannung, Ablenkung etc. verwenden. Der dritte Schritt heißt: „Think" und soll die aufgetretene Emotion klären und erklären. Damit ist gemeint, dass der emotionale Zustand zunächst einmal beschrieben werden soll und dass anschließend Bedingungen dafür gesucht werden sollen. Bedingungen sind z. B. Situationen, Motive und Assoziationen und subjektive Bedeutungen. Ein Pianist vermeidet z. B. öffentliche Situationen, möchte aber bewundert werden. Soziale Aufmerksamkeit zu vermeiden und sie gleichzeitig zu wünschen, ist ein innerer Konflikt. Unrealistisch ist jedoch seine Erwartung dabei, nicht auch kritisiert werden zu dürfen.

Am Ende einer prinzipiellen Orientierung sollte dem Problem gegenüber eine konstruktive Einstellung eingenommen werden können. Konstruktiv ist jeder behavioral verwirklichbare Plan.

1. Eine konstruktive Einstellung setzt eine Analyse dysfunktionaler Inhalte voraus, mit Sätzen wie z. B. „Beschreibe die problematische Situation", „Beschreibe die Gedanken und inneren Gespräche dazu", „Beschreibe die emotionalen Reaktionen darauf". Merkmale dysfunktionaler Gedanken und Gespräche sind Worte wie z. B. „müssen", „sollte", Verstärkungskomposita mit einem Hinweis auf eine subjektive Katastrophe wie beispielsweise „grauenhaft", „entsetzlich" und Verallgemeinerungen wie „ständig", „alle", „nie". Einige irrationale Überzeugungen (Nezu et al., 2013, S. 155) lauten: „Niemand hat solche Probleme wie ich", „Alle Probleme werden nur durch mich verursacht", „die erste Lösung, die mir einfällt, ist die beste", „Nur wer mein Problem einmal erlebt hat, kann mir helfen" etc. Gegen diese negativen Einstellungen muss innerlich argumentiert werden. Dafür eignet sich ein Disput mit einem „gegnerischen Anwalt". Der gegnerische Anwalt sollte logisch argumentieren, er sollte gegen Worte wie z. B. „muss", „niemand", oder gegen Verstärkungskomposita etc. argumentieren, er sollte positive Sätze finden.
2. Positive Sätze sind konstruktive Sätze. Sie bilden eine Situation als Herausforderung ab. Sie regen hoffnungslose Personen an, sich die Verwirklichung eines Planes möglichst lebendig und visuell vorzustellen und die Zielerreichung bereits vorwegzunehmen.

Der Prozess und die Techniken des Problemlösens

Die Stufen des Problemlösens sind die „Definition und Formulierung des Problems", die „Generierung von Lösungsalternativen", die „Entscheidung" für eine Alternative und die „Verwirklichung der Lösung".

Für die Definition des Problems sind zunächst einmal Fakten notwendig (Nezu et al., 2013, S. 183): Wer ist involviert; was geschah/nicht; wo, wann, weswegen; wie sah die eigene Verhaltensantwort aus?

Objektive Fakten müssen unbedingt von subjektiven Annahmen, Meinungen und Interpretationen unterschieden werden. Diese Unterscheidung beugt willkürlichen Schlussfolgerungen vor. Das sind Schlussfolgerungen, die sich durch „die Realität" nicht bestätigen lassen. Diese Unterscheidung zwischen Fakten und Annahmen beugt auch selektiven Abstraktionen vor. Das sind Verallgemeinerungen auf Grund einer nur geringen Anzahl von Merkmalen. Bei den selektiven Abstraktionen werden außerdem nur jene Reizmerkmale berücksichtigt, die eine Annahme auch bestätigen. Widersprechende Hinweise werden ignoriert. Die Unterscheidung zwischen Fakten und Annahmen beugt auch Übergeneralisierungen vor. Dabei werden Einzelereignisse auf eine ganze Kategorie bezogen (z. B. „Könnten Sie das möglichst schnell erledigen" = einzelner Satz/Einzelereignis; die „innere" Schlussfolgerung: „Mein Chef hält mich für unmotiviert" = Kategorie: Motivation). Bei diesen Übergeneralisierungen werden Probleme missattribuiert. Sie werden generell und ausschließlich auf die eigene Person bezogen. Soviel einmal zu einer diffizilen Unterscheidung von Fakten (=„was ist denn tatsächlich gegeben") und Annahmen (=„wie sieht das jemand subjektiv"; was – als solches – natürlich auch wiederum ein Faktum ist!)

Nun ist das Problem deutlich geworden (z. B. eine schwere Erkrankung). Was möchte nun jemand erreichen, und was ist realistisch? Gerade bei schweren Erkrankungen ist das oftmals schwierig. Ziele sollten aber realistisch formuliert werden, und sie sollen begründet werden und erreichbar sein.

Problemorientierte Ziele erfordern eine Änderung der Situation. Emotionsorientierte Ziele beziehen sich auf die Bewältigung unveränderbarer Situationen (beispielsweise Erkrankungen).

Und wie löst man nun die Problematik? Ein Prinzip heißt „Quantität". Es lautet „nenne möglichst viele verschiedene Ideen, ohne sie zu bewerten. Überlege möglichst viele Verhaltensschritte, um eine Idee umzusetzen. Kombiniere Ideen. Überlege, wie andere das Problem lösen würden". Ein Beispiel (Nezu et al., 2013, S. 198): Jemand könnte gekränkt sein, weil eine Einladung zu einer Familienfeier ausgeblieben war. Alternativen könnten lauten: „Ignoriere diese Unsensibilität", „Drücke bei nächster Gelegenheit die Kränkung aus", „Rufe an", „Frage ein anderes Familienmitglied" „Lade Du sie ein" etc. Man könnte sich auch überlegen, wie das Prinzip der Quantität auch bei schweren Erkrankungen helfen könnte (z. B. Orientierung an anderen Werten, die Gestaltung des Lebensraumes, um mit den Einschränkungen selbst zurechtzukommen, was etwa dem Wunsch nach Selbstständigkeit entsprechen würde etc.)

Entscheidungen gründen sich stets auf die Konsequenzen der Alternativen. Persönliche Konsequenzen sind das Wohlbefinden oder die Einkommensverhältnisse etc. Soziale Konsequenzen sind persönliche Konsequenzen für andere. Konsequenzen beinhalten einen Wert bzw. einen Nutzen, und ihr Eintreten muss vorhergesagt werden.

Aus dem bisher Gesagten ergeben sich vier Fragen:

- Löst die Alternative mein Problem?
- Kann ich die Alternative verwirklichen?
- Welche langfristigen und welche kurzfristigen Folgen ergeben sich für jemanden selbst?
- Welche langfristigen und welche kurzfristigen Folgen ergeben sich für andere?

Welche Alternative soll nun gewählt werden? Wir ziehen natürlich nur jene Alternativen in Betracht, die auch verwirklicht werden können. Anschließend sehen wir uns die verbleibenden Alternativen an. Zu welchen Konsequenzen führen sie denn und wie positiv oder negativ sind die Konsequenzen denn? Wir bewerten sie einmal, sagen wir zwischen -10 und +10. Alternativen ohne die am höchsten bewertete positive Konsequenz (resp. mit der höchsten negativen Konsequenz) werden ausgeschlossen. Von den verbleibenden Alternativen werden jene ohne die nächste wichtigste Konsequenz nicht mehr berücksichtigt etc. Dieses Ausschlussverfahren lässt sich fortsetzen bis nur eine Alternative übrig bleibt.

Die letztlich gewählte Alternative soll nun auch verwirklicht werden. Oftmals ist es sinnvoll, sich dafür einen Plan mit der Reihenfolge der einzelnen Verhaltensschritte zu überlegen. Dennoch ist mit der Umsetzung des Planes allein noch nicht alles getan. Wir müssen die Wirkungen unseres Verhaltens beachten und auch analysieren (Nezu et al., 2013, S. 215). Das klingt einfach; ist aber keineswegs selbstverständlich. Gerade für selbstunsichere oder depressive Personen kann es nötig sein, an den Rückmelde-Prozeduren zu arbeiten. Sie haben nicht gelernt, auf die Wirkungen ihres Verhaltens zu achten und müssen für geänderte Situationsmerkmale erst sensibilisiert werden. Wie zufriedenstellend sind die Ergebnisse? Passen sie zu den Vorhersagen? Wie sehen die Konsequenzen für andere aus? Passt das Verhalten zur Situation? Die Antworten auf diese Fragen können unter Umständen eine Veränderung der Strategie nahelegen.

Hou et al. (2008) analysierten den Prozess des Problemlösens, indem sie Gesprächsprotokolle davon anfertigten und anschließend versuchten, die einzelnen Komponenten in den Protokollen zu identifizieren. Zu den Komponenten zählen (a) die Definition des Problems, (b) die Suche nach Informationen und möglichen Lösungen, (c) die Vergleiche und Analysen möglicher Lösungen und (d) die Zusammenfassung und Schlussfolgerung. Diese Komponenten wurden in einem Codierungsschema genau beschrieben und mit einem Beispiel illustriert. Damit ließen sich die einzelnen Sätze in den Protokollen den Komponenten oder Prozessstufen zuordnen. Der Lösungssuche (b) beispielsweise werden Aussagen zugeordnet (Hou et al., 2008, S. 19), die Hinweise auf eine Erklärung bzw. auf ein Ergebnis beinhalten („Die Daten, die ich fand ..."). Der Zusammenfassung und Schlussfolgerung (=d) werden z. B. Aussagen zugeordnet (Hou et al., 2008, S. 19), die verschiedene Diskussionsbeiträge in ein Muster integrieren und auf die Lösung hinweisen („Die Meinungen und Informationen zusammenzufassend, habe ich gefolgert, dass ...").

In den Prozess des Problemlösens ist man auch persönlich involviert. Das zeigt sich, indem Informationen und Meinungen registriert werden (a), Widersprüche beachtet werden (b), indem man zu einer eigenen konsensuellen Meinung finden möchte und unterschiedliche Meinungen auch unterschiedlich bewertet (c) oder indem man die neue eigene Meinung testet und mit dem bereits bestehenden Wissen vergleicht (d) und letztlich, indem man ein übergeordnetes Konzept für das neue Wissen finden möchte (e).

Die Sequenzanalyse bestätigte, dass die Stufen des Problemlöseansatzes in den Protokollen tatsächlich zu finden waren. Die persönliche Beteiligung zeigte sich in der Sammlung von Informationen und Meinungen, in der Sensibilisierung für Widersprüche und in der Bildung einer eigenen konsensuellen Meinung.

Vereinfacht kann der Prozess des Problemlösens so dargestellt werden (mod. Gatterer, 2021):

- Was konkret ist passiert?
- Warum ist es ein (emotionales) Problem. Welche Werte, Normen, Einstellungen … spielen eine Rolle?
- Für wen ist es ein Problem? Wer leidet?
- Wann wäre es kein Problem? Wie müsste die Welt dann sein?
- Was kann ich tun, um es zu verändern?
- Welche Fähigkeiten benötige ich dazu?
- Was wäre dann anders und für wen?
- Ausprobieren der Lösung. Wenn ohne Erfolg sollte dieser Prozess wiederholt werden und nach Alternativen gesucht werden.

4.4.5 Sprache und Selbstregulation

Innere Gespräche: Selbstinstruktionstraining und Stressimpfungstraining

Vom Problemlösen – und damit wohl auch vom Denken – war bisher die Rede. Es gibt noch einen anderen Zugang zur Thematik des Denkens und zur verhaltenstherapeutischen Anwendung.

Zunächst einmal etwas zum Begriff. Zu denken bedeutet immer auch zu planen und zu planen bedeutet, mögliche oder künftige Situationen in Erwägung zu ziehen. Pläne sind Abfolgen von einzelnen „kleinen" Entscheidungen. Das ist gut so, denn Situationen können sich ändern und flexibel sind Pläne dann, wenn sich die einzelnen Entscheidungsschritte den sich ändernden Bedingungen anpassen lassen (Leibetseder zur Veröffentlichung angenommen), ohne dass gleich das gesamte Konzept zurückgezogen werden muss.

Wenn wir denken und Probleme lösen, kommunizieren wir stets auch mit uns selbst. Ohne Sprache ist ein Denken nicht denkbar. Denkprozesse beruhen also auf Selbstgesprächen. Zwei Formen von Selbstgesprächen sollten unterschieden werden: „Inner speech" ist ein nicht hörbares Gespräch, das eine Person mit sich selbst führt. „Private speech" ist ein hörbares Gespräch, das eine Person mit sich selbst führt (Morin & Everett, 1990). Wir kennen das z. B. bei Kindern (…). „Inner speech" aktiviert dennoch implizit und „stillschweigend" auch die phonetischen Merkmale der semantischen Inhalte (Abramson & Goldinger, 1997; Alexander & Nygaard, 2008; vgl. Oppenheim & Dell, 2010).

Wozu sind diese inneren Gespräche denn gut? Sie sind grundlegend. Baddeley (1983) nimmt an, dass sprachliche Informationen zunächst phonetisch gespeichert werden. Sie sind dann für einige Sekunden verfügbar. Durch die innere Artikulation werden die phonetisch gespeicherten Informationen wiederholt und erst das ermöglicht deren längerfristige Verfügbarkeit im Gedächtnis.

Die Gespräche einer Person mit sich selbst begünstigen den Erwerb neuer Informationen und deren Integration in das Selbstkonzept (Morin & Everett, 1990, S. 349). Das heißt Folgendes: Selbstgespräche sind nach Morin (1993) innere Dialoge zwischen der eigenen und einer anderen Person. Die Sichtweisen anderer und die wechselseitigen Beurteilungen werden dabei gegenübergestellt. Sie regen zur Selbstbeobachtung aus unterschiedlichen Perspektiven an. Selbstgespräche helfen jemandem, auch sich selbst gegenüber eine Distanz einzunehmen. Und letztlich: Selbstgespräche regulieren das Verhalten (Vygotsky, 1986; Zakin, 2007). Gerade Personen, die Schwierigkeiten haben, ihre Denkprozesse zu strukturieren oder ihre Aufmerksamkeit aufrecht zu erhalten, könnte die Methode des lauten Denkens (Ericsson & Simon, 1985/1993) helfen.

Hier beginnt der therapeutische Ansatz von Meichenbaum (1979). Personen sollen lernen, ihr Verhalten selbst zu steuern, indem sie sich innere Instruktionen oder Verhaltensanweisungen erteilen. Verhaltensregulationen werden also durch Selbstgespräche gesteuert.

Dieser Vorgang der Selbststeuerung soll natürlich verinnerlicht werden. Angestrebt wird also eine Selbstregulation durch Inner speech. Das funktioniert durch eine gestufte Annäherung an ein Problem und seine Lösung. Abgestuft in zweifacher Hinsicht: (1) Die Instruktionen werden von einer Modellperson formuliert und anschließend von der betroffenen Person imitiert. (2) In den Instruktionen werden die Anforderungen an ein Verhalten, die Verhaltensschritte und die Verknüpfungen der Verhaltensschritte formuliert und umgesetzt.

Die Stufen der Imitation (Fliegel et al., 1998, S. 184 f) beginnen mit den hörbaren Formulierungen der Modellperson. Die betroffene Person führt diese Instruktionen aus. Die betroffene Person formuliert selbst. Die Formulierungen sind hörbar. Sie führt gleichzeitig ihre Instruktionen aus. Die betroffene Person formuliert leise und führt das gleichzeitig aus. Die betroffene Person formuliert letztlich lautlos und führt gleichzeitig ihre Instruktionen aus.

Die Stufen der Problemlösung (Fliegel et al., 1998; Zakin, 2007, S. 5) beginnen mit einer Orientierung (z. B. „Was für ein Problem ist es denn"; „Ich glaube, es geht um …"; „Das war klar" … „Habe ich das Problem je vorher gelöst?"; „Ja klar, gestern in der Klasse"; „Das ist gut, ich hab' mich erinnert", übersetzt aus Zakin (2007, S. 5)). Nun werden Anforderungen gereiht und Lösungsschritte erkundet. Auch die Lösungsschritte werden gereiht. Jedes erreichte Teilziel wird verstärkt. Aber auch Fehler während des Problemlösens sind therapeutisch beabsichtigt. Die Modellperson zeigt, wie man sie sachlich berichtigt.

Stress sind Situationen, die eine Anpassung erfordern, für die jemand keine Bewältigungsstrategien hat. Mit Selbstinstruktionen können diese Situationen bewältigt werden (Meichenbaum, 2012). Diese Selbstinstruktionen werden Stressimpfung genannt.

Lotfi et al. (2011) zeigten, dass sich Prüfungsangst mit Selbstinstruktionen verändern lässt. In der ersten Stufe lernen die betroffenen Personen, sich zu orientieren. Sie beobachten ihr Verhalten, ihre inneren Dialoge, die emotionalen und die physiologischen Reaktionen. In der zweiten Stufe lernen die betroffenen Personen neue und angemessene Formulierungen und Verhaltensweisen, die diese Formulierungen beinhalten. In der dritten Stufe lernen sie, diese Verhaltensweisen in realen Situationen anzuwenden. Sie ändern ihre Aufmerksamkeit, formulieren neue Sätze, erinnern sich an andere Ereignisse und bewerten diese Erinnerungen anders.

Das Stressimpfungstraining wird für die Selbstkommunikation (Egger, 2006, S. 69) bei Schmerzen angewandt. Die Personen lernen, sich durch konkrete Sätze auf den Schmerz vorzubereiten („Angst verschlimmert nur"). Sie lernen, sich mit dem Schmerz zu konfrontieren („erst mal Ruhe und Entspannung") und kritische Momente zu bewältigen („Widerstand verschlimmert"). Sie lernen verstärkende Sätze und die Bewältigung von Misserfolgen („ein bisschen hat's doch geholfen", „resignieren – nein").

Narrative Umstrukturierung und Biografie-Arbeit
Bisher haben wir uns mit Schwierigkeiten beschäftigt, die durch aktuelle und konkrete Situationen hervorgerufen worden waren. Die Bewältigung vergangener lebensgeschichtlicher Ereignisse legt nun nahe, sich dem autobiografischen Gedächtnis zuzuwenden. In diesem Gedächtnis ist unsere Lebensgeschichte gespeichert – und das nach bestimmten Regeln. Sie kann erinnert werden – und das ebenfalls nach bestimmten Regeln.

Bei der Repräsentation von autobiografischen Ereignissen unterscheidet Stiles (1999) zwischen „Zeichen" und „Stimmen". Was ist damit gemeint? Zeichen sind beliebige Reize oder Gesten etc. Für ihre Eintragung in das Gedächtnis müssen diese Zeichen allerdings erst „übersetzt" werden – in einen sprachlichen Code. Sie werden damit gewissermaßen zu „Stimmen". Als solche werden sie auch erinnert.

Diese Stimmen der autobiografischen Erinnerungen verändern; sie verändern Personen, denen sie berichtet werden. Sie werden aber auch verändert, wenn sie berichtet werden.

Darauf beruht der therapeutische Zugang; mehr noch – die wiederholte Erinnerung autobiografischer Ereignisse ist das therapeutische Prinzip. Das heißt konkreter Folgendes: Stets sind es die Stimmen aversiver Ereignisse, die im Bewusstsein salient sind und persistieren. Erst durch eine Assimilation werden sie weniger salient und können akzeptiert werden (Osatuke et al., 2004). Dieser Vorgang der Assimilation (Stiles, 1999, S. 11) beginnt zunächst mit einem emotional noch indifferenten Zustand. Mit anderen Worten: Das Problem wird vermieden. Die dennoch fortgesetzte Erinnerung an das Ereignis stimuliert nun die aversiven Emotionen. Dennoch fortgesetztes, weiteres Erinnern aktiviert allmählich differenziertere und konkretere Begriffe. Diese Begriffe begünstigen das Verständnis für das Problem und seine Lösungen. Wenn die Lösungen allmählich automatisiert sind, erst dann ist das aversive Ereignis assimiliert.

Ähnlich das Spezifitätstraining autobiografischer Erinnerungen (Watkins et al., 2000, 2009; Raes et al., 2009). Depressive Personen erinnern autobiografische Ereignisse in generellen Begriffen. Das war in der Einleitung ja bereits dargelegt worden. Generelle Ereignisse – so wurde berichtet – sind Wiederholungen von Ereignissen (alle Museumsbesuche sind für mich …) oder sind Ereignisse, die eine längere Zeit als einen Tag beanspruchen (der Urlaub in … war …). Personen, die nicht an Depressionen leiden, erinnern sich an spezifische Ereignisse. Diese Ereignisse dauern nur einen Tag (zum meinem … Geburtstag erhielt ich …). Ihre „Biographie" ist konkret und differenziert in das autobiografische Gedächtnis eingetragen.

Das Spezifitätstraining basiert auf der Annahme, dass konkrete Erinnerungen die Problemlösefähigkeit begünstigen. Nur konkrete Situationen können auch verändert werden. In diesem Training sollen systematisch spezifische Merkmale von Ereignissen und Situationen fokussiert werden. Die spezifischen Merkmale sollen in sensorischen Begriffen wiedergegeben werden. Die Ereignisse sollen von anderen Ereignissen differenziert werden; auch und gerade, wenn sie unterschiedlich valent sind. Nicht nur Begriffe und Episoden, auch komplexere autobiografische Szenen sollen konkret erinnert werden.

Die Lebensrückschau – Intervention (Haight & Haight, 2007; Maercker & Forstmeier, 2013) ist eine Biografiearbeit. Biografische Konflikte, Traumata, offene Wünsche, unerledigte Ereignisse etc. sollen einer inneren Stimmigkeit und Konsistenz zugeführt werden.

Der Dialog der Lebensrückschau-Intervention ist durchaus strukturiert. Das heißt: Er beruht auf einem Repertoire von inhaltlichen Kategorien. Das sind die Kindheit, die Adoleszenz, das Erwachsenenalter und eine zusammenfassende Bewertung und Integration. Für jede dieser Kategorien sind spezifische und ausformulierte Fragen und Techniken vorgesehen.

Ein Beispiel aus Haight & Haight (2007, S. 118–123): → Kategorie „Junges Erwachsenenalter" → Fragen: „Als Erwachsener, haben Sie da gemacht, was ihre Aufgabe war?" … „Haben Sie sich verantwortlich gefühlt?" … „Waren Sie mit Ihren Entscheidungen zufrieden?" (Haight & Haight, 2007, S. 118) → einige Techniken: z. B. Sharing: Zitieren und Vergleichen von Gesprächsbeiträgen aus diversen Lebensbereichen und unter verschiedenen Perspektiven; oder: Paraphrasing: Wiederholung eines bestimmten Gesprächsbeitrages und gleichzeitige Benennung eines impliziten Bedürfnisses.

Die Zusammenfassung bezieht sich auf das gesamte Leben oder auf längere Epochen und auf saliente Ereignisse. Thematisiert werden dabei die Gefühle, die Bewertungen und die Erklärungen.

Die Integration thematisiert die Erwartungen, Hoffnungen und Widersprüche. Gerade die Widersprüche, Enttäuschungen oder Misserfolge sollen assimiliert werden können. Das legt nahe, ein ganzes Leben als eine permanente Abfolge von Entscheidungen zu sehen. Jede Entscheidung hat Konsequenzen und jede Konsequenz zieht wiederum eine Entscheidung nach sich. Assimilation ist somit eine Frage der Perspektive, unter der man eine Sequenz von Entscheidungen betrachtet.

4.4.6 Sprache und soziale Situationen

Aufbau des sozialen Verhaltens

Soziale Standardsituationen
Soziale Situationen sind Sprechakte. Sprechakte bestehen aus verbalen und aus nonverbalen Merkmalen. Sie beinhalten Bedingungen, bedürfnisorientierte Verhaltensweisen und Verhaltensfolgen. Sprechakte nach Skinner (1957) lauten:

1. Forderungen und Bitten (=mand),
2. Bezeichnungen und Behauptungen (=tact),
3. Fragen und Antworten (=intraverbal),
4. Wiederholungen und Imitationen (=echoic),
5. Beziehungen zwischen geäußerten Inhalten und der eigenen Person (=autoclitic).
6. Reaktionen auf nicht auditive, sondern symbolhafte Stimuli (=textual)

Ein Beispiel (vgl. Schewe, 2011). Ein Kind könnte zu seiner Mutter sagen: „Ich möchte gerne eine Buttersemmel" (=mand). Die Mutter sucht das Brot. Das Kind sagt: „Da ist die Semmel" (=tact). Das Kind erhält eine Buttersemmel. Es lächelt und fragt seine Mutter: „Magst du Semmeln gerne"? (=intraverbal). Die Mutter lächelt zurück und sagt: „Ich mag Semmeln sehr gerne" (=echoic). Das Kind sagt: „Ich mag Semmeln nämlich auch sehr gerne" (=autoclitic).

Skripts
Autismus ist durch eine Beeinträchtigung der verbalen und nonverbalen Kommunikation gekennzeichnet. Er beruht auf einer Störung der sozialen Wechselseitigkeit. Bei Rutherford et al. (2002) zeigten autistische Personen Schwierigkeiten bei der Zuordnung sprachlicher und phonetischer Satzteile zu Emotionen. Autistische Personen haben Schwierigkeiten, den inneren Zuständen anderer Begriffe wie z. B. „wissen", „glauben", „wollen", „fühlen" zuzuordnen (Begeer et al., 2010). Die Zuordnung dieser Begriffe zu den korrespondierenden Zuständen wird als „Theory of Mind" bezeichnet.

Autistische Personen haben Schwierigkeiten, Irrtümer anderer Personen zu erkennen. Autistische Personen haben Schwierigkeiten mit der „falschen Annahme" („second-order false belief"). Falsche Annahmen sind Fehlleistungen anderer Personen. Diese Fehlleistungen beruhen auf einem Informationsdefizit. Den Zusammenhang zwischen der Fehlleistung und dem Mangel an Information können autistische Personen nicht erkennen.

Autismus ist durch ein repetitives und stereotypes Verhalten gekennzeichnet (Bruning et al., 2005). Dieses Verhalten könnte eine Selbststimulation sein. Es könnte auf einer Verstärkung beruhen. Der Akt der Wahrnehmung könnte die Verstärkung sein (Lovaas et al., 1987).

Die Therapie (Granpeesheh et al., 2009; Lovaas, 1987; Schewe, 2011; Sundberg & Michael, 2001) arbeitet mit Skripts. In den Skripts werden Handlungen und Pläne beschrieben. Die Inhalte der Skripts orientieren sich an der Beobachtung des spontanen verbalen und nonverbalen Verhaltens des Kindes. Die Beschreibung des spontanen Verhaltens umfasst die Bedingungen des sprachlichen Verhaltens, die Motivation des Kindes, das sprachliche Verhalten selbst und die Folgen. Daraus ergeben sich die Skripts. Die Reihenfolge, in der Skripts angewendet werden, richtet sich nach den emotionalen und sozialen Merkmalen der Situation. Die Reihenfolge lautet: Bitten (mand) → Bezeichnungen (tact) → Wiederholungen (echoic) → Fragen (intraverbal) → persönliche Beziehungen zum Inhalt (autoclitic) → und Kombinationen. Skripts können variiert werden. Protagonisten und Rezipienten können ausgetauscht werden; die Bedingungen können verändert werden; die Verhaltensweisen und die Folgen können verschieden formuliert werden.

Das Kind soll diese Skripts lesen. Es soll die Verhaltensweisen ausführen, die im Skript beschrieben sind. Das Kind soll auf die mimischen und phonetischen Merkmale achten. Dem Kind kann durch den Therapeuten das jeweilige Verhalten gezeigt werden. Dieser Schritt heißt *Prompting*. Das Kind soll die nonverbalen Merkmale beschreiben und benennen. Es soll die wahrgenommenen Verhaltensmerkmale imitieren. Es soll die eigenen Motive benennen. Es soll die Motive der anderen Personen benennen. Es soll die einzelnen Schritte verknüpfen. Diese Schritte heißen *Shaping* und *Chaining*. Das Kind wird zunächst ständig und später immer seltener verstärkt.

Bei Paschke-Müller et al. (2013) sollen sich Kinder selbst beschreiben. Ihnen werden dafür Begriffe vorgegeben. Weitere Skripts (Paschke-Müller et al., 2013, M7.2) vermitteln ihnen den Zusammenhang zwischen Gefühl (Angst), Situation (großer Hund), Gedanken (nichts wie weg), Körperempfindungen (Herzrasen) und Verhalten (wegrennen). In einer anderen Aufgabe sollen sie zu mimischen Merkmalen Emotionsbegriffe finden. Sie sollen ihre eigenen Gefühle protokollieren. In einer anderen Aufgabe wird am „second-order false belief" gearbeitet. Ein Kind wird seine Schokolade später dort suchen, wo es seine Schokolade ursprünglich aufgehoben hatte (Annahme erster Ordnung), wenn es nicht weiß (Annahme zweiter Ordnung), dass seine Mutter die Schokolade in der Zwischenzeit an eine andere Stelle gelegt hat (Wimmer & Perner, 1983; Perner & Lang, 1999). In Bildergeschichten (M8.3ff) werden zwischenmenschliche Situationen berichtet. Die Berichte sind unvollständig. Die Reaktionen einer Person werden nicht berichtet. Diese Reaktionen sollen von den Kindern erschlossen werden. Ähnliche eigene Situationen sollen erinnert werden. Bezugspersonen sollen charakterisiert und von anderen Personen unterschieden werden. Aktuelle zwischenmenschliche Situationen oder Geschichten dazu (small talk, ausgenützt werden, Verhalten in Konflikten, Ärgersituationen, Stress etc.) werden beschrieben und bearbeitet. Die Bearbeitung besteht aus der Wahrnehmung von situativen Merkmalen und Merkmalen der jeweiligen eigenen Reaktion und einer Verhaltensentscheidung (z. B. beachten vs. nicht beachten).

Veränderung des sozialen Verhaltens

Die Analyse des verbalen und nonverbalen Verhaltens als therapeutisches Prinzip

Kiesler (1983, 1985) hat ein Manual verfasst, mit dem kommunikative Prozesse codiert werden können. Codieren heißt aber stets: einen bestimmten Inhalt genau zu erfassen.

Kommunikationen stellen nun ein sehr komplexes soziales Geschehen dar. Sie bestehen aus zahlreichen, unterschiedlichen Kategorien. Dennoch lassen sich sämtliche Formen der Interaktion auf zwei basale Kategorien zurückführen: auf den „Status" und auf die „Affiliation". Ein kommunikatives Verhalten kann also kontrollierend oder submissiv sein, und es kann dabei freundlich oder feindselig sein.

Diese beiden Kategorien kann man sich erstens „abgestuft" denken, und sie sind zweitens „kombinationsfähig". Das will heißen: Ein relativ hoher Stellenwert der Dominanz und ein gleichzeitig relativ geringer Stellenwert der Affiliation definieren die Kategorie „sicher". „Unsicher" ergibt sich hingegen aus einer relativ hohen Submissivität und geringer Affiliation. Oder: Mäßige Dominanz und zugleich mäßige Affiliation ergeben die Kategorie „Selbstdarstellung". Mäßige Unterordnung bei mäßiger Affiliation bedeutet „Reserviertheit". Geringe Dominanz und hohe Affiliation ergeben „Geselligkeit". Geringe Submissivität bei geringer Affiliation bedeutet „Isolation" etc.

Diese kategorialen Definitionen werden nun auch auf konkrete soziale Verhaltensweisen oder Sprechakte bezogen. Diese Verhaltensweisen können für die jeweilige Kategorie mehr oder weniger prototypisch sein. Eine gewisse „Unschärfe" bei der Zuordnung der exemplarischen Verhaltensweise zu einer Kategorie ist „erlaubt".

Wie geht man vor? Wählen wir als Beispiel die Dominanz. Dominanz zeigt sich in der Kontrolle. Kontrolle ist allerdings eine eher mäßige Ausprägung von Dominanz. Kontrolle zeigt sich im Eifer, alles zu berechnen, Gespräche zu bestimmen, anderen Verhaltensanweisungen zu geben. Kontrolle zeigt sich im Bestreben nach Eigenständigkeit oder andere für die eigenen Interessen zu gewinnen. Kontrolle zeigt sich im Bemühen, andere zu überreden oder sie zu beraten. Kontrolle zeigt sich, in der Bereitschaft, anderen zu widersprechen, sich gegen sie zu erheben oder deren Ansichten zu bekämpfen. In Gesprächen bestimmen dominante Personen das Thema und deren Richtung. Dominante Personen drücken ihre Bevorzugungen aus. Dominante Personen ergreifen Gelegenheiten zu instruieren und zu erklären.

Diktatorisches Verhalten ist wohl eine extreme Ausprägung der Dominanz. Es zeigt sich im Bemühen die Umgebung zu beherrschen, andere abrupt zu unterbrechen, auf der Erfüllung einer Anordnung zu insistieren. Diktatorisches Verhalten besteht in der Unfähigkeit, die Überwältigung anderer zu sistieren. Diktatorisches Verhalten zeigt sich im Dogmatismus, im Kampf gegen die Meinung anderer und in der Neigung, die anderen als diktatorisch zu etikettieren. In den Gesprächen werden andere „nieder geredet" und von einer dogmatischen Meinung überwältigt.

Welche Rolle spielt dieser Ansatz in der Therapie? Brakemeier et al. (2012) nehmen an, dass das spätere Verhalten von Klienten durch Bezugspersonen geprägt wurde. Diese Prägungen liegen chronischen Depressionen zugrunde. Prägung bedeutet:

1. eine Bezugsperson (A),
2. deren charakteristisches Verhalten und
3. eine sensible Situation für die andere Person (B).

Das entsprechende Verhalten der Bezugspersonen ist eine Kombination aus eben diesen Kategorien der „Freundlichkeit vs. Feindseligkeit" und der „Dominanz vs. Unterwürfigkeit" (Kiesler, 1983). Die sensiblen Bereiche sind „Nähe/Intimität", „emotionale Bedürftigkeit", „Fehler/Versagen" und „negative affektive Reaktionen". Nähe/Intimität ist durch positive oder negative körperliche Zuwendung gekennzeichnet. Emotionale Bedürftigkeit besteht in der emotionalen Korrespondenz und in der Rücksichtnahme auf die Bedürfnisse und Wünsche anderer. Der Bereich Fehler/Versagen umfasst die Reaktionen der Bezugspersonen auf Erfolge oder Misserfolge der anderen und die möglichen Sanktionen. Der Bereich der negativen Affekte umfasst die Reaktion der Bezugspersonen auf aversives emotionales Verhalten anderer. Negativ valente Emotionen sind Trotz und Trauer.

Prägung ist also die Verknüpfung von einem sensiblen Lebensbereich und dem Verhalten der Bezugsperson. Geprägt werden allerdings die Schlussfolgerungen, die ein Klient daraus zieht und seine emotionale Reaktion darauf. Durch die Verknüpfung von „Lebensbereich" und „Verhaltenskategorie der Bezugsperson" wird also die Einstellung des Patienten geprägt.

Ein Beispiel: „Als ich eine schlechte Note nach Hause brachte, hat mich mein Vater ordentlich gedemütigt, und wenn ich mich heftig verteidigen wollte, hat er einfach gesagt, er will nichts mehr hören von mir. Dann habe ich mich halt zutiefst zerknirscht zurückgezogen und in mich hinein geweint und gedacht, irgendwie hat er doch recht. Aus mir wird nichts."

In der Therapie sollen nun die Patienten prägende Bezugspersonen charakterisieren und sich dabei an konkrete Lebensereignisse mit ihnen erinnern. Diese Beispiele werden auf die jeweiligen sensiblen Bereiche und auf die Kategorien „Freundlichkeit vs. Feindseligkeit" und „Dominanz vs. Unterwürfigkeit" bezogen.

Kehren wir zu unserem letzten Beispiel zurück: die sensible Kategorie dieses Jugendlichen heißt „Misserfolge". Die Bezugsperson war der Vater. Er reagierte feindselig dominant. Das Kind reagierte zuerst ebenfalls dominant feindselig, dann unterwürfig freundlich. Daraus könnte der Patient folgern: „Bei Schwierigkeiten bekommst du auch noch eine Missachtung drauf. Da kannst du dich ja nicht einmal wehren. Gib lieber gleich auf. Gesteh deinen Fehler ein und nimm die Schuld auf dich."

Im therapeutischen Prozess werden nun soziale Situationen analysiert. Das heißt: Die Situation und das Verhalten der anderen Person werden beschrieben und auf die Kategorien „Dominanz vs. Unterwürfigkeit" und „Freundlichkeit vs. Feindseligkeit" bezogen. Auch das eigene nonverbale und kognitive Verhalten wird beschrieben und auf die Kategorien „Dominanz vs. Unterwürfigkeit" und „Freundlichkeit vs. Feindseligkeit" bezogen. Für eine Lösung werden die Kognitionen der Unterwürfigkeit des Patienten reformuliert und durch Selbstinstruktionen ersetzt. Das erwünschte Verhalten wird geplant. Hier kann das Konzept einer disziplinierten persönlichen Kommunikation eine Orientierungshilfe sein. Vermutete Barrieren bei der Verwirklichung der neuen Verhaltensstrategie werden erfragt.

Das Manual von Kiesler (1985) eignet sich auch, um Rollenspiele zu analysieren. Dieser Ansatz hat demnach eine diagnostische Bedeutung (Reinecker, 2015, S. 89 f). Die Verhaltens- oder Sprechakte im Rollenspiel können mit denen des Manuals verglichen und damit den jeweiligen Kategorien zugeordnet werden.

Auch mit dem sprachanalytischen System von Labov und Fanshel (1977) können Abfolgen von Gesprächsbeiträgen und Rollenspiele reflektiert werden. Dieses System erfasst Merkmale der nonverbalen und der verbalen Kommunikation.

Zu den nonverbalen Merkmalen zählen Pausen, paraverbale Merkmale (hm, uhm ...), phonetische Merkmale (Lautstärke, Tonhöhe, Geschwindigkeit etc.). Diese Merkmale werden zu einer übergeordneten begrifflichen Einheit verknüpft. Diese Einheit ist eine Interpretation der Gesprächspassage (z. B. X ist unsicher ...)

Zu den verbalen Merkmalen zählen die Modelle der interagierenden Personen. Genauer: die Modelle ihres jeweiligen Wissens. A-Event und B-Event sind jene Ereignisse, über die eine Person (A oder B) mehr weiß als die andere Person. Bei D-Ereignissen besteht ein Dissens zwischen den Personen. Bei AB-Ereignissen muss eine Person der anderen Person zustimmen, deren Beitrag aufschieben oder abschwächen oder deren Beitrag zurückweisen.

Zu den verbalen Merkmalen zählen auch die Sprechakte mit ihren semantisch definierten Regeln. Die Sprechakte lauten: bitten/fordern, beanspruchen, einen Zusammenhang stiften, berichten, eine interindividuelle Abfolge stiften.

Als Beispiel der Sprechakt „Aufforderung" mit folgenden Regeln: eine Person (A) verwendet den Imperativ. Eine Person (B), an die der Imperativ gerichtet ist, hat eine Verpflichtung übernommen. Für die Verwirklichung der Verpflichtung muss sie (B) ein bestimmtes Verhalten ausführen; sie kann dieses Verhalten ausführen. Sie würde dieses Verhalten ohne Verpflichtung nicht ausführen. Die Person (A), die den Imperativ verwendet, hat das Recht dieses Verhalten zu fordern.

Konfliktgespräche
Konfliktgespräche (Vuchinich, 1992) beinhalten Machtverhältnisse zwischen den Sprechenden. Macht bedeutet Kontrolle. Kontrolle bedeutet, das Verhalten anderer bestimmen zu können. Macht bedeutet aber auch Unabhängigkeit. Unabhängigkeit bedeutet, das eigene Verhalten selbst bestimmen zu können.

Mögliche Lösungen sind der Konsens, die Unterordnung, der Kompromiss oder der Abbruch. Konsens kann eine inhaltliche Übereinstimmung sein oder auf einer Koordinierung des verbalen Verhaltens der Sprechenden beruhen. Überordnung und Unterordnung zwischen den Sprechenden setzen Gegensätze voraus. Eine Person muss nachgeben. Sie kann sich direkt unterordnen. Sie kann sich indirekt, durch paraverbale Merkmale (hm, mhm) unterordnen. Ein Kompromiss ist ein Zugeständnis. Eine Person bietet eine Lösung an. Die Lösung beinhaltet Anteile von beiden Positionen. Ohne einer dieser Lösungsmöglichkeiten wird abgebrochen. Das Thema wird gewechselt oder das Gespräch wird beendet.

In den Konfliktgesprächen zwischen zwei Personen sollten definierte Regeln berücksichtigt werden (Schröder & Hahlweg, 2014, S. 464). Die sprechende Person sollte die Personalpronomina „ich" und „du" verwenden. Konkrete Situationen und konkrete Verhaltensweisen sollten genannt werden. Das Präsens sollte verwendet werden. Diese Regeln verhindern Verallgemeinerungen („nie" „immer", „typisch", „verantwortungslos") und die Benennung von Ereignissen, die nicht aktuell sind. Die zuhörende Person sollte ihre Aufmerksamkeit nonverbal ausdrücken (Blickkontakt, Körperhaltung, paraverbale Merkmale). Die Äußerungen der sprechenden Person sollten am Ende ihres Gesprächsbeitrages von der zuhörenden Person zusammengefasst und positiv bewertet werden. Die zuhörende Person soll offene Fragen stellen.

Die Ausübung von Macht während eines Gespräches kann mit diesen Regeln verhindert werden. Sie entsprechen der Fairness zwischen den interagierenden Personen. Fairness ermöglicht eine gerechte Konfliktlösung. Eine gerechte Konfliktlösung ist ein Kompromiss oder ein Zugeständnis, das ausgeglichen wird.

4.4.7 Das therapeutische Gespräch

Erstgespräch
Erstgespräche sind durch eine strukturierte Abfolge von Teilepisoden gekennzeichnet. Die Teilepisoden des Erstgespräches lauten nach Wendisch und Neher (2003):

1. Begrüßungsverhalten (Persönliche Informationen und Informationen über die Einrichtung und formale Aspekte). Die Episode des Begrüßens bezieht „den ersten Eindruck" und die gezeigten Gefühle des Patienten mit ein. Sie endet mit einem Hinweis auf das Ziel des Erstgespräches, zu einem gemeinsamen Vorgehen zu kommen.
2. Erkundung des aktuellen Anlasses für die Kontaktaufnahme. In dieser Episode werden innere und äußere Motive exploriert und erfragt, auf welche Weise und wie lange die problematische Situation ertragen wurde. Einige Formulierungsbeispiele lauten: „Was führt Sie gerade jetzt in eine Therapie?" … „Was denken und erwarten (Bezugspersonen), wenn Sie nun in Therapie gehen" (Wendisch & Neher, 2003, S. 126).
3. Analyse der Störung. Diese Episode betrifft die Ausprägung der Störung und deren Veränderungen, ihren bisherigen Verlauf, explizite und implizite Erklärungen, Bewältigungsversuche und deren Ergebnis, die Spezifität und Komplexität der Beschreibung des Problems, („mein ganzes Leben …" „Angst vor Tunnels"). Die Patienten sollen Beispiele für ihr Problem und konkrete Merkmale finden. Formulierungsbeispiele lauten: „Wann haben Sie die Beschwerden zum ersten Mal gehabt?" … „Können Sie mir … diese Situation beschreiben?" … „Welche Therapien haben Sie bisher gemacht?", „Welche Veränderungen haben Sie … erfahren?" (Wendisch & Neher, 2003, S. 127).
4. Analyse der Biografie und der aktuellen Situation. Diese Episode betrifft die Bedingungen und die Genese der Problematik, prägender emotionaler Ereignisse und der Ressourcen. Diese Thematik soll mit anamnestischen Interviews erfasst werden.
5. Erwartungen an die Therapie. Diese Episode betrifft zentrale Themen, Ängste vor Veränderungen, eine eventuell passive Haltung, ein mögliches Wunschdenken und wie konkret das Problem formuliert wird. Formulierungsbeispiele lauten: „… Dass Sie gekommen sind, bedeutet, dass Sie eine Chance haben, etwas für sich zu tun", „Therapie kann auch bedeuten, Risiken einzugehen oder sich von falschen Hoffnungen zu trennen" (Wendisch & Neher, 2003, S. 128).
6. Abschluss des Erstgespräches. Diese Episode betrifft die Benennung offener Fragen und weiterer Schritte in der Therapie. In Krisensituationen gilt es, die Verantwortung bereits im ersten Gespräch wahrzunehmen.

Widerstand
Nach Kanfer et al. (2012, S. 409 ff) ergibt sich Widerstand

1. aus der Gewohnheit; Verhaltensänderungen könnten als fremdartig empfunden werden,
2. aus der Angst vor Veränderung,
3. aus einem Mangel an Verständnis für die Veränderung
4. aus einem Mangel an Motivation, weil Ziele weniger attraktiv geworden sind, weil Konflikte zwischen Zielen gegeben sind oder weil Konsequenzen von Verhaltensänderungen nicht bedacht worden waren.

Therapeutische Gespräche erfordern vom Therapeuten zwischen Verständnis und Veränderung abzuwägen. Das Verständnis des Therapeuten impliziert das Risiko der Stagnation des Patienten. Der Veränderungsdruck des Therapeuten impliziert das Risiko des Widerstandes des Patienten.

Validierung oder motivorientierte Beziehungsgestaltung ist „jede Äußerung des Therapeuten, die darauf abzielt, dem Patienten zu vermitteln, dass seine Verhaltens- und Erlebensweisen aus seiner subjektiven Sicht stimmig sind ... jedoch manchmal nicht die einzig möglichen und oft nicht die sinnvollsten Reaktionsmuster darstellen." (Bohus & Wolf, 2011, S. 24). Validierung vermittelt akzeptierende „Wertschätzung bzw. Befriedigung hierarchisch hoher Ziele des Patienten (soziale Akzeptanz, Nähe und Geborgenheit, etc.) bei Korrektur nachgeordneter dysfunktionaler Strategien" (Bohus & Wolf, 2011, S. 25). Validierung ist stets ein „ja, aber ...".

Validierung als therapeutisches Prinzip
Die Validierung bzw. die motivorientierte Beziehungsgestaltung beruht auf der vertikalen Plananalyse (Caspar, 2008, 1983, S. 407 ff). Die vertikale Verhaltensanalyse intendiert, Motive zu identifizieren. Motive beeinflussen das Verhalten in Situationen. Motive sind Pläne mit einer Zielkomponente und einer instrumentellen Komponente. Die Extraktion der Zielkomponente beginnt auf der basalen Ebene. Die basale Ebene bilden Verhaltensweisen, Berichte und Erinnerungen. Verhaltensweisen, Berichte und Erinnerungen werden zusammengefasst und einem, ihnen gemeinsamen, Oberbegriff zugeordnet. Der gemeinsame Oberbegriff wird durch eine Frage ermittelt. Die Frage lautet: „warum, weswegen". Ihnen gemeinsam ist jener Begriff, der eben diese Frage beantwortet. Die Antwort lautet entweder „um X zu zeigen, anzustreben" oder „um X zu vermeiden". Diese Pläne werden wieder zu ihnen übergeordneten Oberplänen zusammengefasst. Die oberste Ebene bilden die Bedürfnisse nach Orientierung und Kontrolle, Selbstwert, Hedonismus, Bindung, Autonomie. Die Identifizierung der instrumentellen Komponente beginnt auf der obersten Ebene. Die ihr untergeordneten Begriffe werden durch eine andere Frage identifiziert. Sie lautet „womit, wodurch", und die Unterbegriffe beinhalten die Antwort. Die Antwort lautet „indem, durch". Der Frageprozess ist beendet, wenn die basale Ebene erreicht ist. Pläne können sich gegenseitig hemmen oder begünstigen. Untergeordnete Pläne können übergeordnete Pläne begünstigen, mit denen sie inkongruent sind. Sie sind inkongruent, wenn sie einen an-

gestrebten Oberplan begünstigen und einen anderen Oberplan vermeiden oder einen anderen angestrebten Oberplan hemmen. Der Unterplan „zeige Hilflosigkeit" kann den Oberplan „trachte nach Bindung" begünstigen und zugleich den Oberplan „strebe nach Autonomie" hemmen.

Der Validierung bzw. der motivorientierten Beziehungsgestaltung liegt diese Plananalyse zu Grunde. Validierung und motivorientierte Beziehungsgestaltung bestehen darin, die wichtigsten und akzeptierbaren Ziele und Motive der Patienten zu erfassen, rückzumelden und ihre Verwirklichung zu ermöglichen (Schmutz Held, 2012).

In therapeutischen Dialogen entspricht die bedürfnisorientierte Rückmeldung der Zustimmung (=ja). Der Hinweis auf Inkonsistenzen in den Plänen entspricht der Aufforderung zu Veränderung (= aber).

Einige Beispiele

Der Patient könnte in einer therapeutischen Sitzung zum Therapeuten sagen: „Ich bin froh, dass ich zu Ihnen kommen kann. Sie haben mir schon so viel geholfen." Die motivorientierte Antwort des Therapeuten könnte lauten: „Schön, dass Sie offen waren und mir Ihre Schwierigkeiten gezeigt haben. Ich finde aber, wir haben gemeinsam an Ihrer Selbstständigkeit gearbeitet."

Ein Beispiel von Bohus und Wolf (2011, S. 25) lautet: „Patientin: ‚Ich war stocksauer'. Therapeut: ‚Nun, wenn Sie annehmen, dass dies Ihre allerletzte Chance auf einen Job ist, ist klar, dass Sie rotsehen'".

Die motivierende Gesprächsführung (Miller & Rollnick, 2015; Körkel & Veltrup, 2003) beinhaltet Techniken zum therapeutischen Diskurs bei inneren Konflikten des Patienten. Bei inneren Konflikten sind die Motive für und die Motive gegen eine Verhaltensänderung des Patienten gleich wichtig. Die Patienten stellen die Eignung des Therapeuten in Frage, sie unterbrechen oder verneinen das Problem, sie wechseln das Thema oder sie brechen den Dialog ab (Körkel & Veltrup, 2003). Der Therapeut soll nicht gegen den „Widerstand" des Patienten argumentieren. Der Therapeut soll den Inkonsistenzen des Patienten mit der Technik des Paraphrasierens begegnen. Paraphrasieren bedeutet, einen Satz zu wiederholen und gleichzeitig auf die Ziele des Klienten zu beziehen. Varianten des Paraphrasierens (Körkel & Veltrup, 2003; Leibseder, zur Veröffentlichung angenommen) lauten: Wiederholung einer Aussage des Patienten; Wiederholung einer Aussage des Patienten und die gleichzeitige Verknüpfung dieser Aussage mit einem Verstärkungskompositum; Wiederholung von widersprüchlichen Aussagen, wobei die inkonsistenten Sätze durch der Bindewort „und" verknüpft werden sollen, während das Bindewort „aber" vermieden werden sollte (Miller & Rollnick, 2015); Wiederholung einer Aussage bei gleichzeitigem Wechsel der sozialen Perspektive; Zustimmung einer Aussage mit „aber", womit eine weitere Konsequenz des Problemverhaltens angeregt wird; Zustimmung und gleichzeitige Betonung der persönlichen Entscheidungsfreiheit.

Der therapeutische Dreisatz (Fiedler 1994, S. 429–434) ist hilfreich, wenn die Therapie stagniert. Er beinhaltet (1) eine „sinnsetzende Ziel-Transparenz auf Seiten des Patienten" (2) eine „sinnsetzende Ziel-Transparenz auf Seiten des Therapeuten" und (3) eine „personenzentrierte Verantwortungszuweisung". Die Perspektive des

Patienten wird Empathie-geleitet interpretiert. Damit ist gemeint, dass der Therapeut die Einstellungen des Patienten versteht. Zu verstehen bedeutet aber nicht, damit übereinzustimmen. Das Verstehen ermöglicht Hinweise auf positive Aspekte der Zielvorstellungen des Patienten. Anschließend versucht der Therapeut eigene Zielvorstellungen anzubieten. Die Zielvorstellungen des Patienten und die des Therapeuten können differieren oder konvergieren. Letztlich wird die Mitverantwortung des Patienten ausgesprochen. Die Klärung besteht nun darin, die persönlichen Konsequenzen zu formulieren, wenn das Ziel des Patienten beibehalten wird; die weiterführenden Konsequenzen zu formulieren, die sich aus der Sicht des Therapeuten ergeben würden und welche interpersonellen Konsequenzen sich aus der Beibehaltung oder Veränderung ergeben.

Krisengespräch und Verträge

„Von einer Krise spricht man vor allem dann, wenn *zentrale* Bereiche des Lebens und Handelns tangiert sind, wenn also die *ganze* Person in Mitleidenschaft gezogen ist" (Ulich et al., 1985, S. 14). Suizidale Krisen beruhen nach Shneidman (1999) auf der wiederholten Frustration von grundlegenden Bedürfnissen. Diese Bedürfnisse gelten als subjektiv unerreichbar. Zentrale Bedürfnisse sind Bindungen, Selbstwerterhöhung, Hedonismus, Orientierung und Kontrolle (Grawe, 2000, S. 383 ff; Shneidman, 1999b).

Nach Bronisch (2007) beruhen Suizidversuche auf unterschiedlichen Motiven. Die parasuizidale Pause entspricht dem Bedürfnis nach Ruhe. Die parasuizidale Geste ist ein Hinweis auf die eigene Notlage. Die soziale Umgebung soll über die Notlage informiert werden. Die parasuizidale Handlung ist ein missglückter Suizid. Suizide und Suizidversuche sind impulsive Handlungen. Das Risiko einer parasuizidalen Handlung muss umso höher eingestuft werden, je unwahrscheinlicher die Entdeckung und je stringenter die Methode gewesen ist.

Ein erneuter Suizidversuch (Bronisch, 2007, S. 236) ist umso geringer, je konkreter eine grundlegende Einstellungsänderung dem Leben bzw. dem Tod gegenüber formuliert werden kann. Bei dysphorischen, inkooperativen und teilnahmslosen Personen ist das Risiko einer Wiederholung als hoch einzustufen. Bei Personen mit einem rapiden Stimmungswechsel und bei Personen mit plötzlichem agitierten oder ruhigen Verhalten ist das Risiko eines erneuten suizidalen Verhaltens als hoch einzustufen. Rapide und plötzlich ist jede Änderung eines Zustandes oder Verhaltens ohne ein bedeutsames Ereignis. Bedeutsam sind jene Ereignisse, denen ein persönlicher Zustand oder ein globaler und stabiler persönlicher Wert zugeordnet werden kann.

Die Stimme suizidgefährdeter Personen unterscheidet sich in der Schwankungsbreite der Tonhöhe von der Schwankungsbreite der Stimme nicht suizidgefährdeter und nicht depressiver Personen (Ozdas et al., 2004). Mit strukturellen Aspekten der Sprache ließen sich bessere Einschätzungen über die Suizidalität einer Person erzielen als mit semantischen Aspekten. Zu den strukturellen Aspekten zählen z. B. die Länge eines Satzes, die Substantive im Singular, Partizip II. Zu den semantischen Aspekten zählen beispielsweise emotionale Begriffe (Pestian et al., 2010).

Ein Non-Suizid-Vertrag beinhaltet die Zusicherung des Patienten, „sich nicht selbstgefährdend zu verhalten, wenn er suizidale Impulse wahrnimmt" und bei Problemen mit der Einhaltung des Vertrages professionelle Hilfe zu suchen oder Bezugspersonen aufzusuchen und gefährdende Gegenstände zu entfernen (Dorrmann, 2005, S. 39). Statt des Wortes „Vertrag" sollte der Begriff „Selbstverpflichtung" verwendet werden. Dieser Begriff wird günstiger bewertet. Eine Ablehnung dieses Angebotes legt die Annahme eines hohen Suizidrisikos nahe. Bei Personen, die unter einer akuten Psychose leiden oder die intoxiziert sind, ist dieses therapeutische Angebot kontraindiziert.

Der Non-Suizid-Vertrag unterstützt die Selbstkontrolle einer Person. Er verstärkt das Bestreben einer Person, die intendierte Beendigung des eigenen Lebens aufzuschieben.

Diese Selbstverpflichtung sollte

- genaue Zeitangaben und
- die Zusicherung beinhalten,
- das Leben auch nicht unabsichtlich zu gefährden
- unabhängig von Ereignissen und den eigenen Zuständen.

Inakzeptabel ist die Formulierung „Ich werde … versuchen, am Leben zu bleiben" (Dorrmann, 2005, S. 43).

Diese Selbstverpflichtung sollte

- Coping-Strategien in kritischen Situationen,
- die genaue zeitliche Erreichbarkeit des Therapeuten,
- alternative Zwischenlösungen
- und die Beseitigung von gefährlichen Objekten beinhalten.

Die Selbstverpflichtung sollte mehrmals laut gelesen werden und mit dem vollen Namen unterfertigt werden.

Giernalczyk (2003, S. 76) formuliert Regeln für Gespräche mit suizidgefährdeten Personen. Die aktuelle Situation soll formuliert werden. Gefühle wie Schuld, Scham etc. sollen formuliert werden. Suizidalität soll formuliert werden. Der Handlungsdruck soll geäußert werden. Innerer und zwischenmenschlicher Stress soll den Ressourcen gegenübergestellt werden. Mögliche kognitive Bewertungen, Verzerrungen und subjektive Perspektiven sollen besprochen werden. Nach Leibbrand und Hiller (2003, S. 454) können die Bewertungen und Verzerrungen durch kognitive Umstrukturierung verändert werden. Zu den kognitiven Umstrukturierungen zählen Vergleich und Kontrast, Details, Änderungen der Perspektive. Übertreibungen und Widersprüche zeigen Konflikte auf. Zusammenfassungen fokussieren Muster und Regularitäten.

4.4.8 Sprachanalytische Operationalisierung therapeutischer Interaktionen

Zunächst könnte es doch interessant sein, kennenzulernen, wie man therapeutische Gespräche „spiegeln" kann. Wie wurden diese „Spiegel", also diese Instrumente konstruiert, in denen man derartige Gespräche abbilden kann?

Wir wollen zunächst strukturelle Modelle der therapeutischen Gespräche darstellen. Diese Modelle können dem Therapeuten unmittelbar als Grundlage für die Interpretation des jeweiligen inneren Zustandes eines Patienten dienen. Je nach verwendetem Codierungsmanual werden allerdings unterschiedliche Interpretationen der jeweiligen Äußerung vermittelt. Die Interpretationen sind jedoch objektiv und mitunter auch „denknotwendig" nachzuvollziehen.

Anschließend sollen Prozessmodelle der therapeutischen Gespräche dargestellt werden. Im Rahmen einer Supervision kann damit geklärt werden, welcher Gesprächsbeitrag des Patienten zu welchem Gesprächsbeitrag des Therapeuten führt und umgekehrt. Auch dieser sequenzielle Austausch von Gesprächsbeiträgen kann objektiv nachvollzogen werden.

Semantische Strukturmodelle therapeutischer Diskurse
Schindler (1989, 1991) erfasst Merkmale der sprachlichen Interaktion in einem therapeutischen Prozess. Die Beobachtungseinheit seines Codierungsschemas sind Sprechhandlungen. Sie beinhalten einen thematischen Aspekt, eine Botschaft an die andere Person und nonverbale Aspekte. Zwischenmenschliche Wechselwirkungen beruhen auf einer Kombination dieser Aspekte. Eine neue Einheit ergibt sich, wenn eine neue Kategorie für eine Sprechhandlung ausgedrückt wird oder wenn die andere Person spricht. (Die Abfolge bzw. die Sequenzen von Sprechhandlungen des Therapeuten auf Sprechhandlungen des Klienten werden mit Übergangswahrscheinlichkeiten und Kontingenzanalysen unterschiedlicher Ordnung bestimmt).

Die einzelnen Sprechhandlungen des Therapeuten lauten (Schindler, 1991, S. 201 f): Gefühlsansprache, Reformulieren, Verständnis, Zuspruch, positive Rückmeldung, minimale Unterstützung, Informationsfrage, Zusammenfassung, sachliche Feststellung, Strukturierung Erklärung, Selbstöffnung, direktive Führung, Aufgabenstellung, Konfrontation, Interpretation, Kritik, Pause, Restkategorie.

Die Sprechhandlungen des Patienten lauten (Schindler, 1991, S. 202 f): Beschreibung positiver/negativer Gefühle, sachlicher Bericht, Beschreibung von Problemen, Kurzantwort, Selbstkontrollversuche, Erfolgsbericht, Einsicht, Wunsch- und Zielvorstellungen, Zuversicht, Änderungsvorschläge, Ansprechen der therapeutischen Beziehung, Informationsfrage/Ratsuche, Ablehnung und Verweigerung, Kritik/Provokation, Resignation, Pause und Restkategorie.

Die einzelnen Kategorien sind jeweils definiert und durch ein Beispiel erläutert. Die Kategorie „Gefühlsansprache" aus der Liste des Therapeutenverhaltens „umfasst Fragen nach oder Anbieten von Gefühlen und Empfindungen. „Wie haben Sie sich gefühlt als das passiert ist?" oder „Ein Schweigen, das sich über mehr als fünf Sekunden erstreckt, wird als Gesprächspause gewertet." (Schindler, 1991, S. 201–202). Die Kategorie „Erfolgsbericht" aus der Liste des Patientenverhaltens „beschreibt gelungene Veränderungen im Verhalten oder Erleben des Patienten. „Es fällt mir immer leichter, meine Wünsche zu äußern." (Schindler, 1991, S. 203).

Die Einfühlung (Gefühlsansprache, Reformulierung und Verständnis) des Therapeuten motiviert den Patienten zur Selbstöffnung (Beschreibung positiver bzw. negativer Gefühle). Unterstützung (positive Rückmeldung, Zuspruch) des Therapeuten motiviert zur Mitarbeit (Wunsch- und Zielvorstellung, Änderungsvorschläge, Zuversicht). Exploration (Informationsfrage und Zusammenfassung) führt zu Sachlichkeit.

Noch ein Codierungsschema. Die Hamburger Psychotherapie-Prozess-Skala (Watzke et al., 2000; zitiert aus: Watzke, 2002, Anhang D) ist ein Manual, mit dem das Verhalten des Therapeuten während einer Sitzung eingeschätzt werden kann. Das Manual beinhaltet Kategorien. Die Kategorien beinhalten Ziele, den Verlaufsplan, die Benennung eines Themas oder wiederkehrender Themen, die Benennung der aktuellen Situation, von Störungs- und Therapiemodellen, die Eigenaktivitäten des Klienten, den therapeutischen Fortschritt, den Umgang mit Gefühlen und mit dem unmittelbaren Befinden, die Wahrnehmung und Regulation von Gefühlen, das Verständnis von Konflikten, Distanz vs. Interesse, die Benennung von Abwehrmechanismen, die Arbeit an den Kognitionen, Pausen, wichtige vergangene Beziehungen, intraindividuelle Konflikte zwischen Autonomie und Abhängigkeit, den Realitätsbezug und die Erwartung der eigenen Kompetenz des Patienten, körperliche Zustände, eine Atmosphäre der Akzeptanz von unangenehmen Gefühlen und Stimmungen, die Benennung von Zusammenhängen zwischen Kognitionen und Gefühlen, die Übernahme von Verantwortung und Merkmale des Gesprächs.

Das Manual enthält für jede Kategorie Definitionen und Beispiele, mit denen das therapeutische Gesprächsverhalten eingeschätzt werden kann.

Item 35. „Der Therapeut vermittelt ein Störungs- oder Änderungsmodell. **Stimmt,** wenn der Therapeut den Patienten ein Modell vermittelt, wie Störungen entstehen oder/und wie sie behoben werden können. Das ansatzweise Aufzeigen von Ursache-Wirkungs-Zusammenhängen bzgl. Störung und Veränderung ohne die Darstellung eines zusammenhängenden Modells sollte eine entsprechend niedrige Einschätzung bekommen (…).

Stimmt nicht, wenn kein Störungs- und Änderungsmodell (wie oben beschrieben) vom Therapeuten vermittelt wird." (Watzke, 2002, S, 253).

Das Modell von Jose und Goldfried (2008) erfasst nun die Perspektive des Patienten während der Therapie. Die Perspektive besteht aus der Situation, der inneren Repräsentation, den Absichten, Emotionen und Handlungen einer Person. Als Situation gelten sämtliche äußeren Reize und Ereignisse. Die inneren Prozesse sind die Erwartungen, Selbstbewertungen, Selbstbeobachtungen und die Kausalattributionen. Erwartungen sind Vorhersagen und Annahmen. Selbstbewertungen sind subjektive Einschätzungen der eigenen Person durch die eigene Person. Sie können positiv oder negativ sein. Selbstbeobachtung ergibt sich aus der Wahrnehmung des eigenen Verhaltens und Empfindens, wenn zugleich eine beobachtende Perspektive eingenommen wird. Attributionen beziehen sich auf die Verantwortlichkeit für ein Ereignis. Intentionen umfassen die Wünsche und Motive einer Person. Emotionen beinhalten das subjektive Empfinden und die physiologischen Reaktionen. Handlungen sind beobachtbare Verhaltensweisen und das Ausbleiben einer Reaktion. Die Analysen der Protokolle erfassen die Zusammenhänge zwischen diesen Kategorien während eines Berichtes des Patienten bzw. der Patientin.

Semantische Prozessmodelle therapeutischer Diskurse

Diskurse werden – auch und das ganz wesentlich – durch spezifische semantische Merkmale gesteuert (Fraser, 1999). Gerade mit diesen Partikeln werden unausgesprochene, also implizite Annahmen angeregt. Missverständnisse könnten darin begründet sein. Die sprechende Person verwendet Adjektive, Konnektive oder Präpositionen. Genau diese Merkmale regen die hörende Person zu ihrer subjektiven Interpretation des Gesagten an und aktivieren damit die Bereitschaft zu einem weiteren Gesprächsbeitrag. Diese Partikel oder Diskurs-Marker verknüpfen einen aktuellen mit einem früheren Gesprächsbeitrag. (Z. B. A: Es ist kalt draußen. B: *trotzdem* ziehe ich keinen Mantel an. Oder: A: Ich wollte nicht zu viel gehen. B: Hans sagte, er würde dort sein. A: Es war *jedoch* eine Art von Verpflichtung für mich, dort zu sein. Entnommen aus: Fraser, 1999, S. 938)

In der Analyse der Sprechakte von Stiles (1986; Lampert et al., 2006; Schelp et al., 1991) werden drei Aspekte einer Äußerung berücksichtigt. Eine Äußerung kann sich auf eine aktuelle Erfahrung des Sprechers oder einer anderen Person beziehen. Eine Äußerung kann eine Annahme oder Aussage über eine eigene frühere Erfahrung vs. über eine frühere Erfahrung der anderen Person beinhalten. Eine Äußerung kann aus der Perspektive des Sprechers vs. aus der Perspektive der anderen Person stammen.

Aus der Kombination dieser Aspekte ergeben sich verschiedene Sprechakte. Selbstöffnung bedeutet: Eine Person äußert sich über sich selbst und nimmt dabei ihre eigene Sichtweise ein. Bestätigung bzw. Vergleich bedeutet: Eine Person äußert sich über eine eigene Erfahrung, über die Erfahrung der anderen Person und vergleicht die jeweiligen Sichtweisen bzgl. ihrer Übereinstimmung oder Unterschiedlichkeit. Fragen bedeuten: Die andere Person bezieht sich auf eine frühere Erfahrung des Gesprächspartners und auf die Sichtweise des Gesprächspartners.

Diese verschiedenen Sprechakte sind durch unterschiedliche Aspekte gekennzeichnet. Selbstöffnung beispielsweise. ist durch die 1. Person („Ich") Singular oder Plural („wir") gekennzeichnet. Die andere Person wird in die Äußerung nicht einbezogen. Bestätigung bzw. Vergleich beinhaltet die 1. Person Plural und bezieht die andere Person ein. Fragen sind durch ein Interrogativpronomen oder durch eine Umkehr der Reihenfolge von Subjekt und Verb gekennzeichnet.

Was sagen diese Sprechakte über jemanden aus? Unterschiedliche Sprechakte beinhalten unterschiedliche kommunikative Absichten. Öffnung kann z. B. eine persönliche oder vertrauliche Mitteilung sein. Öffnung kann die Beeinflussung der anderen Person beabsichtigen. Eine Antwort auf eine Frage kann informieren. Eine Frage kann die Übermittlung von Bewertungen beabsichtigen (Schelp et al., 1991).

Mergenthaler (1996), Kraemer et al. (2007), Walter (2008) und Molinaro (2013) haben ein System zur Codierung der Gesprächsbeiträge des Therapeuten und des Patienten erarbeitet. Dieses System definiert sprachliche Aufforderungssituationen. Diese Situationen sind Fakten, Kognitionen, Emotionen, die Verknüpfung von Emotion und nachfolgender Kognition, die Verknüpfung von Kognition und nachfolgender Emotion.

Bei den Fakten werden objektive Merkmale angesprochen. Das bedingt beim Patienten eine geringe emotionale Beteiligung und eine geringe kognitive Abstraktion. Dieses Muster heißt *Relaxing*.

In der Aufforderung des Therapeuten zu Kognitionen werden beim Patienten Verknüpfungen von Gedanken, Abstraktionen und dem Verhalten aktiviert. Die affektive Beteiligung ist gering. Dieses Muster heißt *Reflecting*.

In der Aufforderung des Therapeuten zu Emotionen werden beim Patienten Verknüpfungen zu anderen Emotionen angesprochen. Die affektive Beteiligung ist hoch. Die kognitive Abstraktion ist gering. Dieses Muster heißt *Experiencing*.

In der Aufforderung des Therapeuten zur Verknüpfung von Emotion und nachfolgender Kognition, werden beim Patienten Verknüpfungen von Gedanken, Abstraktionen und Emotionen aktiviert. Die affektive Beteiligung und die Abstraktionen sind hoch. Diese Muster heißen *Connecting*.

Für die Auswertung der therapeutischen Gespräche wurden die Protokolle segmentiert. Die Segmente umfassten 200 Worte (Kraemer et al., 2007, S. 93). Mit einem Entscheidungsbaum lassen sich die einzelnen Muster in diesen Segmenten identifizieren (Walter, 2008, S. 33–39). Die Aufforderung zu emotionalen Äußerungen ist direkt, konkret und im Indikativ. Ein Beispiel aus Walter (2008, S. 35) lautet: „Wann haben Sie das letzte Mal geweint?"

Die Aufforderung zu kognitiven Äußerungen steht im Konjunktiv. Ihr Inhalt bezieht sich auf das Denken und Verhalten. Zwischen Denken und Verhalten bestehen konditionale Beziehungen. Ein Beispiel aus Walter (2008, S. 34) lautet: „Was würden Sie tun, wenn …?"

Nun haben wir einmal Muster kennengelernt. Diese Muster umfassen jeweils unterschiedliche Verknüpfungen von „Appellen" an den Patienten durch den Therapeuten. Und wir haben kennengelernt, dass diese Muster unterschiedlich aggregiert sind, je nachdem, ob Fakten, Gedanken, Gefühle etc. fokussiert werden sollen.

Das therapeutische Zyklusmodell nimmt nun an, dass der Abfolge dieser Muster in einem therapeutischen Gespräch eine Regelmäßigkeit zugrunde liegt. Die Abfolge lautet: Relaxing → Experiencing → Connecting → Reflecting → Relaxing.

Erfolgreiche Therapien sind durch eine höhere Ausprägung des *Connecting* gekennzeichnet. Kognitive Verhaltenstherapien waren durch Phasen des Denkens und der Überprüfung von Fakten gekennzeichnet (Sassaroli et al., 2014).

Klein et al. (1986; Kiesler, 1968; Ozier & Westbury, 2013) erfassen in einem siebenstufigen Modell die Differenziertheit, mit der Patienten ihre inneren Prozesse und Emotionen während einer Therapie aussprechen können. Auch diese Stufen stellen eine zeitliche Abfolge dar und sind durch sprachliche und phonetische Charakteristika gekennzeichnet.

Die erste Stufe ist durch unpersönliche Begriffe gekennzeichnet. Die 1. Person Singular wird nicht verwendet. Emotionen werden vermieden. In der zweiten Stufe wird ein Zusammenhang zwischen der berichtenden Person mit dem berichteten Inhalt formuliert. Persönliche Pronomina und Ereignisbegriffe werden verwendet. In der dritten Stufe werden Episoden berichtet. Die Episoden beinhalten einen Zusammenhang zwischen eigenen Gefühlen und Reaktionen einerseits und Situationen andererseits. Die Episoden beinhalten Kommentare und nonverbale Merkmale (z. B. lachen). In der vierten Stufe werden statt der abstrakten Begriffe und Ereignisse persönliche innere Empfindungen und Erfahrungen berichtet. Die Stimme korrespondiert mit dem affektiven Inhalt. In der fünften Stufe wird ein persönliches Problem mit seinen emotionalen Konsequenzen berichtet. Frageformen werden verwendet. Die Stimme ist stockend. In der sechsten Stufe werden unmittelbar gegebene Gefühle ausgedrückt. Die aktuellen Erlebnisse werden in Präsens ausgedrückt.

Die Stimme umfasst Ausrufe. Sie alterniert zwischen stockend und flüssig. In der siebten Stufe werden innere emotionale Zusammenhänge und Zusammenhänge mit dem eigenen Wissen formuliert.

Prosodische Modelle für therapeutische Diskurse
Bisher haben wir sprachliche Inhalte betrachtet. Nun aber die Frage: Wie verhalten sich Personen, wenn sie diese Inhalte aussprechen? Ganz einfach gefragt: Wie sprechen sie? Auch die Phonetik ist informativ, wie sich zeigen wird. Auch dafür brauchen wir Kriterien. Die Gespräche werden zunächst auf Tonband aufgezeichnet und transkribiert. Für diese Transkriptionen sind Regeln (Mergenthaler & Stinson, 1992) erforderlich. Zu den stimmlichen Merkmalen zählen beispielsweise „Akzentuierung, Rhythmus, Intonation am Äußerungsende, Lautstärke- und Tempoveränderungen, Stimmqualität, Pausen" (Deppermann, 2008, S. 57). Auch sie sind in Codierungssystemen (Selting et al., 2009) definiert und werden in den Transkriptionen gekennzeichnet.

Brähler und Overbeck (1981) haben die zeitlichen Strukturen innerhalb von Gesprächen analysiert. Erfasst wurden Phasen des Sprechens und Intervalle des Schweigens. Die Zeiten und Häufigkeiten des Sprechens und Schweigens jeder Person informieren, wer wie lange spricht, wer wen für wie lange ablöst oder unterbricht und wer mit wem kommuniziert.

Einige Gesprächssituationen als Beispiele:

Verständigungsprobleme (Selting, 1986, 2013) beruhen auf Unterschieden in den Erwartungen der interagierenden Personen. Wie kommen diese unterschiedlichen Erwartungen denn zustande? Beide Personen haben unterschiedliche Präferenzen; ihnen ist Unterschiedliches wichtig. Diese Präferenzen bestimmen die impliziten Annahmen dieser Personen. Die impliziten Annahmen bestimmen den Fokus Aufmerksamkeit (z. B. was sie aus einer Äußerung „heraushören" oder in sie „hineinhören"). „Buchstäblich" gemeint: Oft sind es nur tatsächliche oder vermeintliche Unterschiede in der Betonung. Diese Unterschiede in der Aufmerksamkeitszuwendung bedingen eine Inkohärenz der Gesprächsabfolge. Die Personen „reden aneinander vorbei". In Gesprächen zeigen sich einsilbige Rezeptionssignale mit Glottalverschluss (Deppermann, 2008, S. 119). Ein „hm" oder „mhm". „hm" signalisiert eine verneinende Einstellung. Eine Lösung der Missverständnisse erfordert stets eine Übernahme der Perspektive der einen Person durch die andere Person.

Ein anderes Beispiel: Fragen (Selting, 1992) sind durch syntaktische, semantische, prosodische und strukturelle Merkmale gekennzeichnet. Zu den syntaktischen Merkmalen zählen Interrogativsätze oder Sätze aus einem Wort. Die semantischen Merkmale beinhalten Hinweise auf die Fortsetzung oder auf die Änderung eines Themas. Die prosodischen Merkmale beinhalten Betonungen und den Verlauf der Tonhöhe. Aus den syntaktischen, semantischen und prosodischen Merkmalen ergibt sich die Struktur der Frage.

Was heißt das denn, die „Struktur der Frage"? Die Struktur ist die Einstellung einer sprechenden Person auf die erwartete Reaktion der anderen Person. Unterschiedliche Fragen haben eine ganz unterschiedliche Struktur und psychologische Bedeutung. Eine Konversionsfrage z. B. beinhaltet Hinweise auf eine Fortsetzung eines Themas. Diese Einstellung wird signalisiert, indem der anderen Person Nachgiebigkeit vermittelt wird. Wie denn das? Eine offene Frage während einer Konversation ist durch einen neuen thematischen Hinweis und durch eine gehobene Stimme ohne Betonung gekennzeichnet. Der anderen Person wird dadurch die Einladung zu Fortsetzung des Themas vermittelt.

Rice und Kerr (1986) erfassen den Austausch stimmlicher Merkmale zwischen dem Patienten und dem Therapeuten. Der stimmliche Anteil signalisiert die Intention der sprechenden Person.

Das entsprechende Codierungssystem unterscheidet demnach einen inneren stimmlichen Fokus, stimmliche Merkmale einer sozial adressierten Intention, Kontroll- und Regulationsmechanismen bei stimmlichen Äußerungen und stimmliche Merkmale der emotionalen Beteiligung.

Einige Beispiele:

Der innere Fokus ist durch eine konzentrierte Stimme gekennzeichnet. Der externe Fokus ist durch eine expressive Stimme gekennzeichnet. Eine soziale Wirkung wird beabsichtigt. Regulationsmechanismen bedingen eine zurückhaltende und dünne Stimme. Die emotionale Beteiligung zeigt sich in Unterbrechungen und einer Nachdrücklichkeit. Diesen Kategorien werden phonetische Merkmale zugeordnet. Die Merkmale lauten: Lautstärke und Akzentuierungen, Regelmäßigkeiten von Akzentuierungen, Geschwindigkeit, Regelmäßigkeiten in den Änderungen der Geschwindigkeit, Konturen (Tonhöhe steigt, sinkt oder bleibt bei bestimmten Abschnitten gleich, raue Stimme), Energie (volle vs. dünne Stimme und angetriebene vs. erzwungene Stimmlage) und Unterbrechungen. Der innere Fokus entspricht einer Selbstöffnung. Er ist durch eine eher laute Stimme gekennzeichnet; die Betonungen, Tonhöhen und Geschwindigkeiten wechseln unregelmäßig, die Energie ist mäßig hoch. Silben werden in ungewohnten Satzpositionen betont. Die betonten Silben werden in einer höheren Stimme gesprochen. Pausen befinden sich in ungewohnten Satzpositionen. Die Geschwindigkeit ist vermindert. Die Tonhöhe am Ende von Satzteilen ist unerwartet.

▶ **Wichtig** Therapeutische Kompetenz kann sich auch in einem präzisen linguistischen Verständnis des Gesagten und des zu Sagenden zeigen.

4.5 Die Arbeit mit der „3. Welle" in der Verhaltenstherapie

Horst Mitmansgruber

4.5.1 Grundlagen: Was ist anders in der „3. Welle"?

Die Entwicklung in den vergangenen beiden Jahrzehnten, die von manchen als die dritte Welle in der Verhaltenstherapie bezeichnet wird, ist sicherlich eine der spannendsten Neuerungen im Methoden-Repertoire, das uns für die Arbeit mit Patienten zur Verfügung steht. Die Arbeit mit Meditation und Achtsamkeit, die Arbeit an der radikalen Akzeptanz von unveränderlichen Bedingungen im Leben unserer Patienten hat neue Schwerpunkte gesetzt, die sich „anders anfühlen", als unsere klassische Arbeit des Problemlösens und der Verhaltensänderung. Ob es tatsächlich ein Paradigmen-Wechsel ist, den wir hier erleben, soll hier nicht diskutiert werden. Es steht aber fest, dass die Zugänge, die der dritten Welle zugerechnet werden, einen sehr kräftigen Impuls gesetzt haben und einen nachhaltigen Perspektivenwechsel ermöglicht haben, mit dem Probleme von Patienten kreativ und erfrischend konzeptualisiert und behandelt werden können. Die bekanntesten Zugänge sind:

- Mindfulness-based stress reduction (MBSR; Kabat-Zinn, 2013)
- Dialektische Verhaltenstherapie bei Borderline-Persönlichkeitsstörungen (DBT; Linehan, 2016)
- Akzeptanz- und Commitment-Therapie (ACT; Hayes et al., 2014)
- Achtsamkeitsbasierte Kognitive Therapie der Depression (MBCT; Segal et al., 2015)
- Metakognitive Therapie (MKT; Fisher & Wells, 2015)

Die Zugänge sind heterogen und haben ihre Wurzeln in verschiedenen theoretischen Modellen. Gemeinsam ist ihnen aber der Fokus auf dem Zulassen und Annehmen schwieriger Gedanken und Gefühle. Deshalb werden der dritten Welle streckenweise auch emotionsfokussierte Verfahren wie die Schematherapie (Young et al., 2005) zugerechnet (Heidenreich & Michalak, 2013).

Die empirische Absicherung der Methoden wird intensiv vorangetrieben. Für manche Methoden wie die Dialektische Verhaltenstherapie von Marsha Linehan (DBT; 1993) und die Akzeptanz- und Commitment-Therapie (ACT) von Hayes et al. (2014) wurden bereits Meta-Analysen zur Effektivität veröffentlicht (z. B. Öst, 2008). Die Wirksamkeit der Verfahren wird immer wieder empirisch bestätigt, allerdings sind die Effektstärken von Zugängen wie ACT nicht höher als die von „klassischen" kognitiven Therapien (Powers et al., 2009), was eigentlich erwartet werden könnte, wenn diese Verfahren quasi die nächste Stufe in der Evolution der Verhaltenstherapie darstellen sollen (für einen deutschsprachigen Überblick siehe Heidenreich & Michalak, 2013).

Im *klassischen kognitiven Modell* ist es die kognitive Umbewertung von dysfunktionalen Gedanken und Überzeugungen (z. B. „Ich bin ein Versager!"), die als zentral für die Verringerung des Leidens von Patienten betrachtet wird (Beck & Haigh, 2014). Ohne diese Umbewertung in eine neue, benigne Perspektive ist keine Symptomreduktion zu erwarten (z. B. „Auch wenn manches schief gelaufen ist in meinem Leben, gibt es eine Menge Dinge, auf die ich stolz sein kann"), d. h. eine Veränderung der Kognition ist Voraussetzung, um eine Veränderung im Erleben und Verhalten zu erfahren.

▶ **Wichtig** In der „dritten Welle" entsteht Veränderung im Erleben und Verhalten durch grundlegendere Prozesse von Achtsamkeit und Akzeptanz. Es sind nicht die *Inhalte* einer Überzeugung, die einer Veränderung bedürfen. Vielmehr geht es darum, Leiden zu verringern, indem wir unsere *Beziehung* zu den Inhalten unseres Geistes verändern (Hayes et al., 2014).

Patienten (genauso wie wir alle in einem geringeren Grad!) leiden unter Gedanken und Bildern, die für sie eine wichtigere Bedeutung bekommen als die erlebte Realität in der Gegenwart. Die *vorgestellte Vergangenheit* (z. B. die wahrgenommenen Misserfolge eines Depressiven) oder *vorgestellte Zukunft* (z. B. die bedrohlichen Bilder einer Zwangspatientin oder einer Person mit Generalisierter Angststörung) sind wichtiger als das unmittelbare Erleben im Hier und Jetzt, das stark in den Hintergrund tritt. In der Terminologie der ACT spricht man hier von „Fusion".

Im Zustand der **Fusion** sind Personen sehr stark mit den Inhalten eines Gedankens „verschmolzen" (z. B. „Ich bin furchtbar. Ich habe es nicht verdient, dass es mir gut geht"). Sie werden

- als die absolute Wahrheit betrachtet, oder werden
- als Befehl oder Regel wahrgenommen, die befolgt werden muss, werden
- als Bedrohung wahrgenommen, die man so schnell wie möglich loswerden muss, oder werden
- als etwas wahrgenommen, das in der Gegenwart geschieht, obwohl es mit der Vergangenheit oder der Zukunft zu tun hat. Sie werden
- als etwas wahrgenommen, das alle Aufmerksamkeit erfordert und keinesfalls unbeachtet bleiben darf (Harris, 2009).

Dies gilt für die Befürchtungen von Zwangspatienten oder generalisierten Ängsten genauso wie für das negative Selbstbild von Depressiven oder Borderline-Patienten etc. Es gilt aber auch genauso für viele Beispiele psychischer Belastung, die Personen im nicht-klinischen Bereich erleben!

Unmittelbar verbunden mit diesem Kleben-Bleiben an kognitiven Inhalten ist das Bestreben, die unangenehmen Inhalte aus dem Bewusstsein zu entfernen. Dieser Prozess wurde als „experiential avoidance" oder dt. „Erlebensvermeidung" bezeichnet (Eifert, 2011). In der Verhaltenstherapie haben sich Vermeidungsprozesse lange Zeit vorwiegend auf einzelne Emotionen, hier v. a. die Angst konzentriert. Die **Erlebensvermeidung** bezieht sich aber auf alle Emotionen, Gedanken und auch körperliche Prozesse wie Schmerzen, die vermieden werden sollen, z. B.

- Personen, die einen schweren Verlust nicht verarbeiten können, vermeiden auftauchende Erinnerungen an die verlorene Person und Gefühle der Trauer, weil sie diese nicht aushalten könnten
- Personen, die in einer abhängigen oder destruktiven Beziehung Angst haben, diese zu destabilisieren, vermeiden vielleicht auftauchende adaptive Gefühle von Ärger, weil sie nicht wissen, wie es dann weitergehen soll. Sie vermeiden vielleicht weiter die unerträgliche Vorstellung, allein zu sein
- Personen mit chronischen Schmerzen vermeiden möglicherweise vorhandene Gefühle von Hilflosigkeit, Trauer und Verzweiflung, weil die Zukunft für sie damit trostlos und nicht bewältigbar erscheint
- Personen mit Kontrollzwängen vermeiden kognitiv und mit ihren Ritualen auftauchende Bilder und Gefühle von Angst, Hilflosigkeit, Schuld oder Scham, die kommen würden, wenn sie ihrer „Verantwortung" nicht gerecht werden können und Fehler machen

- Personen mit generalisierten Ängsten vermeiden auftauchende Bilder und Gedanken an überfordernde Probleme und damit verbundene Gefühle von Hilflosigkeit und Unkontrollierbarkeit etc. etc.

Gleichzeitig wissen wir heute, dass das Kämpfen gegen und das Vermeiden von Gedanken und Gefühlen nicht nur nicht hilft, sondern sogar das verstärkte Auftreten genau dieser mentalen Inhalte zur Folge haben kann (Wenzlaff & Wegner, 2000)!

> **Beispiel**
>
> **Zwangsgedanken:** Ein harmloses inneres Bild einer ich-dystonen aggressiven Handlung wird etwa zu einem aggressiven Zwangsgedanken, wenn er als bedeutsam bewertet wird und die Person beginnt, diesen Gedanken als vermeintlich bedrohlich und abscheulich zu bekämpfen (Lakatos & Reinecker, 2016). Der Gedanke wird dadurch in seiner Bedeutsamkeit gestärkt und aus den Tausenden andere Gedanken herausgehoben. Er scheint etwas Wichtiges auszusagen und muss um jeden Preis bekämpft werden. Damit ist ein Teufelskreis etabliert, der das Wiederauftreten der Gedanken im Bewusstsein wahrscheinlicher macht. ◄

Warum tun wir das (wir tun es alle, nicht nur unsere Patienten), wenn es nicht funktioniert? Es ist das Problemlösen, das unser Geist besonders gut kann und uns dazu verholfen hat, die dominante Spezies auf der Erde zu werden. Die Sprache hat hier ein Wesentliches dazu beigetragen (Hayes et al., 2014). Es reicht völlig aus, uns in die Flucht zu schlagen, wenn wir von einer vertrauenswürdigen Person erfahren, dass demnächst ein Säbelzahntiger um die Ecke kommt. Wir müssen ihn nicht erst mit eigenen Augen sehen. Die Möglichkeit, sich Dinge vorzustellen, die es noch gar nicht gibt, hat uns unendliche evolutionäre Vorteile verschafft, aus der Vergangenheit zu lernen und uns auf die Zukunft vorzubereiten. Sie hat die Menschheit auf den Mond gebracht (hindert sie aber weiterhin nicht daran, das Klima kaputt zu machen, obwohl es alle wissen).

Im Umgang mit konkreten Problemen im Alltag (Wie komme ich von hier zum nächsten Supermarkt? Wieviel muss ich täglich schaffen, um in drei Wochen eine Deadline einhalten zu können?) hilft der Verstand als Problemlösemaschine ausgezeichnet. Die Gesellschaft vermittelt zudem, dass es möglich und wichtig sei, negative Gefühle zu eliminieren und man sich bei Schwierigkeiten umso mehr anstrengen müsse. Auf diese Weise kommt man eher zum Ziel. Aufgeben kommt nicht in Frage, wie in dem folgenden häufig zitierten Beispiel deutlich wird:

> **Beispiel**
>
> **Zwei Mäuse in einem Eimer Sahne** (Frösche in Milch): Zwei Mäuse fallen in einen Eimer Sahne, kommen nicht raus und schwimmen um ihr Leben. Die eine Maus gibt auf, geht unter, ertrinkt. Die andere Maus strampelt weiter und weiter, viele Stunden lang, bis die Sahne zu Butter wird und die Maus von einer Butterinsel in die Freiheit springen kann. ◄

Kämpfen lohnt sich also, aufgeben bedeutet untergehen. Man muss sich anstrengen, wenn nötig bis zum Äußersten, irgendwann gibt es eine Lösung. Sich in das Schicksal zu fügen, hat dagegen schlimme Folgen.

Angewendet auf konkrete Probleme im Alltag hat diese Strategie ihre Berechtigung. **Angewendet auf die Inhalte unseres Geistes müssen wir feststellen, dass hier andere Gesetzmäßigkeiten herrschen und das genaue Gegenteil resultieren kann.** Je stärker Gedanken und Gefühle bekämpft werden, desto stärker drängen sie wieder ins Bewusstsein. Ein typischer Spruch in der ACT lautet: „Wenn du es nicht haben willst, dann hast du es. Wenn du es nicht verlieren willst, dann hast du es schon verloren" (Harris, 2009).

4.5.2 Achtsamkeit und Akzeptanz als zentrale Alternativen bzw. Ergänzung zum Problemlösen

Die dargestellten „transdiagnostischen" (störungsübergreifenden) Prozesse in der Entstehung und Aufrechterhaltung von psychischem Leiden machen das Zulassen und Akzeptieren von schwierigen Gedanken und Gefühlen zu einer interessanten, wenn auch für Patienten kontraintuitiven Alternative. Sie haben (oft über Jahrzehnte) gekämpft, negative Emotionen zu eliminieren. Sie sind zwar damit nie ans Ziel gekommen (sonst würden sie keine Therapie suchen), haben aber niemals aufgegeben, sondern sich immer weiter und mehr angestrengt. Akzeptanz ist das genaue Gegenteil ihrer immensen bisherigen Bemühungen und fühlt sich für diese Patient:innen an wie Resignation und Untergang.

Im Gegensatz dazu wird in den Ansätzen der dritten Welle Akzeptanz als eine sehr aktive und adaptive Haltung betrachtet, kein Resultat, das abgehakt werden kann, sondern ein Prozess, ein Schaffen von immer wieder neuem Raum (Expanding) auch für schwierige Bewusstseinsinhalte. Akzeptanz wird in der ACT und der DBT auch synonym **„Bereitschaft"** genannt. Dieser Begriff macht vielleicht auch besser den Prozesscharakter deutlich. Chronische Schmerzen oder heftige negative Gefühle etwa werden nicht ein für alle Mal akzeptiert und sind als Problem damit erledigt. Sie werden immer wieder achtsam und mit Bereitschaft angenommen, werden nicht bewertet und müssen nicht verändert werden. Sie werden als Teil des Lebens betrachtet, das Leid ebenso selbstverständlich beinhaltet wie die Freude (Harris, 2014). Chronische Schmerzen sind damit nach wie vor da, aber sie werden nicht länger als unerträglich, ungerecht etc. bewertet. Eine nicht-bewertende Haltung verursacht also kein weiteres, unnötiges Leiden. Aus „dirty pain" (d. h. unvermeidbare körperliche Schmerzen PLUS Bewertung als schlimm, einschränkend, ungerecht, unerträglich etc. ergibt psychisches Leiden) wird wieder „clean pain" („nur" die körperlichen Schmerzen; Hayes et al., 2014; Linehan, 2016). **Die Belastung geht dadurch zurück, dies ist aber gleichsam ein Nebeneffekt. Schmerzen oder Emotionen nur zu akzeptieren, damit sie weggehen, ist keine Akzeptanz.**

Das Praktizieren von Achtsamkeit/Aufmerksamkeit in irgendeiner Form ist damit ein zentraler Bestandteil aller Zugänge der dritten Welle. **„Bewusste nicht-bewertende Aufmerksamkeit im Hier und Jetzt"** (Kabat-Zinn, 2013) wird entweder über mehr oder weniger formelle Übungen bis hin zu längeren Meditationen (MBSR; MBCT) oder viele informelle und häufig kurze Übungen in den Alltag integriert (DBT; ACT, MKT). Es soll ein mentaler Muskel gestärkt werden, der Patienten immer mehr befähigt, schwierige Gedanken, Gefühle und Körpersensationen, die normalerweise schnell bekämpft und weggeschoben werden (Erlebensvermeidung), mit Offenheit und Bereitschaft zu begegnen und den vollen Erlebensspielraum in Verbindung mit diesen Inhalten zugänglich zu machen (Akzeptanz).

4.5.3 Eudaimonisches Wohlbefinden durch Werte und werte-geleitetes Handeln

Wozu das alles? Warum akzeptieren? Mehr oder weniger explizit wird in den verschiedenen Zugängen der dritten Welle Achtsamkeit und Akzeptanz als ein befreiender Prozess beschrieben, der Lebensqualität und Wohlbefinden ermöglicht, dass bisher einschränkende Gedanken, Gefühle oder körperliche Sensationen ihre zentrale Bedeutung für die Person verlieren und als Teil der aktuellen Situation akzeptiert werden können. Dadurch können jene Aspekte eines reichen, erfüllten und wertvollen Lebens wieder sichtbar werden, die durch den starken Fokus auf das Leiden und die Erlebensvermeidung aus dem Blickfeld geraten sind. **Zentrales Ziel der Therapie ist das Erleichtern von werteorientiertem Handeln für ein erfülltes Leben.**

> **Beispiel**
>
> Wenn ich ein Mensch bin, der Teil einer Gemeinschaft sein und dort seinen Beitrag leisten möchte, der aber durch chronische Schmerzen ans Haus gefesselt ist (Fusion und Erlebensvermeidung: Ich kann nur teilhaben, wenn meine Schmerzen weniger sind), kann die Arbeit an der Akzeptanz die Freiheit ermöglichen, das zu tun, worauf es ankommt und MIT den Schmerzen teilzuhaben (Akzeptanz/Bereitschaft und committed action). ◄

Im Gegensatz zu einem hedonistischen Wohlbefinden (möglichst viele positive und möglichst wenig negative Emotionen) entsteht hier eudaimonisches Wohlbefinden, bei dem es weniger wichtig ist, sich gut zu fühlen, als ein werteorientiertes, erfülltes Leben zu haben (Deci & Ryan, 2000). **Wenn negative Emotionen im Zuge dieses Handelns weniger werden (was in der Regel geschieht), ist es ein angenehmer Nebeneffekt, nicht jedoch das Ziel des Vorgehens.**

4.5.4 Praxis der Behandlung

Im Folgenden werden die einzelnen Behandlungsschritte in der Arbeit mit der dritten Welle exemplarisch dargestellt. Dabei wurden überwiegend Aspekte der Akzeptanz- und Commitment-Therapie herausgegriffen (und immer wieder um andere Ansätze ergänzt), weil sie den Anspruch erhebt, auf alle psychischen Störungen anwendbar zu sein (inkl. psychotische Symptome) und differenzierte Vorschläge für Fallkonzeption und Vorgehen macht, die über reine Achtsamkeitsübungen hinausgehen.

Exploration und Fallkonzeption: Wo stecken Patienten fest?
Starke Fusion mit Überzeugungen, Haltungen, Selbstbeschreibungen hat Einschränkungen in unserem Handlungsspielraum zur Folge. Wenn ich etwa überzeugt bin, eine neue Herausforderung am Arbeitsplatz oder zwischenmenschlich nicht zu schaffen, weil ich unfähig bin, werde ich ein negatives Ergebnis erwarten, Angst bekommen, die Motivation verlieren und resignieren, mich vielleicht selbst abwerten, vermeiden usw.

Die zentralen Fragen für die Exploration von psychischem Leiden in der Praxis sind damit folgende (Harris, 2009):

Wo lässt sich Fusion entdecken?
Welche **Regeln, Gründe, Bewertungen** nehmen Patienten zu ernst? Z. B. Ich darf kein Risiko eingehen! Unsicherheit ist nicht auszuhalten! Ich bin zu müde, Sport zu machen! Angenehme Aktivitäten sind sinnlos, ich habe ohnehin an nichts Freude! etc.

An welchen problematischen Konzepten der **Vergangenheit**, der **Zukunft** und/ oder des **Selbst** kleben Patienten fest? Z. B. Meine Kindheit ist verantwortlich dafür, dass ich heute keine gute Beziehung aufbauen kann! Ich bin ein Pechvogel! Ich werde da nie rauskommen! Ich bin schwach, hilflos, klein, makelhaft, nicht liebenswert, allein, komisch, anders, krank, gebrochen usw.

Welche schwierigen Emotionen, Gedanken, Empfindungen werden vermieden?
Übermäßiges Leiden kommt dadurch zustande, dass Gedanken, Gefühle oder körperliche Empfindungen nicht akzeptiert, sondern bekämpft, unterdrückt, weggeschoben werden. Wenn Patienten leiden, gibt es Aspekte in Ihrem Erleben, die sie vermeiden (experiential avoidance). **Wir können also mit großer Sicherheit davon ausgehen, derartige mentale Inhalte (in der Regel negative Emotionen) zu finden, unabhängig davon, welches Störungsbild wir vor uns haben** (s. o.). Natürlich kommen Patienten mit negativen Gefühlen in die Therapie, aber diese Gefühle sind überwiegend „sekundäre Emotionen" (Greenberg, 2015, s. Kasten). Wichtig ist es, die „primären Gefühle" zu identifizieren, die in der Bewältigung/ Regulation von den sekundären Emotionen überdeckt werden. Patienten werden später in einer tragfähigen therapeutischen Beziehung dabei unterstützt, diese vermiedenen Emotionen schrittweise zuzulassen, voll zu erleben und zu akzeptieren, um den Handlungsspielraum für ein werteorientiertes Leben wieder zu erweitern.

Welche nicht zielführenden Handlungen (unworkable action) setzen Patienten zur Bewältigung dieser vermiedenen Inhalte ein?
Patienten vermeiden mentale Inhalte auf unterschiedlichste Weise. In der Exploration wird zusammengetragen, welche Strategien eingesetzt wurden und wie sie

funktioniert haben. Beginnend mit Gedankenunterdrückung und (dysfunktionaler) kognitiver Umbewertung über konkrete Versuche, das Problem zu lösen, bis hin zu Resignation, direkter Vermeidung und Dämpfen durch Ablenkung, Substanzkonsum, exzessivem Arbeiten, exzessivem Sport etc. werden diese Strategien gesammelt und in Hinblick auf ihre Effektivität untersucht (workability). Derartige Bewältigungsversuche entlasten in der Regel kurzfristig, führen jedoch zu keiner nachhaltigen Lösung der Problematik (sonst wären die Patienten nicht hier!). Gleichzeitig sind damit Einschränkungen verbunden, Kosten im Handlungsspielraum von Patienten, die die Möglichkeiten, ein erfülltes Leben zu führen, reduzieren (z. B. Einschränkungen durch starkes Vermeidungsverhalten, soziale und gesundheitliche Folgen von Substanzkonsum etc.). Die zentralen Fragen zu diesem Bereich sind also: (1) Was haben Sie versucht? (2) Wie hilfreich waren diese Strategien? und (3) Was waren/sind die Kosten dieses Weges?

In welche Richtung soll ein (von persönlichen Werten geleitetes) erfülltes Leben gehen?
Wenn der eigene Handlungsspielraum in der Therapie wieder größer geworden ist, kann exploriert werden, in welche Richtung das Leben von Patienten weitergehen soll. Welche Ziele möchten sie verfolgen, wenn sie die Freiheit dazu haben? Welche Werte liegen diesen Zielen zugrunde und haben eine persönliche und tiefe Bedeutung für die Betroffenen? Eine tiefgreifende Beschäftigung mit diesem Thema kann manchmal bereits zu Beginn der Behandlung hilfreich sein. Häufiger jedoch wird die Arbeit mit persönlichen Werten erst dann intensiv aufgegriffen, wenn die Barrieren bzw. Einschränkungen durch Erlebensvermeidung bereits gelockert sind. Denn zu Beginn der Behandlung haben Patienten oft den Kontakt zu diesen Werten verloren, weil sie sich im Kampf gegen eigene Gedanken und Gefühle erschöpfen.

Identifizieren von primären und sekundären Emotionen
In der Arbeit, Erlebensvermeidung zu reduzieren und die Akzeptanz schwieriger Gedanken und Gefühle zu fördern, unterstützen Therapeuten ihre Patienten bei der Unterscheidung, welche Emotionen stärker zugelassen werden sollen und welche nicht. Einen äußerst hilfreichen Zugang hat Leslie Greenberg (2015) mit der Unterscheidung in *primäre* und *sekundäre* bzw. *adaptive* und *maladaptive* Emotionen zur Verfügung gestellt.

Primäre Emotionen treten in *adaptiver Weise* als gesunde und angemessene Reaktionen auf Situationen auf (z. B. adaptiver Ärger bei einer Grenzverletzung, Furcht bei einer unmittelbaren Bedrohung, angemessene Schuld bei realer Normverletzung, lebendige Trauer bei einem Verlust etc.). Diese adaptiven Emotionen sind evolutionär sehr sinnvoll und sind auch wieder weg, wenn ihre Funktion erfüllt ist (z. B. Ausdruck von Ärger führt dazu, dass mein Gegenüber meine Grenzen respektiert und sich entschuldigt; Zulassen von Trauer unterstützt die letztlich befreiende Akzeptanz eines schmerzlichen Verlusts). Adaptive primäre Emotionen sind ein wertvoller innerer Kompass, der ständig gestärkt werden kann. Sie werden kontinuierlich gefördert als Reaktionen, wie sie die meisten von uns in ähnlicher Form erleben würden, wenn uns etwas Vergleichbares passiert.

Genauso gilt es aber auch, *maladaptive primäre Emotionen* zu identifizieren, die bei Aktivierung von frühen maladaptiven Schemata (Verlassenheit, Einsamkeit, Hilflosigkeit, Minderwertigkeit etc. Young et al., 2005) erlebt werden. Die maladaptiven primären Emotionen sind Ausdruck von (oft frühen) Verletzungen. Sie sind zwar das innerste, echte Erleben der Person, aber als Folge einer (manchmal auch traumatischen) Schädigung sind sie nicht „gesund" (wenn auch sehr nachvollziehbar).

Als **sekundäre Emotionen** werden von Greenberg (2015) jene Emotionen bezeichnet, die zeitlich auf primäre Emotionen folgen und Reaktionen auf diese Gefühle darstellen. Häufig dienen sie auch deren Bewältigung. Sie überdecken die primären Emotionen und verschleiern sie damit. Die unmittelbare erste Reaktion ist dann manchmal für die anderen wie auch für die Person selbst nicht mehr erkennbar. Starker Ärger, der Angst oder eine Kränkung oder Demütigung überdeckt, ist ein typisches Beispiel dafür. Angst oder Schuldgefühle, die adaptiven primären Ärger schon im Keim ersticken, weil sonst die Beziehung bedroht wäre, sind ein zweites Beispiel. Grundsätzlich kann aber jede Emotion sowohl primär als auch sekundär sein.

Es sind diese sekundären Gefühle, die die Patienten häufig in die Therapie führen. Sie können eine Person manchmal jahrzehntelang begleiten, ohne jemals eine Auflösung zu erfahren (z. B. ein Feststecken in der depressiven Hilflosigkeit, ein Opfer zu sein, oder Feststecken in dem intensiven ängstlichen Grübeln in einer generalisierten Angststörung, das maximale Sicherheit herstellen und subjektiv unerträgliche Verlusterlebnisse verhindern soll).

Ziel der Therapie ist es hier, die primären Gefühle zu identifizieren und erlebbar zu machen, die „hinter" oder „unter" diesen im Bewusstsein dominanten sekundären Gefühlen stehen und damit den Zugang zu wichtigen Zielen und gesunden Bedürfnissen der Person zu erleichtern. Dabei werden adaptive primäre Emotionen gestärkt, maladaptive Emotionen als Folge einer Schädigung anerkannt und mit Fürsorglichkeit und Mitgefühl beantwortet, um Selbstakzeptanz und Selbstmitgefühl zu fördern.

Sind die zentralen Faktoren des psychischen Leidens von Patienten identifiziert (in erster Linie Erlebnisvermeidung, primäre und sekundäre Emotionen, Fusion, dysfunktionale Bewältigungsversuche und deren Kosten, Verlust des Kontakts zu Werten), kann die Therapie mit einer einfachen Metapher von Harris (2009) kollaborativ erklärt werden:

Vermitteln des therapeutischen Rationales: Blatt vorm Kopf

- Patienten werden eingeladen, ein Blatt Papier auf einem Clipboard als Container all ihrer schwierigen Gedanken und Gefühle zu betrachten. Eine Person kann auch den einen oder anderen zentralen negativen Satz (z. B. negative Grundannahme) darauf festhalten, der zu ihrem Leben gehört.
- Sie wird dann gebeten, sich das Blatt unmittelbar vor das Gesicht zu halten, so nahe, dass das Blatt praktisch die Nase berührt und die Person nichts mehr von der Umgebung sehen kann (Metapher für Fusion).
- Es wird sokratisch exploriert, in welcher Form die Person durch das Blatt in ihren Wahrnehmungen von der Umwelt bzw. in ihrem Handeln eingeschränkt ist. Ziel ist es, herauszuarbeiten, dass die Sicht und beide Hände völlig blockiert

sind, wenn diese schwierigen Gedanken und Gefühle eine derartig dominierende Rolle im Leben der Person innehaben (Metapher für *unworkable action* und Kosten dieser Strategien).
- Die Person wird gebeten, das Blatt jetzt auf den Schoß zu legen und es loszulassen. Wiederum wird exploriert (nicht erzählt!), wie sich die Situation für die Person verändert hat. Kann sie jetzt besser ihre Umgebung wahrnehmen? Was ist mit den Händen? Die sind nun frei für andere Dinge. Wichtig ist die Betonung der Tatsache, dass das Blatt immer noch auf dem Schoß liegt. Es ist nicht weg! Dennoch kann sich die Person jetzt viel freier und effektiver verhalten (Metapher für Reduktion von Fusion und *commited action*).

Es ist also nicht das Ziel, Gefühle oder schwierige Erinnerungen loszuwerden. Das ist nicht möglich. Vielmehr ist es nötig, Bereitschaft aufzubauen, um diese Emotionen anzunehmen, sie zu akzeptieren. Damit entsteht die Freiheit, werteorientiert zu handeln. Dabei ist Bereitschaft ein Prozess, für den man sich immer wieder aufs Neue entscheiden muss.

Derartige Metaphern, wie sie vor allem in der ACT eingesetzt werden, können äußerst wirksam Zusammenhänge verdeutlichen, wenn sie respektvoll und validierend eingesetzt werden. Dabei müssen die **Prozesse im Vordergrund** bleiben, die vermittelt werden sollen. Denn es passiert immer wieder, dass Metaphern zu technisch abgehandelt werden und Patienten zwar die Logik verstehen, aber mit ihrem Erleben nicht mehr dabei sind. Die eigene Begeisterung für bestimmte Techniken und Bilder geht manchmal an den Patienten vorbei. Hier heißt es also genauso als Therapeut, achtsam zu bleiben.

Assessment von Achtsamkeit, Akzeptanz/Bereitschaft und Werten/*committed action*

Im Zuge der Exploration des psychischen Leidens werden die folgenden zentralen Prozesse kognitiver Inflexibilität erfasst und eingeschätzt, um ein Bild zu bekommen, wo Patienten am deutlichsten feststecken (siehe Tab. 4.1). Diese sechs Prozesse werden bildlich häufig in einem sogenannten „Hexaflex" (Hayes et al., 2014), als Eckpunkte in einem Sechseck dargestellt, indem jeder Prozess mit dem anderen verbunden ist. Keiner dieser Prozesse ist also unabhängig, eine Veränderung eines Prozesses hat Auswirkungen auf alle anderen.

Die zentrale Dimension **„Achtsamkeit und Selbst als Beobachter"** wird eingeschätzt anhand der Schwierigkeiten, die Patienten haben, fokussiert und in der Gegenwart zu bleiben. Personen, die stark grübeln, verlieren sich möglicherweise in ihren Schilderungen und versinken in der vorgestellten Vergangenheit oder Zukunft. Sie haben immer wieder Mühe, unmittelbar im Kontakt zu bleiben. Sie wandern mit ihrer Aufmerksamkeit nach innen. Personen mit Aufmerksamkeitsproblemen sind möglicherweise schnell abgelenkt und können nur schwer bei der Sache bleiben. Dissoziationen sind ein besonders deutliches Beispiel für einen Verlust des Bezugs zum Hier und Jetzt.

Die (negativen wie positiven) Selbstbeschreibungen können charakterisiert sein durch Rigidität und Bewertung. Die Aussage „Ich bin depressiv" bekommt die

Tab. 4.1 Assessment von sechs Prozessen in drei zentralen Dimensionen psychologischer Flexibilität (Hayes et al., 2014, S. 108 ff.)

Akzeptanz und Defusion (opening up)	Achtsamkeit und Selbst als Beobachter (being present)	Werte und Commitment (doing what matters)
Akzeptanz/Bereitschaft für schwierige Gedanken und Gefühle: In welchem Ausmaß dominiert Erlebensvermeidung das Leben der Person? Geht es vorwiegend darum, was sie nicht akzeptieren kann? Diktieren nicht akzeptable Gefühle die Richtung? Oder kann sie immer wieder die Bereitschaft aufbringen, auch schwierige mentale Inhalte anzunehmen, wenn sie auftauchen? *Fähigkeit zur Defusion:* Wiederholt sich die Person oft in monotonen Bewertungen? Kehrt sie immer wieder zu den gleichen Inhalten zurück? Erzählt sie immer gleiche Geschichten zur eigenen Person, zum Zustand und der Entwicklung der Problematik? Oder kann sie auch andere Perspektiven einnehmen, diese Inhalte als Gedanken/Muster, nicht als Fakten wahrnehmen?	*Fähigkeit, zentriert zu bleiben:* Verliert die Person sich in den (negativen) Beschreibungen von sich selbst oder kann sie wahrnehmen, dass dies „Geschichten sind, die ihr ihr Verstand erzählt"? *Fähigkeit, gegenwärtig zu bleiben:* Verliert sich die Person in Vergangenheit oder Zukunft? Oder ist sie in der Lage, flexibel, fokussiert, freiwillig und zielgerichtet wieder in die Gegenwart zurückzukehren?	*Fähigkeit, in Kontakt mit frei gewählten Werten zu sein:* Ist die Person verstrickt in dem Versuch, zunächst Probleme zu lösen, bevor wertvolles Leben möglich ist? Hat die Person einen inneren Kompass, der ihr ermöglicht, jederzeit eine Richtung in ihrem Leben einzuschlagen, die für sie wertvoll ist? *Fähigkeit, werteorientiert zu handeln:* Kann die Person Handlungen für sich sehen bzw. entwickeln, die ihren Werten entsprechen? Hat sie die Fertigkeiten, diese werteorientierten Handlungen auch umzusetzen?

Qualität eines Persönlichkeitsmerkmals, statt einen Zustand zu beschreiben. Diese Selbstbeschreibungen werden verteidigt, alternative oder widersprüchliche Interpretationen nicht oder nur schwer zugelassen.

> **Beispiel**
>
> Eine ältere Dame mit einer langen Geschichte von Depression und zwanghaftem Verhalten kann in remittiertem Zustand im Kontakt mit dem Gegenüber bleiben, wenn sie entspannt und unbelastet ist. Bei psychischer Belastung durch körperliche Beschwerden oder durch negative Erfahrungen mit nahen Familienangehörigen wird sie immer agitierter und gekränkter, redet immer lauter und lässt sich in ihren Schilderungen einer negativen Interaktion in keinerlei Weise mehr unterbrechen. Ein Gespräch im Sinne von Rede und Antwort ist nicht mehr möglich, selbst intensive Versuche, ihre Aufmerksamkeit zu bekommen werden nicht registriert, so verloren ist sie in ihren aufgeladenen Schilderungen. Sie sieht durch ihr Gegenüber hindurch, das Selbst als Beobachter und Kontakt zur Gegenwart sind kaum mehr vorhanden. ◄

Auf dieser Dimension wird also aus unmittelbaren Beobachtungen im Gespräch eingeschätzt, in welchem Ausmaß Patienten in der Lage sind, mit diesen Problemen umzugehen und immer wieder in den direkten und aufmerksamen Kontakt mit den Therapeuten zu kommen.

Die Dimension **„Akzeptanz/Bereitschaft und Defusion"** wird eingeschätzt zum einen über das Maß an Erlebensvermeidung bzw. Bereitschaft für schwierige Gefühle. Wie stark ist das Leben durch Erlebensvermeidung eingeschränkt bzw. wird dadurch diktiert? Gibt es gut eingeübte Rechtfertigungen von Patienten, warum sie bestimmte Dinge nicht tun können oder bestimmte Bereiche des Lebens nicht so sind, wie sie sein sollten, oder Veränderungen nicht möglich sind? Diese Begründungen werden möglicherweise immer wieder wiederholt.

Für das Assessment ist es notwendig, sowohl die vermiedenen Inhalte wie auch die eingesetzten Vermeidungsstrategien zu identifizieren. Dabei ist es immer wieder überaus wichtig, **ausreichend Zeit für die Differenzierung der vermiedenen Inhalte** zu verwenden, um sicher zu stellen, dass alle relevanten Gedanken und Gefühle auf dem Tisch sind.

> **Beispiel**
>
> Ein Patient mit Wiederholungszwängen versucht, mit seinen Ritualen seine Frau zu schützen. Ihr könnte ein Unheil zustoßen, wenn er die Rituale unterlassen würde. Er wäre dann verantwortlich dafür. Der Beginn der Störung liegt in der Kindheit, als die Mutter mit einer schweren Erkrankung im Krankenhaus lag und er mit sieben Jahren befürchtete, sie könnte sterben. Mit seinen Ritualen versuchte er, sie zu schützen und damit zu verhindern, mit seinem höchst aggressiven Vater allein zurückzubleiben. Entsprechend waren die hier vermiedenen Gefühle nicht nur Angst vor Verlust oder Schuld, sondern vor allem Gefühle von tiefer Verlassenheit, Hilflosigkeit und Verzweiflung. ◄

Gleichzeitig ist die Exploration dieser Inhalte in der Sitzung eine ausgezeichnete Möglichkeit, die Bereitschaft einzuschätzen, sich auf die schwierigen Gedanken und Gefühle einzulassen, die bei den Themen auftauchen. Vermeidung ist die Regel, für das Assessment wichtiger ist die Bereitschaft, die Vermeidung mit therapeutischer Unterstützung (zumindest vorübergehend) aufzugeben und sich auf die unmittelbare Erfahrung in der Sitzung einzulassen.

Voraussetzung dafür ist das achtsame Wahrnehmen von emotionalen Inhalten und dem einsetzenden Selbstschutz (z. B. Thema wechseln, bagatellisieren, intellektualisieren, von dem Umgang mit den Gefühlen erzählen, statt sie stärker werden zu lassen etc.). Dies ist oft nicht einfach, wenn Patienten immer neue „spannende Themen" ansprechen, die für die Therapie ebenfalls wichtig erscheinen. Achtsames Wahrnehmen von kleinen Veränderungen im Ausdruck und im Verhalten und/oder ein klares hypothesengeleitetes Vorgehen, eine vorläufige Arbeitshypothese zu den vermiedenen Inhalten und Emotionen, die einen sicheren Kompass für die Exploration darstellen, schützen Patienten und Therapeuten vor zu vielen Irrwegen. Ein ausgezeichnetes Buch zu dieser Praxis der Achtsamkeit für Mikroprozesse im therapeutischen Arbeiten wurde von Strosahl et al. (2015) mit dem Titel „In this moment" veröffentlicht (nicht zu verwechseln mit dem gleichnamigen deutschen Selbsthilfe-Buch „In diesem Moment" von Strosahl und Robinson (2016)).

Aber auch Therapeuten selbst unterstützen immer wieder unbeabsichtigt diesen Prozess der Vermeidung. „Identifizieren von Ressourcen" ist ein gutes Beispiel dafür. Bevor der Boden des negativen emotionalen Erlebens erreicht ist, hilft das Reden über Bewältigung und Ressourcen beiden Beteiligten, das Leiden der Person zu reduzieren. Der sehr konstruktive Prozess einer Ressourcenorientierung ist in diesem Fall zu früh und hat die Funktion von nicht hilfreicher Erlebensvermeidung bekommen.

Unmittelbar verbunden mit dieser Erlebnisvermeidung ist der Prozess der Fusion mit mentalen Inhalten, der als zweiter Aspekt auf der Dimension des „Sich-Öffnens" (opening up, siehe Tab. 1) eingeschätzt wird. Häufige Vergleiche mit anderen und Bewertungen anstelle von Beschreibungen sind ein Beispiel dafür. Patienten wirken möglicherweise sehr beschäftigt mit einem Thema, argumentieren mit sich selbst und sind stark in ihren inneren Bildern verhaftet, d. h. sie sind auch wenig achtsam (s. o.). Hier ist es aber die Einschätzung der Fusion, des Verschmolzenseins mit den mentalen Inhalten, die im Vordergrund steht. Die Person rechtfertigt sich möglicherweise ständig, gibt Gründe und Erklärungen an. Intensive (verbale) Problemlöseversuche führen zu keiner konkreten wertegeleiteten Handlung, verändern nichts. Am deutlichsten zeigt sich Fusion in dem ständigen Wiederkehren von bestimmten Themen in der Erzählung der Person. Das Gemeinsame an diesen Aspekten ist die relative Inflexibilität in der Konversation. Man spürt wenig Beweglichkeit. Die Person sitzt sehr sicher und unbeweglich in ihrem mentalen Korsett.

Ein anderer, zielführender Weg, die Fähigkeit zu Defusion einzuschätzen, ergibt sich über die Diskussion von Werten in verschiedenen Lebensbereichen. Auf Fragen zu bedeutsamen Bereichen des Lebens können Therapeuten beobachten, wie die Person damit umgeht. Kann sie beim Thema bleiben und Vorstellungen für die Zukunft entwickeln, oder landet sie in kürzester Zeit wieder bei Erklärungen und Rechtfertigungen, warum Veränderung nicht möglich ist?

Ein klassischer Weg, Fusion/Defusion direkt zu erfragen, ist schließlich, die Glaubwürdigkeit einer Überzeugung einzuschätzen. Hundertprozentige Überzeugung in einen Sachverhalt (wie etwa bei einem Wahn) ist damit hundertprozentige Fusion.

Auf der Dimension **„Werte und Commitment"** als drittem Bereich des Assessments kognitiver Flexibilität wird eingeschätzt, inwieweit eine Person das eigene Leben als bedeutungsvoll und im Hinblick auf zentrale persönliche Werte steuerbar erlebt. Sehr häufig haben Patienten durch ihre Schwierigkeiten den Kontakt mit wichtigen Werten verloren. In dieser Sichtweise müssen zunächst aktuelle Probleme wie Depression oder Ängste gelöst werden, bevor die Person sich um wichtige Lebensbereiche kümmern kann. Genau diese (erfolglosen) Versuche sind es aber häufig, die Patienten an dem Leben hindern, das sie eigentlich führen möchten.

Dabei kann zudem sichtbar werden, dass die „Werte", die eine Person als wichtig erachtet, nicht frei gewählt sind, sondern eine Funktion haben. In diesem Fall kann es sinnvoll sein, einzuschätzen, inwieweit eine Person in der Lage ist, diese Funktion zu reflektieren.

> **Beispiel**
>
> Eine 40-jährige Borderline-Patientin steckt fest in der Haltung, dass sie ihr Lebensziel einer universitären Ausbildung vor vielen Jahren wegen ihrer Beeinträchtigung abbrechen musste. Sie kommt nicht darüber hinweg, dass sie dieses Ziel nicht erreicht hat, und leidet an Minderwertigkeitsgefühlen und der Überzeugung, dafür keinen Ersatz finden zu können. Sie hätte sich damit wertvoller, von anderen akzeptiert und eingebunden fühlen können. Dass dieses Studium vor allem die Funktion der Selbstwertsteigerung vor anderen erfüllt (damit also keinen frei gewählten Wert darstellt), ist für sie nicht leicht reflektierbar. Die Werte, eine soziale Tätigkeit auszuüben, sich intellektuell herauszufordern und kreativ zu sein bzw. Verbundenheit mit anderen Menschen zu suchen, sind zunächst für die Patientin wenig sichtbar bzw. dienen erst nach erheblicher therapeutischer Arbeit als wertvolle Orientierung für ihr Handeln. ◄

Der zweite Bereich auf dieser Dimension umfasst Commitment, engagiertes, werteorientiertes Handeln. Eingeschätzt wird, ob eine Person Handlungen entwickeln und ausführen kann, die mit den eigenen Werten in Einklang stehen, ob sie also wertvolle Handlungen initiieren kann. Die häufigsten Gründe, warum Personen in diesem Bereich Schwierigkeiten haben, sind Fusion und Vermeidung. Wie in dem Beispiel der Borderline-Patientin oben können unter Umständen zunächst keine Handlungen genannt werden, die werteorientiert sind.

Fallkonzeption auf der Basis des Assessments
Die Zusammenschau der Einschätzungen auf den sechs ACT-Dimensionen bzw. deren Wechselwirkung ermöglicht eine Fallkonzeption zu Auslösern problematischer Prozesse, zu jenen Prozessen, die am stärksten in diesem System sind bzw. jenen, die die stärkste Rigidität zeigen. Diese Fallkonzeption wird dann die Grundlage für Entscheidungen, welche therapeutischen Strategien eingesetzt werden sollten, um kognitive Flexibilität maximal zu fördern.

> **Beispiel**
>
> Eine aktuell 50-jährige Patientin musste im Zuge ihrer wiederkehrenden depressiven Episoden ihren Beruf aufgeben und ist seit vielen Jahren ohne Beschäftigung. Das Leben geht vorbei und die Vielzahl ihrer Versuche, mit Psychotherapie eine Lösung zu finden, ist bislang gescheitert. Die Patientin tut alles erdenklich Mögliche, um ihre Stimmung positiv zu beeinflussen. Sie zwingt sich immer wieder zu Aktivitäten, um sich abzulenken. Auch wenn dies kurzfristig hilft, kehren die negativen Gedanken zurück. Die Patientin gerät dann in Panik und befürchtet, nie wieder glücklich sein zu können, die Spannung steigt ins Unerträgliche, die Patientin ist verzweifelt, hoffnungslos und depressiv. Sie zieht sich dann manchmal tagelang zurück und geht kaum aus dem Bett, um dann schließlich einen erneuten Versuch zu starten, der erneut in Panik und dann Verzweiflung mündet. ◄

Erlebensvermeidung und Fusion sind in diesem Beispiel sehr deutlich vor allem am panischen Kampf gegen depressive Stimmung, Antriebslosigkeit und Freudlosigkeit erkennbar. Die fehlende Bereitschaft, die aktuelle depressive Stimmung als Realität anzunehmen, führt dazu, dass durchaus sinnvolle Bewältigungsstrategien sofort als gescheitert bewertet werden, wenn sie nicht zu einer deutlichen und andauernden Besserung führen. Die Fusion mit Überzeugungen wie „Ich werde nie wieder gesund!" macht deutlich erkennbare, oft sogar markante Stimmungsverbesserungen nebensächlich, weil das Wiederkehren der deprimierten Stimmung Beweis für ihre hoffnungslose Situation ist. In diesen Phasen kann die Patientin keine achtsame, akzeptierende, geduldige Haltung einnehmen. Werte bzw. ein wertvolles Leben sind kein Thema. Ihre frühere Freude, in ihrem Beruf Teil einer Gemeinschaft zu sein und ihren Beitrag zu leisten, ist für sie in unerreichbare Ferne gerückt. Mögliche an diesen Werten orientierte Handlungen sind für sie nicht sichtbar. Würde Sie zudem in der aktuellen Therapie die Möglichkeit in Betracht ziehen, dass sie mit anderen Bewältigungsstrategien (d. h. mehr Bereitschaft/Akzeptanz) durchaus ein wertvolles Leben haben könnte, wäre das Gefühl des Verlusts von fast zwei Jahrzehnten durch einen sinnlosen Kampf unerträglich (Erlebensvermeidung). Ein Akzeptieren ist damit weiter erschwert. Erlebensvermeidung und Fusion stehen damit anfänglich im Vordergrund der therapeutischen Interventionen.

Kontrolle ist das Problem, nicht die Lösung
Anschließend an das Assessment soll der nächste zentrale Schritt in der Behandlung den Patienten deutlich machen, dass der Versuch, negative Gedanken und Gefühle zu kontrollieren bzw. zu eliminieren, letztlich zum Scheitern verurteilt ist, auch wenn er völlig verständlich ist. Es gibt aber einen neuen Weg für Veränderung, der für viele Patienten kontraintuitiv ist. Sie haben gelernt zu kämpfen, mit aller Energie eine Lösung für ihre negativen Gefühle zu finden, damit sie sich besser fühlen können. Dabei haben sie nie aufgegeben, immer neue Strategien zu finden, und sind jedes Mal wieder gescheitert damit. Sie stecken fest in einer Agenda, die die Kontrolle von Gedanken und Gefühlen zum Ziel hat. Sie erwarten auch von den Therapeuten, dass diese ihnen endlich die richtige Strategie vermitteln, die negativen Gefühle zu eliminieren. Denn diese sind ein Signal dafür, dass mit der Person etwas nicht stimmt, dass etwas korrigiert werden muss (z. B. Ich habe zu wenig Willensstärke, das muss mehr werden, dann werde ich mich besser fühlen). Akzeptanz wird irrtümlicherweise gleichgesetzt mit Resignation und Untergang (Harris, 2009).

Um Patienten für einen neuen Weg zu motivieren, kann bereits die Exploration intensiv genützt werden, die Fruchtlosigkeit des bisherigen Wegs zu verdeutlichen. Die Fragen lauten: **Was haben Sie versucht? Wie ist es gelaufen? Was hat es Sie gekostet?** Die Patienten wären nicht hier, wenn ihre Versuche erfolgreich gewesen wären. Diese Strategien werden möglichst vielgestaltig gemeinsam herausgearbeitet. Dabei mögen manche dieser Wege kurzfristig ohne Weiteres eine Linderung bringen (z. B. Sport bei einer depressiven Person oder einer mit Borderline-Problematik). Letztlich blieb das Problem aber offenbar bestehen. Alle Versuche, mit maximaler Energie Kontrolle auszuüben, sind also fehlgeschlagen. Dieser Weg ist eine Sackgasse.

Diese Sackgasse führt Patienten immer wieder (nicht immer) in einen konstruktiven Zustand, der als **„kreative Hoffnungslosigkeit"** bezeichnet wurde: Ich habe alles versucht. Was soll ich sonst noch tun? Ich weiß nicht mehr weiter. Diese Hilflosigkeit ist einerseits schwerer auszuhalten, andererseits öffnet sie viele Türen, die bisher fest verschlossen waren. Langjährige Bewältigungsversuche haben sich als ineffektiv erwiesen. Hayes et al. (2014) vergleichen diese Situation damit, dass wir immer wieder in ein Loch fallen, und das einzige Werkzeug, das wir dabeihaben, ist eine Schaufel. Eine Schaufel ist nun mal nicht das Werkzeug, das man braucht, um aus einem Loch herauszukommen. Je mehr die Patienten versuchen, Kontrolle auszuüben, desto tiefer schaufeln sie sich in das Loch.

Natürlich könnte man diese Aspekte auch psychoedukativ vermitteln. Sokratische Fragen und Metapher bleiben aber wesentlich näher am Erleben von Patienten und sind damit auch um Vieles überzeugender. Dabei sind Empathie und Respekt beim Sammeln und Besprechen aller eingesetzten Kontrollstrategien sehr wichtig.

Genauso ist es sehr hilfreich, immer wieder zu betonen, dass wir alle mit den gleichen Problemen zu kämpfen haben. Wir setzen unsere gesunde und grundsätzlich sehr effektive Problemlösemaschine „Verstand" nur an einem Ort ein, an dem andere Mittel sinnvoller wären. In dieser Hinsicht sitzen wir Menschen alle im gleichen Boot. Die Metapher „Tauziehen mit dem Monster" (Hayes et al., 2014) macht deutlich, was Patienten sonst noch tun könnten (dieses Beispiel wird, wenn möglich, kollaborativ erarbeitet).

> **Beispiel**
>
> **„Tauziehen mit dem Monster":** Stellen Sie sich vor, Sie würden mit einem riesigen Depressionsmonster (oder Angstmonster, Zwangsmonster je nach Problematik etc.) tauziehen. Sie und das Monster halten die beiden Enden des Seiles, dazwischen ist ein gähnender Abgrund. Sie ziehen so stark wie Sie können, aber das Monster zieht Sie immer näher an den Rand. Was müssen Sie tun? Natürlich stärker ziehen! Aber je stärker Sie ziehen, desto stärker zieht das Monster, Sie sind gefangen. Was könnten Sie sonst noch tun? Sie könnten das Seil fallen lassen! Das Monster ist immer noch da, aber Sie sind nicht länger im Kampf mit ihm gefangen. ◄

Eine andere, sehr gute Möglichkeit, den Kampf als etwas darzustellen, das zwar verständlich ist, aber nach hinten losgeht, ist die Treibsand-Metapher (nach Harris, 2009).

> **Beispiel**
>
> **„Kämpfen im Treibsand":** Im Treibsand ist es das Schlechteste, was man tun kann, wenn man wie wild kämpft, versucht rauszukommen und sich dabei mit aller Kraft bewegt. Um zu überleben, muss man sich zurücklegen, die Arme und Beine ausbreiten und an die Oberfläche treiben lassen. Das ist sehr schwierig, weil unser Instinkt uns mit aller Macht dazu treiben will zu kämpfen. Aber wenn man das tut, ertrinkt man. Sich zurücklegen und nichts tun ist einerseits psychologisch eine Herausforderung, gleichzeitig ist dies aber wesentlich weniger anstrengend. ◄

Es ist eine Illusion zu glauben, dass wir unsere Gedanken und Gefühle lenken könnten wie ein Auto, auch wenn es sehr viele Menschen immer wieder versuchen. Dazu braucht es andere Wege. Um diese Illusion zu verdeutlichen, gibt es auch hier viele griffige Bilder, die Therapeuten mit Patienten erarbeiten können (Hayes et al., 2014):

> **Beispiel**
>
> **Polygraf-Metapher**: Stellen Sie sich vor, Sie wären auf einem Sessel geschnallt, auf dem unten am Sitz jede Menge Sprengstoff befestigt ist. Sie selbst sind an einen Polygrafen, einen „Lügendetektor" angeschlossen, der sofort und mit absoluter Sicherheit erkennt, wenn Sie nervös werden. Wenn das passiert, dann fliegen Sie in die Luft. Also jetzt UNBEDINGT ruhig bleiben.
>
> **Eine Milliarde Euro fürs Verlieben:** Wenn ich Ihnen eine Milliarde Euro dafür bieten würde, dass Sie sich in eine Person, die ich in dieses Zimmer bringe und die Sie nie zuvor gesehen haben, verlieben (d. h. tatsächlich ein Gefühl der Liebe in sich entstehen lassen), könnten Sie das bewerkstelligen? Besonders dann, wenn die Person nicht aussieht, wie ein Superstar und zwei Wochen nicht geduscht hat? ◄

Bei allen diesen tollen Metaphern besteht die Gefahr, sich als Therapeut zur Annahme verleiten zu lassen, dass die Bilder und Beispiele Patienten gleichsam automatisch auf den richtigen Weg führen. Das ist nicht der Fall. Es kann und wird im Gegenteil immer wieder passieren, dass Patienten die Beispiele verstanden haben, vielleicht sogar von ihnen beeindruckt sind. Dennoch wird man den Eindruck nicht los, dass sich nicht wirklich etwas bewegt dadurch. **Zentral ist das Fördern von tiefgreifenden Prozessen, nicht der Einsatz von Techniken!** Therapeuten haben die Aufgabe, ständig zu überwachen, ob Patienten offener, bereiter, achtsamer geworden sind, ob sie zu mehr Akzeptanz bereit sind, sich wirklich tiefgründig mit persönlichen Werten auseinandersetzen. Dann machen direkte Interventionen in diesen Bereichen Sinn. Die Patienten sind bereit dazu.

Im Folgenden wird die Praxis der Arbeit mit den drei Dimensionen von Tab. 1 als therapeutische Ansatzpunkte dargestellt. Dabei ist die Reihenfolge nicht zwingend so notwendig, wie hier angeführt. Je nach Fallkonzept und Motivation können zunächst andere Ansatzpunkte im Vordergrund stehen. So kann es ohne Weiteres sinnvoll sein, Werte schon früh im therapeutischen Prozess zu bearbeiten, wie dies etwa im Selbstmanagement-Ansatz formuliert ist (Kanfer et al., 2012). Sehr häufig wird es aber hilfreich sein, zunächst Erlebensvermeidung zu reduzieren und Akzeptanz aufzubauen, bevor eine tiefer gehende Kontaktaufnahme mit Werten möglich ist.

Achtsamkeit und innerer Beobachter als therapeutischer Ansatzpunkt

Achtsamkeit ist einer der zentralen Prozesse in den Ansätzen der „dritten Welle". Sie wird in formalen oder informellen Übungen in der Therapiesitzung wie auch zu Hause geübt bzw. praktiziert. In DBT-Skillsgruppen etwa (Linehan, 2016) wird jede

Gruppensitzung mit einer Achtsamkeitsübung begonnen. Auch Einzeltherapeuten setzen dies häufig um und beginnen eine Stunde mit Achtsamkeit. Patienten werden angehalten, täglich zu üben, bekommen v. a. zu Beginn im Handel erhältliche oder selbst gesprochene Anleitungen mit nach Hause. Dabei sind die Empfehlungen je nach Zugang recht unterschiedlich. Während Borderline-Patienten in der DBT oft schon mit zehnminütigen Atemübungen erhebliche Spannungszustände erleben können und deshalb v. a. zu Beginn kürzere, auf die Sinne bezogene Übungen eingesetzt werden, sind die Teilnehmer im MBSR (Mindfulness-based Stress Reduction; Kabat-Zinn, 2013) angehalten, über das achtwöchige Training hinweg täglich 45 Minuten zu meditieren. Allen Ansätzen gemeinsam ist der Versuch, die Übungen für Durchschnittsamerikaner bzw. -europäer verstehbar und akzeptabel zu machen, die spirituellen Wurzeln im Zen-Buddhismus hintanzustellen und den psychologischen Prozess der nicht-bewertenden Aufmerksamkeit im Hier und Jetzt stärker zu betonen.

Im MBSR wird Achtsamkeit mit der Rosinen-Übung eingeführt, die die wesentlichen Elemente durch eine erste unmittelbare Erfahrung näherbringt (Kabat-Zinn, 2013):

Rosinen-Übung: Patienten erhalten eine einzelne Rosine mit der Instruktion, sie auf die Handfläche zu legen oder zwischen zwei Finger zu nehmen, und sie zu betrachten, als käme man vom Mars und hätte so ein Objekt noch nie im Leben zuvor gesehen. Mit längeren Pausen dazwischen (zehn Sekunden und länger) wird zunächst die Aufmerksamkeit auf das Sehen des Objekts (die verschiedenen Farben, Brauntöne, Schatten, Unebenheiten, Glanz etc.) gerichtet, das Riechen, das Fühlen (wenn die Rosine zwischen den Fingern geknetet wird), das Spüren, wenn Arm und Hand genau wissen, was sie tun, wenn die Rosine zwischen die Lippen und dann (ohne sie zu kauen) in den Mund genommen wird (wo Speichel und Sensationen an Zähnen, Zunge und Gaumen wahrnehmbar sind), und schließlich beim Beißen und Kauen (wenn sich die Konsistenz ändert, der Geschmack ändert etc.). Schließlich wird die Absichtsbildung des Schluckens beobachtet und die Körperempfindungen beim tatsächlichen Schlucken auf dem Weg in den Magen, wenn die Person nun genau um eine Rosine schwerer wird.

Diese ruhige Übung kann zehn Minuten und länger dauern. Eine vollständige mögliche Anleitung auf Deutsch findet sich z. B. bei Michalak et al. (2012)

Zwei weitere zentrale Übungen im MBSR (und ganz ähnlich auch im MBCT von Segal et al., 2015) sind der Body-Scan, eine geführte achtsame Wanderung durch den gesamten Körper mit seinen Empfindungen und die Sitzmeditation, eine klassische Atemmeditation, die für Patienten schwieriger ist, weil der Atem der einzige Fokus ist und die Versuchung mit der Aufmerksamkeit abzuschweifen sehr viel größer ist. Wieder finden sich vollständige deutsche Anleitungen bei Michalak et al. (2012). Bei allen diesen und ähnlichen Übungen lautet die ganz typische und wiederholte Anleitung:

„Und wenn Ihre Gedanken abschweifen, dann nehmen Sie das einfach wahr, bewerten Sie es nicht, sondern führen Sie einfach freundlich Ihre Aufmerksamkeit zu Ihrem Atem zurück. Und wenn die Gedanken hundert Mal abschweifen, kehren Sie einfach hundert Mal zurück."

Alle Autoren, die in diesem Bereich publizieren, legen den Therapeuten, die Achtsamkeit in ihre Behandlung integrieren wollen, aber unbedingt nahe, nicht einfach nur Anleitungen wiederzugeben. Zunächst sollte man selbst Erfahrung mit der Praxis der Achtsamkeit sammeln, um auch Verständnis für die nicht unerheblichen Schwierigkeiten zu haben, die Patienten erwarten, wenn Achtsamkeit Teil ihres Alltags werden soll! Sehr gute Einstiege ermöglichen die CDs von Jon Kabat-Zinn mit deutschsprachigen Sprecher:innen (z. B. Kabat-Zinn & Kesper-Grossman, 2009; Kabat-Zinn & Valentin, 2014), die auch gute Modelle für Formulierung, Tempo und Tonlage darstellen.

Kabat-Zinn (2013) beschreibt sieben Säulen der inneren Einstellung, die eine hilfreiche Grundlage für eine griffige Vermittlung des Konzepts darstellen:

- **Nicht-Urteilen:** Unser Geist ist ständig damit beschäftigt zu bewerten, zu etikettieren, zu klassifizieren. Es geht in der Achtsamkeit darum, die Rolle eines neutralen Beobachters einzunehmen. Wenn der Geist bewertet, müssen wir ihn nicht daran hindern, sondern es nur bemerken und zum Beobachten zurückkehren.
- **Geduld:** Wenn wir Geduld haben, geben wir uns die Zeit, die wir benötigen. Wir müssen ein Ziel nicht schneller erreichen, wir müssen daher auch nicht unsere Fortschritte bewerten. Wir können für den Augenblick empfänglich sein, weil wir nicht irgendwo anders sein müssen.
- **Geist des Anfängers bewahren:** Wir können alles (auch das „Altbekannte", wie der Blick auf die Umgebung, wenn ich aus der Haustüre trete) betrachten, als würden wir es das erste Mal sehen. Jeder Augenblick, den wir erleben, ist neu.
- **Vertrauen:** Vertrauen in die eigenen Empfindungen, Gedanken und Gefühle zu haben, bedeutet, sie nicht als gut oder schlecht, als richtig oder falsch zu bewerten, sondern sie so zu nehmen, wie sie in diesem Augenblick erlebt werden.
- **Nicht zielgerichtet sein (non-striving):** Wir sind praktisch immer zielgerichtet unterwegs. Selbst Meditation wird oft zielgerichtet, wenn ich mich entspannen, besonders gut konzentrieren etc. möchte. Achtsamkeitsmediation ist aktives Nichtstun, nicht irgendwohin zu wollen, nichts verändern wollen.
- **Akzeptanz:** Wir vergeuden viel Energie damit, uns gegen Dinge zu wehren, die bereits Realität sind. Akzeptanz bedeutet, die Gegenwart so zu nehmen, wie sie ist.
- **Loslassen:** Es ist wichtig, nicht haften zu bleiben an Gefühlen, Wahrnehmungen, Gedanken, sondern sie immer wieder ziehen zu lassen. Selbst in der Meditation stellen sich schnell Vorlieben und Routinen ein, die man wieder loslassen kann.

In der DBT (Linehan, 2016) wird Achtsamkeit deutlich weniger über Meditation vermittelt. Achtsames Zähneputzen und Aufräumen, achtsames Sehen, Hören, Riechen, Schmecken, Fühlen, Essen usw. wird in den Alltag eingebaut. Drei achtsame Atemzüge können helfen, sich wieder zu orientieren, den Kampf gegen die eigenen Gedanken und Gefühle wahrzunehmen und mehr Akzeptanz aufzubauen. Über WAS-Fertigkeiten (beobachten, beschreiben, teilnehmen) und WIE-Fertigkeiten (nicht-bewertend, konzentriert/nur eine Sache, wirkungsvoll) wird

Borderline-Patienten ein sehr handfestes Modell von Achtsamkeit vermittelt. Die kurzen und alltäglichen Übungen erhöhen die Wahrscheinlichkeit der Umsetzung auch für stärker beeinträchtigte Personen und sind damit eine hilfreiche Alternative bzw. Ergänzung zum MBSR.

In allen Ansätzen wird der **innere Beobachter** gestärkt, jene Selbstwahrnehmung, die es uns ermöglicht, Gedanken und Gefühle als Inhalte unseres Bewusstseins erkennen zu können. In der DBT wird daher immer wieder betont: „Ich bin nicht mein Gefühl, ich habe ein Gefühl". In der ACT wird versucht, „nicht von den Gedanken aus zu schauen, sondern auf die Gedanken zu schauen". Die (möglichst kollaborativ mit Patienten entwickelte) Schachbrett-Metapher bringt dies nochmals prägnant auf den Punkt (Hayes et al., 2014):

Schachbrett-Metapher: Stellen Sie sich unseren Geist als ein Schachbrett vor, das nicht nur aus 8x 8 Feldern besteht, sondern endlos ist. Auf diesem Schachbrett kämpfen die guten Gedanken (die weißen Spielfiguren) gegen die schlechten, negativen Gedanken (die schwarzen Spielfiguren). Wir setzen uns auf die weiße Dame und ziehen als Spielfigur gegen die schwarzen Gedanken in die Schlacht, um gegen Angst, Depression, Substanzabhängigkeit etc. zu kämpfen. Das Problem an dieser Schlacht ist, dass ein großer Teil von uns selbst zu unserem Gegner wird. Und wenn wir auf der gleichen Ebene wie die Figuren kämpfen, kann dieser Gegner genauso groß sein wie wir selbst, oder sogar größer. Wir versuchen, möglichst alle schwarzen Figuren vom Brett zu bekommen, aber das funktioniert nicht, das Brett ist endlos!

Was wäre also, wenn wir nicht auf der Ebene der Figuren kämpfen, was könnten wir sonst sein in diesem Spiel, die Spieler? Aber auch hier nehmen wir als Spieler den Kampf sehr ernst und möchten, dass Weiß gewinnt.

Was wäre, wenn wir das Schachbrett sind? Ohne das Brett haben die Figuren keinen Platz zum Stehen, das Brett ist aber noch etwas anderes darüber hinaus. Wenn wir das Brett sind, ist es egal, ob der Krieg da oben weitergeht oder nicht. Als Brett können wir die Figuren sehen, sie halten, in direktem Kontakt mit ihnen stehen, aber das Brett bleibt dadurch unverändert. Wir können den Kampf im Bewusstsein sehen, aber es macht nichts. Es braucht keine Anstrengung.

Diese Ebene der Selbst-Bewusstheit ist ein sehr sicherer Platz, um selbst auf schwierigste Gedanken und Gefühle zu schauen, die bisher bekämpft wurden. Es ist nicht immer ganz einfach, diesen Punkt Patienten so verlässlich zu vermitteln, dass sie dadurch mehr Sicherheit in der Exposition verspüren. Wenn es aber gelingt, ist damit eine erhebliche Perspektivenänderung bereits vollzogen, die Bereitschaft und Defusion erleichtert.

Akzeptanz/Bereitschaft und Defusion als therapeutischer Ansatzpunkt

Fusion unterstützt Vermeidung und macht Akzeptanz schwierig bis unmöglich, weil sie die Illusion erzeugt, dass Erfahrungen genau das wirklich sind, was sie vorgeben zu sein. Das Denken allein reguliert unser Verhalten (Hayes et al., 2014). Wir können dann nicht anders, als die Realität durch unsere kognitive Brille wahrzunehmen, ohne diese Brille zu bemerken. Die Angst bei einer Hundephobikerin wirkt dann angemessen bzw. notwendig, die Schuld und das Risiko bei einem Zwangspatienten, der Perfektionismus und die hohen Ansprüche eines Workaholics oder die Hoffnungslosigkeit einer depressiven Patientin ebenso. In der Sprache der kognitiven Therapie würden wir eine hohe Sicherheit angeben, dass die zugrunde liegende negative Überzeugung zutreffend ist, und wollen dann natürlich darauf reagieren.

Defusion würde damit die Möglichkeit bedeuten, auf die Gedanken zu schauen und nicht von ihnen gefangen zu sein, sie kommen und gehen zu lassen, anstatt sie festzuhalten (Harris, 2009). Die Nähe zum Konzept der Achtsamkeit ist nicht zu übersehen. **Dieser Prozess wird letztlich in jeder Sitzung mehr oder weniger unterstützt. Streckenweise wird er aber auch der zentrale Fokus in der Therapie.** Defusion bedeutet nicht, dass die verbale Bedeutung einer Aussage völlig eliminiert wird, Defusion reduziert nur den automatischen Effekt auf das Verhalten, sodass auch andere Quellen der Verhaltenssteuerung wie die konkreten Erfahrungen im Hier und Jetzt stärker partizipieren können (Hayes et al., 2014). Wie fühlt sich das an?

Erleben von Defusion (Harris, 2009): Überlegen Sie drei negative und selbstbewertende Statements, Gedanken, die Ihr Geist über Sie, Ihr Aussehen, Ihre Fähigkeiten hervorbringt. Nehmen Sie diejenige von den drei Aussagen, die Sie am meisten beschäftigt, und formulieren Sie sie in einem kurzen Satz, z. B. „Ich bin ein Versager", „Ich bin nicht klug genug".

Erlauben Sie sich nun bewusst, eine Fusion mit dieser Überzeugung und glauben Sie diese so fest es Ihnen möglich ist.

Nun wechseln Sie leise in Ihren Kopf zur Aussage „Ich habe den Gedanken, dass …. /ich ein Versager bin/inkompetent bin."

Nun gehen Sie nochmals einen neuen Weg, und formulieren Sie die Aussage um in „Ich bemerke, dass ich den Gedanken habe … /ein Versager zu sein/inkompetent zu sein."

Immer dort, wo Patienten stark an ihren Überzeugungen kleben, deshalb eingeschränkt sind und nicht jene Schritte unternehmen können, die sie zu einem wertvollen Leben führen, sind Fusionsprozesse im Spiel, die Ansatzpunkt von Interventionen werden können. Dabei sind die klassischen Methoden der Kognitiven Therapie genaugenommen auch Defusionsinterventionen: Wenn Patienten lernen, ihre Gedanken zu beobachten bzw. sie dahingehend zu untersuchen, wie hilfreich sie sind, sind sie in einem Prozess der Defusion. Sie nehmen ihre Gedanken als Gedanken wahr und nicht als Fakten (Segal et al., 2015). Achtsamkeitsmeditation unterstützt den Prozess der Defusion ebenso, indem wir nicht an bestimmten Gedanken und Gefühlen klebenbleiben, sondern sie ziehen lassen wie Wolken oder Vögel, die am Himmel vorbeiziehen, wie Koffer auf einem Förderband etc. (Harris, 2009). Linehan (2015) schlägt die Metapher einer Teflonpfanne vor. Die Spiegeleier werden von ihr gehalten, aber sie haften nicht an ihr.

In der ACT ist es ein erklärtes zentrales Ziel, „die Person von ihrem Verstand zu entwirren" (Hayes et al., 2014). Wir sollten unseren Verstand nicht immer so ernst nehmen. Mit dem „Blatt vorm Kopf" (siehe oben) kann auch Defusion vermittelt werden. Sprachlich wird sie in starkem Maß unterstützt, indem der Verstand häufig wie eine Person angesprochen wird („Was sagt denn Ihr Verstand dazu?", „Vielen

Dank, Verstand, für diesen tollen Einwurf! Kreativ! Einfallsreich!"). Das problematische Denken von Patienten wird objektiviert, wie dies in einer der zentralen ACT-Metapher vermittelt wird, in der die Gedanken Passagiere in einem Bus sind:

Passagiere im Bus: Es ist wie in einem Bus, und Sie sind die Lenkerin/der Lenker. Die Passagiere sind Gedanken, Gefühle, Erinnerungen, körperliche Zustände etc. Manche von ihnen sind furchteinflößend, schwarz gekleidet mit Klappmessern. Wenn Sie nun herumfahren, fangen sie an, Sie zu bedrohen und sagen Ihnen, wo Sie hinfahren sollen. „Fahr hier links weg!" „Fahr rechts, sonst komme ich nach vorn!" Der Deal ist, wenn Sie tun, was die sagen, dann bleiben sie hinten und kommen nur selten nach vorn.

Was ist nun, wenn Sie irgendwann keine Lust mehr haben, nach hinten gehen und sie hinauswerfen wollen. Das erste, was Sie tun müssen, ist anhalten. Sie können also nicht weiterfahren. Die sind aber ziemlich stark da hinten, der Kampf ist nicht sehr erfolgreich, also geben Sie auf und fahren weiter. Sie können mit der Zeit sogar schon erahnen, was die Passagiere wollen, und tun dies bereits in vorauseilendem Gehorsam. So melden diese sich am allerwenigsten. Aber Sie müssen gehorchen.

Sie hätten als Fahrer die Kontrolle darüber, wohin die Reise geht. Aber weil die Passagiere Sie bedrohen, geben Sie diese Kontrolle auf. Die Passagiere drohen, dass sie Ihnen etwas antun werden, aber beachten Sie, dass das noch nie passiert ist. Eigentlich könnten Sie dorthin fahren, wohin Sie wollen, die Passagiere können Sie eigentlich nicht zwingen, etwas gegen Ihren Willen zu tun.

Während der Therapie ist es dann immer wieder möglich, darauf zurückzukommen: „Wer von den Passagieren bedroht Sie denn gerade?". Wenn Patienten sich wünschen, dass die Gedanken weggehen sollten, dann werden sie bestärkt: „Ja, ja, die gehen weg. Sie brauchen nur nach links abbiegen, weg von Ihrem Ziel" usw. Vor allem Begründungen und Narrative zum eigenen Leben werden immer wieder Ziel von Defusionsbemühungen. „Ich bin jetzt erst da, wo ich bin, weil ich eine schlimme Kindheit hatte" wird etwa beantwortet mit Fragen wie „Und welcher Funktion dient nun diese Geschichte?" oder „Wenn Gott Ihnen nun mitteilen würde, dass das 100 % richtig ist, was würde Ihnen das helfen?" Wiederum ist hier die Anmerkung angebracht, dass alle diese Interventionen auf eine validierende, Patienten klar unterstützende Weise in die Therapie integriert werden und deren Einsatz das In-Gang-Kommen von zentralen Prozessen unterstützt. Es kann aber nicht davon ausgegangen werden, dass dies immer in absolut verlässlicher Weise passiert. **Ganz besonders aber geht ein Über-Einsatz von Metaphern fast immer nach hinten los und wird leere, wirkungslose Technik.**

Mit dieser Vorbemerkung werden nun ergänzend noch einige Defusionstechniken angeführt, die – je nach Person der Therapeuten – unterschiedlich akzeptabel und sinnvoll erscheinen werden, aber eine kreative Erweiterung zu den bisher dargestellten Strategien sein können (Harris, 2009 und Hayes et al., 2014):

Milch, Milch, Milch: Ein einfaches Hauptwort wird schnell und wiederholt über längere Zeit ausgesprochen und verliert dabei seine Bedeutung, wird zum bloßen, sinnlosen Laut. Beginnend mit Wörtern wie „Milch" geht man dann über zu persönlich bedeutsamen Worten wie „Versager", „fett", „inkompetent" etc.

Wort auf Computer-Bildschirm: Personen mit gutem Vorstellungsvermögen können sich die schwierigen Begriffe auf einem Bildschirm vorstellen und dann Farbe, Größe, Schriftart, Layout etc. verändern und kommen auf diese Weise in die Defusion.

Imaginationsübung „Blätter im Bach" (mindestens zehn Minuten): Stellen Sie sich vor, Sie sind am Ufer eines Baches oder eines kleinen Flusses, der ein kleines Tal hinabfließt. Am Ufer des Baches stehen Bäume, deren Äste über dem Wasser hängen. Immer wieder fallen Blätter auf die Wasseroberfläche. Lenken Sie die Aufmerksamkeit auf Ihre Gedanken. Immer dann, wenn ein Gedanke oder ein Bild auftaucht. Lassen Sie diesen Gedanken/dieses Bild auf einem Blatt erscheinen und verfolgen Sie, wie das Blatt auf der Wasseroberfläche mitgenommen wird und irgendwann hinter einer Biegung verschwindet. Versuchen Sie nicht, den Verlauf der Bewegung irgendwie zu verändern, verfolgen Sie es einfach auf seinem Weg und lassen Sie es ziehen. (Und wenn Ihre Gedanken hundertmal wandern, kehren Sie einfach hundertmal zurück.)

Alle diese Techniken der Defusion unterstützen gleichzeitig den zweiten zentralen Prozess im „Sich-Öffnen" (*opening up*, s. o.), die **Akzeptanz** bzw. **Bereitschaft**, schwierige Gedanken und Gefühle anzunehmen. Sie bedeutet ein Sich-Öffnen, ein Raumgeben für diese Inhalte, unabhängig davon, ob sie angenehm oder schmerzhaft sind. Es gibt keinen Kampf mehr dagegen, sie kommen und gehen in ihrem natürlichen Verlauf. Dabei wird nicht angestrebt, dass *alle* Gedanken und Inhalte mit Bereitschaft angenommen werden müssen. Akzeptanz ist kein Selbstzweck. Sie soll dort gefördert werden, wo Handlungen in Richtung auf wertvolle Ziele behindert sind. Schmerzliche Gefühle oder Erfahrungen werden dabei häufig weniger, aber das ist ein angenehmer Nebeneffekt, nicht das Ziel. Es wird nicht immer so passieren, also ist es am besten, es gar nicht zu erwarten (Harris, 2009). Die Metapher „Waten durch den Sumpf" und „Der ungebetene Nachbar" machen Akzeptanz/Bereitschaft für Patienten deutlich (Hayes et al., 2014).

Waten durch den Sumpf: Stellen Sie sich vor, Sie sind ein passionierter Bergsteiger und wollen unbedingt auf einen bestimmten Berg, der wunderschön sein soll. Sie wandern dorthin und stellen fest, dass er rundherum von einem Sumpf umgeben ist. Niemand hat Ihnen das gesagt. Der einzige Weg auf den Berg hinauf ist zunächst durch den Sumpf. Also waten Sie durch den Sumpf. Sie tun sich nicht leid deswegen, sondern waten einfach durch, weil Sie auf den Berg wollen, der Ihnen wichtig ist.

Der ungebetene Nachbar („Joe the bum"): Stellen Sie sich vor, Sie wären in ein neues Haus eingezogen und laden alle Nachbarn zu einer Housewarming-Party. Alle sind eingeladen, die Party ist großartig, bis Joe auftaucht, der hinter dem Supermarkt auf der Mülldeponie lebt. Er stinkt, und Sie denken sich: Was soll ich tun? Aber alle waren eingeladen. Können Sie sich vorstellen, dass Sie ihn genauso akzeptieren und willkommen heißen, wie die anderen Gäste? Auch wenn Sie es nicht so sehr schätzen, wie er riecht, wie er angezogen ist, dass er da ist? Ihre Meinung von ihm ist etwas völlig anderes als die Bereitschaft, ihn als Ihren Gast anzunehmen. Natürlich könnten Sie sich auch entscheiden, ihn nicht reinzulassen. Aber was passiert dann? Sie müssen die ganze Zeit an der Tür stehen oder ihn in der Küche festzuhalten, um zu verhindern, dass er es doch zu den anderen Gästen auf die Party schafft. Aber in der Zwischenzeit geht Ihre Party vorbei, und Sie sind nicht dabei.

Diese Bereitschaft ermöglicht, Situationen mit „minimaler" Belastung zu erleben. Das Unbehagen, das wir beim Erleben von konkreten Problemen und Belastung im Alltag erleben, wird durch den Kampf dagegen größer (aus *clean pain* wird *dirty pain*). Bereitschaft und Akzeptanz ermöglichen, einen sinnlosen Kampf aufzugeben und wieder *clean pain* zu erleben (d. h. *clean pain* bleibt!). Dies kann neben Hausübungen am besten direkt in den Therapiestunden geübt werden (z. B. therapeutengeleitete Expositionen, intensive Arbeit an schwierigen Emotionen). Allerdings ist das Ziel der Exposition nicht die Habituation oder das Weggehen der Gefühle. Im Gegenteil, diese Gefühle dürfen bleiben, es ist nicht notwendig, etwas zu verändern. Das Ziel ist Affekttoleranz bzw. -akzeptanz. **Aus einem „aber" wird sprachlich ein „und" und macht deutlich, dass es nichts weg zu regulieren gibt** (z. B. aus „Ich hätte unheimlich gerne eine Beziehung, ABER ich habe Angst enttäuscht zu werden" wird „Ich hätte unheimlich gerne eine Beziehung UND ich habe Angst enttäuscht zu werden"; Wengenroth, 2012). „Ich-kann-nicht"-Sätze werden umformuliert in Bereitschaft, damit sich in der „Ich-kann-nicht-Mauer" ein „Tor der Bereitschaft" öffnet (Wengenroth 2012). Aus „Ich kann mich nicht richtig wehren" wird etwa „Wenn ich bereit bin, in Kauf zu nehmen, dass ... auf unbestimmte Zeit böse auf mich sein könnte, kann ich ihr/ihm mitteilen, wo meine Grenzen sind" etc. Diese Akzeptanz und Bereitschaft sind kein stabiles Ergebnis, das – einmal erreicht – für immer zur Verfügung steht, sondern eine Entscheidung, die manchmal jeden Tag aufs Neue getroffen werden muss. Diese Bereitschaft gibt Patienten aber die Freiheit, sich in jene Richtung auf den Weg zu machen, die ihrem Leben Bedeutung gibt, die ein wertvolles Leben ermöglicht.

Kontakt zu Werten und engagiertes Handeln als therapeutisches Ziel
Während Achtsamkeit und Akzeptanz in praktisch allen Ansätzen der dritten Welle eine wichtige Rolle spielen und letztlich engagierteres Handeln für ein erfülltes Leben ermöglichen sollen, ist die explizite und intensive Diskussion zu Werten ein Spezifikum der ACT. Wir kennen die Ziel- und Wertklärung als eine wichtige Phase im Selbstmanagement-Ansatz (Kanfer et al., 2012). Die ZWK bleibt dort aber eher an Therapiezielen orientiert, während die Commitment-Phase in der ACT eine weitreichende und tiefgreifende Auseinandersetzung mit den grundlegenden (und letztlich frei gewählten) Werten einer Person werden kann.

Erlebensvermeidung und dysfunktionale Bewältigung hat bei vielen Patienten dazu geführt, dass sie den Kontakt zu ihren Werten verloren haben und über lange Jahre eingeschränkt und von ihnen abgekoppelt gelebt haben. Nach einer deutlichen Reduktion der Erlebensvermeidung und Kontaktaufnahme mit schwierigen Emotionen und damit verbundenen Bedürfnissen ist nun eine tiefer gehende Kontaktaufnahme mit persönlichen Werten wieder besser möglich.

In der ACT wird der **Unterschied zwischen Zielen und Werten** besonders herausgearbeitet und definiert. In dieser Form ist er für viele Patienten eine neue Denkanregung, die wichtige Implikationen für Richtungsentscheidungen besitzt. Diese Aspekte werden mit den Patienten intensiv diskutiert und geklärt.

Werte sind demnach frei gewählt, werden also nicht von anderen Personen oder Gefühlen aufgezwungen (wie z. B. in „Ich würde mich sonst schuldig fühlen, wenn ich mich nicht um meine demente Tante kümmere"), auch wenn sie sozial vermittelt sein können. Es wird unterschieden zwischen einer **Entscheidung**, die ich aus bestimmten Gründen mache (diese Gründe, Pro und Contra, lassen die Entscheidung gerechtfertigt erscheinen), und der **Wahl** einer bestimmten Alternative aus mehreren gleichwertigen, die nicht aus bestimmten Gründen gemacht wird, sondern weil ich eine Präferenz habe (diese Präferenz möchte ich vielleicht auch begründen, muss es aber nicht tun). Werte werden gewählt. Eine Imaginationsübung kann helfen, wertvolle Themen zu identifizieren (Hayes et al., 2014):

> **Beispiel**
>
> **Auf deiner eigenen Beerdigung (oder 80-ster Geburtstag; What do you want your life to stand for?):** Stellen Sie sich vor, Sie hätten Pech gehabt und wären gestorben, würden aber als Geist bei Ihrer Beerdigung dabei sein können. Sie können alle sehen und hören, die anwesend sind, Ihre Familie, Freunde, Arbeitskollegen usw. (auch Personen, die vielleicht schon verstorben sind, können auf wundersame Weise teilnehmen). Stellen Sie sich jetzt vor, wie drei dieser Personen ihre Reden über Sie halten. Was würden Sie sich wünschen? Wofür möchten Sie erinnert werden? Wenn Sie diese Personen alles, ganz egal was, über Sie sagen lassen könnten, was sollte das sein? Auch wenn Sie bisher nicht danach gelebt haben, lassen Sie es diese Menschen so sagen, wie Sie es sich am meisten wünschen. ◀

Frei gewählte Werte führen zu positiven intrinsischen Konsequenzen, es wird als „richtig" wahrgenommen, wenn entsprechende, wertvolle Handlungen gesetzt werden. Dies ist nicht automatisch mit einem positiven Gefühl gleichzusetzen. Viele ehrenamtliche Tätigkeiten im sozialen Bereich können körperlich und psychisch sehr anstrengend sein und dennoch als wichtig oder richtig erlebt werden, obwohl sie nicht mit positiven Emotionen einhergehen. Man hat dieses Wohlbefinden als „eudaimonisches Wohlbefinden" bezeichnet (im Vergleich zum „hedonistischen Wohlbefinden", das möglichst viele positive und möglichst wenig negative Emotionen bedeutet; Fava, 2016), ein erfülltes, bedeutsames Leben, das an wichtigen Werten orientiert ist.

Werte sind weiterhin **durch fortlaufende Handlungen repräsentiert**, nicht durch Gefühle. Der Wert, ein liebender Elternteil zu sein, der sich fürsorglich um die eigenen Kinder kümmert, ist nicht nur sichtbar, wenn das Gefühl der Liebe da ist. Denn Gefühle können mal stärker, mal schwächer sein. Wir haben sie nicht unter unserer willentlichen Kontrolle. Dieser Wert ist auch Grundlage meines Handelns, wenn ich müde und erschöpft dafür Sorge trage, dass die Kinder die Hausübung machen und etwas zu essen bekommen (Hayes et al., 2014).

Werte werden außerdem **nie erreicht**. Sie sind – wie Himmelsrichtungen oder der Polarstern – Orientierungen, auf diesem Weg kann man immer weitergehen und kommt nie ans Ziel. Man kann nach Westen reisen und auf diesem Weg bestimmte Orte oder Ziele erreichen. Ein Ziel zu erreichen bedeutet, die Aufgabe ist erledigt, und es gibt keine weitere Orientierung mehr. Aber man kann immer weiter nach Westen reisen. Man ist nie fertig damit, ein liebender, fürsorglicher Elternteil zu sein (Harris, 2014). So verhält es sich auch mit den folgenden Beispielen (Harris, 2009):

- 10 kg abnehmen (Ziel) vs. gesund essen (Wert)
- ins Fitness-Studio gehen (Ziel) vs. den eigenen Körper fit halten (Wert)
- ein großes Haus haben (Ziel) vs. für die eigene Familie sorgen (Wert) etc.

Diese Unterscheidung zwischen Zielen („Ich möchte meine Kinder gut bis zum Erwachsenenleben führen") und Werten („Ich möchte ein fürsorglicher Elternteil sein") ist für Patienten alles andere als selbstverständlich. Um von Zielen zu Werten zu kommen, können Patienten zu einer Vorstellungsübung eingeladen werden.

Zauberstab, der Wünsche erfüllt: In dieser Vorstellungsübung haben Therapeuten einen Zauberstab, mit dem sie Patienten ihren Wunsch auf der Stelle erfüllen können, z. B. eine Beziehung, geliebt zu werden, respektiert zu werden etc. Die zentrale Frage lautet dann: Wie würde sich Ihr Verhalten ändern, wenn dieser Wunsch sofort in Erfüllung ginge? Was wäre dann anders? Was würden Sie dann anders machen („Ich würde dann weniger an mir zweifeln", „Ich würde mehr unter die Leute gehen", „Ich würde mir neue Herausforderungen suchen" etc.)? Von diesen Antworten ausgehend ist es dann wesentlich einfacher, tatsächlich die Werte darunter zu entdecken und deutlich zu machen (Weiterentwicklung, Authentizität, Selbstakzeptanz, Freundlichkeit, Offenheit, etc.) (Harris, 2009).

Wichtig ist immer wieder herauszuarbeiten, dass das Verhalten anderer (die mich lieben sollten) nicht kontrollierbar ist, das eigene Verhalten (liebevoll und fürsorglich sein) hingegen schon. Ein Wert, der beinhaltet, dass *andere* etwas tun sollten (z. B. mich respektvoll behandeln sollten), ist kein sinnvoller Wert. Ich müsste darauf warten, dass die anderen das tun, was ich mir von ihnen wünsche. Ein Wert kann hingegen SOFORT in (wertvolle) Handlungen umgesetzt werden (z. B. für Dinge einstehen, die mir wichtig sind), Werte haben also mit dem Hier und Jetzt zu tun.

Auch „Werte", die in erster Linie eine Funktion für mich erfüllen (z. B. Anerkennung von anderen zu bekommen), müssen entsprechend exploriert und bearbeitet werden. Fragen, ob man denn eine hochkarätige Ausbildung auch dann noch machen würde, wenn sonst niemand davon erfahren würde, können derartige Funktionen aufdecken und ermöglichen eine Diskussion über tatsächliche Motive, die hier eine Rolle spielen.

Diese therapeutische Arbeit kann sehr berührend und tiefgreifend werden, wenn Patienten zentrale Richtungsentscheidungen in ihrem Leben überlegen. Aber auch hier wird in der ACT betont, dass eine starke Fusion mit Werten nur neue Probleme schafft. Werte sollten „mit einer gewissen Leichtigkeit" vertreten werden.

Unterstützend wurden eine Reihe von Fragebögen und Tools entwickelt, mit denen Therapeuten Patienten zum Nachdenken anregen können (z. B. Wengenroth, 2012). Der „Life Compass" und „Bull's Eye" aus Harris (2009) können (auf Englisch) direkt von www.actmadesimple.com heruntergeladen werden. Im Life Compass etwa sammeln Patienten zunächst Stichworte zu Werten in verschiedenen Bereichen ihres Lebens (Familie, Beruf, Freundschaft, Gesundheit etc.) und bewerten dann die Wichtigkeit dieser Bereiche, bevor sie einschätzen, wie sehr sie in diesen Bereichen ihren Werten gemäß leben. Darauf aufbauend wird dann in der Therapie an Commitment und konkreten Veränderungen in ausgewählten Bereichen gearbeitet.

Engagiertes Handeln auf ein werteorientiertes, bedeutungsvolles erfülltes Leben hin ist schließlich das Ziel, auf das viele Therapien hinarbeiten. Wenn zentrale Werte im Leben von Patienten klarer geworden sind, ist besser sichtbar, in welche Richtung Energien und Ressourcen gerichtet werden können, welche kleinen und großen Ziele auf diesem wertvollen Weg anvisiert werden können.

Im Hinblick auf konkretes Arbeiten an bedeutungsvollen Zielen haben die meisten Ansätze der dritten Welle keine besonderen neuen Vorschläge, die über bekannte kognitiv-verhaltenstherapeutische Vorgehensweisen hinausgehen. Wenn Patienten bisher vermiedene Inhalte achtsam zulassen können, wenn die Bremsen gelockert sind und sie eine achtsame, akzeptierende Haltung aufrechterhalten können, Kontakt zu ihren Werten gefunden haben und wissen, wohin die Reise gehen soll, dann werden kognitive, problemlöseorientierte, skillsorientierte und konfrontative Methoden eingesetzt, um Patienten auf diesem Weg zu unterstützen.

4.5.5 Abschließende Bemerkungen

Die „dritte Welle" in der Verhaltenstherapie hat eine Reihe von interessanten Impulsen in der Behandlung psychischer Störungen gesetzt, die plötzlich auch Interventionen wie Meditation und therapeutische Ziele wie „radikale Akzeptanz" auf der Basis von wissenschaftlich fundiert konzipierten (und mittlerweile auch in erheblichem Maß empirisch untersuchten) Prozessen legitimiert haben (z. B. Harrer & Weiss, 2016 für einen aktuellen deutschen Überblick). Störungsübergreifend werden hier (dysfunktionale) Prozesse der Kontrolle und Vermeidung von Gedanken, Gefühlen und körperlichen Sensationen in den Mittelpunkt der Behandlung gestellt. Diese und andere gemeinsam als „transdiagnostisch" bezeichneten Modelle (Harvey et al., 2005; Barlow et al., 2011) stellen damit eine hilfreiche prozessorientierte Ergänzung (vielleicht auch Alternative) zu der unüberschaubar gewordenen Menge an störungsspezifischen Therapiemanualen in der kognitiven Verhaltenstherapie dar. Die meisten dieser Konzepte und davon abgeleiteten Behandlungen haben sich auch von Beginn ihrer Entwicklung an einer ständigen empirischen Überprüfung unterzogen. Jedenfalls hat der Perspektivenwechsel von der Arbeit mit kognitiven Inhalten zur Arbeit mit metakognitiven Prozessen eine intensive und facettenreiche Diskussion zum Wesen der Veränderung bei psychischen Störungen entfacht und das verhaltenstherapeutische Arbeiten wieder einmal spannender gemacht.

4.6 Zentrale schematherapeutische Interventionen

Angelika Neumann und Eckhard Roediger

In diesem Abschnitt werden in Kürze die wichtigsten Interventionen der Schematherapie beschrieben. Die Bandbreite, der in der Schematherapie zur Verfügung stehenden Interventionen ist sehr groß, an dieser Stelle wird jedoch auf diejenigen eingegangen, welche auch in der Behandlung der Patientin Frau T zum Einsatz kommen (einen umfassenden Überblick über alle Interventionstechniken geben Jacob & Arntz, 2015; Roediger, 2016).

Anschließend werden anhand des Fallbeispiels Frau T. die Definition individualisierter Behandlungsziele und die Behandlungsplanung aufgezeigt.

4.6.1 Interventionen auf der Basis der therapeutischen Beziehung

Limited reparenting
Die grundlegende Haltung dem Patienten gegenüber wird in der Schematherapie als „Limited reparenting", nachträgliche begrenzte elterliche Fürsorge (Young, et al., 2005), beschrieben. Dies beinhaltet, dass der Therapeut in erster Linie Kontakt zum verletzbaren Kind-Modus des Patienten herstellt, um diejenigen Grundbedürfnisse zu erfüllen, die durch seine Bezugspersonen frustriert wurden. Er nimmt eine sehr unterstützende, wohlwollende und sehr verbindliche Haltung – gleich einem guten Elternteil – ein, die es dem Patienten ermöglicht, sich ähnlich einem Kind vertrauensvoll zu öffnen, um eine korrektive Beziehungs- und Bindungserfahrung machen zu können.

Der begrenzende Aspekt der elterlichen Fürsorge besteht darin, dass der Therapeut dem Patienten, falls nötig, empathisch Grenzen setzt und dadurch hilft, überschießende Gefühle zu regulieren oder auch dysfunktionale Bewältigungsmuster zu unterbrechen. Der Therapeut ist als Person emotional spürbar (soweit er aus dem gesunden Erwachsenenmodus heraus handelt); die Sprache ist direkter (während einiger Interventionen wird der Patient geduzt, auch gezielt eingesetzte Körperberührungen sind möglich) und authentischer (z. B. durch Selbstöffnungen), als es im Rahmen der kognitiven Verhaltenstherapie üblich ist, bei der der Therapeut eine eher neutrale, sokratische Haltung einnimmt.

Szenisches Verstehen
Des Weiteren beobachtet der Therapeut die vom Patienten vermittelten verbalen und nonverbalen interaktionellen Botschaften (Übertragung) sowie die eigene emotional-kognitive Reaktion darauf (Gegenübertragung), die er direkt im Kontakt mit dem Patienten erlebt. Aus diesen Beobachtungen kann auf problematische Interaktionen im aktuellen Lebensumfeld geschlossen werden. Außerdem kann der Zusammenhang zu primären biografischen Beziehungserfahrungen hergestellt und das Störungsmodell um diese Informationen ergänzt werden (sogenanntes „Szenisches Verstehen", siehe Roediger, 2016, S. 167 und 216). Beim szenischen Verstehen werden die Modusaktivierungen des Patienten zunächst bemerkt, der Gesprächsfluss unterbrochen und die auftauchenden Gefühle, Körperreaktionen, Handlungsimpulse sowie biografische Szenen und Erinnerungen sorgsam exploriert. Der Zusammenhang zur heutigen Situation wird hergestellt und in das Störungsmodell eingeordnet (Der Therapeut fasst zusammen: „Es gibt also einen Zusammenhang zwischen dem Gefühl der Traurigkeit und dem Gedanken ‚Ich werde

nicht gemocht' in heutigen Situationen, wenn Sie jemand zurückweist, und dem Erleben in der Kindheit, als Ihre Mutter oftmals nicht greifbar war. Ein ähnliches Gefühl taucht auch bei uns in der Therapie auf, wenn ich ein paar Minuten zu spät bin oder distanziert auf Ihre Äußerungen reagiere. Da wird Ihr Unzulänglichkeits/Scham-Schema aktiviert").

Falls die Modusaktivierung in der therapeutischen Interaktion sehr intensiv ausfällt, z. B. im Sinne eines überkompensierenden Bewältigungsverhaltens (z. B. den Therapeuten angreifen, abwerten, ihm Vorwürfe machen, Suizidandrohungen aussprechen), kann der Therapeut direktiver handeln. Er unterbricht das Verhalten des Patienten und leitet eine Stühle-Übung ein, um die Modusaktivierung für den Patienten emotional erfahrbar zu machen und eine kritische Selbstreflexion und Veränderung zu ermöglichen (ausführlich beschrieben bei Roediger, 2016, S. 366 ff).

▶ **Wichtig** Die Beziehungsgestaltung ist ein wesentliches Element der Schematherapie.

4.6.2 Kognitiv basierte Interventionen

Zu Beginn der Behandlung in der diagnostischen Phase erfolgt die Erarbeitung eines Schema- und Modusmodells. Die erhobenen Ergebnisse der Fragebögen und der Lebensgeschichte werden im Dialog mit dem Patienten zu einem umfassenden Störungsmodell zusammengefasst. Obwohl es sich um die Entwicklung eines grundlegenden Fallkonzeptes handelt, stellt dies einen rekursiven Prozess dar, der im Therapieverlauf immer wieder wiederholt werden wird, um mit neuen Erkenntnissen, gleich neuen „Puzzleteilen", das Modell zu prüfen und zu vervollständigen. Es ist aus mehreren Gründen sinnvoll, dass hierfür zu Beginn der Behandlung ein Schwerpunkt gelegt wird: Bevor emotionsaktivierende Interventionen zum Einsatz kommen, sollte eine mentale Repräsentation des Störungsmodells im Patienten entstehen. Dadurch wird zunächst eine gemeinsame Sprache entwickelt und im Verlauf ein Reflektieren auf der Metaebene möglich. Das Benennen der Gefühle und Gedanken und die Reflexion des aktivierten Anteils und der Bezug zu der vorher gemeinsam erarbeiteten Fallkonzeption dienen auch bei hoher emotionaler Aktivierung der Regulation überschießender Emotionen (siehe Roediger, 2016). So kann die Arbeitsbeziehung auch in emotionalen Konfliktsituationen auf dieser metakognitiven Betrachtungsebene aufrechterhalten werden.

Außerdem wird das Bedürfnis nach Kontrolle und Orientierung befriedigt, da der Patient ein für ihn schlüssiges und verbalisierbares Erklärungsmodell erhält. Er wird dadurch zu „seinem eigenen Experten". Die Therapieziele und der Behandlungsplan leiten sich logisch aus dem Störungsmodell ab, sodass das Vorgehen in der Therapie für den Patienten transparent erklärt werden kann. Dieser kann jederzeit auf der Grundlage dieses Wissens eine Entscheidung für oder gegen eine Intervention treffen. Auch das in späteren Phasen nötige Etablieren von Selbsthilfetechniken gelingt dadurch leichter.

Auf der Modusebene ist die Fähigkeit der Selbst-Reflexion und Versprachlichung der Selbstbeobachtung dem gesunden Erwachsenen-Anteil zugeordnet, welcher durch Psychoedukation und gemeinsame Erarbeitung des Störungsmodells aktiviert und gestärkt wird. Diese Prinzipien der Behandlung entsprechen weitgehend denen der kognitiven Verhaltenstherapie, insbesondere des Selbstmanagement-Ansatzes (siehe Kanfer et al., 2012).

▶ **Wichtig** Kognitive Interventionen orientieren sich am Selbstmanagement-Ansatz.

4.6.3 Emotionsbasierte Interventionen

Eine Neuerung der Schematherapie als Weiterentwicklung der kognitiven Verhaltenstherapie ist die verstärkte Fokussierung auf beteiligte Emotionen. Theoretischer Hintergrund ist die Annahme, dass im impliziten Gedächtnis abgespeicherte emotionale Erfahrungen in Form von emotionalen Schemata das Erleben heutiger Situationen beeinflussen. Mittlerweile wird von vielen Vertretern verschiedener Therapieverfahren festgestellt, dass die Aktivierung und Prozessierung von Emotionen unerlässlich für den Therapieerfolg ist (u. a. Beutler et al., 2000). Allerdings stellt die Aktivierung dieser auf Erlebnissen in der Vergangenheit basierenden Emotionen und der dazugehörigen Auslösesituationen aus mehreren Gründen eine Herausforderung für den Psychotherapeuten dar. Eine Schwierigkeit besteht darin, dass diese ursprünglichen Auslösesituationen nicht ohne weiteres einem bewussten willentlichen Erinnern zugänglich sind, sondern die Ursache der Emotionen dem aktuellen Auslöser (z. B. dem Therapeuten) zugeordnet werden, was in psychodynamischen Konzepten als „Projektion" bezeichnet wird (z. B. Thomä & Kächele, 1989). Um für die Patienten evident den Bezug zur Ursprungssituation herzustellen, kommen in der Schematherapie Imaginationsübungen zum Einsatz.

▶ **Wichtig** Emotionsorientierte Interventionen stellen einen Schwerpunkt der Schematherapie dar.

Imaginationsübungen
Eine der beiden wichtigsten Interventionstechniken der Schematherapie sind Imaginationsübungen. Diese entstammen einer langen Tradition psychotherapeutischer Verfahren, so z. B. der Hypnotherapie nach Milton Erickson oder dem IRRT nach Schmucker (2014). Nach vielen Autoren, so z. B. C.G. Jung, A.T. Beck und Mervyn Schmucker hat sich das *bildhafte Erleben* einer Situation als eine der wirksamsten Möglichkeiten zur Aktivierung des Gefühls erwiesen.

In der Schematherapie werden Imaginationsübungen zur

a. Diagnostik
b. Erkenntnis, Veränderung, Exposition
c. Einübung und Festigung der neu erarbeiteten hilfreicheren Bewertungs-, Erlebnis- und Verhaltensweisen genutzt.

Im Folgenden wird die Imagination in der Erkenntnis-, Veränderungs- und Expositionsphase kurz skizziert, da es sich hierbei um die ausführlichste Variante handelt.

Ablauf der Imagination
Der Therapeut ermutigt den Patienten, eine Alltagssituation auszuwählen, in welcher er das symptomatische Problemverhalten, das ihn daran hindert, seine Ziele und Werte zu verwirklichen, erlebt und beobachtet hat. Das kann auch eine Situation zwischen Therapeut und Patient sein. Der Therapeut schätzt nach der bisherigen Erfahrung mit dem Patienten z. B. in der diagnostischen Phase, ein, ob der Patient in der Imagination in eine Übererregung geraten könnte. Ist dies der Fall, können vor der eigentlichen Imagination noch Techniken zur Kontrolle der emotionalen Erregung (z. B. Imagination eines sicheren Ortes, möglichst konkrete Beschreibung der realen Umgebung in der therapeutischen Sitzung) vorbesprochen werden. Wird diese Gefahr als gering eingeschätzt, kann auch sofort mit der Imagination begonnen werden.

Ist der Patient im Moment emotional distanziert von der ausgewählten, dysfunktional verlaufenen, Alltagssituation, kann zunächst eine Entspannungsinstruktion gegeben werden, in der er Gefühle möglichst gut wahrnehmen kann. Benennt der Patient die ausgewählte Alltagssituation bereits mit guter emotionaler Beteiligung, kann sofort begonnen werden.

Der Patient wird aufgefordert, sich die Situation möglichst bildhaft vorzustellen und wie einen inneren Film ablaufen zu lassen. Es wird versucht, durch Verbalisieren, Paraphrasieren und Fokussieren des emotionalsten Momentes und der körperlichen Aspekte der Gefühle, diese möglichst stark und deutlich wahrzunehmen.

Ist dies erreicht, wird der Patient gebeten, das Erleben des belastenden Gefühls weiter beizubehalten, sich jedoch aus der beschriebenen aktuellen Situation zurücktreiben und Szenen und Bilder aus der Kindheit und Jugend aufsteigen zu lassen, in denen er das gleiche Gefühl erlebt hat (wichtig dabei – nicht aktiv „suchen", sondern passiv aufsteigen lassen bzw. nachspüren).

Der Affekt dient als Brücke zu vergangenen Erfahrungen, die dysfunktionale Schemata entstehen haben lassen. Ist dieses biografische Ereignis gefunden, wird wieder der szenische Aspekt durch Beschreibung, Erfragen und Paraphrasieren betont, um die Gefühlswahrnehmung erneut zu intensivieren. Der Patient wird darin unterstützt, zu seiner primären adaptiven Gefühlsreaktion zu finden. Ist der emotional belastendste Moment gefunden, wird die Beschreibung der Szene angehalten, bevor der Patient auf seine dysfunktionalen Bewältigungsstrategien ausweicht.

Jetzt wird der Patient unterstützt, eine hilfreiche, erwachsene, an seinen Zielen und Werten orientierte und vom primären adaptiven Gefühl geleitete neue Lösung der alten Situation zu imaginieren (sog. „rescripting"). Dazu wird der Patient gebeten, zu imaginieren, dass in der Situation helfende Erwachsene hinzutreten, die ihn schützen und für seine Bedürfnisbefriedigung sorgen. Je nach schon vorhandener Ausprägung des gesunden Erwachsenen-Anteils beim Patienten kann er den Therapeuten, einen guten Freund, andere für den Patienten in seiner Lebensgeschichte wichtige hilfreiche Personen (Einschränkung – keine ambivalent besetzten Personen wie es vielleicht die Eltern sind) oder sich selbst als starken, gesunden wohlwollenden Erwachsenen imaginativ hinzutreten lassen. Es kann sich auch um eine Fantasie- oder Märchenfigur handeln.

Diese Person entmachtet nun die in der Szene vorhandenen, das Kind damals vernachlässigenden, überfordernden und abwertenden Personen (meist die Eltern). Ist der Schutz des Kindes sichergestellt, bemerkbar an der Veränderung des Gefühls in Richtung Ermächtigung, wird die Befriedigung des vorhandenen kindlichen Grundbedürfnisses ausführlich und intensiv imaginiert. Die Erreichung dieses Zieles wird an der Entspannung und einem wohligen Gefühl überprüft.

Abschließend wird der Patient gebeten, mit dem veränderten Gefühl imaginativ in die ursprüngliche aktuelle Ausgangssituation zurückzukehren. Er wird ermutigt, sich wieder intensiv, aber mit dem veränderten „neuen" Gefühl in die aktuelle Situation hineinzuversetzen und Handlungsimpulse aufsteigen zu lassen. Meist zeigt sich dann der verblüffende Effekt, dass Patienten auf der Basis des neuen Gefühls (meist glückliches Kind-Modus) im gesunden Erwachsenen-Modus handeln und sich adäquat schützen und für ihre Bedürfnisbefriedigung sorgen können.

▶ **Wichtig** Imaginationsübungen helfen dabei, sich in die biographische Situation hineinzuversetzen.

Stühle-Übungen (siehe Neumann & Roediger, 2016)

In der *modusbasierten Arbeit mit Stühlen*, der zweiten wichtigen Intervention der Schematherapie, wird mit Dialogen der einzelnen Selbst-Anteile (Modi) gearbeitet. Es gibt zahlreiche Varianten, an dieser Stelle soll ein möglicher Ablauf exemplarisch skizziert werden. Begonnen wird bei den Stühledialogen damit, dass der Modus aufgegriffen wird, der vordergründig beim Patienten aktualisiert ist, z. B. die dysfunktionalen Eltern-Stimmen. Die Patienten werden angeleitet, auf einem dafür vorgesehenen Stuhl Platz zu nehmen und die dysfunktionalen Sätze, Forderungen, Androhungen laut und in direkter Rede in „Du-Form" zum Kind-Modus-Stuhl hin auszusprechen. Danach erfolgt ein Stuhlwechsel und ein „sich hinein Versetzen" in den komplementären Teil, meist den verletzbaren oder ärgerlichen Kind-Modus. Es erleichtert es den Patienten, sich in den jeweiligen Modus hineinzuversetzen, wenn sich die Therapeuten neben bzw. sogar leicht hinter die Patienten begeben und sie modellhaft „anfeuern" (siehe Roediger, 2016). Diese Phase dient der möglichst intensiven Aktualisierung der relevanten basalen Emotionen (meist Trauer, Angst bzw. Ärger), aber auch der Aktualisierung der dazugehörigen automatischen Gedanken. Durch das Erleben der basalen adaptiven emotionalen Reaktion des Kind-Anteils soll im gesunden Erwachsenen-Anteil der Patienten Empathie für das Kind entstehen. Zugleich soll durch das räumliche Trennen der dysfunktionalen schädigenden Gedanken des inneren Eltern-Modus von den Gefühlen des Kind-Modus verdeutlicht werden, dass es sich um eine psychische Wirklichkeit, d. h. subjektive verzerrte Bewertungen handelt und nicht um „die Realität" bzw. Tatsachen, wie es die Patienten in ich-syntoner Weise zunächst in den genannten Modi erleben.

Danach erfolgt ein Dialog zwischen dem gesunden Erwachsenen-Modus und den inneren Eltern-Anteilen, die sogenannte „Entmachtung". Zunächst können die dysfunktionalen Forderungen und Abwertungen des Eltern-Modus von den Therapeuten wiederholt werden, um im gesunden Erwachsenen-Modus Ärger als nötige emotionale Energie zur Entmachtung zu erzeugen. Der gesunde Erwachsene widerspricht mit emotionaler Beteiligung – eventuell zusammen mit dem Therapeuten, der diesen wiederum „anfeuert" – den dysfunktionalen Forderungen. In dem darauffolgenden Dialog des gesunden Erwachsenen mit dem Kind-Modus wird die zuvor entstandene Empathie genutzt, und es werden die Gedanken, Gefühle und Bedürfnisse des Kindes validiert und einfühlsam beantwortet. Die hilfreichen, rationalen Gedanken des gesunden Erwachsenen-Modus, die einerseits der Distanzierung von den dysfunktionalen Einstellungen der inneren Eltern-Anteile, aber auch dem Trost und der Unterstützung des Kindes dienen, werden am Ende der Stühle-Übung nochmals zusammengefasst und aufgeschrieben, um sie stärker im Gedächtnis zu verankern und in Form von Hausaufgaben einüben zu können. Detaillierte Anleitungen zur Imaginationsübung und zu verschiedenen Stühledialogen können unter http://www.schematherapie-roediger.de/blatt/index_blatt.htm heruntergeladen werden.

▶ **Wichtig** Stühle-Übungen helfen, die einzelnen Modi transparent zu machen und Interaktionen anzuleiten.

4.6.4 Ziele und Behandlungsplanung für Frau T.

Aus dem in der diagnostischen Phase erarbeiteten Störungsmodell werden gemeinsam mit der Patientin folgende Behandlungsziele abgeleitet:

(1) Zunächst wird ein Symptomziel nach Sulz (1994) vereinbart: *Abbau der depressiven Symptomatik: Aufbau und Stabilisierung der Stimmungslage.* Dies ist deshalb wichtig, weil die Patientin diesbezüglich unter hohem Leidensdruck steht. Sie nimmt in erster Linie die depressive Symptomatik wahr und wünscht dringend, dass sich diese zügig bessert.
(2) Auf der Ebene der Grundbedürfnisse war im Störungsmodell erarbeitet worden, dass das Bedürfnis nach Bindung unterversorgt ist. Hierzu ist es nötig, Schemata der Unzulänglichkeit/Scham abzubauen. Als Ziel wird formuliert: *Abbau des Gefühls der Einsamkeit und Minderwertigkeit.* Um sowohl das Bindungsbedürfnis befriedigen und Schritte der Autonomie leisten zu können, soll das Misstrauens- und Missbrauchs-Schema abgebaut werden, und zwar mit dem Ziel: *Abbau von Schuld und Verantwortung gegenüber der Mutter zur Ermöglichung einer Loslösung.*
(3) Außerdem soll der *Abbau von Angst vor Nähe* erreicht werden zur Ermöglichung der Vertiefung von Freundschaften sowie eventuell Zulassen von Partnerschaften und Sexualität.
(4) Insgesamt ist das Selbstwirksamkeitserleben unterminiert durch das Schema Erfolglosigkeit/Versagen und der Selbstwert geknüpft an überhöhte Standards. Daher wird als weiteres Ziel definiert: *Loslösung des Selbstwerts von den Vorgaben internalisierter fordernder bzw. strafender Eltern-Anteile (z. B. hinsichtlich Schlanksein, Perfektion, Pflichterfüllung).*

Auf die obigen Ziele abgestimmt, wird folgender Behandlungsplan vereinbart:

Ziel (1) Die dysfunktionalen Einstellungen und Annahmen, die der Depression zugrunde liegen, resultierend aus dem Schema *Negativität /Pessimismus* werden mit Hilfe von diagnostischen Stühle-Übungen identifiziert und in Stühle-Dialogen vom gesunden Erwachsenen-Modus (zu Beginn mit Unterstützung des Therapeuten) entmachtet. Zusätzlich kann mit Hilfe von Stühle-Techniken die depressive Stimmung als dysfunktionale Bewältigungsstrategie (Vermeidung) identifiziert und auf eine mögliche Funktionalität (z. B. Schutz des Kind-Modus vor Überforderung durch die fordernden Eltern-Anteile) überprüft werden. Alternative Schutzstrategien (Entmachtung der Eltern-Anteile und z. B. Erlauben von kleinen Schritten, Ruhepausen, Genuss) sollen erarbeitet werden.

Des Weiteren sollen Techniken zum Einsatz kommen, die den *glücklichen Kind-Anteil* stärken:

- Es sollen Fotos aus der Kindheit angeschaut werden, wenn möglich aus einer Phase vor dem Ausbruch der Erkrankung der Mutter. Erinnerungen und Gefühle der Unbeschwertheit, Freude und Zufriedenheit sollen aktualisiert und durch Verhaltensexperimente intensiviert werden.
- Mit Hilfe eines „Grundbedürfnis-Tagebuchs" (siehe Roediger, 2016) soll der Zusammenhang zwischen Grundbedürfnissen, Aktivitäten und Stimmung täglich notiert und bilanziert werden. Aspekte wie ausreichende Urlaubs- und Freizeitplanung sollen fokussiert werden. Hobbies wie kulturelle Aktivitäten, Sport im Fitnessstudio und wandern am Wochenende sollen reaktiviert und in den Alltag eingeplant werden.

Zu Ziel (2) Bearbeitung der zentralen Kindheitserinnerungen des Alleingelassen-Seins/Verlassen-Seins durch die Mutter und die fehlende Unterstützung durch den Vater. Hierbei werden **Imaginationsübungen** durchgeführt mit den Situationen des erlebten Verlassen-Seins und der mangelnden Unterstützung (z. B. während der Klinikaufenthalte der Mutter: voller Angst allein nachts im Bett liegen, nicht schlafen können; mit dem Vater zusammen bei den Großeltern zum Essen eingeladen sein, die Abwesenheit der Mutter wird tabuisiert). Dem Kind-Modus wird erklärt, weshalb die Mutter nicht da ist. Psychoedukativ kann ihm altersadäquat erklärt werden, welche Ursachen die Stimmungsschwankungen der Mutter haben können bzw. welche Erkrankungen vermutlich vorliegen (Sucht, Zyklothymie), um das Kind zu entlasten und Schuldgefühle zu nehmen. Die Patientin soll darüber hinaus lernen, bei Auftreten des Einsamkeits-Gefühls, anstelle des Kontaktes zur Mutter alternative Strategien des Selbst-Trostes zu finden und einzusetzen. Dies ist Voraussetzung, um Telefonate und den Kontakt mit der Mutter im Heute auf das Nötigste zu beschränken. Nach Konflikten mit der Mutter sollen auftauchende Schuldgefühle und Angst vor dem Verlassen-Werden mit Hilfe von **Stühle-Übungen** bearbeitet werden. Die Patientin soll betrauern, dass das kindliche Bindungsbedürfnis nie mehr von der Mutter befriedigt werden wird und sich dafür intensiv trösten.

(3) Bearbeitung der zentralen Kindheitserinnerungen des emotionalen Missbrauchs und Grenzüberschreitungen durch die Mutter mit Hilfe von **Imaginationsübungen**, Etablierung eines Schutzes des Kindes durch Entmachtung der Mutter und Versorgung des Kindes.

Mit Hilfe von **Stühle-Übungen** sollen reale Alltagssituationen bearbeitet werden, bei denen Nähe-Ängste auftreten: Hierbei sind insbesondere Begegnungen mit potenziellen Partnern bedeutsam. Die auftretenden Modi der strafenden Eltern-Anteile sollen entmachtet, der verletzbare Kind-Anteil beruhigt werden. Mit Hilfe von **Rollenspielen** soll einerseits die Kontaktaufnahme, andererseits sollen Varianten des Selbstschutzes und der adäquaten Abgrenzung herausgearbeitet und geübt werden.

Begegnungen und Freundschaften mit Frauen sollen vertieft werden. Hierbei werden **Verhaltensexperimente** eingesetzt: jemand zu sich nach Hause einladen, sich anvertrauen (Selbstöffnung, über eigene belastende Themen sprechen).

(4) In Form von **Stühle-Übungen** sollen auftauchende fordernde, strafende und abwertende Stimmen bearbeitet werden, die z. B. unerfüllbare Leistungsstandards oder Perfektionismus fordern. Hierbei sind beispielsweise als auslösende Situationen Begegnungen mit der Mutter, der Chefin, aber auch mit anderen Frauen relevant, mit denen sich die Patientin vergleicht. Das Thema Figur und Gewicht soll besonders fokussiert und entwertende Gedanken der inneren Eltern-Anteile („Du bist fett und hässlich!") ebenfalls konsequent entmachtet werden.

Am Modusmodell orientierte Zieldefinition
Mit Frau T. wird eine übersichtliche, etwas vereinfachte, am Modus-Modell orientierte Form der Zieldefinition besprochen:

Die strafenden, abwertenden und fordernden inneren Eltern-Anteile werden als destruktiv identifiziert und entmachtet.

Der glückliche Kind-Anteil wird aktiviert, validiert, ermutigt und gestärkt.

Der verletzbare Kind-Anteil wird validiert, unterstützt, getröstet und beruhigt.

Der ärgerliche Kind-Anteil wird validiert. Der Ärger darf zunächst z. B. in einer Imagination oder im Stühledialog ungebremst ausgedrückt werden, damit die Angst davor reduziert wird. Dann wird er vom gesunden Erwachsenen-Anteil beruhigt, und die Energie soll in konstruktives selbstsicheres Verhalten gelenkt werden, sodass er einen angemessenen Ausdruck findet, der der Patientin nicht schadet, sondern konstruktiven Selbstschutz und die Durchsetzung eigener Interessen ermöglicht.

Der Bewältigungsmodus der Unterordnung wird ersetzt durch Kompetenzen, eigene Bedürfnisse nach Bindung und Zuwendung sowie Unterstützung selbstsicher zu äußern.

Der Bewältigungsmodus der Vermeidung (z. B. von Kontakten) wird ersetzt durch Schritte der Annäherung bei gleichzeitigem Zulassen der auftauchenden Ängste oder von Schamgefühlen.

Der Bewältigungsmodus des aggressiven Beschützers und der Überkompensation wird ersetzt durch eine adäquate Form, den eigenen Ärger zu äußern. Es wird eine selbstsichere Form der Abgrenzung und des Schutzes vor Grenzübertritten etabliert werden.

> Der gesunde Erwachsenen-Modus wird gestärkt werden und soll lernen, die Bedürfnisse des verletzbaren Kind-Modus wahrzunehmen, zu validieren, zu trösten und zu beruhigen und sich entsprechend einer besseren Bedürfnisbefriedigung zu verhalten. Er wird die Kraft des ärgerlichen Kind-Modus nutzen, um sich wehrhafter zu verhalten, z. B., um sich adäquat zu schützen, sich gegenüber den Entwertungen der Mutter abzugrenzen und die eigene Meinung zu vertreten. Er wird positive alternative Bindungserfahrungen aktiv aufsuchen. Er wird die eigenen Bedürfnisse und Interessen gegenüber internalisierten Eltern-Anteilen vertreten und deren Entmachtung konsequent betreiben.

4.7 Die Dialektisch-Behaviorale Therapie (DBT)

Alice Sendera

▶ **Wichtig** Mit der Dialektisch-Behavioralen Therapie (DBT) liegt ein störungsspezifisches Behandlungskonzept vor, das durch seine dynamisch hierarchisierende Struktur, sowohl die notwendigen professionellen Hilfestellungen als auch die wechselnden psychischen und sozialen Bedingungen von Betroffenen berücksichtigt, ohne die Orientierung im therapeutischen Prozess zu verlieren.

4.7.1 Einleitung

Ursprünglich wurde die Dialektisch-Behaviorale Therapie (DBT) von Marsha M. Linehan für die ambulante Behandlung chronisch suizidaler Borderline-Patienten entwickelt. Forschungsergebnisse der letzten Jahre erweiterten und veränderten das Konzept in länderübergreifender Netzwerkarbeit. Das heißt, dass aus der Werkstätte (factory), wie Linehan ihr Konzept bezeichnet, innovativ der störungsspezifische Ansatz laufend evaluiert und adaptiert wird, um die Behandlung anderer Diagnosebereiche, Patientengruppen und Problembereiche zeitgemäß zu ermöglichen. In diesem Sinn entspricht die DBT den Anforderungen der modernen Psychotherapie, die beziehungsorientiert, zielgerichtet und transparent die Behandlung vieler psychischer Störungen ermöglicht. Dazu folgen exemplarisch einige Beispiele:

- DBT im stationären Setting
- BLS (Borderline-Störung) und komorbide Essstörung
- BLS (Borderline-Störung) bei Suchterkrankungen
- BLS (Borderline-Störung) und ADHS (Aufmerksamkeitsdefizit-Hyperaktivitätsstörung)

- DBT in forensischen Einrichtungen
- DBT für Jugendliche
- DBT für die komplexe Posttraumatische Belastungsstörung
- DBT in betreuten Wohneinrichtungen

Zusätzlich hat sich mancherorts das Skills-Training – unabhängig vom DBT-Gesamtkonzept – für Patienten, die Probleme mit der Emotionsregulation haben, als eigenständiges Modell sowohl im stationären als auch im ambulanten Setting etabliert.

Die DBT selbst ist eine stützende, methodenintegrative störungsspezifische Therapieform, die eine Vielzahl von Strategien und Techniken aus verschiedenen Therapieschulen, die teilweise aus heterogenen Richtungen stammen, sowie fernöstliche Meditationstechniken beinhaltet. Es werden Methoden aus den Bereichen u. a. zur Verbesserung der Verhaltenskontrolle, des emotionalen Erlebens, zur Reflexion der typischen negativen kognitiven Schemata, des negativen Selbstbildes und der interpersonellen Probleme herangezogen.

- der Verhaltenstherapie
- der kognitiven Therapie
- der Gestalttherapie
- der Hypnotherapie sowie
- Elemente des Zen

4.7.2 Grundkonzepte

Die Dialektik
Der zentrale Ansatz in der Dialektisch-Behavioralen Therapie ist die Dialektik. Sie richtet den Blick auf die Möglichkeiten, die im Hier und Jetzt konkret veränderbar sind, und fördert die Akzeptanz der Dinge, die man im Moment nicht verändern kann. Therapeuten müssen die Balance zwischen Strategien der Validierung und der Veränderung finden.

▶ **Wichtig** Dialektik ermöglicht Veränderung im Rahmen von Akzeptanz der aktuellen Realität. Es gibt kein richtig oder falsch, sondern verschiedene Positionen, die im Hinblick auf die Erreichung bestimmter Ziele beleuchtet werden.

Diese dialektische therapeutische Herangehensweise schafft eine Atmosphäre, die Veränderung erleichtert. Ein großes empathisches Verständnis für die inneren Erfahrungen von Borderline-Patienten *(Validierungs-Strategien)* wird mit den Techniken der kognitiv orientierten Verhaltenstherapie kombiniert *(Neuorientierung – Veränderung)*.

> **Beispiel**
>
> **P:** *Ich halte diese ewigen Streitereien nicht aus. Ich sehe überhaupt keine Möglichkeiten.*
> **T:** *Sie sind heute wieder sehr verzweifelt und sehen dadurch verständlicherweise alles durch die schwarze Brille.* (Validierung). *Aber wie könnten wir eine Veränderung herbeiführen?* (Tor zur Veränderung)
> **P:** *Wenn ich das wüsste, wäre ich nicht hier.*
> **T:** *Ich denke, wir sollten gemeinsam nach Möglichkeiten suchen. Das ist harte Arbeit, aber gemeinsam können wir es schaffen.* (Veränderung durch Cheerleading) ◄

Beziehungsgestaltung in der DBT

Die Besonderheit der Beziehungsgestaltung in der DBT ermöglicht, dass der Patient als Partner des Therapeuten angesehen wird, die gemeinsam an vereinbarten Zielen arbeiten. Der Versuch, Bindung zum Therapeuten aufzubauen, kann als stabilisierender und starker motivationaler Faktor gesehen werden, die Authentizität des Therapeuten unterliegt aber einer ständigen Überprüfung. Patienten loten die Grenzen aus und sind Seismografen, wenn es darum geht, diese zu überschreiten.

▶ **Wichtig** Die therapeutische Beziehung erfordert eine offene und ehrliche Kommunikation, die aufzeigt, wo die individuellen kommunikativen Grenzen liegen.

Therapeut und Patient bilden ein Team, und die Grenzziehung erfordert viel Feingefühl. Wer mit Borderline-Patienten arbeitet, sollte daher seine Authentizität wahren und bemüht sein, eine Balance zwischen selektiver Offenheit bezüglich Mitteilung seiner persönlichen Daten und Wahrung der notwendigen individuellen Grenzen herstellen. Der bewusst selektive Einblick in den Privatbereich verhindert, dass die Patienten über sogenannte „Hintertürchen" versuchen, diese Geheimnisse ausfindig zu machen. Persönliches preiszugeben, bedeutet jedoch nicht, Patienten mit eigenen privaten Problemen zu belasten.

> **Beispiel**
>
> **P:** *Sie wissen alles über mich, und ich weiß gar nichts über Sie.* (authentisches Gegenüber)
> **T:** *Was möchten Sie denn wissen?* (Bereitschaft zur selektiven Offenheit)
> **P:** *Sind Sie verheiratet?*
> **T:** *Ja, ich bin verheiratet und habe zwei Kinder, und manchmal muss ich mich sehr beeilen, pünktlich zur Therapiestunde zu kommen, in der Regel schaffe ich es. So wie heute, ich bin da.* (ehrliche Antwort ohne Intimitäten)
> **P:** *Mir fällt Pünktlichkeit auch schwer, oft komme ich kaum aus dem Bett.*
> **T:** *Kann ich verstehen, deshalb haben wir ja unsere Therapievereinbarung, damit wir beide nicht vom Weg abkommen.* (Therapievertrag) ◄

Die Methodik der antithetischen Positionierung erfordert vom Therapeuten, wenn er ein Beziehungsangebot spürt, dieses aktiv aufzugreifen und gleichzeitig zu relativieren.

> **Beispiel**
>
> **P:** *Ich habe mich in Sie verliebt.*
> **T:** *Oh, das ist schön, das bedeutet für mich, dass Sie sich in der Therapie wohl- und verstanden fühlen.*
> **P:** *Ja, nein, es ist mehr, ich habe mich so sehr verliebt, dass ich mehr als eine Patientin sein möchte.*
> **T:** *Das ist ganz normal, wenn man so eng zusammenarbeitet, entsteht Nähe!* (Validierung)
> **P:** *Sie sind so verständnisvoll.*
> **T:** *Das ist eine Seite von mir, jetzt ist es wichtig, dass ich ihnen helfe, auch mit meiner distanzierten Seite zurechtzukommen, damit wir den Therapiefortschritt nicht gefährden* (Dynamische Hierarchisierung: Therapiegefährdendes Verhalten meistern).
>
> *Ich gebe ihnen hier meinen Igelball aus der Praxis mit, damit Sie sich erinnern, dass Sie auf mich zählen können.* (Fetisch als Verstärker der therapeutischen Beziehung) ◄

Um eine effektive Durchführung der Therapie zu ermöglichen, ist es daher erforderlich, neben Mitgefühl, Beständigkeit und Geduld, auch Ungewissheit, Leid und Schmerz sowie die hohe emotionale Belastung im Überlebenskampf der Betroffenen auszuhalten und den Schmerz nicht mit therapiegefährdender Nähe lindern zu wollen.

Das Aufrechterhalten der Balance zwischen widersprüchlichen Interaktionsmustern ist Voraussetzung für eine erfolgreiche Therapiegestaltung. In der DBT wird die Position eingenommen, dass Therapeuten die Wirkung ihres Verhaltens auf den jeweiligen Patienten ständig beobachten und reflektieren und eine Atmosphäre schaffen, in der Patienten validiert werden.

▶ **Wichtig** Akzeptiere, dass es unterschiedliche Meinungen gibt! Es ist wichtiger, andere Standpunkte als nachvollziehbar anzuerkennen, als den eigenen zu verteidigen!

Da es im Verlauf der Therapie immer wieder zu Krisensituationen kommen kann, ist der Umgang mit diesen von Bedeutung, denn unstrukturierte Kriseninterventionen können zum Verstärker dysfunktionaler Verhaltensmuster werden, z. B. durch verstärkte Zuwendung und Aufmerksamkeit bei suizidalem Krisenverhalten. Widersprüchliche, dysfunktionale Schemata können ebenfalls die therapeutische Beziehung beeinträchtigen. So kann das Bedürfnis nach Nähe und einer stabilen Beziehung, die durch die therapeutische Beziehung möglich sind, zu einem Konflikt führen, da konträre, Nähe vermeidende Schemata aktiviert werden.

Grundannahmen der DBT

Die von Linehan formulierten Grundannahmen setzen eine bestimmte empathische *innere* Therapeutenhaltung voraus, nämlich an die Willensbereitschaft der Betroffenen zu glauben, ihre Situation verändern zu wollen, neue Wege zu gehen und zu versuchen, das Beste aus ihrer verheerenden Situation zu machen. Diese therapeutische Grundhaltung erfordert, an die grundsätzliche Bereitschaft sich zu verändern, zu glauben.

Grundannahmen in der DBT nach Linehan

- Borderline-Patienten wollen sich ändern
- Jedes Verhalten der Patienten macht im subjektiven Kontext Sinn. Sie versuchen, das Beste aus ihren gegenwärtigen Situationen zu machen. Der Therapeut hilft den Patienten, die jeweiligen Auslöser, Denkmuster und Konsequenzen zu erkennen und dysfunktionale Verhaltensmuster herauszuarbeiten.
- Borderline-Patienten haben im Allgemeinen ihre Probleme nicht selbst herbeigeführt, müssen sie aber selbst lösen.
- Borderline-Patienten müssen sich stärker anstrengen, härter arbeiten und höher motiviert sein als andere. Das ist ungerecht!
- Das Leben suizidaler Borderline-Patienten ist so, wie es ist, nicht auszuhalten und unerträglich.
- Borderline-Patienten müssen im Allgemeinen in allen Lebensbereichen neues Verhalten lernen.
- Borderline-Patienten können in der DBT nicht versagen.
- Therapeuten, die mit Borderline-Patienten arbeiten, brauchen Unterstützung

▶ **Wichtig** Wenn sich ein Patient funktionaler verhalten könnte, so würde er es tun.

Menschen mit einer Emotionsregulationsstörung neigen dazu, unter emotionaler Belastung dysfunktionale Reaktionsmuster und Bewältigungsstrategien zu aktivieren. Jedes Verhalten macht im subjektiven Kontext Sinn. Die Aufgabe des Therapeuten ist es daher, gemeinsam mit dem Patienten die jeweiligen Auslöser, Denkmuster und die aufrechterhaltenden Bedingungen (Konsequenzen) für dysfunktionales Verhalten herauszuarbeiten, um entscheiden zu können, welche Behandlungsstrategie erforderlich ist.

Behandlungsmodule der ambulanten DBT

Das Gesamtkonzept besteht aus vier Elementen, die vorwiegend während der ambulanten Behandlung durchgeführt werden:

- Einzeltherapie
- Telefoncoaching
- Skills-Training in der Gruppe
- Team-Beratung (Teamsupervision)

Ambulante Einzeltherapie

Die Einzeltherapie erstreckt sich in der Regel über einen Zeitraum von ein bis drei Jahren mit einer Frequenz von ein bis zwei Sitzungen pro Woche. Die Behandlung selbst ist einerseits klar strukturiert und orientiert sich an bestimmten Regeln, lässt andererseits Raum für eine individuelle Therapieplanung. Die Einzeltherapie ist aufbauend und besteht aus mehreren Therapiephasen.

Vorbereitungsphase (Commitment und Aufbau der therapeutischen Beziehung)

Diese dient der

- Diagnostik,
- Informationsvermittlung,
- Bestimmung der gemeinsamen Therapieziele,
- Zustimmung zur Behandlung,
- Dem Abschluss eines Behandlungsvertrags/Non-Suizidvertrags
- eventuellen Analyse (Verhaltensanalyse) des letzten Therapieabbruches
- eventuellen Analyse des letzten Suizidversuches (Verhaltensanalyse)

Unabhängig von der operationalisierten Diagnostik ist es hilfreich, mit dem klinischen Leitsymptom, *der Frage nach der Anspannung,* zu beginnen:

Beispiel

> T: *Kennen Sie den Zustand, dass Sie oft ganz plötzlich ohne Vorwarnung in unangenehme Anspannungszustände kommen?*
> Wenn die Frage mit Ja beantwortet wird:
> T: *Was tun Sie, um diese Zustände zu beenden?* ◄

Nach dem ersten Screening erfolgt die genaue klinische Diagnostik, auf die hier nicht näher eingegangen wird. Nach Abschluss der Diagnostik erfolgt die Information über die Charakteristika der Störung und die typischen Problembereiche sowie über die Komorbiditäten. Die Entscheidung, ob in diesem Gespräch die Diagnose benannt werden soll, unterliegt oft der individuellen Beurteilung der Situation, in der Regel wissen Betroffene, die eine DBT-Behandlung möchten über ihre Diagnose Bescheid, das Informationsgespräch wird entlastend empfunden und der erste Schritt zur Psychoedukation, die während der gesamten Therapie zum Tragen kommt, ist getan.

In der DBT gilt im Allgemeinen der Grundsatz

▶ **Wichtig** Die Patienten haben ein Recht, ihre Diagnose zu erfahren!

Der Patient erhält Information über die Art und Dauer der Therapie sowie über die Festlegung der Rahmenbedingungen, dazu zählen

- Therapievertrag
- Umgang mit Suizidalität und Krisensituationen
- Festlegung der Behandlungsziele
- Dynamische Hierarchisierung der Behandlungsziele

Zum Aufgabenbereich der Vorbereitungsphase zählt auch die genaue Analyse früherer Therapieabbrüche und die Erhebung früherer Suizidversuche, um diese im Sinne eines Frühwarnsystems rechtzeitig zu erkennen und gegebenenfalls gegensteuern zu können.

Therapievertrag
Für die Dauer der Therapie wird ein Non-Suizidvertrag oder Lebensvertrag geschlossen. In diesem wird zwischen Therapeut und Patient die Vereinbarung getroffen, dass der Patient während eines definierten Therapiezeitraumes keinen Suizidversuch unternimmt. In der Regel gilt die Vereinbarung für mehrere Monate, und die Fortsetzung der Behandlung wird vom erfolgreichen Verlauf der Therapie abhängig gemacht. Oft braucht es mehrere Anläufe, bis der Patient bereit ist, den Vertrag zu unterschreiben. Die Erfahrung zeigt, dass Borderline-Patienten vertragsfähig sind und das Versprechen ernst nehmen. Deshalb ist es wichtig, alle Einzelheiten zuerst mündlich zu besprechen und dann schriftlich festzuhalten.

Beispiel

Behandlungsvertrag (Teilziele)

- **Versprechen**
  – Während des vereinbarten Zeitraumes werde ich keinen Suizidversuch unternehmen.

- **Ziele**
  – Ich will meine Therapie-Compliance verbessern.
  – Ich will an der Reduzierung meines suizidalen, selbstverletzenden oder selbstschädigenden Verhaltens arbeiten.
  – Ich will an der Reduzierung von Verhaltensmustern arbeiten, die meine Lebensqualität beeinträchtigen.
  – Ich will meine Verhaltensfertigkeiten verbessern.

- **Vereinbarungen**
  – Die Therapiedauer umfasst zunächst 30 Sitzungen und kann verlängert werden.
  – Die Kosten der Therapie betragen Euro xxx.
  – Einzelne Sitzungen müssen rechtzeitig, d. h. 24 Stunden vor dem Termin, abgesagt werden; ist dies nicht der Fall, so wird ein Ausfallshonorar in Rechnung gestellt.
  – In schweren Krisensituationen werde ich meinen Therapeuten anrufen.

- **Therapeutenverpflichtung**
    - Im Rahmen meiner Möglichkeiten unternehme ich jede sinnvolle Anstrengung, um kompetente und effektive Psychotherapie durchzuführen.
    - Ich stehe zwischen den Sitzungen für Telefoncoaching zur Verfügung.
    - Ich halte die festgesetzten ethischen und beruflichen Richtlinien ein.
    - Ich gehe mit meinen persönlichen Grenzen offen um.
    - Ich wahre die Integrität und Rechte der Patientin/des Patienten.
    - Ich bewahre die Schweigepflicht.
    - Ich hole mir Rat und Unterstützung, wann immer dies notwendig ist.

Ich habe mich mit allen Regeln vertraut gemacht und stimme den oben genannten Punkten zu
Unterschrift: Patient
Unterschrift: Therapeut ◄

Erste Therapiephase
Diese Phase umfasst die Problembereiche, die in direktem Zusammenhang mit dysfunktionalen Verhaltensweisen stehen, mit dem Ziel Verhaltenskontrolle und Handlungskompetenz zu erlangen. Ein weiterer Schwerpunkt gilt der Erhöhung der emotionalen Belastbarkeit als Vorbereitung für die zweite Therapiephase.

Der Patient legt gemeinsam mit dem Therapeuten folgende Ziele fest:

- Verbesserung der Überlebensstrategien (Umgang mit suizidalen Krisen)
- Verbesserung der Therapiecompliance (Umgang mit Verhaltensmustern, die die Fortsetzung oder den Fortschritt der Therapie verhindern)
- Arbeit an dysfunktionalen Verhaltensmustern und Verbesserung der Verhaltenskontrolle
- Verbesserung der Lebensqualität
- Verbesserung von Verhaltensfertigkeiten (Skills)

▶ **Wichtig** Die Ziele unterliegen einer dynamischen Hierarchisierung, wann immer ein höher geordneter Problembereich (Behandlungsfokus) auftritt, muss dieser bearbeitet werden. Suizidales Krisenverhalten sowie Verhaltensweisen, die das Leben unmittelbar gefährden, werden immer vorrangig bearbeitet!

In der **Krise** gelten folgende Strategien:

- Wenn möglich direkten Kontakt aufnehmen
- Die verbale Kommunikation wichtiger einschätzen als die non-verbale Kommunikation
- Kurze engmaschige Überprüfung, ob die vereinbarten Anweisungen (Strategien) umgesetzt werden (Telefon-, SMS-, Mail-Kontakte vereinbaren)

▶ **Wichtig** Jede suizidale Krise ist ernst zu nehmen!

In der Folge werden genaue Verhaltens- und Bedingungsanalysen durchgeführt, um herauszufinden, ob die suizidale Krise an Auslöser gekoppelt ist oder durch Konsequenzen aufrecht gehalten wird (z. B. Aufrechterhaltung durch unstrukturierte Krisengespräche) und welche therapeutische Intervention erforderlich ist.

Therapiegefährdendes Verhalten Verhaltensmuster, die die Psychotherapie erschweren und den Fortschritt gefährden, sind:

- Non-Compliance
- Verhalten, das zum Burnout des Therapeuten führen
- Dysfunktionales Verhalten des Therapeuten, unangemessene Regeln

Die Therapiegefährdung kann dabei vom Therapeuten, vom Patienten oder vom System ausgehen und unter Umständen zu suizidalem oder parasuizidalem Verhalten führen.

Patienten gefährden die Therapie z. B. durch

- Versäumen von Therapiesitzungen
- Schweigen
- Mangelnde Offenheit
- Verweigerung von Hausaufgaben
- Verweigerung der Teilnahme an der Skills-Gruppe.

Therapeuten gefährden die Therapie z. B. durch

- zu lange Toleranz von pathologischem Verhalten
- rigides Drängen auf Veränderung
- geringe Flexibilität
- unklare Strukturen
- Überforderung des Patienten
- Unaufmerksamkeit
- zu spät kommen
- Vergessen von Terminen oder von wichtigen Daten und Inhalten

Die DBT geht dabei von der Voraussetzung aus, dass jedes Fehlverhalten wieder in Ordnung gebracht werden kann. Die Art und Weise, wie dies geschieht, kann als hilfreiches und wirksames Modell dienen, dass Patienten erkennen, wie sie mit eigenen Problemen in Beziehungen umgehen können. Dabei ist es wichtig, dass auch Therapeuten Fehler zugeben können und Patienten mit (radikaler) selektiver Offenheit begegnen.

Noch einmal zu betonen ist, dass der Therapeut die eigenen Grenzen der Belastbarkeit erkennen und *akzeptieren* muss, denn wird das therapieschädigende Verhalten zu lange zu toleriert, führt dies unweigerlich zur Erschöpfung des Therapeuten und oftmals zum Therapieabbruch (Schemabestätigung). Oft werden solche Abbrüche dem Patienten angelastet, und sich wiederholende Abbrüche bestätigen das Schema: *Ich bin nichts wert und wenn jemand erkennt, wie ich wirklich bin, wird er mich verlassen.* Dadurch wird das Misstrauen bei einem neuerlichen Therapiestart verstärkt.

Schwerwiegende Probleme der Verhaltenskontrolle (parasuizidales Verhalten) sind z. B.

- Selbstverletzungen mit medizinischen Konsequenzen
- Hochrisikoverhalten
- unbehandelte schwerwiegende medizinische Probleme
- aggressive Durchbrüche
- schwerwiegende soziale Probleme

Hier wird regelmäßig eine Verhaltensanalyse durchgeführt. Die Verhaltensanalyse hilft dabei, den Zusammenhang zwischen auslösenden Ereignissen, darauffolgenden Kognitionen, Emotionen und Reaktionen sowie Konsequenzen aufzuzeigen und nachvollziehbar zu machen. Dabei gilt es herauszufinden, ob auslösende Ereignisse oder nachfolgende Konsequenzen das Problemlöseverhalten der Betroffenen aufrechterhalten. Selbstschädigendes Verhalten wird in der DBT als dysfunktionale Problemlösestrategie angesehen und auch als eigenständiges Problem verstanden.

▶ **Wichtig** Suizidales und parasuizidales Verhalten, wann immer sie auftreten, müssen beachtet und auch bearbeitet werden. Wird das Verhalten jedoch übersehen, akzeptiert oder eine unzureichende Verhaltensanalyse durchgeführt, so gilt dies als therapeutischer Fehler.

Dysfunktionale Verhaltens- und Erlebensmuster, die die Lebensqualität beeinträchtigen, dazu zählen

- Substanzmissbrauch
- Essstörungen
- finanzielle Probleme
- gehäufte Diebstähle
- antisoziales Verhalten
- Promiskuität
- Vernachlässigung medizinisch notwendiger Behandlungen

Der Veränderungsansatz kann hier zu einem Konflikt zwischen Therapeut und Patient führen, da der Patient z. B. suizidales Verhalten nicht als eigentliches Problem, sondern als Folge von anderen Problemen sieht. Daher meinen Patienten oft, das suizidale Verhalten erst dann einstellen zu können, wenn sie mit ihrem Leben wieder zufrieden sind.

- Der Therapeut versteht sich als Coach.
- Therapeut und Patient orientieren sich an einem übergeordneten Ziel.
- Gemeinsam übernehmen sie die Verantwortung, dieses zu erreichen.
- Der Therapeut übernimmt dabei die Verantwortung für den Verlauf und das Ergebnis.

Dynamische Hierarchisierung

Die DBT geht nach einer Hierarchie (Abb. 4.1) vor, die das bedrohlichste Verhalten immer an erste Stelle setzt. Notfällen wird immer der Vortritt gegeben, danach folgen Verhaltensmuster, die mit funktionell höher angesiedelten Problemen in Zusammenhang stehen. Die Auswahl des Behandlungsfokus orientiert sich an der jeweiligen Behandlungsstufe, d. h. wenn z. B. der Patient schwerwiegende Störungen der Verhaltenskontrolle zeigt, wird dieses Verhalten fokussiert.

Ein Beispiel hierfür wäre, wenn Hochrisikoverhalten zu suizidalem Krisenverhalten führt, diesem Verhalten Priorität zu geben und leichter lösbaren Problembereichen vorzuziehen. Diese *Wenn-dann-Konstruktion* erfordert, sobald dysfunktionales Verhalten auftritt, die Durchführung einer Verhaltensanalyse. Wenn diese zeigt, dass das Verhalten durch positive Konsequenzen gesteuert wird, erfolgen Veränderungen durch Kontingenzmanagement. Sollte das Verhalten eine mangelnde Kompetenz bei der Problembewältigung zeigen, dann arbeitet der Therapeut an dessen Verbesserung.

Die jeweils zu bearbeitenden Problembereiche werden mit dem Patienten abgestimmt, wobei der Therapeut für den Verlauf verantwortlich ist. Auch die Vermittlung wichtiger Skills zum Aufbau der Problemlösekompetenz (inklusive Überlebens-Skills), Verhaltens- und Emotionsregulation finden in dieser Phase statt.

▶ **Wichtig** Genaue Verhaltensanalysen helfen herauszufinden, welche Faktoren das Problemverhalten bedingen. Sie ermöglichen zu bestimmen, welche Behandlungsstrategien und störungsspezifische Interventionen eingesetzt werden, um eine Veränderung erzielen zu können und wie die dafür erforderliche Motivation sowie eine tragfähige therapeutische Beziehung erreicht werden kann.

Zweite Therapiephase

In der zweiten Therapiephase werden Erlebens- und Verhaltensweisen, die in Zusammenhang mit dysfunktionalen Schemata stehen, identifiziert und verändert.

Das primäre Ziel ist, emotionale Schlüsselprobleme und Trauma-spezifische Reize, die unkontrollierte frühere traumatische Erfahrungen aktivieren, zu beseitigen, zu kontrollieren und Emotionen sowie Spannungszustände zu regulieren. Eine Stabilisierung auf der Verhaltens- und Beziehungsebene wird angestrebt, dabei ist

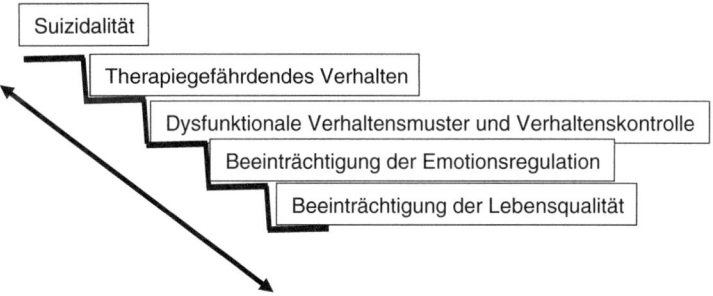

Abb. 4.1 Dynamische Hierarchisierung

damit zu rechnen, dass die therapeutische Arbeit durch aktuellen Täterkontakt erschwert und behindert werden kann. Bereits zu Beginn der Therapie sollte auf diese Möglichkeiten hingewiesen werden, da diese Erlebnisse sehr schambesetzt sind und Patienten mit Angst und Panik reagieren können.

Im Krisenfall ist es manchmal hilfreich, direkt nach Täterkontakten zu fragen und eventuell schon im Vorfeld (Erste Therapiephase) Bewältigungs-Strategien zu entwickeln.

Diese Phase hat das Ziel der

- Reduktion von posttraumatischem Stress und
- Unterstützung bei der Emotionsverarbeitung (emotionales Erleben)

Es gilt dabei nicht, traumatische Ereignisse wieder zu erinnern und neu zu durchleben, sondern die Erfahrung zu machen, dass diese der Vergangenheit angehören und dass die traumaassoziierten Stimuli in einem neuen Kontext einen anderen Sinnzusammenhang ergeben.

Weitere Ziele sind:

- Verbesserung von beruflichen oder partnerschaftlichen Schwierigkeiten
- Behandlung anderer psychischer Probleme
- Behandlung Borderline-spezifischer Gefühle und Überzeugungen

Dritte Therapiephase und letzte Therapiephase
Diese Phase hat das Ziel der

- Integration des Erlernten in den Alltag
- Verbesserung der Selbstakzeptanz
- Umsetzung individueller Ziele
- Erhöhung der Fähigkeit zur Lebensbejahung.

Telefoncoaching
Als Besonderheit in der DBT besteht die Möglichkeit außerhalb der Therapiesitzungen mit dem Therapeuten Telefonkontakt (Telefoncoaching) aufzunehmen. Die aktive Kontaktaufnahme dient

- der Krisenintervention
    Patienten werden ermuntert, in Krisensituationen mit dem Therapeuten Kontakt aufzunehmen, um sich nach einer kurzen Problemanalyse mit Skills aus der Krise coachen zu lassen.
- der Beziehungsreparatur, bei der Therapeut oder der Patient aktiv Kontakt aufnimmt, um sicherzustellen, dass die therapeutische Beziehung nicht gefährdet ist
- als Verstärker, d. h. vereinbarte Kontaktaufnahme für Rückmeldungen und um positive Bestätigung bei Veränderungsversuchen zu bekommen

Dabei gilt der Grundsatz:

▶ **Wichtig** Die therapeutische Beziehung wird als Verstärker eingesetzt, jedoch nicht als Therapie-Ersatz!

Oft haben Therapeuten Angst vor der Bekanntgabe ihrer Telefonnummer, es hat sich jedoch gezeigt, dass dieses Vertrauen kaum missbraucht wird, vielmehr ist es oft erforderlich, dass in den Therapiesitzungen mittels Rollenspiels diese Kontaktaufnahme geübt werden muss, damit sie überhaupt möglich ist.

Teamberatung – Supervisionsgruppe
Die Supervisionsgruppe ist ein wesentlicher Bestandteil der DBT. Therapeuten kommen regelmäßig zusammen und tragen Mitverantwortung für den Therapieverlauf. Auch hier gilt das dialektische Grundprinzip, es gibt kein richtig oder falsch, sondern die Gruppe hilft bei der Problemlösung. In der Regel werden Therapiesitzungen auf Video aufgezeichnet und in der Gruppe genau, jedoch nicht bewertend, besprochen. Das erfordert Teamarbeit und die Bereitschaft, sich an Regeln und Vereinbarungen zu halten.

Die Arbeit im Team, Supervision und gemeinsame Verantwortung aller Mitarbeiter für die Patienten sind wichtige Voraussetzungen, um einem Burnout vorzubeugen.

4.7.3 DBT-Behandlungsstrategien

Dialektische Strategien
Patienten sind oft nicht in der Lage zu glauben, dass zwei Positionen gleichzeitig wahr sein können. Die Welt wird in Schwarz und Weiß aufgeteilt, es gibt keine Abstufungen und Grauzonen. Bei Enttäuschung durch ursprünglich idealisierte Menschen (Therapeut) kann es sein, dass die Beziehung sofort beendet wird (Therapieabbruch). Verstärkt wird diese Problematik durch einen rigiden kognitiven Stil, der selbst die Vorstellung der Möglichkeit einer Veränderung verhindert. Deshalb ist es in der DBT Aufgabe des Therapeuten immer wieder Widersprüche herauszuarbeiten, zu thematisieren bzw. zu aktualisieren.

Interaktionen ermöglichen ein ausgewogenes Verhältnis von Veränderung und Akzeptanz in einem Nebeneinander von Kontrolle und Freiheit

Metaphern, Parabeln, Geschichten und Analogien helfen bei der Vermittlung von Inhalten.

Auf der Grundlage der Dialektik und dem ständigen Wechselspiel zwischen Akzeptanz und Veränderung setzt die DBT sowohl Akzeptanz-orientierte Strategien als auch Veränderungs-orientierte Strategien ein.

Akzeptanz-orientierte Strategien
Hierbei stehen Validierungs-Strategien im Vordergrund. Validieren bedeutet, seinem Gegenüber zu vermitteln, dass seine subjektive Sicht der Dinge stimmig und daher nachvollziehbar ist.

Reaktionsmuster, Emotionen und Gedanken gelten, auf das aktuelle Ereignis bezogen, als verständlich und nachvollziehbar, sie sind valide. Die immer wieder auftretenden Schwierigkeiten werden in die therapeutische Grundhaltung und Beziehungsgestaltung miteinbezogen, die auf einer andauernden Validierung der Kognitionen, Emotionen und des Verhaltens der Patienten basieren, ohne die dabei aktivierten konträren Schemata außer Acht zu lassen.

Validieren bedeutet daher nicht die Reaktionsmuster gut zu heißen, sie geben problematischen Verhaltensweisen Sinn, jedoch zeigen auch auf, dass diese nicht die einzig möglichen oder sinnvollsten Reaktionsmuster darstellen.

Die Validierungs-Strategien werden auch von Patienten im Skills-Training im Modul Zwischenmenschliche Skills als beziehungsfördernde Strategien und im Modul Selbstwert als Gegensteuerung zur Selbst-Invalidierung erlernt und geübt.

Die sechs Möglichkeiten der Validierung (V)

- V1: Ungeteilte Aufmerksamkeit und echtes Interesse *(Wertschätzung)*
- V2: Intermodale Kommunikation *(Verständnis)*
  Reflexion von Gefühlen, Gedanken und Verhaltensweisen des Patienten z. B. durch kurze Zusammenfassung, eventuell Wiederholung eines Schlüsselwortes (Echoing) *(Beziehung)*
- V3: *Crossmodale* Kommunikation *(Beziehung: Emotionales Mitschwingen)*
  Mind Reading: Therapeut drückt Gefühle, Gedanken des Patienten aus, die dieser nicht oder nur teilweise ausdrückt (auch Handlungsimpulse, Mimik und Körperhaltung werden beachtet)
- V4: Validierung in Bezug auf die Biografie oder Pathologie des *Patienten (Einsicht, Erklärungsmodell)*
- V5: Validierung auf den gegenwärtigen subjektiven Kontext bezogen, die Handlung des Patienten wird damit als stimmig befunden *(Einsicht und Tor zur Veränderung)*
- V6 Radikale Echtheit, normative Validierung *(Beziehung: Therapeut behandelt Patienten gleichgestellt)*

Beispiel

- V1:

T *hört genau zu, ist nicht abgelenkt, interpretiert nicht, achtet auf die Körpersprache*

- V2:

P: *Ich fühle mich hier einfach ungerecht behandelt, das macht mich total wütend, das lasse ich mir nicht mehr gefallen.*
T: *Die ungerechte Behandlung macht sie wütend.*
P: *Ja, genau.*

- V3:

P: *Ich fühle mich hier einfach ungerecht behandelt, das lasse ich mir nicht mehr gefallen.*
T: *Sie sind wütend.*
P: *Ja und wie, ich möchte nur weg*
T: *In solchen Augenblicken kann man nicht mehr klar denken.*
P: *Ja, genau*

- V4:

P: *Ich war sehr wütend.*
T: *Ihre Gefühle schießen sehr schnell hoch und blockieren das Denken. Dieses Problem gehört zu den Symptomen der Borderline-Störung.*

- V5:

P: *Ich war sehr wütend.*
T: *Es ist klar, wenn ein Therapieabbruch im Raum steht, dass Sie wütend und verzweifelt sind, aber soll es so bleiben?*
P: *Nein, aber was soll ich denn machen?*
T: *Wir beide werden nach anderen Lösungsmöglichkeiten suchen.*
P: *Wenn es die überhaupt gibt.*
T: *Wir werden hart arbeiten, möchten Sie es versuchen?*
P: *Ja, sonst wäre ich ja nicht hier.*

- V6:

P: *Ich war sehr wütend.*
T: *Das wäre mir in dieser Situation genau so ergangen, wenn ich keine anderen Lösungsmöglichkeiten zur Verfügung habe.*
P: *Ok* ◄

Veränderungs-Orientierte Strategien
Problemlösetechnik

Dysfunktionales Verhalten wird in der DBT als Lösungsversuch zur Regulation unerträglicher Spannungszustände und Linderung unerträglicher seelischer Schmerzen angesehen. Die Problemlösungstechniken basieren auf genauen Verhaltensanalysen und Problemlösungsanalysen, die bei der Suche nach der Problemdefinition und nach funktionalen Alternativlösungen helfen. Oft ist dies schwierig, da Betroffene nicht genau angeben können, worin genau das Problem liegt und was genau mit der Aussage *Mir geht es sehr schlecht, ich halte es nicht mehr aus!* gemeint ist oder weil die Erinnerung durch dissoziative Zustände verloren gegangen ist.

Durch genaue Verhaltens- und Kettenanalyse wird versucht, den Werdegang zu verfolgen und parallel dazu, die Zusammenhänge des Problems zu erkennen. Meist stellt sich heraus, dass nicht das Problem selbst – z. B. Streit mit dem Partner –, sondern dass die vorausgehenden Bedingungen und die darauffolgenden fehlgeschlagenen Lösungsversuche die Katastrophe heraufbeschworen haben und dass diese oft mit destabilisierenden Lebensumständen zusammenhängen.

Kettenanalyse (Abb. 4.2)
In der Kettenanalyse werden Schritt für Schritt die letzten Stunden und Teilbereiche durchleuchtet.
„Was war davor?" bzw. „Was haben Sie dann gemacht?"

> **Beispiel**
>
> **Hochrisikoverhalten**
>
> T: Was ist das letzte Ereignis, an das Sie sich erinnern?
> P: Dass ich in von zu Hause weglaufe.
> T: Was war davor?
> P: Ich hatte Streit mit meinem Partner.
> T: Was haben Sie dann gemacht?
> P: Ich konnte nicht klar denken, ich wollte nur weg.
> T: Wie Sie weggelaufen sind, gab es da einen Lösungsversuch mit dieser unerträglichen Spannung umzugehen.
> P: Ich wollte zu einer Freundin, damit sie mir hilft.
> T: Haben Sie damit Zeit geschaffen, um runterzukommen?
> P: Am Anfang schon, aber ...
> T: Ja, und was ist dann passiert?
> P: Sie war nicht zu Hause.
> T: Und da war dieser Lösungsversuch blockiert?
> P: Ja, dann wollte ich nur noch Sex, egal mit wem ... ◄

Abb. 4.2 Kettenanalyse

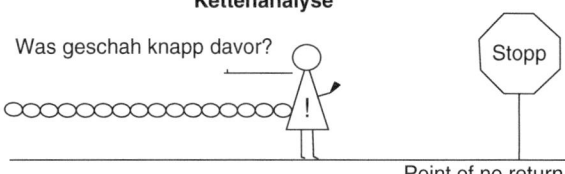

Verhaltensanalyse

Hochauflösende Verhaltensanalysen helfen herauszufinden, welche Parameter das Problemverhalten bedingen. Sie ermöglichen, zu bestimmen, auf welcher Ebene (*Behandlungsstrategie*) geeignete störungsspezifische Interventionen eine Veränderung erzielen können. Mit Hilfe von speziellen Arbeitsblättern wird nach Ursache, Auslöser und Konsequenz des Verhaltens gesucht. Besonders wichtig ist es, die das Verhalten aufrechterhaltenden Faktoren zu erkennen oder die mangelnden Handlungskompetenzen zu identifizieren. Ein weiterer Punkt gilt dem Aufzeigen der destabilisierenden Umstände, wie Schlafmangel, wenige Sozialkontakte, unregelmäßiges Essen und Trinken, unverlässliche Medikamenteneinnahme u. a. m., diese werden ebenso wie die vorausgehenden Bedingungen besprochen. Nach der Problemdefinition wird nicht nur für das Kernproblem nach Lösungen gesucht, sondern es werden bei Bedarf Techniken des Skills-Trainings zur Hilfe genommen. (Lösungsanalysen).

Der Punkt Wiedergutmachung beschäftigt sich mit der Frage: *Wem ist ein Schaden entstanden?*

Oft ist dem Patienten selbst ein Schaden entstanden. Gemeinsam mit dem Therapeuten werden nun Möglichkeiten gesucht, sich selbst etwas Gutes tun (Selbstachtung), oder wenn jemand anderem Schaden zugefügt wurde, wird besprochen, welche Möglichkeiten der Wiedergutmachung es gibt, manchmal ist es eine Entschuldigung (Emotionsregulation, Überwindung der Scham, Umgang mit Kränkung; Erhöhung der Frustrationstoleranz; Zwischenmenschlicher Skill).

Beispiel

Verhaltensanalyse

- Problemverhalten: genau beschreiben (Was genau ist passiert? Wer war involviert?)
- Vorausgehende Bedingungen: Ereignisse, Körperempfindungen. Wann begann es? Ausschlaggebendes Ereignis?
- Anfälligkeitsfaktoren: Was macht vulnerabel?
- Konsequenzen: Was war die Folge?
- Lösungsanalyse: Was hätte ich anders machen können?
- Präventionsstrategien: Was kann ich ausgehend von den Anfälligkeitsfaktoren vorher berücksichtigen, um das Risiko zu vermindern.
- Wiedergutmachung: Wie kann ich trotzdem zu mir lieb sein? ◄

Kontingenzmanagement – Verstärkerpläne

Das Kontingenzmanagement orientiert sich an den von Skinner entwickelten psychologischen Lernmechanismen der operanten Konditionierung (Skinner, 1953). Diese besagt, dass gezeigtes Verhalten anhand seiner Konsequenzen verändert werden kann. Konsequenzen, die eine Zunahme des Verhaltens induzieren, gelten als Verstärker, wobei positive Verstärker eine Zunahme der Häufigkeit eines Verhaltens durch Erhalt einer positiven Konsequenz zur Folge haben. Ein mächtiger Verstärker ist jedoch die sogenannte negative Verstärkung, die eine Zunahme des Verhaltens durch den Wegfall einer negativen Konsequenz erzielt. Der Wegfall der negativen Konsequenz bewirkt, dass immer wieder zu den Mitteln gegriffen wird, die helfen, quälende Zustände zu beseitigen. So setzen Betroffene destruktive Mittel ein, um diese Spannungszustände zu unterbrechen. Die Reduktion der quälenden Spannungszustände ist daher in der Regel als negativer Verstärker zu sehen, der im Sinne einer instrumentellen Konditionierung wirkt, sodass selbstschädigendes Verhalten aufrechterhalten wird bzw. dessen Häufigkeit zunimmt.

Wie schon erwähnt ist eine krisenorientierte Gesprächsführung bei selbstschädigendem Verhalten ein positiver Verstärker. Dabei ist zu berücksichtigen, dass die Erkenntnis, dass eine Konsequenz als Verstärker wirkt, nichts darüber aussagt, ob die Verstärkung beabsichtigt war oder nicht. Viele Konsequenzen steuern das Verhalten außerhalb der bewussten Wahrnehmung. Eine als subjektiv angenehm erlebte Konsequenz lässt nicht darauf schließen, dass diese beabsichtigt war. Die Zuwendung, die Patienten nach einer Selbstverletzung erhalten, heißt nicht, dass sie sich deshalb absichtlich verletzten. Dennoch darf die Bedeutung dieser Problematik nicht unterschätzt werden. In der therapeutischen Interaktion, die eine Form der Verstärkung darstellt, liegt die Ursache für eine gefährdete therapeutische Beziehung häufig in der Tatsache, dass Lob und Zuwendung mit positiver Verstärkung gleichgesetzt werden. Manchmal sind negative Konsequenzen erforderlich. Wenn keine adäquate negative Reaktion bei beleidigendem oder aggressivem Verhalten oder mangelnder Therapie-Compliance erfolgt, so wird dieses Verhalten rasch als ordnungsgemäß gewertet. Die negative Konsequenz (z. B. Kritik oder gar Strafe) sollte sich immer auf das Verhalten und niemals auf die Person beziehen. Dabei wird außer Acht gelassen, dass Lob und Zuwendung nicht unbedingt als positive Verstärker für eine therapeutische Beziehungsgestaltung herangezogen werden können und Konsequenzen nur dann verstärkend wirken, wenn sie im subjektiven Kontext schemakonform sind. So kann es sein, dass ein Lob nicht Stolz, sondern Scham bewirkt, weil die Grundannahme *Ich bin unfähig und dumm* lautet. Es ist daher wichtig, Lob ehrlich, gezielt und situationsbezogen einzusetzen.

Shaping
Shaping bedeutet Aufbau in kleinen aufeinanderfolgenden Schritten von zielorientiertem Verhalten, wobei positive Verstärkung von zufällig auftretendem Verhalten durchgeführt wird. Wichtig ist, dass bereits kleine Schritte in die erwünschte Richtung sofort verstärkt werden, und dass die Verstärker an die jeweilige Kompetenz der Patientin angepasst werden.

> **Beispiel**
>
> Wenn z. B. ein Patient keinen Blickkontakt halten kann und es gelingt ihm (oft unbewusst) diesen aufzunehmen, wird dieses Verhalten non-verbal positiv verstärkt. Im Laufe der Zeit kann eine langsam aufgebaute Blickkontaktübung diese soziale Kompetenz verstärken und erweitern. ◄

Cheerleading
Der Patient wird ermutigt und kleinste Fortschritte werden verstärkt. Der Therapeut vermittelt das Vertrauen in die Kompetenz der Patientin. z. B. T: *Ich glaube an Sie ... Sie schaffen das ...*

Cheerleading to the team
Die Betonung liegt auf der gemeinsamen Verantwortung: z. B. T: *Wir finden gemeinsam eine Lösung.*

Advocatus diaboli
Der Therapeut sucht Argumente, die gegen die vom Patienten gegebene Zustimmung sprechen. Der Patient erhält dadurch das Gefühl der Wahlmöglichkeit und kann eigene Argumente für eine Zustimmung einbringen – und bestärkt sich dadurch selbst.

Fraktionieren
Diese Technik wird angewendet, wenn der Patient aufgeben will. Der Therapeut unterteilt die Ziele des Patienten in Anteile: z. B. Pat. möchte die Therapie beenden:

Beispiel
T: Ein Anteil von Ihnen möchte gehen, ein anderer Anteil möchte jedoch bleiben, sonst wären Sie ja nicht hier.
Der Anteil, der gehen will, wird validiert, der andere, der gerne bleiben und etwas Neues ausprobieren möchte, wird gestärkt. ◄

Oder

Beispiel
P: Ich schaffe das alles nicht, es hat keinen Sinn.
T: Manchmal ist es schwer, einen neuen Weg zu gehen.
P: Ich schaffe es einfach nicht.
T: Stellen Sie sich vor, da gibt es zwei Teile, einen, der hat Hoffnung, und einer ist verzweifelt, wie viel Prozent von 100 hat jeder Teil?
P: 80 % Verzweiflung und 20 % Hoffnung
T: Wir werden uns um beide Teile kümmern müssen, mit welchen wollen wir beginnen? ◄

Broken record
Wiederholen von Fragen, Ansichten, Intentionen, wie bei einem Kratzer auf der Schallplatte

> **Beispiel**
>
> T: Wir haben vereinbart, dass Sie täglich eine Achtsamkeitsübung machen.
> P: Ich wollte, aber ...
> T: Das verstehe ich, und wir werden gemeinsam nach einer Lösung suchen, damit Sie es schaffen, denn wir haben vereinbart, dass Sie täglich eine Achtsamkeitsübung machen.
> P: Es fällt mir so schwer ...
> T: Deshalb sind Sie ja hier, damit ich Ihnen helfen kann, die Schwierigkeiten zu überwinden, dazu gehört auch, so wie wir vereinbart haben, dass Sie täglich eine Achtsamkeitsübung machen. ◄

Fuß in der Tür
Fuß in der Tür heißt, dass zuerst ein leicht erreichbares Ziel vereinbart wird, und das ermöglicht, dass auch schwierigere angenommen werden.

> **Beispiel**
>
> T: Das Ausfüllen der Verhaltensanalyse macht noch Schwierigkeiten?
> P: Ja, ich kann meine Gedanken und Gefühle nicht ordnen.
> T: Würde es helfen, wenn wir einfach nur darüber reden?
> P: Ich weiß nicht ...
> T: Da haben Sie Recht, das würde uns nicht weiterbringen. Was halten Sie davon, wenn wir die nächsten Verhaltensanalysen gemeinsam machen, bis Sie ganz sicher sind?
> P: Ja, das wäre fein! ◄

Tür im Gesicht
Tür im Gesicht heißt, dass ein zu großes Ziel definiert wird, bei Zögern des Patienten wird eingehakt und validiert und dadurch ermöglicht, dass eine machbare Vereinbarung zustande kommt.

> **Beispiel**
>
> T: Ich könnte mir vorstellen, dass Sie täglich eine Verhaltensanalyse machen.
> P: Das schaffe ich nie!
> T: Sich ständig mit Problemverhalten auseinanderzusetzen, ist ziemlich einseitig und macht Druck, das verstehe ich.
>
>   Was würde Sinn machen?
> P: Wenn es erforderlich ist.
> T: Das finde ich gut. ◄

Pro und contra
Es werden alle Vor- und Nachteile geprüft, bevor eine Entscheidung getroffen und die Zustimmung gegeben wird.

Skills-Training in der Gruppe (Rahmenbedingungen, Ziele, Struktur, Aufbau)

Das Skills-Training im Konzept der Dialektisch-Behavioralen Therapie von Marsha M. Linehan ist ein wichtiger Baustein und von wesentlicher Bedeutung. Im Grundkonzept der DBT wird es immer parallel zur ersten Therapiephase im Rahmen eines eigenständigen Behandlungsmoduls angeboten. Skills werden von Linehan als kognitive, emotionale und handlungsbezogene Reaktionen bezeichnet, die zu einem Maximum an positiven und einem Minimum an negativen Ergebnissen führen. Die praktischen Aspekte des Skills-Trainings zielen darauf ab, dass passende Mittel eingesetzt werden, um adaptiv und effektiv auf Situationen reagieren zu können.

Stellen Sie sich vor, sie haben ein Loch in Ihrem Autoreifen. Halten Sie es für sinnvoll, sich ausführlich mit der Frage zu beschäftigen, an welcher Stelle und aufgrund welcher widriger Umstände Sie möglicherweise an eine Glasscherbe, einen Nagel oder was auch immer geraten sind, sodass der Reifen durchlöchert wurde? Oder ist es zweckmäßiger, sich mit der Frage zu beschäftigen, wie das Loch am schnellsten geflickt werden kann, damit Sie weiterfahren können (Metapher aus Gruppensitzungen)?

Rahmenbedingungen, Ziele

Im Wesentlichen ist das Ziel des Skills-Trainings der Erwerb von Fertigkeiten, um mit deren Hilfe jene Verhaltens-, Gefühls- und Denkmuster zu verändern, die zu Schwierigkeiten und seelischen Belastungen führen.

Die Patienten haben die Möglichkeit, in der Gruppe

- funktionale Skills kennenzulernen,
- theoretisches Wissen (teaching) über Inhalte und Zusammenhänge zu erlangen,
- praktische Übungen durchzuführen,
- einen Erfahrungsaustausch und Rückmeldungen (Feedback) zu erfahren und
- die allmähliche Integration bis zur automatischen Anwendung anzustreben.

Ziele

Erhöhen	Erreichen
Emotionales Erleben aller Gefühle	Fähigkeit zur Emotionsregulation
Selbstvalidierung	Achtsamkeit
Frustrationstoleranz	Realistische Einschätzung der Realität
Aktive Problemlösung	Handlungskompetenz

Jedes funktionale Verhalten ist als Skill zu verstehen, dazu zählen auch Leistungen (zum Beispiel Jonglieren, Auto fahren, Kopfrechnen, Gebrauch der Sprache, etc.), die durch Übung verbessert werden können. Durch Übung und zunehmendes Können werden die Skills allmählich automatisiert.

▶ **Wichtig** Primäre Ziele sind das Erreichen von Handlungskompetenz und Emotionsregulation.

Tab. 4.2 Struktur einer ambulanten Skills-Gruppe

Struktur (ambulant)	
Gruppengröße	maximal acht Teilnehmer
Beginn und Dauer	Wenn möglich zwei- bis dreimal je vier Monate
Vereinbarungen	Non-Suizid-Vertrag Gruppenregeln Time-out-Vereinbarungen
Frequenz	einmal pro Woche zwei Einheiten
Leitung	Trainer (Leiter und Co-Trainer)
Modalität	offene /geschlossene/halboffene Gruppe
Ablauf	Vermittlung in Modulen

Struktur

Die Skills-Gruppe (Tab. 4.2) versteht sich als Lerngruppe mit bestimmten Regeln, die hilft, auch in der Gruppensituation Borderline-typische Verhaltensweisen zu steuern und den Betroffenen ein Werkzeug für die Stabilisierung zur Verfügung zu stellen. Bei der Planung müssen die einzelnen Strategien und Übungen genau überlegt und auf die Patienten abgestimmt werden. Es wird empfohlen, individuelle Probleme und Krisen nicht in der Gruppe zu behandeln, sondern, wenn möglich, an den Einzeltherapeuten weiterzuleiten oder außerhalb des Gruppengeschehens zu besprechen.

Im Training selbst wird immer nach Hilfestellungen/Skills gesucht. Die Gruppe ermöglicht eine korrigierende emotionale Erfahrung, die im Hier und Jetzt überprüft werden kann. Diese Überprüfung kann durch andere Gruppenmitglieder bestätigt oder korrigiert werden, das heißt, dass die Realitätsüberprüfung durch andere Teilnehmer eine wesentliche Unterstützung darstellt.

Ich vertraue der Gruppe, hier sitzen Experten. Ich brauche eine Taschenlampe, um aus meinem Sumpf herauszufinden. Wenn die nicht gut ist, dann benötige ich etwas anderes.

(Auszug aus einer Gruppensitzung)

Die Gruppen werden von zwei Trainern gecoacht, wobei einer die Rolle der Leitung und der andere die des Co-Trainers übernimmt.

Trainer/Co-Trainer

Die Aufgabe des Trainers besteht darin, auf den Aufbau, Ablauf und die Einhaltung der Struktur zu achten sowie die inhaltliche Vermittlung neuer Skills zu übernehmen. Er plant, gestaltet und koordiniert die Sitzungen. Der Leiter achtet auf die Gruppe als Ganzes.

Der Co-Trainer übernimmt die Aufgabe des Zeitmanagements (Hüter der Zeit) und der dialektischen Balance (Hüter der Dialektik) und achtet auf individuelle Bedürfnisse und auf aversive Spannungszustände. Wenn es notwendig ist, übernimmt er die Position des Gegengewichtes und unterstützt die schwächere Seite; das kann je nach Situation entweder ein Gruppenteilnehmer oder der Gruppenleiter sein. Wenn Spannungen auftreten, verbalisiert der Co-Trainer diese und leitet die Suche nach einer Hilfestellung ein:

Ich merke, dass Sie im Augenblick sehr unter Spannung stehen.
In der Regel leitet der Co-Trainer eine Übung an, z. B. eine Koordinationsübung, um die Spannung in der Gruppe zu reduzieren.

Strategien
- **Time -Out**

    Der Patient hat die Möglichkeit, *Time-out* zu nehmen und die Gruppe kurz zu verlassen, mit der Vereinbarung, dass er nach einer bestimmten Zeit zurückkommt (eventuell zehn Minuten), wenn die Spannungsregulation allein gelungen ist. Wenn nicht, folgt der Co-Therapeut und bietet Hilfestellung an.

- **Dauer und Aufbau**

    Die Inhalte orientieren sich an einem Manual, und die Module können in dem zur Verfügung stehenden Zeitraum in zwei oder drei Durchgängen vermittelt und trainiert werden. Im ambulanten Setting sollten die Patienten die Möglichkeit haben, das Skills-Training über ein Jahr zu besuchen, indem jedes Modul zweimal durchgeführt wird. Ebenso besteht die Möglichkeit, zwischen einer geschlossenen und offenen Gruppe zu variieren.

▶ **Wichtig** Wichtig ist es, dass die Patienten genügend Zeit haben, unter Non-Stress-Bedingungen zu üben.

- **Generelle Richtlinien – Skillsvermittlung**

    Grundsätzlich gilt, dass jedes erwünschte Verhalten als ein Skill zu verstehen ist. Dabei gilt der Grundsatz: Ohne Wiederholen kein Behalten! Um sicher zu gehen, dass Informationen im Gedächtnis behalten werden, ist es zweckmäßig, diese so oft wie möglich zu wiederholen. Skills sollten so häufig wie möglich beim Namen genannt werden, sie werden dadurch schneller und besser gelernt und allmählich integriert. Um sicher zu gehen, dass die Skills im prozeduralen Gedächtnis gespeichert werden, wird auf die Notwendigkeit, zu üben, hingewiesen.

– Vermittlung von theoretischem Wissen
– Individuelle Anpassung der Skills
– Üben der Skills unter Non-Stress-Bedingungen
– Einsatz der Skills als alternatives Zielverhalten

▶ **Wichtig** Das Umlernen von eintrainierten und automatisch ablaufenden Leistungen ist schwierig und erfordert Geduld.

Module
Der Ablauf und die Vermittlung erfolgt in einem Modulsystem, das sich in fünf Module teilt:

- Innere Achtsamkeit
- Stresstoleranz

- Bewusster Umgang mit Gefühlen
- Zwischenmenschliche Skills
- Selbstwert

Innere Achtsamkeit
Das Ziel der Achtsamkeit ist das Erreichen vermehrter Kontrolle und Stabilität. Achtsamkeit ist ein möglicher Weg, um die oft nicht übereinstimmenden Anteile von Verstand und Gefühl ins Gleichgewicht zu bringen und so zu steuern, dass der Zustand von intuitivem Verstehen und Wissen erreicht wird. Im Erleben unserer Wirklichkeit werden wir sowohl vom Verstand als auch vom Gefühl geleitet. Unser Handeln resultiert nicht allein aus rein kognitiven Entscheidungen, sondern weist starke emotionale Komponenten auf, die die Wertigkeit und Bedeutung beeinflussen und verändern können.

Patienten haben oft das Gefühl für Intuition verloren, sie können ihre Gedanken und ihre Gefühle nicht immer zuordnen. Dies vermittelt ihnen den Eindruck, keine Kontrolle zu haben.

Kleine Schritte helfen bei der Kontrolle:

- das Besinnen auf den Augenblick
- das Trennen von Gefühl und Verstand
- Benennen des Gedankens in diesem Augenblick
- Benennen des Gefühls in diesem Augenblick
- Beides einfach nur zur Kenntnis nehmen (wahrnehmen, ohne zu bewerten)
- Distanzierung (Schritt zurück)

Die Skills dieses Moduls beruhen weitgehend auf den Praktiken des Zen.

Die Kontrolle über Gedanken, Gefühle und Impulse setzt voraus, dass sie bewusst erlebt und zugeordnet werden können und erfordert die Schulung der reinen (bewertungsfreien) Wahrnehmung und die Fokussierung auf den Augenblick. Das Ziel der Achtsamkeitsübungen ist, die Wahrnehmung zu schulen, die Objektivität zu vergrößern, den Zusammenhang zwischen Kognitionen und Gefühlen zu verdeutlichen und in weiterer Folge die Dichotomie des Denkens in gut oder schlecht steuern zu lernen. Durch die bewusste Wahrnehmung und die bewertungsfreie Verknüpfung mit Sprache können Sinnesreize und emotionale Reaktionen im Hier und Jetzt verankert und eigene Sinneswahrnehmungen bestätigt werden.

Beispiel

- Wahrnehmen und Beschreiben unter Beachtung der fünf Sinne
    Die Übungen sollen mit konkreten Dingen stattfinden und spielerischen Charakter haben. Sie werden so durchgeführt, dass zuerst jedem Sinnesorgan eine Wahrnehmungsübung zugeordnet und möglichst differenziert beschrieben wird.
- Atemübungen
- Körperübungen ◄

Stresstoleranz

Die Skills stellen das Sicherheitsnetz für die Krisenbewältigung dar. Es gilt, möglichst rasch Spannung zu reduzieren, um in Hochstresssituationen selbstschädigende Handlungen zu verhindern. In solchen Situationen ist es wichtig, dass sowohl Skills zur Verfügung stehen als auch die Bereitschaft Hilfe anzunehmen bzw. um Hilfe zu bitten, vorhanden ist.

Notfallkoffer

Der Notfallkoffer ist eine Zusammenstellung von Notfalltelefonnummern, Adressen, Aktivitäten und Skills, hierarchisch geordnet und für jeden Patienten individuell erstellt. Die darin enthaltenen Skills sollten erprobt und ausreichend geübt worden und möglichst für jede Situation durchdacht sein.

> **Beispiel**
>
> Mögliche Skills
>
> - Einsatz starker Reize (Chilischoten kauen, starke Kältereize, knallende Geräusche, Igelball, Gummiband),
> - Körperorientierte Skills (Auspowern bis zur Erschöpfung, Flamencotanzen, Kampfsport ...)
> - Koordinationsübungen und Gleichgewichtsübungen ◄

Bewusster Umgang mit Gefühlen

Dieses Modul hat große Bedeutung, da die Schwierigkeiten der Emotionsregulation ein zentrales Problem darstellen. Neben den theoretischen Informationen über die Bedeutung der Emotionen, gilt es, diese bei sich selbst zu erkennen, zu benennen und zu regulieren. Wichtig ist die Erkenntnis, dass man nicht das Gefühl ist, sondern ein Gefühl hat. Das bedeutet, dass wir unsere Handlungen selbst entscheiden können und nicht einem Impuls folgen müssen.

> ▶ **Wichtig** Der Patient kann selbst entscheiden, einem Gefühl nachzugeben bzw. dem Handlungsimpuls zu folgen. Dadurch bekommt er Kontrolle, um auf die Situation adäquat reagieren können.

Ziele:

- Gefühle wahrnehmen und beschreiben
- die Bedeutung der Gefühle erkennen und ihre Auswirkungen verstehen lernen
- Gefühle regulieren lernen (Handlungsimpuls)
- emotionale Verwundbarkeit verringern
- angenehmen Gefühlen mehr Raum geben

Zwischenmenschliche Skills

Mit den zwischenmenschlichen Skills soll eine Verbesserung der sozialen Kompetenz, unter Berücksichtigung der Planbarkeit und Bewertung sozialer Situationen, erzielt werden.

Es werden Aspekte wie Zielerreichung, Beziehungsqualität und Wahrung der Selbstachtung, auf ihre spezifischen Eigenschaften hin betrachtet. Anhand von Rollenspielen, Hausaufgaben und Übungen werden verschiedene Situationen ausprobiert und Veränderungsmöglichkeiten aufgezeigt.

Ziele:

- Was will ich erreichen (Ziel)?
- Wie soll meine Beziehung zu dem anderen anschließend aussehen (Beziehung)?
- Wie soll ich mich anschließend fühlen? (Selbstwert)

Selbstwert
Dieses Modul basiert auf dem kognitiven Therapiekonzept, das für die schwerwiegenden dysfunktionalen Selbstkonzepte der Borderline-Patienten adaptiert wurde, und sollte primär in der zweiten Therapiephase zur Anwendung kommen.

Ziel dieses Moduls ist die Wahrnehmung der dysfunktionalen Einstellungen sich selbst gegenüber, diese zu relativieren und auf eine faire Einstellung umzulenken. Die Umsetzung auf der Verhaltensebene geschieht durch Verhaltensexperimente.

Ziele:

- positive Erfahrungen mit der eigenen Person
- positive Kognitionen
- Hinwendung zu eigenen Bedürfnissen
- Aufbau positiver Aktivitäten

▶ **Wichtig** Die Problematik einer Borderline-Störung zu verstehen stellt eine Herausforderung für professionelle Helfer und Betroffene dar. Es ist wichtig, die Hintergründe, Zusammenhänge und Auswirkungen der jeweiligen Problembereiche zu erkennen. Für beide Seiten kann dieses Wissen Entlastung bringen.

Die extremen Emotionen, Gedanken und Verhaltensweisen lassen erkennen, dass die Grenze zwischen Krankheit und der sogenannten Normalität fließend sein kann. Für Betroffene bedeutet es, sich ständig im Grenzbereich zwischen Realität und Wahn, Schwarz und Weiß, Liebe und Hass wieder zu finden, für die Therapeuten, mit diesen Extremen umgehen zu lernen.

Marsha Linehan gibt uns mit der DBT eine wertvolle Hilfe, um unseren Patienten, die, wie sie sagt, „aus der Hölle kommen", das Leben erträglich und möglicherweise sogar lebenswert zu machen.

Nichts wünsche ich mir sehnlicher, als wieder wie die anderen zu sein, nicht mehr alles verstehen und den subtilen, eigentlich immer bösartigen Sinn dahinter zu erkennen. Lieben, geliebt werden, ohne daran zu denken, dass es nicht echt ist, sondern eine Täuschung, welche uns vorgegaukelt wird, damit wir weitermachen, uns weiterschleppen, Schritt für Schritt durch eine Wüste der Halluzination nachjagen. Ja, ich gebe es zu, mich nach der Lüge zu sehnen, welche du mir stets anbietest! Deswegen gebe ich nicht nach. (aus: „Spiegelungen", von Sonja Sutor)

4.8 Verhaltens-Neuro-Psychologie (VNP)

Andrea Fahlböck

▶ **Wichtig** Menschen mit Hirnschädigungen sind mit reinen neuropsychologischen bzw. reinen psychotherapeutischen Konzepten nicht ausreichend behandelbar. Es verlangt nach einer Integration bzw. eines Zusammenwirkens verschiedenster Bereiche. Mit dem Terminus der NeuroPsycho-Therapie wurde nun ein integrativer Begriff gefunden, welcher neurowissenschaftliche, klinisch-psychologische, psychotherapeutische und neuropsychologische Erkenntnisse im Sinne der neuropsychologischen Behandlung zusammenführt. Die Verhaltensebene wird in diesem Zusammenhang als unmittelbarer Ansatzpunkt gesehen. Der Ansatz der VerhaltensNeuroPsychologie (VNP) ist einmal mehr der Versuch, den Schwerpunkt auf ein ganzheitliches Behandlungskonzept zu lenken.

4.8.1 Einführung

Die letzten zwei Jahrzehnte haben uns bahnbrechende Erkenntnisse über die neuronalen Grundlagen unseres Verhaltens und Erlebens gebracht. Die Verfügbarkeit neuer Untersuchungsmethoden (bildgebende Verfahren) gibt uns die Möglichkeit, unserem Gehirn bei der Arbeit zuzusehen. Grawe (2004) sprach von einem *gold rush* der Neurowissenschaften. Vor ca. 100 Jahren bestand vor allem ein experimentelles Interesse an den Beziehungen zwischen Gehirn, Verhalten und mentalen Prozessen. Die Neurowissenschaften, d. h. auch die Neuropsychologie und die Psychotherapie haben sich viele Jahrzehnte kaum füreinander interessiert. Doch die explosionsartigen Ergebnisse der letzten Jahre haben die Psychotherapieforschung (Schiepek, 2003; Förstl, 2002; Gauggel & Lautenbacher, 2004; Grawe, 2004), wie auch Psychotherapeuten, näher an die Hirnforschung und so auch an die Neuropsychologie herangeführt.

Parallel dazu und durch die Zunahme neurologischer Erkrankungen und dank der verbesserten medizinischen Behandlungsmöglichkeiten gewann die neuropsychologische Versorgung immer mehr an Bedeutung. Im Mittelpunkt dieser Bemühungen standen die Verringerung der durch die Hirnschädigung eingetretenen Behinderungen sowie das Vermeiden von Fehlanpassungen. Immer mehr wurden klinisch-psychologische, aber auch psychotherapeutische Methoden integriert. In diesem Zusammenhang erlangten verhaltensdiagnostische und verhaltensregulierende Maßnahmen zunehmend besondere Wichtigkeit. So entwickelte sich immer mehr die Notwendigkeit, einen ganzheitlichen bzw. holistischen wie auch individuell anpassbaren Behandlungsansatz zu schaffen. Es verlangte nach einer systematischeren Verbindung von neuropsychologischer Diagnostik und psychotherapeutischen Interventionsmöglichkeiten auf der Basis eines geeigneten Arbeitsmodells. Der Schwerpunkt dieses Beitrags liegt andererseits in der Vermittlung eines verhaltensneuropsychologischen Arbeitsmodells (Abb. 4.3), stark angelehnt am Selbst-

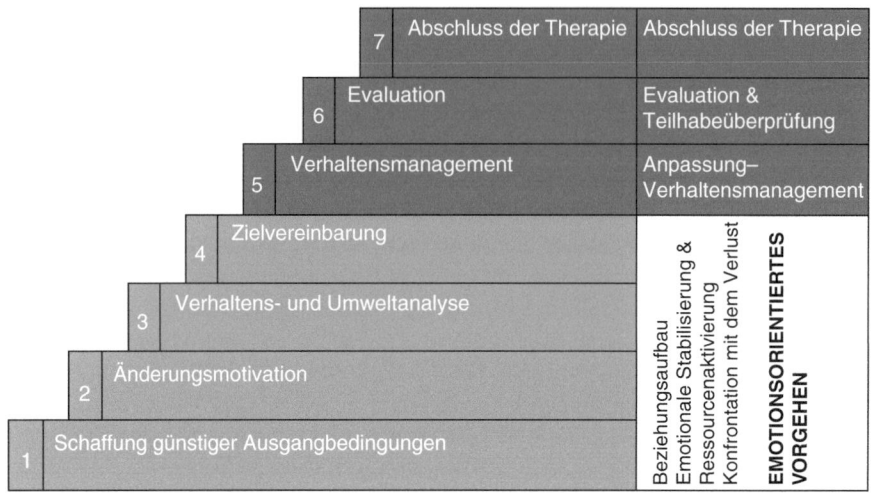

Abb. 4.3 VerhaltensNeuroPsychologie – Arbeitsmodell: 7-Phasenmodell nach Kanfer et al./ Emotionsfokussiertes Vorgehen

managementansatz von Kanfer et. al., und andererseits in der Darstellung unterschiedlicher Anwendungsmöglichkeiten von verhaltenstherapeutischen Techniken (der ersten bis dritten Welle) für die neuropsychologische Rehabilitation.

Der VNP-Ansatz wird aber auch als eine Erweiterung der bisherigen psychotherapeutischen Arbeit gesehen und ist in die allgemeinen neurologischen wie neuropsychologischen Rehabilitationsprozesse gut integrierbar. Zusätzlich wird dieser als ein ziel-, prozess- und erlebnisorientierter Ansatz gesehen. Aufgrund der oft komplexen kognitiven Defizite können viele hirngeschädigte Menschen nicht wie andere Patienten von „klassischen" psychotherapeutischen Methoden profitieren (Gauggel & Schoof-Tams, 2000), sondern brauchen ein auf sie zugeschnittenes therapeutisches Milieu und dementsprechende Maßnahmen. Zu enges, schulspezifisches Vorgehen würde das Arbeiten mit hirngeschädigten Personen generell einengen und den Anforderungen nicht gerecht werden. Als bisher gut geeignete psychotherapeutische Methoden haben sich Techniken aus der Gestalt-, der Verhaltens-, der Gesprächs-, der Hypno- und der Systemischen Therapie herausgestellt.

▶ **Wichtig** Die meisten Menschen weisen nach einer erworbenen Hirnschädigung komplexe neurologische und neuropsychologische Störungen auf. Um diese Einschränkungen effektiv diagnostizieren und therapieren zu können, bedarf es eines ganzheitlichen Konzeptes. Dieses sollte sowohl kognitive, soziotherapeutische, metakognitive und (neuro)psychotherapeutische Interventionsmöglichkeiten beinhalten. Die verhaltensneuropsychologische Behandlung sollte sich nicht nur aus der Therapie einzelner kognitiver Störungen zusammensetzen, sondern psychologische und psychotherapeutische Interventionen und ein entsprechendes therapeutisches Milieu (spezifische Behandlungsumwelt) integrieren (Fahlböck, 2010a).

Die VNP verfolgt Ziele wie Veränderungen bzw. Modifikationen im Bereich des Verhaltens, der neuronalen Vorgänge und der psychischen Prozesse, welche sich einmal mehr am psychotherapeutischen Kontext der klassischen Verhaltenstherapie orientieren.

4.8.2 Der neuropsychologisch beeinträchtige Mensch

Die Zielgruppen für diesen therapeutischen Ansatz sind Menschen, welche im Verlauf ihres Lebens durch eine neurologische Erkrankung, Einschränkungen unterschiedlichster Weise davongetragen haben. Es kann sich hier um sensorische, kognitive, emotionale wie auch soziale Behinderungen handeln. Ein Schlaganfall, eine Hirnblutung, ein Hirntumor, ein Schädel-Hirn-Trauma oder die Diagnose einer Multiplen Sklerose uvm. sind ein Anschlag auf die Identität des Menschen. Sie versetzen die Personen in einen Ausnahmezustand. Dies zeigt sich einerseits in der Tendenz, sich zu schonen (Schutzmaßnahme), andererseits sich in ständigen Aktivitäten zu verlieren.

▶ **Wichtig** Die Folgen einer Hirnschädigung können nur im Kontext der Biografie und der Persönlichkeit des betroffenen Menschen sowie seiner sozialen und beruflichen Lebensumstände verstanden und beurteilt werden.

Die Rehabilitation dieser Patientengruppe verursacht hohe Kosten, hinzuzurechnen sind auch die Behandlungskosten von psychischen Störungen (Depressionen, Angststörungen, somatoforme Störungen etc.), welche Patienten und Angehörige betreffen (siehe Abb 4.4).

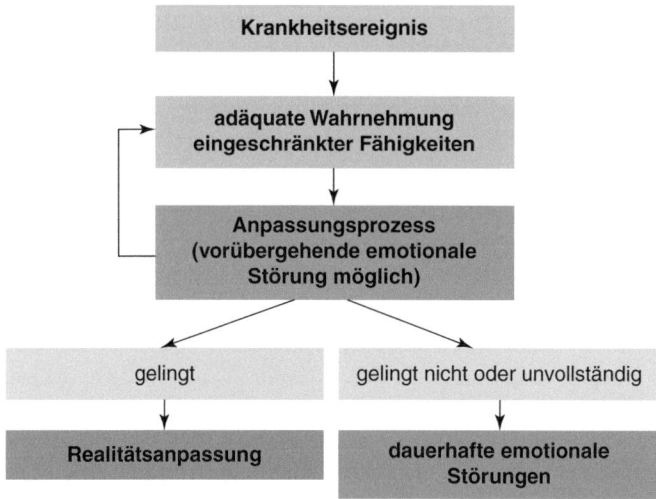

Abb. 4.4 Anpassungsprozess

Diese Störungsbilder entwickeln sich meist erst Monate bzw. Jahre später. Durch gezielte ganzheitliche Behandlungsmöglichkeiten erhöht sich die Selbstständigkeit und Lebensqualität der betroffenen Personen, oft ist auch eine berufliche Wiedereingliederung möglich. Langfristig können auf diese Weise mehr Kosten eingespart werden, als durch die Behandlungen entstehen. Psychotherapie mit hirngeschädigten Patienten gilt angesichts der Hirnschädigung oft als zu schwierig oder als nicht durchführbar. Schwierigkeiten bzw. Defizite zeigen sich im Bereich der Kommunikationsfähigkeit (Sprach- und Sprechstörungen), der Konzentrationsfähigkeit und des Gedächtnisses, des konkretistischen Denkens, der sozialen Wahrnehmung, der Verhaltensregulation etc. Für Psychotherapeuten bedeutet dies eine Herausforderung, da die Therapie gekennzeichnet ist durch mangelnde Kontinuität, einen höheren Zeitaufwand, hohe Anzahl von Wiederholungen, Gefühlsausbrüchen etc. Eine wesentliche psychotherapeutische Aufgabe ist die Balance zwischen Förderung von Selbstwert, Autonomie und Ich-Stabilität einerseits und Forderung nach Konfrontation und realitätsorientierter Adaptation andererseits. Der Betroffene stellt oft auch eine psychische Herausforderung für seine Behandler dar.

> **Übersicht**
> Die Behandlung von hirngeschädigten Menschen stellt für die Psychotherapeuten eine Herausforderung dar. Die Patient-Therapeut-Beziehung wird in diesem Zusammenhang als eine Basis für alle danach folgenden Interventionen gesehen. Der Patient und seine Problematik konfrontieren die Behandler oft:
>
> - mit den eigenen Leistungsansprüchen
> - mit eigenen Verlustängsten
> - mit der eigenen Leidensfähigkeit
> - mit eigenen Grenzen
> - mit der eigenen Hilflosigkeit
>
> In diesem Fall sind Einzelselbsterfahrung und Supervision eine gute Möglichkeit, die eigenen Grenzerfahrungen zu reflektieren.

4.8.3 NeuroPsychoTherapie

Wie Menschen mit schweren akuten oder chronischen neurologischen Erkrankungen umgehen bzw. diese in ihr Leben integrieren, ist sehr individuell. Ziel ist es, einen individuellen adaptiven Anpassungsprozess zu begünstigen. Es scheint meist ein lebenslanger Anpassungsprozess die Folge zu sein. Eine völlige Akzeptanz der Leistungseinschränkungen bzw. Lebensveränderungen, den damit verbundenen Emotionen und Reaktionen ist meist nicht möglich. Es zeigt sich oft ein lebensbegleitender Trauerprozess. Hier geht es darum, den Patienten bestmöglich zu unterstützen.

> **Beispiel**
>
> Frau R. ist 26 Jahre alt und kommt zur ambulanten neuropsychologischen Therapie. Sie erlitt im Alter von zehn Jahren ein schweres SHT. In der neuropsychologischen Diagnostik zeigen sich alltagsrelevante Restdefizite. Im Mittelpunkt stehen das Vergessen von Aufträgen, die Häufung von Fehlern bei länger dauernder konzentrativer Beanspruchung, Schwierigkeiten bei Anforderungen an das verbal-abstrakte Denken sowie Probleme bei mehrschrittigen Aufgaben. Weiters ist auf die psychischen Folgen hinzuweisen. Frau R. fällt besonders durch ihre Affektlabilität, ihre geringe Frustrationstoleranz, die erhöhte Reizbarkeit und ihre Distanzlosigkeit auf.
>
> Die Patientin ist Kindergartenhelferin und hat aufgrund ihrer neuropsychologischen Auffälligkeiten immer wieder Schwierigkeiten am Arbeitsplatz. Dies führte zu einer chronischen Überforderung und dies wiederum zu einer Persönlichkeitsänderung, wie sie als Langzeitfolge bei Schädel-Hirn-Traumatikern häufig beobachtet werden kann. Dabei wurden insbesondere sekundäre Reaktionen, wie erhöhte Reizbarkeit und eine ausgeprägte Affektlabilität, entwickelt. Das mangelnde Störungsbewusstsein (Unawareness) der Patientin stellt eine erschwerte Ausgangsbasis für Kompensationsstrategien dar. Für die Patientin ist es nicht möglich, ihre kognitiven wie auch emotionalen Probleme ausreichend zu reflektieren. Ihre Zielvorstellungen waren, den Arbeitsplatz zu behalten und die größtmögliche Unabhängigkeit von ihrer Umgebung zu erlangen. Als ambulante Maßnahme wurde ein Selbstverbalisationstraining, wie wir es aus der Verhaltenstherapie kennen, durchgeführt. Ziel des kognitiven Modellierens ist es, eine Übernahme verhaltenssteuernder und verhaltensorganisierender Selbstanweisungen zu erreichen. Die Selbstanweisungen werden interaktiv mit dem Patienten erarbeitet. Einsatzgebiete sind: Störungen des Problemlösens (Erwerb von Handlungsstrategien), Annäherung an stressauslösende Situationen, Selbstberuhigung bei Ärger etc.
>
> Diese Intervention sollte einen gewissen Einfluss auf Ihr Arbeitsverhalten ermöglichen und ein strukturiertes Vorgehen fördern. Parallel dazu wurden Selbstkontrollverfahren eingeführt. Die Einführung eines „Timers", eines Arbeitsplanes (Kindergarten) und eines Haushaltsplanes erschienen als zielführend. Erstens, um einer Überforderung von Seiten des Gedächtnisses vorzubeugen bzw. auszugleichen und zweitens als Strukturierungshilfe, um die Tages- wie Wochenstrukturierungshilfe systematisch in das Leben einzubauen, wurden 24 Monate benötigt.
>
> Weiterführende Gespräche mit den Eltern und den Arbeitskollegen erschienen als dringend notwendig. Eine gezielte Informationsvermittlung konnte allen Betroffenen zu mehr Verständnis verhelfen. Nach einer 24-monatigen Therapiezeit kam es zu einer Erhöhung der Selbstständigkeit im häuslichen Bereich, die Arbeitsabläufe am Arbeitsplatz konnten weitgehend automatisiert werden, der „Timer" wird als externer Speicher eingesetzt und genutzt. Die emotionale Instabilität konnte verringert und das Störungsbewusstsein erhöht werden. Obwohl Frau R. eine für sie größtmögliche Selbstständigkeit und Selbstbestimmung erreicht hat, leidet sie auch heute noch unter „ihrem anders sein" bzw. hat sehr oft das Gefühl von ihrer Umwelt nicht verstanden zu werden. ◄

Voraussetzungen

Für die verhaltensneuropsychotherapeutische Arbeit ist das Wissen über neurologische und neuropsychologische Störungen und deren Verlauf sowie ein speziell abgestimmtes therapeutisches Milieu von besonderer Wichtigkeit. Nach Prigatano (2004) entsteht ein therapeutisches Milieu bereits, wenn Menschen miteinander über die Bedeutung ihrer Hirnschädigung und die Auswirkungen auf ihr tägliches Leben sprechen. Die spezifische Behandlungsumwelt (therapeutisches Milieu) integriert Patienten und deren Angehörige, Bezugspersonen, Mitpatienten und das Therapeutenteam. Das therapeutische Milieu kann einerseits im stationären, aber auch im ambulanten Betreuungsbereich entwickelt werden. Ein Mittelweg aus stationärer und ambulanter Behandlung sind sogenannte Tageskliniken sowie diverse neuropsychologische Programme. Der Patient befindet sich die wesentliche Zeit des Tages in einer Einrichtung und geht, wie nach einem Arbeitstag, abends nach Hause. Dies ermöglicht einerseits die Aufnahme in ein therapeutisches Milieu und gleichzeitig den Verbleib im häuslichen Umfeld. Dies hat den Vorteil einer intensiven neuropsychologischen Betreuungsmöglichkeit. Parallel dazu verliert der Patient nicht den Kontakt zu seinen Alltagsrollen, welche auch in den therapeutischen Prozess mit einbezogen werden können. Ein Nachteil könnte sein, dass diese Gleichzeitigkeit von stationärer Therapie und Verbleib im sozialen Netzwerk zu einer Überforderung führt.

Die Psychotherapie nach einer Hirnschädigung sollte auf einem umfassenden Verständnis der Persönlichkeit und Umwelt des Patienten sowie der neuropsychologischen Ressourcen basieren. (Fahlböck, 2010a).

Voraussetzungen für eine VNP-Arbeit:
- Wissen über die Neuropsychologie
- Wissen über neurologische Grundlagen
- Psychotherapeutisches Wissen
- Wissen über Krankheitsverarbeitung
- Wissen über Angehörigenarbeit etc.

Die psychologischen wie (neuro-)psychotherapeutischen Aufgabengebiete reichen von Störungen im Bereich der Krankheitseinsicht über kognitive Dysfunktionen wie Gedächtnisstörungen etc., den Umgang mit Stressoren, emotionalen Problemen, Verhaltensauffälligkeiten, Krankheitsbewältigung sowie Problemen mit der Rollenveränderung und Beziehungsproblemen bis hin zu Sexualstörungen etc.

Einstieg und Beziehungsaufbau

Der Einstieg in eine (neuro-)psychotherapeutische Arbeit bei kognitiv gestörten Menschen beginnt wie jede Psychotherapie mit dem Aufbau einer tragfähigen, vertrauensvollen therapeutischen Arbeitsbeziehung. Jeder Mensch benötigt dafür seine eigene Zeit zu begreifen, was geschehen ist. Dieser Zeit folgt der individuelle Versuch der Integration der Erkrankung bzw. der Störungen. Diese integrative Arbeit benötigt Zeit und Energie. Sie ist meist mit größeren körperlichen wie psychischen Irritationen und Frustrationen verbunden.

▶ **Wichtig** Der Einstieg in eine neuropsychotherapeutische Arbeit geschieht meist über die verbale Kommunikation. Sind die verbalen Fähigkeiten eingeschränkt, so sollte auch über andere Sinneskanäle wie Bilder, Fotos, Zeichnungen, Musik gearbeitet werden. Hier unterscheidet sich die Arbeit mit hirngeschädigten von hirngesunden Personen.

Patienten können oft einen hohen Grad an Perseverationen aufweisen, haben ein reduziertes Abstraktionsniveau oder verlieren rascher die emotionale Kontrolle. Der Kommunikationsstil und die Interaktionsgeschwindigkeit sollten den kognitiven und emotionalen Ressourcen des Patienten angepasst sein. Mögliche therapeutische Ansatzpunkte sind: Einsicht in die problematischen Überzeugungen zu bekommen, Orientierung über den Verlust, motivationale Klärung, den derzeitigen Schutzmechanismus zu verstehen und Neuorientierung mittels narrativer Techniken anzuleiten. Die Ziele des Patienten sind ernst zu nehmen und in die psychotherapeutische Arbeit zu integrieren. In unterschiedlichen Phasen der Behandlung werden Messinstrumente eingesetzt, welche helfen, Probleme und Ziele gut abzubilden. Als gut geeignet hat sich die *Goal Attainment Scale* (GAS), ein Instrument zur Zielerreichungsskalierung, herausgestellt. Es hilft dem Therapeuten, mit den Betroffenen oder seinen Angehörigen klare Probleme zu definieren und Ziele zu vereinbaren, zu überprüfen und zu reflektieren. Eine entscheidende Frage zu diesem Zeitpunkt ist auch: Wie lange können wir miteinander arbeiten? Abhängig davon sind Termingestaltung und Zielsetzung. Nach Reuther et al. (2000) werden die Ziele in Abstimmung mit dem Patienten, seinem sozialen Umfeld und dem Kostenträger definiert und sollten in einem, an dem komplexen neurologischen wie neuropsychologischen Störungsbild orientierten, Zeitrahmen erreichbar sein.

▶ **Wichtig** Oft werden Ziele gesetzt, welche während des stationären Aufenthaltes oder der vorgesehenen ambulanten Behandlung nicht erreicht werden können. Theo Mulder (2007) meint dazu: „Generell sei es in der Therapieplanung wichtig, die Kluft zwischen Therapie- und Alltagskontext so gering wie möglich zu halten."

Patienten haben sehr oft überhöhte Erwartungen bzw. Zielvorstellungen. Die Ziele des Patienten sind ernst zu nehmen und in die Psychotherapie zu integrieren, denn hier liegt die Therapiemotivation bzw. die Veränderungsmotivation des Betroffenen.

▶ **Wichtig** Der Umgang mit der Einschränkung bzw. mit der Erkrankung ist meist ein kontinuierlicher bis lebenslanger Prozess, der die Auseinandersetzung mit der Erkrankung, ihren Belastungen und deren Folgen als Schwerpunkt hat (Fahlböck, 2010b).

Stabilisierung und Ressourcenaktivierung

Viele Neuropsychotherapien beginnen bei kognitiv beeinträchtigten Menschen, wie Traumatherapien, mit Stabilisierung und der Aktivierung von Ressourcen. Das therapeutische Setting wirkt sich oft unterstützend, orientierend und stabilisierend aus, es weist klare, zeitliche und inhaltliche Strukturen und Hilfsmittel auf. Zum Beispiel werden ambulante Patienten via SMS oder Anruf an Ihren Termin erinnert. Die Arbeit an den eigenen Ressourcen geschieht am besten mit verbalen oder nonverbalen Methoden. Dazu zählen Malen, Entspannungsübungen, Geschichten, Musik, Fotos etc. Die Aufgabe des Therapeuten ist es, den Patienten immer wieder an diese positiven Erlebnisse bzw. Wahrnehmungen heranzuführen, jedoch mit einer freundlichen Einladung, nie mit Druck. Die meisten Patienten führen ein Therapietagebuch, sodass Inhalte festgehalten werden. Die Integration eines Tagebuches (eines externen Speichers) benötigt im Allgemeinen 12 bis 16 Monate. Dies zeigt, wie langwierig und anspruchsvoll die Behandlung eines einzelnen Problembereichs sein kann. Der Schwerpunkt dieser Phase liegt in der Aktivierung positiver Gefühle und Erfahrungen sowie von sozialen Netzen. Auch die kognitiven Trainingseinheiten orientieren sich in dieser Zeit stark an den verbliebenen Ressourcen.

Entscheidende Fragen sind:

- Was ist gut bewältigbar?
- Wie kann man positive Erfahrungen etc. ermöglichen?
- Welche Ressourcen stehen dem Patienten noch zur Verfügung?

Der Kommunikationsstil des Therapeuten sollte durch eine Vereinfachung und Reduktion der Informationsvermittlung gekennzeichnet sein. Die Informationseinheiten müssen den kognitiven Reserven des Beeinträchtigten angepasst werden. Bei schweren Beeinträchtigungen sollten die Informationen kurz, aber dafür öfter dargeboten werden. Es muss immer sichergestellt sein, dass der Patient die gegebene Information verstanden und aufgenommen hat. Zusammenfassungen des Gesagten sollten in eigenen Worten wiedergegeben werden, um es anschließend niederschreiben zu können. Die schriftlichen Aufzeichnungen (Therapietagebücher etc.) des Patienten oder Videodokumentationen (wenn möglich) erscheinen oft zwingend notwendig (meist bei Konzentrations- und Gedächtnisproblemen).

Neben dem veränderten Kommunikationsstil erfordert es ein hohes Maß an Einfühlungsvermögen und Flexibilität vom Therapeuten, den Betroffenen nicht zu unter- bzw. zu überfordern.

▶ **Wichtig** „Urteile nie über einen anderen, bevor Du nicht einen Mond lang in seinen Mokassins gegangen bist!" (Altes indianisches Sprichwort)

Konfrontation mit dem Verlust

In weiterer Folge kommt es oft zum schmerzhaften Thematisieren und Symbolisieren des Verlustes (Konfrontationsarbeit). Schmerzhafte Gefühle, wie Scham, Schuldgefühle, Trauer, Wut, Hilflosigkeit, Unsicherheit, reduziertes Selbstvertrauen, Angst vor Nähe etc., werden angesprochen und wenn möglich mittels Übungen bearbeitet. Dies soll helfen, den Gefühlen Ausdruck zu geben.

▶ **Wichtig** Die Konfrontation mit dem Verlust (der gestörten Merkfähigkeit, funktionsreduzierte Hand bzw. Arm, reduzierte Sprache, beeinträchtigte Sehfähigkeit etc.) und seinen Auswirkungen auf das Alltagsleben des Patienten sollte nur bei ausreichender Stabilität und einer guten Arbeitsbeziehung passieren.

Prigatano (2004) schildert dazu eine passende Analogie eines Kollegen: Dieser sieht Psychotherapie als einen langsam heller werdenden Raum voller Fallen. Durch das heller werdende Licht verschwinden die Fallen zwar nicht, aber der Patient hat die Möglichkeit, diese zu erkennen. Damit bekommt er die Wahl, hineinzutreten oder nicht. Das Ziel von psychotherapeutischer Arbeit ist nicht Menschen glücklich zu machen, sondern ihnen dabei zu helfen, ein besseres Verständnis für ihre eigene Person, ihr eigenes Verhalten und die eigenen „Fallen" zu entwickeln. Die Wahlmöglichkeit wird als zentraler Aspekt angesehen, um dadurch eine Möglichkeit in der Vermeidung von Komplikationen zu erhalten bzw. um Hilflosigkeit zu reduzieren. In den letzten Jahren gab es auch immer mehr Erfahrungsberichte über schematherapeutisches Arbeiten (Imagination und Stuhlarbeit) bei leicht bis mittelgradig betroffenen Personen.

Der Anpassungsprozess und das Verhaltensmanagement
Im Zentrum der psychologischen und (neuro-)psychotherapeutischen Arbeit stehen Menschen nach neurologischen bzw. neuropsychologischen Erkrankungen, welche oft eine mehrjährige bis kontinuierliche Anpassung an die Krankheit und deren Folgen leisten müssen. Der Schwerpunkt dieser Anpassungsarbeit liegt meist im Versagen des Körpers und in diesem Zusammenhang im Versagen der Leistungsfähigkeit und den damit verbundenen Emotionen. Die Aufgabe des Therapeuten besteht darin, den Patienten bei diesem „emotionalen Abenteuer" zu begleiten (Fahlböck, 2010b). Wie Menschen die Diagnose einer chronischen neurologischen Erkrankung oder einer akuten neurologischen Krankheit erleben und wie sie sich mit der Diagnose auseinandersetzen, ist sehr unterschiedlich. Die Reaktionsweisen sind so verschieden wie die betroffenen Menschen selbst. Es gibt keinen richtigen oder falschen Umgang mit der Erkrankung, auch wenn gewisse Bewältigungsarten eine bessere Anpassung ermöglichen als andere. Wie eine Person auf eine Art von Erkrankung reagiert, hängt von einer Vielzahl von Faktoren ab. Gefordert wird, sich immer wieder neu den veränderten Gegebenheiten anzupassen. Es gibt keine Patentrezepte, keine Empfehlungen, die für alle Patienten zu jedem Zeitpunkt günstig sind. Jeder Patient muss seinen persönlichen Weg im Umgang mit der Erkrankung suchen und immer wieder Bilanz ziehen, welche Strategie für ihn selbst gut ist. Emotionale Reaktionen können Ängste, Zorn, Frustration, Neid, Furcht, Verleugnung, Schuldgefühle, Peinlichkeit, Verzweiflung, Verlust von Selbstvertrauen und Selbstachtung oder erhöhte Reizbarkeit sein. Mögliche ungünstigere Voraussetzungen für einen Anpassungsprozess an eine chronische oder akute Erkrankung können vorbestehende emotionale Probleme, kognitive Beeinträchtigungen, ein geringes Ausmaß an sozialer Unterstützung etc. sein (Steck, 2002). Wie Menschen mit schweren akuten oder chronischen neurologischen Erkrankungen umgehen bzw. diese in ihr Leben integrieren,

ist sehr individuell. Ziel ist es, einen individuellen adaptiven Anpassungsprozess zu begünstigen.

▶ **Wichtig** Die Anliegens-, Ziel- und Auftragsklärung ist entscheidend für diagnostisches und therapeutisches Vorgehen – www = „Wer will was?"

In dieser Phase der Behandlung geht es auch oft um klassisches Verhaltensmanagement. In diesem Zusammenhang kommen unterschiedlichste Standardmethoden der VT zum Einsatz.

Beispiel

Herr O. ist 27 Jahre alt und erlitt bei einem Autounfall ein schweres Schädel-Hirn-Trauma sowie ein Thoraxtrauma. Der Patient war in allen Qualitäten desorientiert, zusätzlich bestand eine massive Konzentrations- und Merkfähigkeitsstörung. Im Bereich der visuell-räumlichen Basisleistungen zeigten sich mittelgradige Defizite. Dazu hatte Herr O. eine amnestische Aphasie. Nach einem mehrmonatigen neuropsychologischen Funktionstraining konnten keine Verbesserungen in seinem Verhalten festgestellt werden. Daraufhin wurde mit einem Kontingenzmanagement (token economy) begonnen. Im Verlauf der ersten vier Behandlungswochen wurden eine Menge von Verhaltensdefiziten sowie Verhaltensexzessen beobachtet. Zu den Verhaltensdefiziten zählten die reduzierte Körperhygiene und zu den Verhaltensexzessen sein übermäßiges Liegen im Bett sowie sein unkontrolliertes Essverhalten. Das Ziel des Tokenprogramms war der Aufbau von Alltagsaktivitäten. Mit Hilfe einer Verstärkerliste wurden für den Patienten relevante Verstärker definiert. Token wurde nur für die morgendliche Hygiene vergeben, d. h. ½ Token (mit Hilfestellung) und ein Token (ohne fremde Hilfe). Als Token dienten rote Klebepunkte, welche in einen Plan eingeklebt wurden. Parallel dazu erhielt das Pflegepersonal die Anweisung, passive Verhaltensweisen nicht zu beachten (Löschung). Besonders erwähnenswert schien auch, dass Aufmerksamkeit und Zuwendung einen sehr hohen Verstärkerwert besaßen. Nach acht Wochen zeigten sich klare Verbesserungen des Problemverhaltens. Der Patient hatte gelernt, auf seine Körperpflege bzw. auf sein Aussehen zu achten und lag tagsüber nicht mehr im Bett. In den Therapien arbeitete er aktiver mit und konnte schließlich in den letzten zwei Therapiewochen in den selbstständigen Wohnbereich umziehen. Bei den Abschlussuntersuchungen bestätigten sich die Resultate aus den Fremdratings. Es zeigte sich eine Verbesserung der Aufmerksamkeitsleistung. Das Tagebuch konnte nach sieben Wochen selbstständig geführt und genutzt werden. Herr O. zog nach seiner Entlassung in eine Wohngemeinschaft. ◄

In diesem Zusammenhang werden auch Prinzipien des Modelllernens, der Verhaltensausformung (*shaping*) und der Verkettung von Verhaltenselementen (*chaining*) eingesetzt. Auch die Klassische Konditionierung kann im neuropsychologischen Therapiebereich zur Anwendung kommen. Erfahrungen gibt es hier mit dysarthrischen Patienten, um ihren Speichelsee zu schlucken, mit Epileptikern bei der Medikamenteneinnahme etc. Als Signalgeber dienen meist Uhren, Handys, Pager etc. Beim *shaping* werden durch positive Verstärkung solche Verhaltenselemente aufgebaut, die bisher gar nicht oder nur unzureichend vorhanden waren. Bereits kleine Schritte Richtung Zielverhalten werden verstärkt. Zum Einsatz kommt diese Methode vorwiegend im Bereich der Selbsthilfeaktivitäten (Ankleiden, Waschen etc.) und der motorischen und sensorischen Rehabilitation. In diesem Zusammenhang ist auch *prompting* (verbale und verhaltensmäßige Hilfestellung) zu erwähnen, welches meist mit *fading-out* (systematisches Ausblenden der Hilfestellung) kombiniert eingesetzt wird. Bei der Methode des *backward chaining* wird die Verhaltenssequenz in einzelne Schritte zerlegt. Der Patient wird allerdings dann für das letzte Glied der Verhaltenskette, die nun rückwärts aufgebaut wird, verstärkt. Der Vorteil dieser Methode liegt im fehlerfreien Lernen (*errorless learning*) und findet bei apraktischen Störungen Anwendung.

4.8.4 Der Angehörige als Mitbetroffener

Ein im Alltag viel zu kurz gekommener Bereich in der Neuropsychologie ist die Angehörigenarbeit. Der Mitbetroffene ist von Anfang an als eine wichtige Ressource zu sehen.

Beispiel

Vorgeschichte
Herr N. kommt im Herbst 1995 zu einer ambulanten neuropsychologischen Rehabilitation. Er ist 41 Jahre alt, ledig. Im Jahre 1983 erlitt er im Zuge eines Verkehrsunfalles sein erstes schweres SHT. Seit 1985 besteht eine symptomatische Epilepsie. 1992 erlitt der Patient im Rahmen eines epileptischen Anfalles sein zweites SHT. Es bestehen folgende neuropsychologische Defizite: Störungen im Bereich der Aufmerksamkeit, des Gedächtnisses und der exekutiven Funktionen. Die beschriebenen Defizite wirken sich zunehmend auf seine aktuelle berufliche Tätigkeit aus. Dies äußert sich in einer verringerten Produktivität, einer erhöhten Ermüdbarkeit, Vergesslichkeit bzw. Irritierbarkeit. Parallel zu seinen beruflichen Problemen steigern sich seine Anfälle von ca. einem Anfall auf ca. sieben bis zehn Anfälle pro Monat. Trotz eines mehrmaligen Medikamentenwechsels und einer epilepsiechirurgischen Vorstellung konnte der Zustand nicht verbessert werden. Es entwickelte sich ein überprotektives Verhalten von Seiten der Eltern. Herr N. musste seine Wohnung vorübergehend aufgeben und zog zu seinen Eltern. Das Ziel von Herrn N. war, seine Arbeit behalten zu können und wieder selbstständig zu leben.
Das Leben des Patienten scheint stark fremdbestimmt. Entscheidungen werden von den Eltern und Ärzten und vom Arbeitgeber etc. getroffen. Herr N. erlebt sich in einer passiven Patientenrolle. Es dreht sich in seinem Leben alles um

seine Anfälle und sein Unvermögen, mit bestimmten Aufgabenstellungen zurechtzukommen, jedoch wenig um seine Person. Aus dieser defizitorientierten Situation heraus scheint es aus therapeutischer Sicht sinnvoll, den Patienten an eine aktive Auseinandersetzung mit seiner Person, seinen Wünschen, seinen Gefühlen (Hilflosigkeit, Einsamkeit, Angst etc.), wie auch seinen Störungen heranzuführen. Im Vordergrund musste ein ressourcenorientiertes Vorgehen (Stabilisierung und Ressourcenaktivierung) stehen, hier wurde das Augenmerk besonders auf die Alltagsfertigkeiten gelegt. Ressourcen wurden exploriert und alle Empfindungsqualitäten und Sinnesqualitäten miteinbezogen. Weiters wurde die Wahrnehmung des Patienten auf kleine Schritte zur Problemlösung hingelenkt. Über konstruktives Feedback konnte aktives Verhalten aufgebaut werden. In weiterer Folge war der Ausbau eines externen Speichers (Timer) zielführend. Dies erschien besonders wichtig, um Tages- und Wochenstrukturen aufzubauen und dem Patienten dadurch Sicherheit (durch die Vorhersehbarkeit von diversen Ereignissen) zu vermitteln. Zusätzlich konnte die Medikamenteneinnahme dadurch dokumentiert bzw. kontrolliert werden. Ein weiteres Ziel war der Aufbau von Freizeitaktivitäten. Hier wurde mit besonderer Vorsicht herangegangen, nach dem Motto „weniger ist mehr", um den Patienten nicht zu überfordern. In Übereinstimmung mit seinem behandelnden Arzt zog der Patient nach vier Monaten wieder in seine gewohnte Umgebung zurück. Da Herr N. eine hohe Identifikation mit seiner Dienststelle hat, versuchte er meist mit vollem Einsatz die Arbeit zu bewältigen. Die gezielte Pausensetzung war entscheidend wichtig, um einer chronischen Überforderung entgegenzuwirken.

Hier ging es vordergründig um mehr Wissen über die Situation des Patienten, z. B. ein Mehr an Selbsthilfe wird nicht durch ein Mehr an Aktivitäten erreicht. Weiterführende Gespräche mit den Eltern erschienen als dringend notwendig, um mit der Behinderung ihres Sohnes besser umgehen zu können. Nach einer elfmonatigen Therapie lebte Herr N. wieder selbstständig in seiner Wohnung. Es folgte eine weitere neuropsychologische Nachbetreuung über weitere zwölf Monate, sowohl für den Patienten wie auch seine Eltern. Der Arbeitsplatz musste modifiziert und die Arbeitszeit verringert werden. Herr N. ist seit 1999 anfallsfrei. Die Eltern hatten gelernt, mit ihrer Angst besser umzugehen. ◀

Folgende verhaltenstherapeutische Methoden erwiesen sich im Rahmen des Selbstmanagement-Ansatzes neuropsychologisch gestörter Menschen als geeignet:

Das *Rollenspiel* eignet sich besonders bei neuropsychologischen Patienten mit Störungen im Bereich des Sozialverhaltens, z. B. bei frontalhirngeschädigten Personen. Gearbeitet wird an einer Kombination einzelner Verhaltensweisen, mit denen sich der Patient in die Auseinandersetzung mit seiner sozialen Umwelt begibt. Auf diese Weise bekommt er die Möglichkeit, wieder ein Normverständnis auszubilden. Als hilfreich erwiesen sich der erlebnisorientierte Rollentausch und gemeinsame Videoanalysen. Weiters hilft das Rollenspiel bei der Erprobung neuer Verhaltensweisen und bietet somit Möglichkeiten des sozialen Lernens. Selbstkontrollverfahren, kognitives Modellieren (förderliche Selbstanweisung) und Selbstinstruktionstraining sind Verfahren aus der kognitiven Verhaltensmodifikation. Sie kommen bei unterschiedlichen neuropsychologischen Zielsetzungen zum Einsatz: Im Selbstinstruktionstraining werden handlungsleitende Selbstverbalisierungen verinnerlicht und mit den entsprechenden Verhaltensweisen verknüpft. Bei Störungen im Bereich der exekutiven Funktionen erscheint diese Art des Arbeitens erfolgversprechend. Oft ist es ein Ziel, sich einen ruhigeren und kontrollierteren Arbeitsstil anzueignen. Eine Pilotstudie (Fahlböck, 1997, unveröffentlicht) zeigte interessante Ergebnisse, weitere Untersuchungen wären von Interesse. Das Arbeiten mit Patienten mit Restaphasien gestaltete sich sehr schwierig. Hier scheint die „innere Sprache" oft ein deutliches Hindernis. Gute Erfahrungen wurden hingegen beim sozialen Problemlösen gemacht.

Selbstkontrollverfahren sollen gewährleisten, dass (Selbst-)Verpflichtungen eingegangen und ausgeführt werden. Das Ziel bei Menschen nach erworbener Hirnschädigung ist meist die Steigerung oder Reduktion von Verhaltenshäufigkeiten. Das therapeutische Vorgehen beinhaltet die Vereinbarung von Zielverhalten, das Beobachten und Registrieren des Auftretens, das Rückmelden und die Verstärkung durch den Therapeuten. Indikationen ergeben sich bei diversen Kompensationstrainings, z. B. visueller Exploration des Außenraumes, Erhöhung der Selbstständigkeit, Medikamenteneinnahme, Körperpflege, Haushaltsführung, Einführung eines externen Speichers (Timers) etc.

Bei der *Umweltmodifikation* bzw. beim *Umweltmanagement* liegt der Schwerpunkt größtenteils auf der Anpassung der Umgebung an die kognitiven, sozialen und emotionalen Ressourcen bzw. Gegebenheiten des Patienten. Die Zielsetzung erfolgt generell vom neuropsychologischen Rehabilitationsteam bzw. von den Bezugspersonen aus. Ein selbstgesteuertes Lernen, eine Selbstregulation, eine Selbstorganisationsfähigkeit ist oft nur in geringem Maße zu beobachten. Die Reflexion der eigenen Situation wie des eigenen Störungsausmaßes erscheint oft als ein wesentlicher Bestandteil einer erfolgreichen Rehabilitation. Schwer beeinträchtigte Patienten bekommen oft kaum Zugang zu ihren Defiziten. In diesem Zusammenhang ist die Umweltmodifikation oft der einzige Ansatzpunkt für eine verhaltenssteuernde Maßnahme. Im Umweltmodifikationsmodell unterscheiden sich die phasischen Abläufe nicht wesentlich von denen des Selbstmanagement-Ansatzes. Zu Beginn steht der Aufbau einer tragfähigen Beziehung, Klärung der Motivationslage, Verhaltensanalyse und das Vereinbaren eines therapeutischen Zieles. Das Scheitern therapeutischer Bemühungen geht meist nicht auf Unlösbarkeit oder Schwere von Problemen oder einen „unbehandelbaren Patienten" zurück, sondern darauf, dass es der Therapeut verabsäumt hat, grundlegende therapeutische Voraussetzungen zu schaffen (Kanfer, 1996).

Häufige Fehler und Irrwege in der VNP-Therapie:

- zu schneller Einstieg in die Interventionen
- oberflächliche Aufträge
- eigene Möglichkeiten werden zu wenig reflektiert – Machbarkeit
- Erfassen der Aufträge der „anderen"
- Was ist eine Tatsache (hier geht es um Akzeptanz), was ist ein Problem (hier geht es um Lösung)?

- Woran soll gearbeitet werden?
- Was beeinträchtigt die Lebensqualität des Patienten am meisten?
- Unter welchen Beeinträchtigungen leidet der Patient am meisten?
- Wofür ist der Patient momentan wie stark motiviert bzw. zu motivieren?
- Ist Krankheitseinsicht gegeben?
- Besteht eine kooperative Therapeut-Klient-Beziehung?
- Wie hoch ist der eigene Erfolgsdruck?

4.8.5 Fazit

Tedd Judd (1999) meinte „Neuropsychotherapy offers a theoretical framework that makes the body-mind-interaction be operationalized in evidence based treatment forms." VerhaltensNeuroPsychotherapie wird als ein richtungsweisender Ansatz verstanden, welcher effiziente neue Perspektiven und Möglichkeiten in die psychotherapeutische Arbeit mit einbringt. Ziele sind, kognitive, emotionale, psychosoziale und Verhaltensstörungen nach Schädelhirnverletzungen zu verbessern, die Verarbeitung in einer adaptiven Weise zu fördern und dysfunktionale Bewältigungsstrategien zu reduzieren bzw. bewusst zu machen. Diese Art der Arbeit ist eingebettet in unterschiedliche Rehabilitationsmaßnahmen und Rehabilitationsphasen. Sie bildet das Herzstück der psychologischen bzw. psychotherapeutischen Arbeit.

Literatur

Abramson, L. Y., Seligman, M. E. P., & Teasdale, J. (1978). Learned helplessness in humans: Critique and reformulation. *Journal of Abnormal Psychology, 87*, 49–74.

Abramson, M., & Goldinger, S. D. (1997). What the reader's eye tells the mind's ear: Silent reading activates inner speech. *Perception & Psychophysics, 59*, 1059–1068.

Ader, R., & Cohen, N. (1981). Conditioned immunopharmacological responses. In R. Ader (Hrsg.), *Psychoneuroimmunology* (S. 281–319). Academic Press.

Alexander, J. D., & Nygaard, L. C. (2008). Reading voices and hearing text: Talker-specific auditory imagery in reading. *Journal of Experimental Psychology: Human Perception and Performance, 34*, 446–459.

Alsleben, H., & Hand, I. (Hrsg.). (²2013). *Soziales Kompetenztraining*. Springer.

Asendorpf, J. B., & Neyer, F. J. (2012). *Psychologie der Persönlichkeit*. Springer.

Baddeley, A. D. (1983). Working memory. Philosophical transactions of the Royal Society of London. *Series B. Biological Sciences, 302*, 311–324.

Bandura, A. (1971). *Psychological modeling: Conflicting theories*. Aldine & Atherton.

Bandura, A. (2001). Social cognitive theory: An agentic perspective. *Annual Review of Psychology, 52*, 1–26.

Barlow, D. H., Farchione, T. J., Fairholme, C. P., et al. (2011). *Unified protocol for transdiagnostic treatment of emotional disorders. Therapist guide*. Oxford University Press.

Beck, A. T., & Haigh, E. A. P. (2014). Advances in cognitive theory and therapy: The generic cognitive model. *Annual Review of Clinical Psychology, 10*, 1–24.

Beck, J. S. (1999). *Praxis der Kognitiven Therapie*. Psychologie Verlags Union.

Begeer, S., Malle, B. F., Nieuwland, M. S., & Keysar, B. (2010). Using theory of mind to represent and take part in social interactions: Comparing individuals with highfunctioning autism and typically developing controls. *European Journal of Developmental Psychology, 7*, 104–122.

Bohus, M., & Wolf, M. (2011). *Interaktives SkillsTraining für Borderline-Patienten*. Schattauer.
Brähler, E., & Overbeck, A. (1981). Die Erfassung der Interaktion in familientherapeutischen Sitzungen durch die automatische Analyse des Sprechverhaltens. *Medizinische Psychologie, 7*, 79–94.
Brakemeier, E.-L., Schramm, E., & Hautzinger, M. (2012). *Chronische depression*. Hogrefe.
Brewin, C. R. (2003). *Posttraumatic stress disorder*. Yale University Press.
Bronisch, T. (2007). Krisenintervention bei Suizidalität. *Psychothérapies, 12*, 234–240.
Bruning, N., Konrad, K., & Herpertz-Dahlmann, B. (2005). Bedeutung und Ergebnisse der Theory of Mind-Forschung für den Autismus und andere psychiatrische Erkrankungen. *Zeitschrift für Kinder- und Jugendpsychiatrie und Psychotherapie, 33*, 77–88.
Caspar, F. (1983). Verhaltenstherapie der Angst. In F. Strian (Hrsg.), *Angst. Grundlagen und Klinik* (S. 383–428). Springer.
Caspar, F. (2008). Plananalyse. In B. Röhrle, F. Caspar, & P. F. Schlottke (Hrsg.), *Lehrbuch der klinisch-psychologischen Diagnostik* (S. 149–166). Kohlhammer.
Cialdini, R. B., Brown, L., Lewis, B. P., & Neuberg, S. L. (1997). Reinterpretating the empathy – Altruism relationship: When one into one equals oneness. *Journal of Personality and Social Psychology, 73*, 481–494.
Conway, M. (2001). Sensory-perceptual episodic memory and its context: Autobiographical memory. *Philosophical Transactions of the Royal Society of London B, 356*, 1375–1384.
Conway, M. A., Singer, J. A., & Tagini, A. (2004). The self and autobiographical memory: Correspondence and coherence. *Social Cognition, 22*, 491–529.
D'Zurilla, T. J., & Nezu, A. M. (2010). Problem-solving therapy. In K. S. Dobson (Hrsg.), *Handbook of cognitive-behavioral therapies* (S. 197–225). Guilford Press.
Davis, D., & Brock, T. C. (1975). Use of first person pronouns as function of increased objective self-awareness and prior feed-back. *Journal of Experimental Social Psychology, 11*, 381–388.
Deci, E. L., & Ryan, R. M. (2000). The „what" and „why" of goal pursuits: Human needs and the self-determination of behavior. *Psychological Inquiry, 11*, 227–268.
Deppermann, A. (2008). *Gespräche analysieren*. Verlag für Sozialwissenschaften.
Dorrmann, W. (2005). Pro und Contra von Verträgen bei Patienten in akuten suizidalen Krisen. *Verhaltenstherapie, 15*, 39–46.
Egger, J. W. (2006). Verhaltensmedizinische Therapie für chronische Schmerzpatienten. *Psychologische Medizin, 17*, 56–76.
Eifert, G. (2011). *Akzeptanz- und Commitment-Therapie (ACT)*. Hogrefe.
Ellis, A. (2010). *Training der Gefühle*. mvg.
Ericsson, A. K., & Simon, H. A. (1985; 1993). *Protocol analysis*. The MIT Press.
Fahlböck, A. (2010a). (Neuro-)Psychotherapie und therapeutisches Milieu. In Lehrner et al. (Hrsg.), *Klinische Neuropsychologie. Grundlagen – Diagnostik – Rehabilitation*. Springer.
Fahlböck, A. (2010b). Verhaltensmanagement in der Neuropsychologischen Rehabilitation. In Lehrner et al. (Hrsg.), *Klinische Neuropsychologie. Grundlagen – Diagnostik – Rehabilitation*. Springer.
Fava, G. A. (2016). *Well-being therapy: Treatment manual and clinical applications*. Karger.
Fazio, R. H. (1990). Multiple processes by which attitudes guide behavior: The MODE model as an integrative framework. In M. P. Zanna (Hrsg.), *Advances in experimental social psychology* (Bd. 23, S. 75–109). Academic.
Fiedler, P. (1994). *Persönlichkeitsstörungen*. Beltz – Psychologie Verlags Union.
Fisher, P., & Wells, A. (2015). *Metakognitive Therapie*. Junfermann.
Fliegel, S., Groeger, W., Künzel, R., Schulte, D., & Sorgaz, H. (1998). *Verhaltenstherapeutische Standardmethoden*. Psychologie Verlags Union.
Förstl, H. (Hrsg.). (2002). *Frontalhirn*. Springer.
Fraser, B. (1999). What are discourse markers? *Journal of Pragmatics, 31*, 931–952.
Gatterer, G. (2017). Kognitive Veränderungen im Alter. In G. Pinter, R. Likar, O. Kada, H. Janig, W. Schippinger, & K. Cernic (Hrsg.), *Der ältere Mensch im klinischen Alltag. Ein Praxislehrbuch der Akutgeriatrie* (S. 90–98). Kohlhammer.

Gatterer, G. (2021). Covid-19. Psychologische Herausforderungen für ältere Menschen. *Allgemeine +Plus, 2*, 44–46.
Gauggel, S., & Lautenbacher, S. (2004). *Neuropsychologie psychischer Störungen*. Springer.
Gauggel, S., & Schoof-Tams, K. (2000). Psychotherapeutische Interventionen bei Patienten mit Erkrankungen oder Verletzungen des Zentralnervensystems. In W. Sturm, M. Hermann, & C. W. Wallesch (Hrsg.), *Lehrbuch der Klinischen Neuropsychologie* (S. 677–694). Swets & Zeitlinger.
Giernalczyk, T. (2003). Einschätzung der Suizidalität im ambulanten Erstkontakt: Ein diagnostisch-therapeutischer Prozess. In T. Giernalczyk (Hrsg.), *Suizidgefahr – Verständnis und Hilfe* (S. 75–84). dgvt.
Granpeesheh, D., Tarbox, J., & Dixon, D. R. (2009). Applied behavior analytic interventions for children with autism: A description and review of treatment research. *Annals of Clinical Psychiatry, 21*, 162–173.
Grawe, K. (2000). *Psychologische Therapie*. Hogrefe.
Grawe, K. (2004). *Neuropsychotherapie*. Hogrefe.
Greenberg, L. (2015). *Emotion-focused therapy. Coaching clients to work through their feelings* (2. Aufl.). American Psychological Association.
Greenwald, A. G., McGhee, D. E., & Schwartz, J. L. K. (1998). Measuring individual differences in implicit cognition: The implicit association test. *Journal of Personality and Social Psychology, 74*, 1464–1480.
Haight, B. K., & Haight, B. S. (2007). *The handbook of structured life interview*. Health Professions Press.
Harrer, M. E., & Weiss, H. (2016). *Wirkfaktoren der Achtsamkeit – Wie sie die Psychotherapie verändern und bereichern*. Schattauer.
Harris, R. (2009). *ACT made simple. An easy-to-read primer on acceptance and commitment therapy*. New Harbinger.
Harris, R. (2014). *Raus aus der Glücksfalle*. Kösel.
Hartmann-Strauss, S. (2020). *Entspannungstherapie: Praxishandbuch für Kursleitung und Psychotherapie*. Springer.
Harvey, A., Watkins, E., Mansell, W., & Shafran, R. (2005). *Cognitive behavioural processes across psychological disorders: A transdiagnostic approach to research and treatment*. Oxford University Press.
Hayes, S., Strosahl, K. D., & Wilson, K. G. (2014). *Akzeptanz- & Commitment-Therapie: Achtsamkeitsbasierte Veränderungen in Theorie und Praxis* (2. Aufl.). Junfermann.
Heidenreich, T., & Michalak, J. (2013). *Die „dritte Welle" der Verhaltenstherapie: Grundlagen und Praxis*. Beltz.
Helbig, H. (2008). *Wissensverarbeitung und die Semantik der Natürlichen Sprache*. Springer.
Higgins, E. T. (1987). Self-discrepancy: A theory relating self and affect. *Psychological Review, 94*, 319–340.
Higgins, E. T., Klein, R., & Strauman, T. (1985). Self-concept discrepancy theory: A psychological model for distinguishing among different aspects of depression and anxiety. *Social Cognition, 3*, 51–76.
Higgins, E. T., Bond, R. N., Klein, R., & Strauman, T. (1986). Self-discrepancies and emotional vulnerability: How magnitude, accessibility, and type of discrepancy influence affect. *Journal of Personality and Social Psychology, 51*, 5–15.
Hinsch, R., & Pfingsten, U. (2015). *Gruppentraining sozialer Kompetenzen*. Beltz.
Hou, H.-T., Chang, K.-E., & Sung, Y.-T. (2008). Analysis of problem-solving-based online asynchronous discussion pattern. *Educational Technology & Society, 11*(1), 17–28.
Hoyer, J., Jakobi, F., & Leibing, E. (2014). Gesprächsführung in der Verhaltenstherapie. In E. Leibing, W. Hiller, & S. K. D. Sulz (Hrsg.), *Lehrbuch der Psychotherapie. Band 3: Verhaltenstherapie* (S. 85–101). CIP Medien.
Jacob, G., & Arntz, A. (2015). *Schematherapie in der Praxis* (2. Aufl.). Beltz.
Jacobson, E. (1929). *Progressive relaxation*. University of Chicago Press.
Janis, I. L., & Mann, L. (1977). *Decision making*. The Free Press.

Janis, I. L., & Mann, L. (1982). A theoretical framework for decision counseling. In I. L. Janis (Hrsg.), *Counseling on personal decisions* (S. 47–72). Yale University Press.
Jelinek, L., Hottenrott, B., & Moritz, S. (2009). Assoziationsspaltung. Eine neue Intervention zur Behandlung von Zwangsgedanken. *Notfall & Hausarztmedizin, 35*, 24–28.
Jose, A., & Goldfried. (2008). A transtheoretical approach to case formation. *Cognitive and Behavioral Practice, 15*, 212–222.
Judd, T. (1999). *Neuropsychotherapy and community integration.* Springer.
Kabat-Zinn, J. (2013). *Gesund durch Meditation.* O.W. Barth.
Kabat-Zinn, J., & Kesper-Grossman, U. (2009). *Die heilende Kraft der Achtsamkeit.* Arbor.
Kabat-Zinn, J., & Valentin, L. (2014). *Stressbewältigung durch die Praxis der Achtsamkeit.* Arbor.
Kanfer, F. H. (1979). Self-management: Strategies and tactics. In A. P. Goldstein & F. H. Kanfer (Hrsg.), *Maximizing treatment gains: Transfer enhancement in psychotherapy* (S. 185–224). Academic.
Kanfer, F. H., Reinecker, H., & Schmelzer, D. (2012). *Selbstmanagement-Therapie* (5. Aufl.). Springer.
Kiesler, D. J. (September, 1968). Refinement of the experiencing scale as a counceling tool. Final Report Project WO. 6-1329Contract No. ORC 3-7-061329-2053.
Kiesler, D. J. (1983). The 1982 interpersonal circle: A taxonomy for complementarity in human transactions. *Psychological Review, 90*, 185–214.
Kiesler, D. J. (1985). The 1982 interpersonal circle: Acts Version Virginia Commonwealth University. http://sitarsociety.weebly.com/uploads/1/0/4/0/10405979/1985_interpersonal_circle_ acts_version.pdf. Zugegriffen am 14.06.2021.
Kintsch, W. (1998). *Comprehension.* Cambridge University Press.
Kintsch, W., & van Dijk, T. A. (1978). Towards a model of text comprehension and production. *Psychological Review, 85*, 363–394.
Klein, M. H., Mathieu-Coughlan, P., & Kiesler, D. J. (1986). The experiencing scale. In L. S. Greenberg & W. M. Pinsof (Hrsg.), *The psychotherapeutic process. A research Handbook* (S. 21–71). The Guildford Press.
Klimesch, W. (1988). *Struktur und Aktivierung des Gedächtnisses.* Hans Huber.
Kogler, L. M., & Kogler, A. (2005). *Die Verhaltenstherapie.* Kreuz.
Koppenhöfer, E. (2004). *Kleine Schule des Genießens.* Pabst Science Publishers.
Korkel, J., & Veltrup, V. (2003). Motivational Interviewing: Eine Übersicht. *Suchttherapie, 4*, 115–124.
Kraemer, S., Lihl, M., & Mergenthaler, E. (2007). Schlüsselfunktionen im Verlauf kognitiver Verhaltenstherapie von schizophrenen Patienten: Ein Beitrag zur Prozessforschung. *Verhaltenstherapie, 17*, 90–99.
Labov, W., & Fanshel, D. (1977). *Therapeutic Discourse.* Academic Press, INC. Harcourt Brace Jovanovich, Publishers.
Lakatos, A., & Reinecker, H. (2016). *Kognitive Verhaltenstherapie bei Zwangsstörungen: Ein Therapiemanual.* Hogrefe.
Lampert, A., Dale, R., & Paris, C. (2006). Classifying speech acts using verbal response modes. In *Proceedings of the 2006 Australasian Language Technology Workshop (ALTW2006)* (S. 34–41).
Leibbrand, R., & Hiller, W. (2003). Krisenintervention. In E. Leibing, W. Hiller, & S. K. D. Sulz (Hrsg.), *Lehrbuch der Psychotherapie. Band 3: Verhaltenstherapie* (S. 449–458). CIP Medien.
Linehan, M. (1996a). *Trainingsmanual zur DBT der Borderline-Persönlichkeitsstörung.* CIP-Medien.
Linehan, M. (1996b). *Dialektisch-Behaviorale Therapie der Borderline-Persönlichkeitsstörung.* CIP-Medien.
Linehan, M. (2016). *Handbuch der Dialektisch-Behavioralen Therapie (DBT) Bd. 1: Skills Training Manual.* CIP-Medien.

Lotfi, S., Eizadi-Fard, R., Ayazi, M., & Agheli-Nejad, M. A. (2011). The effect of Meichenbaum's cognitive behaviour modificationtherapy on reduction of test anxiety symptoms in high school girls. *Procedia – Social and Behavioral Sciences, 30*, 835–838.
Lovaas, I., Newsom, C., & Hickman, C. (1987). Self-stimulatory behavior and perceptual reinforcement. *Journal of Applied Behavior Analysis, 20*, 45–68.
Lovaas, O. I. (1987). Behavioral treatment and normal educational and intellectual functioning in young autistic children. *Journal of Consulting and Clinical Psychology, 55*, 3–9.
Maercker, A., & Forstmeier, S. (Hrsg.). (2013). *Der Lebensrückblick in Therapie und Beratung*. Springer.
Martin, M., & Kliegel, M. (2014). *Psychologische Grundlagen der Gerontologie*. Kohlhammer.
Meichenbaum, D. (1979). *Kognitive Verhaltensmodifikation*. Urban & Schwarzenberg.
Meichenbaum, D. (2012). *Intervention bei Stress. (aus dem amerikanischen Englisch von Lothar Schattenburg)*. Hans Huber, Hogrefe AG.
Mergenthaler, E. (1996). Emotion-abstraction patterns in verbatim protocols: A new way of describing psychotherapeutic processes. *Journal of Consulting and Clinical Psychology, 64*, 1306–1315.
Mergenthaler, E., & Stinson, C. (1992). Psychotherapy transcription standards. *Psychotherapy Research, 2*, 125–142. https://doi.org/10.1080/10503309212331332904
Michalak, J., Heidenreich, T., & Williams, J. M. G. (2012). *Achtsamkeit*. Hogrefe.
Miller, W. R., & Rollnick, S. (2015). *Motivierende Gesprächsführung* (3. Aufl.). Lambertus.
Molinaro, F. (2013). Therapeutic interventions and patient's cognitive-emotional regulation in a standard cognitive therapy. Dissertation submitted in partial fulfillment of the requirements for the doctoral degree in Human Biology (Dr. biol. hum.) from the Faculty of Medicine, University of Ulm.
Moreno, J. L. (1943). The concept of sociodrama: A new approach to the problem of intercultural relations. *Sociometry, 6*, 434–449.
Moretti, M. M., & Higgins, E. T. (1990). Relating self-discrepancy to self-esteem: The contribution of discrepancy beyond actual-self ratings. *Journal of Experimental Social Psychology, 26*, 108–123.
Morin, A. (1993). Self-talk and self-awareness: On the nature of the relation. *The Journal of Mind and Behavior, 14*, 223–234.
Morin, A., & Everett, J. (1990). Inner speech as a mediator of self-awareness, self-consciousness, and self-knowldege: An hypothesis. *New Ideas in Psychology, 8*, 337–356.
Moritz, S. (2011). *Metacognitive training for obsessive-compulsive disorder (myMCT). A self-help book*. VanHam Campus.
Moritz, St. (Stand 24.09.2007) *Assoziationsspaltung. Leitfaden zur Reduktion von Zwangsgedanken*. VanHam Campus
Moritz, S., & Hauschildt, M. (2012). *Detecting and defusing thought traps. Metacognitive training for obsessive-compulsive disorder (myMCT). Beta-Version 1.1*. VanHam Campus.
Moritz, St., & Hottenrott, B. (Stand 06.06.2008). *Assoziationsspaltung. Leitfaden zur Reduktion von Suchtverlangen*. VanHam Campus.
Moritz, St., & Jelinek, J. (Stand 06.08.2009). *Assoziationsspaltung Leitfaden zur Reduktion von Zwangsgedanken*. VanHam Campus
Moritz, S., & Jelinek, L. (2011). Further evidence for the efficacy of association splitting as a self-help technique for reducing obsessive thoughts. *Depression and Anxiety, 28*, 574–581.
Mulder, T. (2007). *Das adaptive Gehirn*. Thieme.
Mummendey, H. D. (1995). *Psychologie der Selbstdarstellung*. Hogrefe.
Mummendey, H. D. (2006). *Psychologie des „Selbst"*. Hogrefe.
Neumann, A., & Roediger, E. (2016). Kognitive und metakognitive Ansätze in der Schematherapie. *Verhaltenstherapie & Verhaltensmedizin, 2*(37), 211–212.
Nezu, A. M., Nezu, C. M., & D'Zurilla, T. J. (2013). *Problem-solving therapy. A treatment manual*. Springer.
Nigro, G., & Neisser, U. (1983). Point of view in personal memories. *Cognitive Psychology, 15*, 467–482.

Oerter, R., & Montada, L. (Hrsg.). (2008). *Entwicklungspsychologie*. Beltz.
Oppenheim, G. M., & Dell, G. S. (2010). Motor movement matters: The flexible abstractness of inner speech. *Memory & Cognition, 38*, 1147–1160.
Osatuke, K., Glick, M. J., Gray, M. A., Reynolds, D.'. A. J., Jr., Humphreys, C. L., Salvi, L. M., & Stiles, W. B. (2004). Assimilation and narrative. In L. E. Angus & J. McLeod (Hrsg.), *The handbook of narrative psychotherapy* (S. 193–210). Sage.
Öst, L. G. (2008). Efficacy of the third wave of behavioural therapies: A systematic review and meta-analysis. *Behaviour Research and Therapy, 46*, 296–321.
Oswald, W. D. (2006). „Gedächtnis". In W. D. Oswald, U. Lehr, C. Sieber, & J. Kornhuber (Hrsg.), *Gerontologie. Medizinische, psychologische und sozialwissenschaftliche Grundbegriffe* (3. vollst. überarbeitete Auflage. Aufl.). Kohlhammer.
Ozdas, A., Shiavi, R. G., Silverman, S. E., Silverman, M. K., & Wilkes, D. M. (2004). Investigation of vocal jitter and glottal flow spectrum as possible cues for depression and near-term suicidal risk. *IEEE Transactions on Biomedical Engineering, 51*, 1530–1540.
Ozier, D., & Westbury, C. (2013). Experiencing, psychopathology, and the tripartite mind. *Journal of Behavioral and Brain Science, 3*, 252–275. https://doi.org/10.4236/jbbs.2013.32026. Published Online May 2013 (http://www.scirp.org/journal/jbbs).
Paschke-Müller, M. S., Biscaldi, M., Rauh, R., Fleischhaker, C., & Schulz, E. (2013). *TOMTASS – Theory of Mind Training bei Autismusspektrumsstörungen*. Springer.
Perner, J., & Lang, B. (1999). Development of theory of mind and executive control. *Trends in Cognitive Sciences, 3*, 337–344.
Pestian, J., Nasralla, H., Matykiewicz, P., Bennett, A., & Leenaars, A. (2010). Suicide note classification using natural language processing: A content analysis. *Biomedical Informatics Insights, 3*, 19–28. http://www.la-press.com
Petermann, F. (2020). *Entspannungsverfahren: Das Praxishandbuch. Mit E-Book inside*. Beltz.
Petzold, H. (1985). *Psychodrama-Therapie*. Junfermann.
Potreck-Rose, F., & Jakob, G. (2010). *Selbstzuwendung, Selbstakzeptanz, Selbstvertrauen*. Klett-Cotta.
Powers, M., Zum Vörde Sive Vörding, M., & Emmelkamp, P. M. G. (2009). Acceptance and commitment therapy: A meta-analytic review. *Psychotherapy and Psychosomatics, 78*, 73–80.
Prebble, S. C., Addis, D. R., & Tippett, L. J. (2013). Autobiographical memory and sense of self. *Psychological Bulletin, 139*, 815–840.
Prigatano, G. (2004). *Neuropsychologische Rehabilitation*. Springer.
Rachman, S., Radomsky, A., & Shafran, R. (2008). Safety behaviors; A reconsideration. *Behaviour Research and Therapy, 46*(2), 163–173.
Raes, F. J., Williams, J. M. G., & Hermans, D. (2009). Reducing cognitive vulnerability to depression: A preliminary investigation of Memory Specificity Training (MEST) in inpatients with depressive symptomatology. *Journal of Behavior Therapy and Experimental Psychiatry, 40*, 24–38.
Reinecker, H. (2015). *Verhaltensanalyse. Ein Praxisleitfaden*. Hogrefe.
Reuther, P., Bergermann, C., Müller, C., Risse, G., & Arnold, M. (2000). Zielorientierung im Rehabilitationsalltag. In W. Fries & C. Wendel (Hrsg.), *Ambulante Komplex-Behandlung von hirnverletzten Patienten* (S. 95–104). Zuckerschwerdt.
Rice, L. A., & Kerr, G. P. (1986). Measures of client and therapist vocal quality. In L. S. Greenberg & W. M. Pinsof (Hrsg.), *The psychotherapeutic process. A research handbook* (S. 73–105). The Guildford Press.
Roediger, E. (2016). *Schematherapie. Grundlagen, Modell und Praxis*. Schattauer.
Roth, E. (1967). *Einstellung als Determination individuellen Verhaltens*. Hogrefe.
Rutherford, M. D., Baron-Cohen, S., & Wheelwright, S. (2002). Reading the mind in the voice: A study with normal adults and adults with asperger syndrome and high functioning autism. *Journal of Autism and Developmental Disorders, 32*, 189–194.
Sassaroli, S., Brambilla, R., Cislaghi, E., Colombo, R., Centorame, F., Favaretto, E., Fiore, F., Veronese, G., & Ruggiero, G. M. (2014). Emotion-abstraction patterns and cognitive interventions in a single case of standard cognitive-behavioral therapy. *Research in Psychotherapy: Psychopathology, Process and Outcome., 17*, 65–72.

Schelp, T., Otten, A., & Lütkr Fremann, H. (1991). Die Analyse von Psychotherapiegesprächen auf der Ebene von Antwortmodalitäten nach der Taxonomie von W. B. Stiles. In L. Kemmler, T. Schelp, & P. Mecheril (Hrsg.), *Sprachgebrauch in der Psychotherapie* (S. 116–139). Hans Huber.

Schewe, E. L. (2011). *Der Förderansatz. Applied Behavior Analysis mit Verbal Behavior für Kinder mit einer Autismus-Spektrum-Störung in Deutschland. Masterarbeit.* Carl von Ossietzky Universität.

Schiefele, U. (1990). *Einstellung, Selbstkonsistenz und Verhalten.* Hogrefe.

Schiepek, G. (Hrsg.). (2003). *Neurobiologie der Psychotherapie.* Schattauer.

Schindler, L. (1989). Das Codiersystem zur Interaktion in der Psychotherapie (CIP): Ein Instrument zur systematischen Beobachtung des Verhaltens von Therapeut und Klient im Therapieverlauf. *Zeitschrift für Klinische Psychologie, XVIII*, 68–79.

Schindler, L. (1991). *Die empirische Analyse der therapeutischen Beziehung.* Springer.

Schmutz Held, I. (2012). *Motivorientierte Beziehungsgestaltung: Zusammenhang mit dem Therapieerfolg und differenzielle Wirkung nach interpersonalen, störungsdiagnostischen und geschlechtsspezifischen Merkmalen.* Inauguraldissertation der Philosophisch-humanwissenschaftlichen Fakultät der Universität Bern.

Schröder, B., & Hahlweg, K. (2014). Therapie mit Paaren. In E. Leibing, W. Hiller, & S. K. D. Sulz (Hrsg.), *Lehrbuch der Psychotherapie. Band 3: Verhaltenstherapie. Nachdruck* (S. 459–468). CIP Medien.

Schubert, C. (2018). *Psychoneuroimmunologie und Psychotherapie.* Schattauer.

Schultz, J. H. (2020). *Autogenes Training. Das Original-Übungsbuch: Die Anleitung vom Begründer der Selbstentspannung* (25. Aufl.). TRIAS.

Segal, Z. V., Williams, J. M. G., & Teasdale, J. D. (2015). *Die Achtsamkeitsbasierte Kognitive Therapie der Depression: Ein neuer Ansatz zur Rückfallprävention* (2. Aufl.). dgvt.

Selting, M. (1986). Nebeneinander-her-reden: Struktur und Entwicklung eines Verständigungsproblems. *Grazer linguistische Studien, 26*, 131–150.

Selting, M. (1992). Prosody in conversational questions. *Journal of Pragmatics, 17*, 315–345.

Selting, M. (1994). Emphatic speech style: With special focus on the prosodic signalling of heightened emotive involvement in conversation. *Journal of Pragmatics, 22*, 375–408.

Selting, M. (2013). *Verständigungsprobleme. Eine empirische Analyse am Beispiel der Bürger-Verwaltungs-Kommunikation.* Verlag für Gesprächsforschung 2013. http://www.verlag-gespraechsforschung.de ISBN 978-3-936656-46-6.

Selting, M., Auer, P., Barth-Weingarten, D., Bergmann, J., Bergmann, P., Birkner, K., Couper-Kuhlen, E., Deppermann, A., Gilles, P., Günthner, S., Hartung, M., Kern, F., Mertzlufft, C., Meyer, C., Morek, M., Oberzaucher, F., Peters, J., Quasthoff, U., Schütte, W., Stukenbrock, A., & Uhmann, S. (2009). Gesprächsanalytisches Transkriptionssystem 2 (GAT 2). *Gesprächsforschung – Online-Zeitschrift zur verbalen Interaktion (ISSN 1617-1837), 10*, 353–402.

Semin, G. R., & Fiedler, K. (1988). The cognitive functions of linguistic categories in describing persons: Social cognition and language. *Journal of Personality and Social Psychology, 54*, 558–568.

Semin, G. R., & Fiedler, K. (1992). The inferential properties of interpersonal verbs. In G. R. Semin & K. Fiedler (Hrsg.), *Language, interaction and social cognition* (S. 58–78). Sage.

Shneidman, E. S. (1999a). Some characteristics of genuine versus simulated suicide notes. In A. A. Leenaars (Hrsg.), *Lives and deaths. Selections from the works of E. S. Shneidman* (S. 247–255). Brunner/Mazel.

Shneidman, E. S. (1999b). The psychological pain assessment scale. In A. A. Leenaars (Hrsg.), *Lives and deaths. Selections from the works of E. S. Shneidman* (S. 41–46). Brunner/Mazel.

Skinner, B. F. (1957). *Verbal behavior.* Prentice-Hall Inc.

Stavemann, H. H. (2007). *Sokratische Gesprächsführung in Therapie und Beratung.* Beltz.

Stavemann, H. H. (2008a). Fragetechniken und Gesprächsführung in der KVT. In H. H. Stavemann (Hrsg.), *KVT-Praxis* (S. 625–658). Beltz.

Stavemann, H. H. (2008b). *Lebenszielanalyse und Lebenszielplanung in Therapie und Beratung*. Beltz.

Steck, B. (2002). *Multiple Sklerose und Familie*. Karger.

Stiles, W. B. (1986). Development of a taxonomy of verbal response modes. In L. S. Greenberg & W. M. Pinsof (Hrsg.), *The psychotherapeutic process. A research handbook* (S. 161–199). The Guildford Press.

Stiles, W. B. (1999). Signs and voices in psychotherapy. *Psychotherapy Research, 9*, 1–21.

Strack, F., & Deutsch, R. (2004). Reflective and impulsive determinants of social behaviour. *Personality and Social Psychology Review, 8*, 220–247.

Strosahl, K., & Robinson, P. J. (2016). *In diesem Moment: Stress überwinden und achtsam werden*. TRIAS.

Strosahl, K. D., Robinson, P. J., & Gustavsson, T. (2015). *Inside this moment. A clinican's guide to promoting radical change using acceptance and commitment therapy*. Context Press.

Sulz, S. K. D. (1994). *Strategische Kurzzeittherapie: Effiziente Wege zur wirksamen Psychotherapie*. CIP-Medien.

Sundberg, M. L., & Michael, J. (2001). The benefits of Skinner's analysis of verbal behavior for children with autism. *Behavior Modification, 25*, 698–724.

Teismann, T., & Margraf, J. (2018). *Exposition und Konfrontation*. Hogrefe.

Telch, M., & Lancaster, C. L. (2012). Is there room for safety behaviors in exposure therapy for anxiety disorders? In P. Neudeck & H.-U. Wittchen (Hrsg.), *Exposure therapy* (S. 313–334). Springer.

Thomä, H., & Kächele, H. (1989). *Lehrbuch der psychoanalytischen Therapie*. Springer.

Ulich, D., Haußer, K., Mayring, P., Strehmel, P., Kandler, M., & Degenhart, B. (1985). *Psychologie der Krisenbewältigung*. Beltz.

Ullrich, R., & de Muynck, R. (1998). *Das Assertiveness Training Programm ATP* (Bd. 1–4). Pfeiffer.

Vuchinich, S. (1992). The sequential organization of closing in verbal family conflict. In A. D. Grimshaw (Hrsg.), *Conflict talk* (S. 118–138). Cambridge University Press.

Vygotsky, L. (1986). *Thought and language. Translation newly revised and edited by Alex Kozulin*. MIT Press.

Walter, S. (2008). Therapeutische Gesprächsführung und Emotions-/Abstraktionsmuster des Patienten. Dissertation zur Erlangung des Doktorgrades der Humanbiologie der Medizinischen Fakultät der Universität Ulm.

Watson, J. B., & Rayner, R. (1920). Conditioned emotional reactions. In: *Journal of Experimental Psychology, 3*(1), 1–14.

Watkins, E., Teasdale, J. D., & Williams, R. M. (2000). Decentring and distracting reduce overgeneral autobiographical memory in depression. *Psychological Medicine, 30*, 911–920.

Watkins, E. R., Baeyens, C. B., & Read, R. (2009). Concreteness training reduces dysphoria: Proof-of-principle for repeated cognitive bias modification in depression. *Journal of Abnormal Psychology, 118*(1), 55–64.

Watzke, B. (2002). Vergleich therapeutischer Prozessvariablen in psychoanalytisch und verhaltenstherapeutisch begründeten stationären Gruppenpsychotherapien. Dissertation zur Erlangung der Würde des Doktors der Philosophie der Universität Hamburg.

Watzke, B., Schulz, H., & Koch, U. (April 2000). Hamburger Psychotherapie-Prozess-Skala – Beobachter (HaPPS-B) MANUAL. Universitäts-Krankenhaus Hamburg-Eppendorf, Abteilung für Medizinische Psychologie, Arbeitsgruppe Stationäre Psychotherapieforschung.

Wendisch, M., & Neher, M. (2003). Das Erstgespräch in der Verhaltenstherapie – ein Leitfaden. *Verhaltenstherapie, 13*, 122–129.

Wengenroth, M. (2012). *Therapie-Tools Akzeptanz- und Commitmenttherapie*. Beltz.

Wenzlaff, R. M., & Wegner, D. M. (2000). Thought suppression. *Annual Review of Psychology, 51*, 59–91.

Wheeler, D. D., & Janis, I. L. (1980). *A practical guide for making decisions*. The Free Press.

Williams, J. M., & Broadbent, K. (1986). Autobiographical memory in suicide attempters. *Journal of Abnormal Psychology, 92*, 144–149.

Wimmer, H., & Perner, J. (1983). Beliefs about beliefs: Representation and constraincing function of wrong beliefs in young children's understanding of deception. *Cognition, 13*, 103–128.

Wirsing, K. (2000). *Psychologisches Grundwissen für Altenpflegeberufe. Ein praktisches Lehrbuch* (5. überarbeitete Auflage. Aufl.). Beltz.

Wolpe, J. (1961). The systematic desensitization treatment of neuroses. *The Journal of Nervous and Mental Disease, 132*, 189–203.

Wolpe, J. (1972). *Praxis der Verhaltenstherapie*. Hans Huber.

Young, J. E., Klosko, J. S., & Weishaar, M. E. (2005). *Schematherapie: Ein praxisorientiertes Handbuch*. Junfermann.

Zakin, A. (2007). Metacognition and the use of inner speech in children's thinking: A tool teachers can use. *Journal of Education and Human Development, 1*, 1–14.

Durchführung der Behandlung

5

Gerald Gatterer, Andrea Fahlböck, Angelika Neumann und Eckhard Roediger

▶ In diesem Abschnitt soll die praktische Durchführung der Therapie anhand konkreter Beispiele dargestellt werden. Dies geschieht nach den bereits dargestellten Kriterien für den diagnostischen und therapeutischen Prozess und beinhaltet die Terminvereinbarung, das Erstgespräch mit der ersten Beziehungsgestaltung, die ersten Überlegungen zu den Problemen und der Zieldefinition, die Klärung des geplanten therapeutischen Prozesses, die Durchführung und Evaluation der Therapie inklusive der Anpassung des Therapieprozesses an eventuell auftretende Probleme und neue Erkenntnisse sowie den Abschluss der Therapie und Maßnahmen zur Rückfallprävention. Der erste Fall bezieht sich auf eine „klassische" Verhaltenstherapie. Der zweite Fall beinhaltet die Aspekte eines emotionsfokussierten Ansatzes, beim dritten Fall werden die therapeutischen Interventionen der Patientin mit Schematherapie vorgestellt.

G. Gatterer (✉)
Sigmund Freud Privatuniversität Wien, Wien, Österreich
e-mail: gerald@gatterer.at

A. Fahlböck
Psychologische und psychotherapeutische Praxis, Institut für neuropsychologische Rehabilitation, Villach, Österreich

A. Neumann
Psychologische Psychotherapeutin, Ulm, Deutschland
e-mail: kontakt@ist-ulm.de

E. Roediger
Neurologe, Psychiater, Arzt für psychotherapeutische Medizin, Frankfurt, Deutschland
e-mail: kontakt@eroediger.de

© Springer-Verlag GmbH Deutschland, ein Teil von Springer Nature 2022
G. Gatterer (Hrsg.), *Praxis Verhaltenstherapie*, Psychotherapie: Praxis,
https://doi.org/10.1007/978-3-662-64970-1_5

5.1 Fall 1 „Klassische Verhaltenstherapie"

5.1.1 Terminvereinbarung

Herr M., vereinbart telefonisch einen Termin. Als Grund für die Therapie gibt er seit Jahren bestehende Ängste und zwängliches Verhalten an. Beim Telefonat wirkt er angespannt. Da ein Erstgespräch erst in 14 Tagen möglich ist, drängt er darauf, ob nicht ein früherer Termin möglich ist, da auch gleichzeitig Probleme in der Beziehung durch seine Problematik bestünden. Er ersucht bei Freiwerden eines Termins durch Krankheit eines anderen Patienten kontaktiert zu werden. Er würde es sich dann einteilen, um früher kommen zu können. Es wäre für ihn sehr wichtig, möglichst bald mit der Therapie zu beginnen. Das wird auch vereinbart. Um den Patienten erreichen zu können wird eine Karteikarte mit Namen, Adresse, Telefonnummer und geschilderter Problematik angelegt. Ebenso werden ihm die Kosten und die Absageregelung (24 Stunden vorher) mitgeteilt.

Aus der Sicht dieses Erstkontaktes handelt es sich anscheinend um einen sehr unter Stress stehenden Menschen, der möglicherweise durch starke externe Faktoren (Beziehung) nunmehr unter Druck steht, eine Therapie zu beginnen. Es wäre dann eine primär externe Therapiemotivation gegeben, was im therapeutischen Prozess zu berücksichtigen wäre. Insofern wird dies in der angelegten Karteikarte vermerkt.

5.1.2 Erstkontakt, Kennenlernen und Beziehungsaufbau

Herr M. ein mittelgroßer, sportlicher Mann, kommt in Jeans und Jacke zum vereinbarten Termin, der erst nach 14 Tagen stattfand. Er ist etwas hektisch und begrüßt den Therapeuten mit den Worten
Patient: „Grüß Gott. Anscheinend ist in den 14 Tagen niemand krank geworden, da sie nicht angerufen haben!"
Therapeut gibt ihm die Hand und antwortet. „Grüß Gott. Ja das stimmt. Leider. Bitte nehmen Sie Platz. Was führt Sie zu mir? Wer hat Sie zu mir überwiesen?" (Da der Patient eine gewisse Grundspannung und möglicherweise Gereiztheit durch die 14 Tage Wartezeit mit sich bringt, erscheint es wichtig, hier bei den Tatsachen zu bleiben und nicht emotional einzusteigen. Nur falls der Patient dies weiter zum Thema macht, sollte zur Beziehungsklärung darauf eingegangen werden.)
Merksatz: Im Rahmen dieses ersten Gespräches geht es um die Klärung folgender Punkte:

- Weswegen kommt der Patient in die Therapie?
- Was sind die konkreten Probleme?
- Welche Gründe gibt es für den Beginn einer Therapie?
- Weshalb kommt der Patient zum jetzigen Zeitpunkt in die Therapie?
- Weshalb kommt er nicht früher oder später?

5 Durchführung der Behandlung

- Weshalb kommt er gerade zu mir?
- Von wem empfohlen?
- Was wäre das Ziel der Therapie?

Der Patient berichtet von seit Jahren bestehenden Ängsten hinsichtlich seiner Gesundheit. Vor allem sein Magen-Darmbereich mache ihm immer zu schaffen. Er würde sich eine geregelte Ausscheidung mit klaren Zeiten und gleichbleibender Konsistenz und Farbe wünschen. Er habe aber manchmal Durchfall bzw. auch Verstopfung. Auch beim Harnlassen habe er manchmal Probleme, da müsse er kurzfristig ein WC aufsuchen. Die Mengen seien aber dann manchmal sehr gering. Vor allem in sozialen Situationen belaste ihn dies sehr. Das auch deshalb, da er bei seinem Job im mittleren Management öfter auch Geschäftsessen habe, wo es schwierig sei, plötzlich aufzustehen und die Toilette aufzusuchen. Das behindere ihn auch bei seiner Karriere, die nun einen möglichen Aufstiegsschritt beinhalte. Das sei aber auch mit mehr solchen Terminen verbunden. Er überlege deshalb auch, ob der Job der richtige für ihn sei. Überwiesen habe ihn sein Hausarzt bzw. sei es auch etwas auf Druck der Frau erfolgt.

Therapeut: „Gibt es sonstige Auswirkungen dieser Probleme auf ihr Leben?"

Es gäbe deshalb auch Probleme in der Familie. Vor allem seine Frau sei schon sehr genervt, da sich alles immer nach seinen Toilettenzeiten richten müsse. So würde er am Morgen früher aufstehen, damit er möglichst leer im Darm das Haus verlassen kann. Das führe manchmal zu Spannungen in der Beziehung, weil er lange Aufenthalte in Gegenden vermeide, wo es keine Möglichkeit gäbe, auf die Toilette zu gehen. Seine Frau sei aber sehr unternehmungslustig, da sie vor den Kindern, die im nächsten Jahr geplant wären, noch viel erleben möchte.

Therapeut: „Hat das ihrer Ansicht nach Auswirkungen auf die Problematik?".

Der Patient berichtet, dass das sehr wohl Druck auf ihn ausübe und unter Stress setze, da zwei Entscheidungen anstehen. Karriere und Familie. Er sei nun 45 Jahre alt und seine Frau 34. Sie möchte deshalb Kinder. Er natürlich auch, aber er wisse noch nicht, wie er das alles schaffen soll. Die Probleme mit der Ausscheidung bestehen aber schon länger. Eigentlich seit seiner Kindheit. Er könne sich noch daran erinnern, dass sie bei Urlaubsfahrten immer stehen bleiben mussten, da er aufs WC musste. Sein Vater sei deshalb sehr genervt gewesen, da er gerne schnell am Urlaubsort angekommen wäre. Seine Mutter habe ihn aber verstanden, weil „auf das WC gehen soll man nicht aufschieben. Das sei nicht gesund! Außerdem sei man dann sicher, dass nichts während der Fahrt passiert." war ihre Devise. Auch sie sei öfter aufs WC gegangen, da sie eine kleine Blase hatte.

Therapeut: „Das heißt, die Problematik gab es auch bei ihrer Mutter?"

Der Patient berichtet weiter, dass Darmprobleme auch in der Familie häufig wären. Der Bruder der Mutter sei auch vor vier Jahren mit 75 an Darmkrebs verstorben. Das habe auch bei ihm eine Krise ausgelöst, und er habe sich genau untersuchen lassen. Er sei aber völlig gesund. Seine Problematik sei nach Auskunft der Ärzte psychisch. Das habe ihn beruhigt. Er habe deshalb bis jetzt auch keinen Grund gesehen in eine Psychotherapie zu gehen. Nun aber würden sich die Symptome verstärken und ihn stärker einschränken. Auch seine Frau meinte, er müsse nun etwas tun, sonst wäre sowohl seine Karriere als auch die Beziehung gefährdet. Sie will keinen Mann, der den Kindern solche Ängste vermittelt und mit dem man keine spontanen Aktionen machen kann.

Therapeut: „Welche Einschränkungen haben Sie konkret durch Ihre Probleme und wie sehen diese genau aus?"

Die primären Probleme bestünden darin, dass es für ihn unangenehm sei, plötzlich auf die Toilette zu müssen. Besonders in Situationen, wo er im Mittelpunkt stünde, z. B. bei einer beruflichen Besprechung oder in einer Situation, wo er nach einer Toilette fragen müsste. Er vermeide deshalb solche Situationen, indem er beruflich möglichst wenig esse und trinke, um nicht auf die Toilette zu müssen. Er versuche deshalb am Morgen vor dem Büro möglichst gut auszuscheiden, um dann Ruhe zu haben. Es sei ihm aber noch nie etwas passiert, da es meist „falscher Alarm" war. Zu Hause sei es kein Problem. Da könne er ja jedes Mal gehen. Vor vier Jahren nach dem Tod des Onkels sei es schlechter gewesen, da er Angst gehabt hätte, ebenfalls Darmkrebs zu haben. Da habe er auch den Stuhl nach Farbe und Konsistenz kontrolliert. Das sei aber nach der Darmuntersuchung und der Sicherheit gesund zu sein wieder weg gewesen. Er gehe deshalb auch einmal jährlich zur Vorsorgeuntersuchung. Das gäbe ihm Sicherheit. Vor dem Termin sei er aber immer sehr ängstlich. Danach sei er aber wieder sicher.

Therapeut: Gibt es Dinge, die sie durch die Probleme gar nicht oder nur sehr eingeschränkt machen?"

Eigentlich versuche er alles zu machen. Er habe aber, wie gesagt, gewisse Rituale bzw. brauche seine Struktur, um sich sicher zu fühlen.

Therapeut: „Gibt es sonstige Ängste oder Probleme?"

Eigentlich sei er sonst nicht sehr ängstlich. Er fahre auch Motorrad. Das mache ihm Spaß, auch wenn hier seine Frau Angst um ihn hätte. Aber das könne er ja kontrollieren. Kontrolle sei für ihn generell was Wichtiges. „Man muss die Dinge im Griff haben", sei auch so ein Motto seines Vaters gewesen. Auch seine Mutter sei immer sehr auf Sicherheit bedacht. Sie sei auch nie geflogen. Da habe er aber keine Angst. Leichte Ängste habe er, wenn er im Mittelpunkt steht. Deshalb sei er bei Sitzungen auch immer gut vorbereitet. Das sei auch schon in der Schule und beim Wirtschaftsstudium so gewesen. Unvorbereitet würde er Dinge eher ungern tun. Das nerve seine Frau etwas, da sie ein eher spontaner Typ sei. Deshalb gäbe es manchmal auch Konflikte bezüglich des Kinderthemas, da er zwar Kinder möchte, aber nicht so genau wisse, wie das Leben dann sei. Das mache etwas Angst. Er selbst sei ein Einzelkind. Die Eltern wollten kein zweites Kind mehr, da sie glücklich waren, einen gesunden Sohn zu haben.

Therapeut: „Was sind die konkreten Erwartungen von Ihnen in die Therapie? Was möchten Sie erreichen und was wäre dann besser?"

Der Patient möchte als Therapieziel ein spontaneres und weniger kontrolliertes Leben mit mehr Lebensfreude erreichen. Etwa so wie beim Motorradfahren, wo es ihm „super" gehen würde. Da habe er auch keine Gedanken an den Toilettengang. Weiters wünscht er sich Unterstützung bei seiner Lebensplanung. Er weiß nicht, ob er der Karrieretyp sei oder ob es nicht besser sei, bei der derzeitigen Position zu bleiben. Er verdiene gut, habe ein mehr geregeltes Leben und auch weniger Stress durch unkontrollierbare Termine. Ebenso das Thema Kinder. Er wisse nicht, ob er das schaffe. Spielen sei nicht so sein Thema. Ebenso die Rolle Vater. Sein Vater habe nie so den glücklichen, sondern den genervten Vater vermittelt. Das möchte er nicht sein. Da würde er lieber auf Kinder verzichten. Das hätte zwar schon Konflikte mit seiner Frau gegeben, aber sie habe gemeint, dass sie auch nicht unbedingt Kinder haben muss, wenn das Lebe dadurch eingeengt wird. Sie möchte aber, dass er spontaner und nicht so WC-fixiert wird.

Therapeut: „Das heißt, als Therapieziele wären von ihrer Seite ein Leben ohne Einschränkungen durch den Toilettengang bzw. die Ängste davor in sozialen Situationen und eine Reflexion des zukünftigen Lebens inklusive Lebensplanung wichtig? (Patient bejaht dies) Ich würde Ihnen noch gerne einige Informationen zur Verhaltenstherapie geben und wie so eine Therapie bei Ihren Problemen aussehen würde. Das ist aber noch nicht die endgültige Therapie, sondern ein grober Rahmen. Die Verhaltenstherapie geht davon aus, dass Verhaltensweisen, auch problematische, gelernt werden und deshalb auch wieder verlernt, umgelernt oder neu gelernt werden können. In Ihrem Fall würde ich das so sehen, dass Sie in ihrer Persönlichkeit eine auf Sicherheit und Kontrolle aufgebaute Lebensphilosophie entwickelt haben. Das würden wir uns in den weiteren Sitzungen genauer ansehen, wie das entstanden ist und welche Funktion es hat. Ihre Problematik würde ich als Angststörung ansehen. Die genaue Diagnose würden wir bei der nächsten Sitzung stellen, da es unterschiedliche Unterteilungen gibt. Bei Angststörungen ist das spezifische Vorgehen der Verhaltenstherapie das genaue Erfassen des Problemverhaltens und das Eintrainieren von neuen Gedanken und Verhaltensweisen. Die Methode wäre die sogenannte Konfrontation, also das neue Lernen dieses Verhaltens. Also in ihrem Fall das spontane Aufsuchen der Toilette ohne Angst vor sozialer Bewertung. Das genaue Vorgehen würden wir dann aber jeweils konkret besprechen, wo es auch wichtig ist, dass Sie sich selbst und ihre Meinung einbringen. In der Verhaltenstherapie sind nämlich die Mitarbeit und Integration des Patienten in den therapeutischen Prozess ein wichtiger Faktor. Eventuell wäre auch eine Entspannungstechnik günstig, um mit Stress und Belastungen besser umgehen zu können. Die Reflexion Ihres Lebens mit den entsprechenden Lebensplanungen wäre dabei das, was auch diesen Prozess leitet. Also welchen Stress Sie in ihrem Leben möchten oder nicht und was Sie primär aus Angst nicht möchten. Das sind nämlich zwei unterschiedliche Dinge. Also möchte ich prinzipiell keine Kinder oder traue ich es mir nur nicht zu? Hier würden wir auch Rollenbilder, Werte und Normen reflektieren, die einen glücklich oder unglücklich machen. Können Sie sich so eine Therapie vorstellen? Haben Sie noch Fragen?"

Da der Patient mit der Therapie einverstanden ist, wird ein nächster Termin in einer Woche vereinbart.

Therapeutische Reflexion zum Erstkontakt: Der Patient kommt einerseits wegen seiner „psychosomatischen" Probleme aber auch aufgrund von in der Zukunft liegenden wesentlichen Lebensveränderungen in Therapie. Die Ursachen der Probleme liegen nach dem erweiterten psychosozialen Menschenbild in diesem Buch einerseits in seiner Lerngeschichte (ängstliche Mutter, kontrollierter und leistungsorientierter Vater; soziale Werte und Normen der Gesellschaft, Rollenbilder und Erwartungen daran) aber auch in einer somatischen Disposition (eventuell genetisch erhöhte Sensibilität für interne Reize) und kontextuelle Faktoren (zu Hause kein Problem). Insofern müssen diese Aspekte in den folgenden Sitzungen genauer abgeklärt werden.

5.1.3 Weitere Abklärung der Probleme und deren Entstehungsgeschichte sowie Diagnosestellung

In den nächsten Sitzungen erfolgte eine genauere Abklärung der Probleme und deren Entstehungsgeschichte. Herr M. kam immer pünktlich zu den Sitzungen. Er war hoch motiviert, seine Probleme zu lösen, was auch durch seine Persönlichkeitsstruktur, alles schaffen zu wollen, bedingt war.

Um eine genauere Abklärung seiner Symptome zu erhalten wurden eine Symptomcheckliste und ein psychopathologischer Status durchgeführt. Dabei ergab sich folgendes Bild:

Die kognitiven Leistungen sind unbeeinträchtigt. Berichtet werden jedoch leichte Einschlafstörungen sowie ein morgendliches Pessimum der Stimmung mit Grübeln und Angstsymptomatik hinsichtlich des folgenden Tages. Ebenso eine erhöhte Nervosität, Ängste in sozialen Situationen (Vorträge halten, im Mittelpunkt stehen) und eine verstärkte somatische Fixierung. Im BDI ergab sich jedoch kein auffälliger Wert.

Als Hauptprobleme schildert der Patient sein Ritual am Morgen sowie seine Unsicherheit bei Besprechungen und Meetings. Der zweite Problembereich betrifft seine Unsicherheit hinsichtlich seiner Lebensplanung in Bezug auf Familiengründung und Karriere. Die Krankheitsangst stand nicht im Mittelpunkt.

Diagnose entsprechend ICD-10
Entsprechend ICD-10 ergibt sich das Bild einer sozialen Phobie beim Toilettengang.

Die ICD-10 definiert die **Soziale Phobie (ICD-10 F40.1)** als eine Erkrankung mit **Furcht vor prüfender Beachtung** durch andere Menschen, die schließlich zur Vermeidung sozialer Situationen führt. Bei ausgeprägteren sozialen Phobien bestehen häufig ein niedriges Selbstwertgefühl und Furcht vor Kritik. Als Symptome muss mindestens eines der folgenden aufgetreten sein:

- Erröten oder Zittern
- Angst zu erbrechen
- Miktions- oder Defäkationsdrang oder Angst davor.

Als Differenzialdiagnose wurde die sozial-ängstliche Persönlichkeitsstörung ausgeschlossen, da das Problem sich nur auf einen eng umschrieben Bereich bezieht. Die Somatoforme Störung wurde ebenfalls ausgeschlossen, da die Krankheitsangst nicht im Vordergrund stand, wobei jedoch eine leichte Somatisierungstendenz vorliegt. Ebenso wurde eine Zwangsstörung ausgeschlossen, da die Rituale nicht im Vordergrund standen.

Genese der Störung

Die Exploration hinsichtlich der Genese (Abb. 5.1) dieser Probleme ergab folgendes Bild:

- Prädisposition und Vulnerabilität
  Herr M. beschreibt eine gewisse genetische und psychische Disposition hinsichtlich seiner Ängstlichkeit und des Risikos für das Auftreten von Darmerkrankungen von Seiten der Mutter. Ebenso eine Hypersensibilität für körperliche Wahrnehmungsprozesse in diesem Bereich.
- Lerngeschichte
  Bereits in früher Kindheit hatte er deshalb ein frühzeitiges Ausscheidungsbedürfnis, welches durch die Mutter verstärkt wurde. Diese vermittelte dadurch auch das Gefühl von Sicherheit und eine Verminderung von gesundheitlichen Risiken. Der Vater hingegen diente als Modell für Leistung. Sein Motto war aber ebenfalls Sicherheit und Kontrolle. Sein Motto war, die Dinge unter Kontrolle zu haben. So gestaltete der Patient auch seine Schulzeit. Lernen, um nicht zu versagen, war wichtig. Hier wurde auch die Basis für die soziale Ängstlichkeit gelegt. Leistung und Erfolg sowie soziales Ansehen waren in der Familie wichtig. Ebenso aber die Beachtung körperlicher Funktionen, um nicht krank zu werden. Werte und Normen der Gesellschaft waren aber auch sonst wichtige Parameter der Erziehung. So lernte er traditionelle Rollenbilder wie die Rolle des Mannes, der etwas leistet, die Rolle der Frau, die Kinder bekommt, und die Rolle des Familienvaters, der ein Vorbild ist und keine Mängel hat. Ebenso aber, dass es wichtig ist, sozial nicht negativ aufzufallen und auf seine Gesundheit zu achten.
- Persönlichkeit
  Daraus entwickelte er eine Persönlichkeit, die auf traditionellen Werten wie Familie, Rollenbildern, Leistung, Sicherheit durch Kontrolle und Achten auf die Gesundheit aufbaut. Damit konnte er sein Leben weitgehend ungestört leben. Seine Rituale waren nur gering störend und konnten gut kompensiert werden. Schwierige soziale Situationen, die nicht planbar sind, werden vermieden bzw. durch vorherige Rituale in ihrem Risiko reduziert. Z. B. Toilettengang vor einem Meeting. Wenig essen und trinken unter Tag, wenn er im Büro ist.
- Auslöser für die aktuelle Verstärkung der Problematik
  Eine Verstärkung der Probleme trat erstmalig beim Tod des Onkels auf, da dadurch die Unkontrollierbarkeit körperlicher Erkrankungen (vor allem Uro-Genitalbereich) sichtbar wurde. Diese konnte der Patient aber mit seiner Strategie „Sicherheit durch Kontrolle und Vorsorgeuntersuchungen" kompensieren. Die anstehende Beförderung und die neue unbekannte Lebensaufgabe im Job (Karriere mit mehr Meetings und mehr auf ihn gerichteter sozialer Aufmerksamkeit als Chef; neue Rolle Familienvater mit Verantwortung und als Vorbild für das Kind; vermehrter Druck der Frau auf ihn als perfekten Vater) erhöhten seinen Stress und damit die Symptome.
- Problembereiche
  – Körperliche Probleme: Vermehrter Harndruck und unregelmäßiger Stuhlgang; Symptome von Stress und Anspannung; leichte Einschlafstörungen; unregelmäßige Nahrungs- und Flüssigkeitsaufnahme

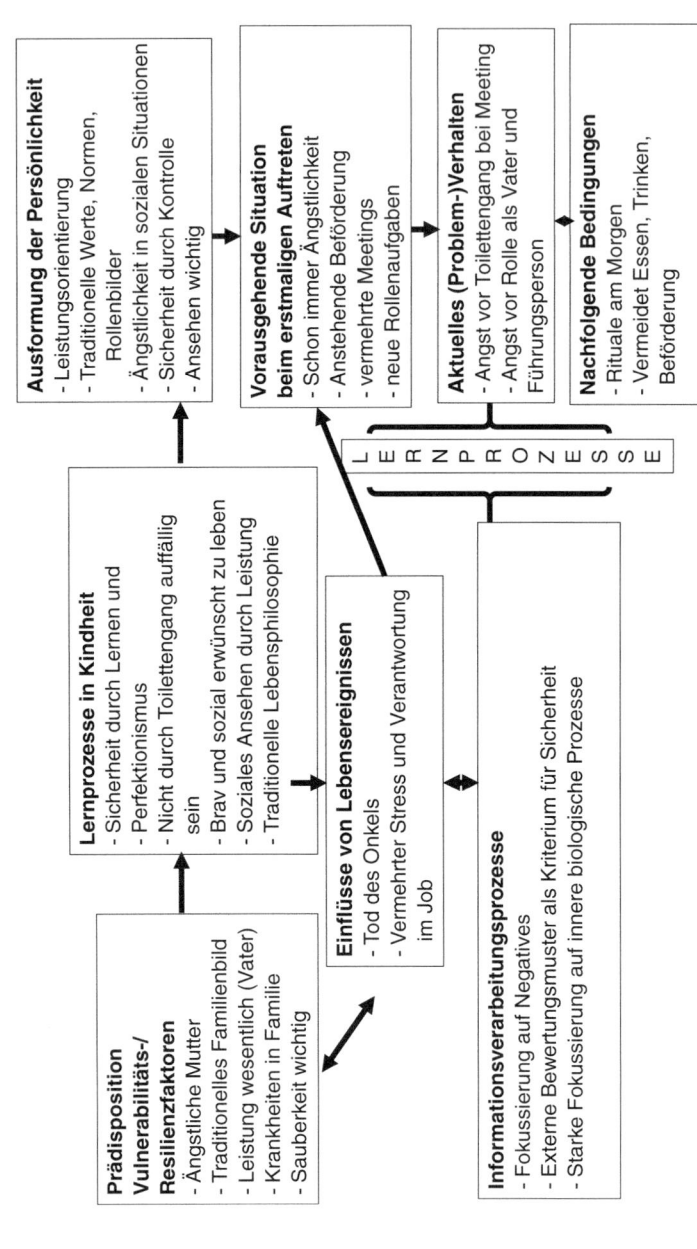

Abb. 5.1 Genese des (Problem)Verhaltens

- Psychische Probleme: Ängstlichkeit; Angst zu Versagen; soziale Angst, wenn etwas peinlich ist
- Verhalten: ritualisierter Tagesablauf, um Sicherheit zu bekommen; Vorbereitung auf schwierige Situationen; Vermeidung
- Soziale Probleme: Vermeidung schwieriger sozialer Situationen; Angst vor nicht planbaren sozialen Rollen.
- Umgebungsfaktoren: sucht sichere, planbare Umgebungen; orientiert sich an der Möglichkeit vorhandener Toiletten.
- Persönlichkeit: hohe traditionelle soziale Werte und Normen; Sicherheit, Kontrolle und Leistung als wesentliche Faktoren des Lebens
• Globale Konsequenzen des Problemverhaltens

Die globalen Konsequenzen des Problemverhaltens können folgendermaßen zusammengefaßt werden:

Primär gibt das Verhalten Sicherheit und Kontrolle über das Leben sowohl in sozialer als auch in gesundheitlicher Hinsicht (negative Verstärkung). Damit verbunden sind jedoch vermehrter Stress, diese Abläufe zu ritualisieren, soziale Einschränkungen und Probleme mit der Partnerin. Ebenso ist damit die Karriere beschränkt, und neue unbekannte Lebensaufgaben sind mit Angst besetzt.

Das Verhalten in spezifischen Situationen
Die S-O-R-K-C-Modelle zu den einzelnen Bereichen ergaben folgendes Bild:

Problembereich morgendliches Toilettenritual
Situation (S)

Herr M. wacht am Morgen auf. Er spürt sein Herz klopfen (physiologisch), denkt „hoffentlich kann ich gleich aufs WC gehen (Kognition)" und fühlt sich gestresst und ängstlich.

Übergeordnete Muster (O)

Seine Grundpersönlichkeit ist ängstlich, kontrollierend. Der morgendliche Toilettengang ist wichtig.

Reaktion (R)

Er steht auf und geht auf die Toilette. (motorisches Verhalten Rm)

Er scheidet aus. (Rph)

Er denkt, „hoffentlich habe ich vollständig entleert. Ich bleibe lieber noch etwas länger sitzen". (Rk)

Er spürt Angst. (Re)

Er versucht, mehr auszuscheiden und strengt sich dabei an. (Rm)

Als nichts mehr kommt, beendet er den Ausscheidungsprozess. (Rv)

Kontingenz (K)

Dies ist das tägliche Ritual am Morgen. Es gibt Sicherheit, wenn es so funktioniert, aber Unsicherheit, wenn es nicht klappt.

Darauffolgendes Verhalten (Konsequenzen C)

Er beendet Toilettengang und verlässt Toilette befriedigt, wenn genügend ausgeschieden wurde. C -v,m,e;k (negative Verstärkung)

Er fühlt sich sicher. $\mathcal{C}$ -e;k (negative Verstärkung)
Seine Frau kritisiert, dass er so lange auf der Toilette braucht. C-s;k (Bestrafung)
Er ärgert sich, sagt aber nichts. C-e;k..
Er wird unsicher und beginnt zu überlegen, ob er wirklich genug ausgeschieden hat. C-e;k..
Er geht nochmals auf die Toilette, um sicher zu sein. $\mathcal{C}$ -v,m;k
Sein Kontrollverhalten bleibt aufrecht. C-m,l
Seine Angst bleibt aufrecht. C-e,l

Problembereich berufliches Meeting
Situation (S)
Herr M. hat im Büro ein Meeting. Er spürt sein Herz klopfen (physiologisch), denkt „ich muss noch vorher aufs WC gehen, damit es nicht peinlich ist, wenn ich beim Meeting aufstehen und unterbrechen muss." (Kognition)" und fühlt sich gestresst und ängstlich.
O
Ängstliche, kontrollierende Persönlichkeit. Soziale Angst zu versagen. Grundspannung hinsichtlich der Kontrolle seiner Ausscheidung.
Reaktion (R)
Er geht vor dem Meeting auf die Toilette. (motorisches Verhalten Rm)
Er scheidet aus bzw. versucht dies. (Rph)
Er denkt, „hoffentlich habe ich vollständig entleert. Ich darf nicht negativ auffallen". (Rk)
Er spürt Angst. (Re)
Er geht anschließend zum Meeting. (Rm)
Kontingenz (K)
Dies ist das tägliche Ritual bei Meetings. Es gibt Sicherheit, wenn es so funktioniert, aber Unsicherheit, wenn es nicht klappt.
Darauffolgendes Verhalten (Konsequenzen C)
Er sitzt bei Meeting und hat es geschafft. C + v,k
Er fühlt sich anfangs sicher und es geht ihm gut. C + e,k (Verstärkung)
Er wird bei längeren Sitzungen unsicher und hört in den Körper hinein. C-e,k
Sein Kontrollverhalten bleibt aufrecht. C- m,l
Er ist froh, als Meeting beendet ist. $\mathcal{C}$ -e,m (Erleichterung; negative Verstärkung)
Seine Angst vor Sitzungen bleibt aufrecht. C-e,l

Problembereich Lebensplanung Karriere
Situation
Sein direkter Vorgesetzter fragt ihn, ob er sich schon für den höheren Posten beworben hat. Er würde das sehr begrüßen, da er ihn dazu für sehr befähigt halte.
O Variable
Leistungs- und Karriereorientierung der Familie; Unsicherheit hinsichtlich seiner Fähigkeiten und der körperlichen Probleme
Reaktion
Er sagt dem Chef, dass er dabei sei, die Bewerbung zu schreiben. (Rm)

Er spürt Angst (Re).
Spannung, Nervosität, Herzklopfen, und er schwitzt. (Rph)
Er denkt, das schaffe ich nie. (Rk)
Ich sollte ihm sagen, dass ich das nicht kann. (Rk)
Er spürt Mangelhaftigkeit (Re) und geht hinaus. (Rm)
Kontingenz (K)
Manchmal traut er sich mehr zu, manchmal weniger. Er ist hin- und hergerissen zwischen dem positiven Gefühl, dass ihm der Chef das zutraut, und seiner Angst zu versagen.
Nachfolgendes Verhalten
Er ist froh, wieder draußen zu sein. $\mathcal{C}$ -e,k
Zuwendung durch Chef C + s;k
Er denkt, „der Chef traut es mir zu. Ich sollte es probieren". C + k,k
Er fühlt sich kurzfristig wohl. C + e;k
Er denkt an seine Probleme beim Toilettengang und wird unsicher. C-k,m/C-e,m
Er geht unsicher und ängstlich aus der Besprechung. C-e,m
Die Angst bleibt aufrecht. C-e,l

Problembereich Kinderplanung
Situation S
Frau beginnt Diskussion über Kinderthema.
O Variable
Familienorientierung. Angst vor Verantwortung und Unsicherheit es zu schaffen. Unklare Rolle Vater. Leistungsorientiertheit und Perfektionismus hinsichtlich Vaterrolle.
Reaktion
Er äußert seine Ängste. Rm
Er spürt Spannung, Druck. Rph
Unsicherheit; Angst Re
Er denkt „Ich darf sie nicht enttäuschen!" Rk
Er vertröstet sie, dass es ja erst in einem Jahr sei. Rm
(Manchmal Streit zwischen den Ehepartnern Rm)
Kontingenz
Er versucht solche Gespräche zu vermeiden.
Nachfolgende Verhalten
Kurzfristige Entspannung $\mathcal{C}$ -e,k
Problem und Angst bleiben aufrecht. C-e,l
Spannung zwischen den Ehepartnern C-s,l

Eigene und gesellschaftliche Werte, Normen, Rollenbilder, Grundannahmen, Schemata, Grundbedürfnisse
Im Rahmen der Verhaltensanalyse erfolgt auch eine Erfassung von übergeordneten, das Problemverhalten des Patienten beeinflussenden Faktoren.

Die durch eine vertikale Verhaltensanalyse mit dem Patienten erarbeiteten Regeln, Normen und Pläne sowie die dahinterstehenden Grundbedürfnisse nach Grawe und übergeordnete Muster sind in Abb. 5.2 ersichtlich.

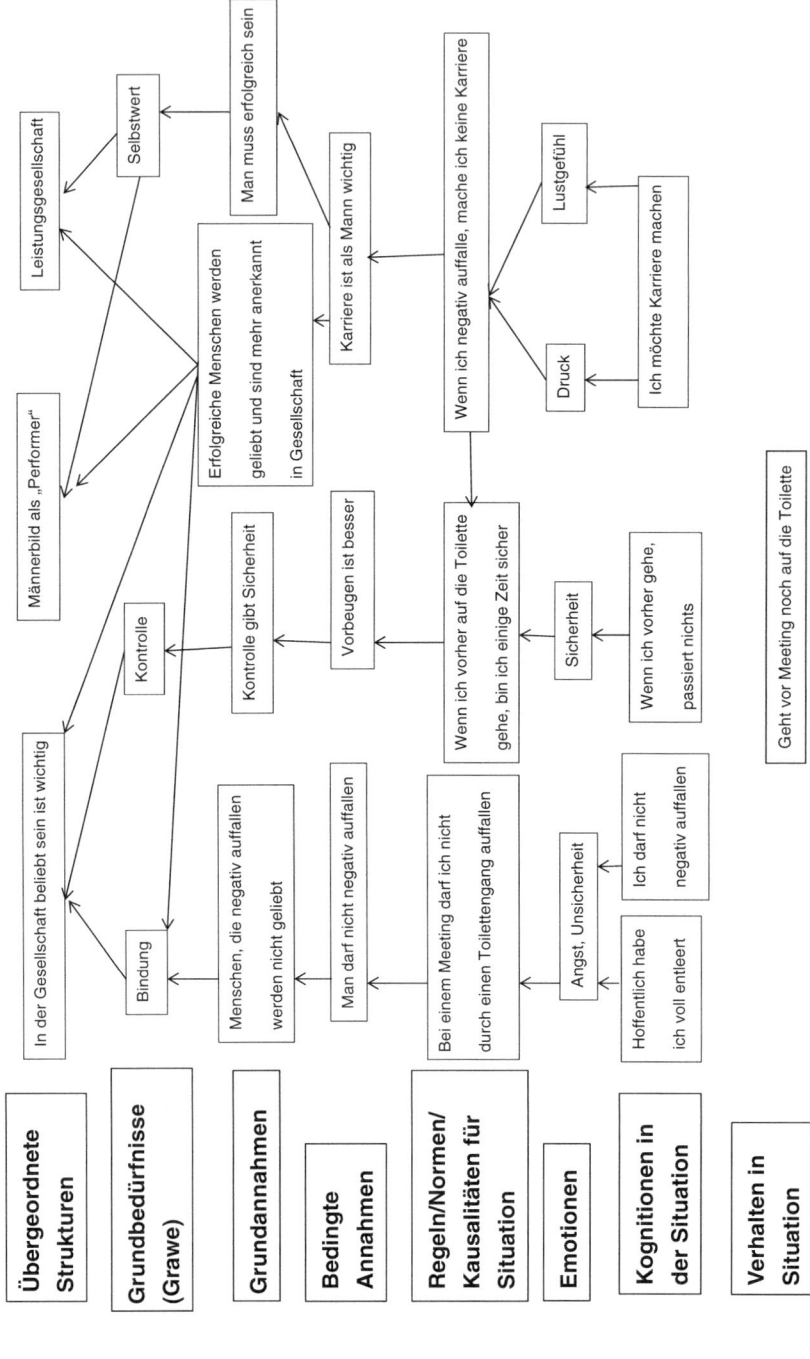

Abb. 5.2 Vertikale Verhaltensanalyse (erweitert nach Gatterer)

Dabei ist ersichtlich, dass in allen Problembereichen ein starkes Bedürfnis nach Sicherheit und Kontrolle, Selbstwerterhöhung und Bindung gegeben ist. Das Bedürfnis nach Lustbefriedigung ist kaum gegeben und bezieht sich auf das Motorradfahren in der Freizeit. Die Erarbeitung dieser Faktoren erfolgte gemeinsam mit dem Patienten im Sokratischen Dialog, durch gezieltes Erfragen, Hinterfragen, Abklärung der Bedürfnisse, Interpretieren, Überprüfen in verschiedenen Situationen und mittels S-O-R-K-C-Modell-Modellen für verschiedene Situationen. Weiters wurden auch die Werte und Normen der Herkunftsfamilie und die des Patienten konkret erfragt.

Zusammengefasst können alle therapierelevanten übergeordneten Faktoren folgendermaßen zusammengefasst werden:

Situation: Kontrollritual beim Toilettengang am Morgen.

Kognitionen: Ich muss Sicherheit für den Tag haben. Es ist schrecklich, dass ich das habe.

Emotionen: Angst; Mangelhaftigkeit; etwas Ärger über sich selbst

Eigene Regeln, Normen, Kausalitäten in der Situation: Ich darf nicht durch einen Toilettengang sozial negativ auffallen, das wäre schrecklich. Ich darf nicht versagen. Wenn ich gut ausscheide, kann nichts passieren.

Bedingte Annahmen: Man darf nicht sozial negativ auffallen. Erfolg ist wichtig. Wenn man vorsorgt, gibt das Sicherheit.

Männerrolle: Perfekter Karrieremann

Grundannahme: Männer (Menschen) müssen Erfolg haben und dürfen nicht versagen. Kontrolle schafft Sicherheit. Nur perfekte Menschen werden geliebt.

Schemata (mit Patienten individuell erarbeitet): Leistung (Annäherungsschema); Mangelhaftigkeit (Vermeidungsschema); Sicherheit und Kontrolle (Annäherungsschema); soziale Anerkennung (Annäherungsschema)

Grundbedürfnisse: Orientierung und Kontrolle; Selbstwerterhöhung; Bindung

Als global übergeordnete Strukturen sind bei Herrn M. „Familienorientierung und soziale Orientierung" des Verhaltens gegeben.

Aus all diesen Faktoren werden die Therapieziele und die dabei eingesetzten Methoden zur Vermittlung der notwendigen Fertigkeiten des Patienten gemeinsam mit diesem abgeleitet.

5.1.4 Zielklärung und Therapieplanung

In diesem Abschnitt der Therapie erfolgte

- eine Vermittlung über die hypothetischen Ursachen der Probleme des Patienten aus der Sicht des Therapeuten (Genese der Störung und S-O-R-K-C-Modelle),
- die Zielklärung aus der Sicht des Patienten und des Therapeuten
- und die damit verbundenen therapeutischen Überlegungen hinsichtlich der dafür notwendigen Basiskompetenzen des Betroffenen
- sowie die damit verbundenen verhaltenstherapeutischen Maßnahmen,
- die Planung der Interventionen hinsichtlich des Ablaufs und des Inhalts,

- die Auswahl der entsprechenden therapeutischen Strategien und Interventionsmaßnahmen
- und die Vorbereitung auf die tatsächliche Therapie.

Aufgrund der obigen Analysen wurden gemeinsam mit dem Patienten folgende globale Therapieziele und Kompetenzen erarbeitet:

- Verminderung der Angst vor sozialem Versagen
- Verminderung der Krankheitsangst
- Veränderung des morgendlichen Toilettenrituals in Richtung Akzeptanz und Normalität
- Veränderung des Meetingverhaltens
- Aufbau von Entspannung und Gelassenheit
- Aufbau sozialer Kompetenzen und Selbstsicherheit
- Reflexion seiner Grundbedürfnisse hinsichtlich Familie und Karriere und Treffen einer Entscheidung
- Reflexion und Aufbau neuer Rollen
- Verbesserung der Lebensqualität durch mehr Spaß, Freude, Spontanität und Genuss im Leben

Der Ablauf mit Entspannung am Anfang wurde deshalb so gewählt, da es wichtig war, dem Patienten Fertigkeiten für den Umgang mit seiner Problemsituation zu vermitteln. Danach sollte das Problemverhalten abgebaut und das Alternativverhalten aufgebaut werden.

Als therapeutische Maßnahme wurde

- als Entspannungstechnik eine Kurzform der Progressiven Muskelentspannung nach Jacobson vermittelt. Diese wurde dem Patienten in der Therapiesitzung praktisch gezeigt und erklärt und mit ihm eintrainiert, um ihm die Möglichkeit zu geben, seine Unruhe auch aktiv zu bearbeiten. Er selbst erhielt den Auftrag, diese regelmäßig (zwei- bis dreimal/Tag) zu üben.
- Weiters erfolgte eine genaue Erfassung der sozialen Angstsituationen und deren hierarchische Ordnung (aufgrund der Stärke der Problematik wurde mit dem Patienten ein gestuftes Vorgehen bei der Konfrontation gewählt). Als geringste Angst wurde die Situation am Morgen ohne wesentliche Erwartungen für den Tag geschildert. Die Angst erhöht sich, je mehr Einengungen der Möglichkeit des Toilettenganges während des Tages gegeben sind. Die stärkste Angst ist gegeben, wenn der Tag durch Sitzungen und Meetings voll ist und dadurch die eigenen Freiräume zum Toilettengang nicht gegeben sind.
- Danach wurde dem Patienten der Zusammenhang zwischen Gedanken und Angst (Teufelskreis der Angst) sowie der Unterschied zwischen realer Gefahr und notwendigem kalkulierbaren Risiko vermittelt. Dies erfolgte auch anhand konkreter Situationen aus seinem eigenen Leben. Z. B. ist es gefährlich bei bestehenden lang andauernden Beschwerden nicht zum Arzt zur Untersuchung zu gehen. Es ist aber ein kalkulierbares Risiko nicht jede kleine Beschwerde abklären zu lassen und auch normal.

- In weiterer Folge war eine Konfrontation in Vivo entsprechend der Hierarchie geplant. Ziel war, den Toilettengang möglichst kurz zu gestalten und die dabei entstehende Angst durch Entspannung und kognitive Techniken zu vermindern.
- Dazu war es notwendig, mit ihm seine automatischen negativen Gedanken in den Angstsituationen zu erfassen und Alternativgedanken zu erarbeiten. Dies erfolgte mittels Spaltentechnik.
- Ebenso sollte im Rollenspiel die Fertigkeit „in einem Meeting auf die Toilette zu gehen" eintrainiert werden.
- Damit verbunden war auch die Bearbeitung negativer Erwartungen und eine Realitätskontrolle, z. B., dass auch andere bei Meetings auf die Toilette gehen.
- Als positive Fertigkeiten wurden Achtsamkeits- und Genussstrategien vermittelt. Hier war vor allem auch das Aufgeben der Kontrolle über den Genuss von Nahrungsmitteln mit dem Hintergrund der möglichen Auswirkungen auf Harndrang oder Stuhlgang wichtig.
- Als letzter Therapieblock war die Reflexion der Lebensziele hinsichtlich Familienplanung, Karriere, Freizeitverhalten, Wertigkeiten von spezifischen Rollen etc. geplant.

5.1.5 Durchführung der Therapie

Die Durchführung der Therapie erfolgte weitgehend nach obiger Planung

- Die Erklärung seiner Diagnose und die Überlegungen des Therapeuten hinsichtlich der Entstehung seiner Probleme gab dem Patienten Sicherheit und auch einen Einblick in sein Problemverhalten. Dadurch war ihm auch einsichtig, dass durch Entspannung eine Verminderung seiner Symptome möglich ist.
- Die progressive Muskelentspannung nach Jacobson wurde deshalb gewählt, da sie aufgrund des direkten Ansprechens von Muskelbereichen für den Patienten gut nachvollziehbar war. Sie bestand aus den Übungen Faust machen, Arme anwinkeln, Schultern hochziehen, Atmung und Beine. Dem Patienten war der Zusammenhang zwischen Anspannung und seinen Problemen schnell bewusst, und er übte auch in seiner Freizeit sehr intensiv. Hier war auch seine Persönlichkeitsstruktur sehr relevant, da ihm Perfektionismus sehr wichtig ist. Hier war es aber auch wichtig, ihm zu vermitteln, dass es nicht um perfektes Entspannen, sondern auch um Genuss und Wohlbefinden geht.
- Die genaue Erfassung der sozialen Angstsituationen erfolgte dadurch, dass der Patient über eine Woche Situationen hinsichtlich deren Auftreten, Ablauf und Erscheinungsbild aufgezeichnet hat (Baseline). Diese wurden hierarchisch nach der Intensität der Angst geordnet und bildeten die Voraussetzung für die Konfrontation in vivo. Als Beispiel für die geringste Angst wurde die Situation am Morgen ohne wesentliche Erwartungen für den Tag geschildert. Konkret ergab sich folgendes Bild:
- Situation: Er steht am Morgen auf und weiß, es ist heute ein angenehmer Tag ohne Meeting. (Angststärke 1–2) Dann ist der Toilettengang einfacher. Die

Dauer des Aufenthaltes im WC kürzer. Er überprüft nur zwei- bis dreimal ob nicht doch noch Reststuhl im Darm ist. Dies macht er durch Stimulierung des Darms durch Auswischen mit Toilettenpapier und nochmalige Versuche auszuscheiden. Wenn es sich sicher anfühlt, schließt er diesen Prozess ab, verlässt die Toilette und geht nicht mehr zurück.

- Die Angst erhöht sich, je mehr Einengung durch Meetings der Tag beinhaltet. Dann verlängert sich auch der Aufenthalt in der Toilette, und die Anzahl der Kontrollrituale erhöht sich. Die stärkste Angst ist gegeben, wenn der Tag durch Sitzungen und Meetings voll ist und dadurch die eigenen Freiräume zum Toilettengang nicht gegeben sind.
- Bei den Meetings selbst ist eigentlich kein Unterschied bei der Stärke der Angst gegeben. Hier ist die Angst dadurch gegeben, dass es für ihn schwierig ist, ein Meeting zu verlassen, um auf die Toilette zu gehen. Hier sind primär negative Erwartungen hinsichtlich der Gedanken der anderen Teilnehmer vorhanden, wenn er den Raum verlassen würde. Hier steht also primär seine soziale Angst im Vordergrund, durch sein Verhalten negativ aufzufallen. Deshalb vermeidet er an solchen Tagen, am Morgen zu frühstücken bzw. Kaffee oder Tee zu trinken, da sich dadurch die Wahrscheinlichkeit erhöht, dass er auf die Toilette muss. Das hatte aber negative Auswirkungen auf den Toilettengang am Abend und ist als nicht sehr gesund anzusehen.
- Als Psychoedukation wurde dem Patienten der Zusammenhang zwischen Gedanken, Angst (Teufelskreis der Angst) und körperlichen Prozessen sowie der Unterschied zwischen realer Gefahr und notwendigem kalkulierbaren Risiko vermittelt. Hier war es für ihn sehr überraschend, dass Angst nicht gleich Gefahr bedeutet. Ebenso, dass das Leben auch ein gewisses Risiko beinhaltet, welches nicht absolut vermieden werden kann, wenn man auch noch leben und genießen will. Weiters wurden hier auch seine gelernten Werte und Normen und seine sozialen Erwartungen bearbeitet. Z. B. Perfekt zu sein; nicht negativ aufzufallen („Was ist das?"). Hier waren die erarbeiteten Bereiche der vertikalen Verhaltensanalyse wichtig. Sie gaben dem Patienten Einblick, wie durch seine Gedanken die Angst verstärkt wurde, ohne dass echte negative Konsequenzen gegeben waren. Dadurch war auch der nächste Therapieschritt der Konfrontation und der Abbau des Vermeidungsverhaltens möglich.
- In weiterer Folge war der Abbau des Vermeidungsverhaltens durch Konfrontation in vivo entsprechend der Hierarchie geplant. Konkret wurde der Toilettengang verkürzt. Der Zeitpunkt des Verlassens der Toilette wurde mit dem Abschluss der Ausscheidung und nur einmaliger Überprüfung beim Auswischen definiert. Ziel war, den Toilettengang möglichst kurz zu gestalten und die dabei danach entstehende Angst durch Entspannung und kognitive Techniken zu vermindern.
- Dazu wurden mit ihm seine automatischen negativen Gedanken in den Angstsituationen erfasst und Alternativgedanken erarbeitet. Dies erfolgte mittels Spaltentechnik. So war z. B. ein häufiger Gedanke „Wenn ich nicht völlig ausgeschieden habe, muss ich während der Arbeit auf die Toilette. Das ist schreck-

lich!" Hier stand neben der Angst als Gefühl auch Scham im Vordergrund. Als Alternativgedanke wurde „Es ist normal, während des Tages auf die Toilette zu gehen. Das ist auch wichtig für den Körper und gesund!" erarbeitet. Damit löste sich auch das Schamgefühl auf, da man sich nicht schämen muss, wenn man etwas tut, was „normal" ist.
- Das Verlassen eines Meetings und die damit verbundenen Gedanken, Ängste, Werte und Normen wurden auch im Rollenspiel geübt. Hier war es ebenfalls wichtig, die damit verbunden negativen Erwartungen und eine Realitätskontrolle z. B., dass auch andere Menschen bei Meetings auf die Toilette gehen, zu bearbeiten.
- Da das Verhalten des Patienten primär durch Kontrolle, Sicherheit, Angst und Scham geprägt war, erschien auch die Vermittlung positiver Verhaltensweisen wichtig. Hier wurden mit ihm positive Fertigkeiten wie der Genuss von Nahrungsmitteln auch in für ihn „gefährlichen" Situationen eingeübt. Das geschah zuerst in der Therapiestunde, z. B. Trinken eines Kaffees in der Therapiestunde und unterbrechen derselben, wenn er auf die Toilette muss. Dabei zeigte sich, dass seine Ängste meist unberechtigt waren bzw. dass es auch normal ist, eine Therapiesitzung zu unterbrechen, wenn man auf die Toilette muss, was normal ist. Das wurde von ihm auch im Alltag umgesetzt. Er war überrascht, dass zwar manchmal Körpergefühle wie Verdauungserscheinungen spürbar waren, er aber trotzdem nicht auf die Toilette musste. Auch wenn dies notwendig war, gelang es ihm, die Sitzung kurz zu unterbrechen bzw. zu realisieren, dass auch andere die Zeit nützten, um auf die Toilette zu gehen. In weiterer Folge führte er deshalb bei längeren Meetings Toilettenpausen ein, was von allen positiv begrüßt wurde. Auch im Freizeitbereich wurde er positiver und genussfähiger, was auch seine Frau begrüßte. Er war spontaner und auch bei Aktivitäten dabei, wo nicht sicher war, wie man dort auf die Toilette gehen sollte. Es störte ihn aber nicht, da das ja auch für die anderen Personen bei der Veranstaltung galt.
- Generell war er zwar weiterhin zielorientiert und erfolgsorientiert, hatte aber weniger den Anspruch immer perfekt sein zu müssen.
- Da sein Leben nun nicht mehr durch seine Ängste bestimmt war, konnte er sich dem Themenblock der Reflexion seiner Lebensziele hinsichtlich Familienplanung inklusive Kinder und Karriere widmen. Sein Freizeitverhalten hatte sich bereits positiv verändert, weshalb es nicht mehr nötig war, dieses spezifisch anzusprechen. Die Bearbeitung dieser Themen orientierte sich an seiner Lebensgeschichte und den damit vermittelten Normen wie die Lebensplanung eines Menschen sein sollte, aber auch an seinen eigenen Bedürfnissen. Dabei zeigte sich, dass seine Lebensphilosophie ohne seine Ängste aktuell eher karriereorientiert war. Kinder konnte er sich eigentlich erst später vorstellen. Das besprach er auch mit seiner Frau, die ihm vermittelte, dass sie gerne eine traditionelle Rolle „Mutter" einnehmen würde, und er seine Karriere leben könne. Dadurch war für ihn auch dieses Thema kein Problem mehr. Es wurde aber in der Therapie auf seinen Wunsch nicht weiterverfolgt, er meinte, er würde sich wieder melden, falls es doch nicht so einfach zu lösen wäre.

5.1.6 Evaluation und Reflexion des therapeutischen Prozesses und seiner Ergebnisse und Rückfallprophylaxe

Die gesamte Therapie dauerte 29 Einheiten. Anfangs wöchentlich, ab der 20. Sitzung 14-tägig mit abnehmender Frequenz. Die letzten drei Sitzungen erfolgten im Abstand von jeweils einem Monat zur Stabilisierung. Der Patient war hochmotiviert, insofern war die Therapie einfach durchzuführen. Gleichzeitig war es aber auch wichtig, ihm mehr Gelassenheit und Akzeptanz zu vermitteln, was seinen Anspruch auf Perfektion betraf. Unter Berücksichtigung der geplanten Therapieziele ergibt sich folgendes Bild hinsichtlich deren Erreichung:

- Die Angst vor Krankheiten, die als Primärsymptomatik zur Aufnahme der Therapie vom Patienten geschildert wurde, stellte sich nicht als primäres Problem heraus.
- Im Vordergrund der Therapie standen deshalb primär seine sozialen Ängste und seine Scham bei Toilettensituationen und deren möglicher negativer Bewertung durch das soziale Umfeld. Ebenso das damit verbundene Kontrollverhalten. Diese Bereiche sind deutlich verbessert bzw. kaum mehr gegeben. Bei Therapieende berichtete der Patient, noch leichte Ängste bei Meetings des obersten Managements zu haben, wobei er trotzdem Flüssigkeit (Kaffee, Wasser) und Nahrung (Brötchen, Mittagessen) zu sich nahm.
- Das morgendliche Toilettenritual war weitgehend normal. Leichte Ängste traten noch dann auf, wenn er am Morgen zwar das Gefühl hatte groß ausscheiden zu müssen, das aber nicht funktionierte. Er verließ zwar dann die Toilette, hatte aber ein ungutes Gefühl bei der Fahrt zur Arbeit. Dieses beeinträchtigte ihn aber nicht wesentlich.
- Der Patient konnte sich bei Therapieende gut entspannen und setzte die Entspannungstechniken weiterhin, wenn auch nicht täglich, sondern eher bei Bedarf ein. Er betrachtete auch seine Lebenssituation eher gelassener.
- Seine soziale Kompetenz hinsichtlich des Toilettengangs in sozialen Situationen war deutlich gebessert. In anderen Situationen war kein richtiges Problem gegeben.
- Die Reflexion seiner Grundbedürfnisse hinsichtlich Familie, Kinder und Karriere ergab nach Wegfall der sozialen Angst ein starkes Karrierebedürfnis. Die Angst vor Kindern, die Rolle als Vater und die mögliche damit verbundene Verantwortung wurden in der Therapie nicht weiterbearbeitet, da der Patient dies nicht als relevant betrachtete.
- Generell hatte der Patient zu Therapieende mehr Lebensqualität, besuchte spontan Veranstaltungen und hatte mehr Spaß, Freude, Spontanität und Genuss im Leben. Die Durchführung des Angstfragebogens zeigte keine wesentliche Symptomatik. Der BDI wurde nicht mehr durchgeführt, da er bereits am Anfang nicht auffällig war.
- Seine Persönlichkeitsstruktur war weniger durch Perfektionismus geprägt, jedoch ohne dies mit einem Fragebogen evaluiert zu haben.
- Die Therapie wurde auf Wunsch des Patienten beendet, wobei das Thema Familie noch nicht abgeschlossen war. Mit ihm wurde vereinbart, dass er sich bei neu auftretenden Symptomen wieder melden würde.

5.2 Fall 2 „Emotionsorientierter Ansatz"

In der vorliegenden Falldarstellung wurde als Behandlungskonzept eine Kombination von symptomorientiertem und emotionsfokussiertem Vorgehen gewählt. Es wurde davon ausgegangen, dass bei der Entwicklung und Aufrechterhaltung verschiedenster psychologischer Störungsbilder, dieselben impliziten wie expliziten Aspekte emotionaler Verarbeitung beteiligt sind. Ausgehend von dieser Annahme sind bei den meisten Störungsbildern die gleichen Veränderungsprozesse und Interventionsstrategien wirksam. Aufgrund der explorierten Emotionsregulation von Frau K. wurde die Emotionsfokussierte Therapie (EFT) im Sinne eines transdiagnostischen Verfahrens gewählt.

5.2.1 Terminvereinbarung

Frau K. meldet sich telefonisch in unserem Büro für ein Erstgespräch an. Sie wurde über ihre behandelnde Ärztin an mich weiterempfohlen. Der von meiner Assistentin vorgeschlagene Termin, in drei Wochen, wird angenommen und von der Klientin als gut befunden. Frau K. bekommt die Vorinformation, dass das Erstgespräch die Funktion hat, die Therapeutin, die Therapiemethode und die damit verbundenen Rahmenbedingungen kennenzulernen bzw. darüber Orientierung zu bekommen. Nach dem Erstgespräch kann Frau K. zuhause die Entscheidung für die weiteren Kontakte treffen. Es soll damit verhindert werden, dass Klienten sich verpflichtet fühlen die Gespräche fortzuführen und Therapieabbrüche dadurch reduziert werden können.

5.2.2 Erstkontakt, Kennenlernen und Beziehungsaufbau

Frau K. wird durch die Therapeutin im Wartebereich abgeholt und in den Therapieraum begleitet. Nachdem sie Platz genommen hat, erfolgen nochmals eine Begrüßung sowie ein paar „türöffnende" Fragen, wie: „War es schwierig, die Praxis zu finden?", „Von wo kommen Sie?" etc. Die Patientin fällt durch ihr sehr gepflegtes, modisches und jugendliches Erscheinungsbild auf. Sie ist schlank und ca. 170 cm groß, hat halblanges dunkelbraunes Haar und ist dezent geschminkt. Sie trägt Jeans, ein Leinenhemd und Sportschuhe. Sie wirkt im Gespräch etwas unsicher, nervös, angespannt und hilfesuchend. Generell erscheint sie im Kontakt zugewandt, freundlich und der Blickkontakt kann gehalten werden. Die Fragen der Therapeutin beantwortet sie ohne Probleme, ausreichend detailliert und sehr offen. Im ersten Drittel des Gesprächs fragt die Therapeutin nach dem Grund bzw. der Symptomatik, welche die Klientin in die Therapie bringt. Frau K. berichtet von Stimmungstiefs bereits seit ihrer Jugend. Zurzeit sei es wieder einmal sehr schlimm. Seit ca. vier Monaten komme sie nicht mehr richtig zur Ruhe. Sie sei nervös und fühle sich sehr belastet. Sie leide unter Schlaflosigkeit, Schwitzen, einem Kloß im Hals und müsse ständig zur Toilette. Die Klientin berichtet von wiederkehrenden Gefühlen von Angst, Einsamkeit, unendlicher Traurigkeit, welche sie überfallen bzw. über-

schwemmen. Sie gibt an, dass Stressbelastungen, wie z. B. Konflikte innerhalb der Familie oder berufliche Anforderungen die Unruhe und Tiefs verstärken. Aber auch in Zeiten des Urlaubs und der Ferien, d. h. wenn ihr ein gewisser strukturierter Alltag fehle, gehe es ihr meist schlechter. Aus diesem Grund könne sie sich seit Jahren nicht wirklich erholen. Da Frau K. berichtet, negative Emotionen zu häufig und intensiv zu erleben und da emotionale Erfahrungen als primär negativ eingestuft werden, wird die Exploration durch folgende Fragen erweitert:
Fragen zur Exploration von Emotionen:

- Haben Sie das Gefühl, dass Sie öfter als andere Menschen ärgerlich, frustriert, ängstlich und traurig reagieren?
- Beobachten Sie die Neigung, sich über alles Sorgen zu machen?
- Glauben Sie, mehr als andere Schwierigkeiten zu haben ihre Emotionen unter Kontrolle zu halten?
- Könnte es sein, dass Sie in gewissen Situationen Gefühle intensiver erleben als andere?
- Haben Sie das Gefühl, dass Sie mehr Zeit benötigen, sich zu beruhigen, wenn Sie in Erregung geraten sind?
- Wenn Sie sich frustriert oder unausgeglichen fühlen, kann es sein, dass Sie beginnen, sich Sorgen zu machen, dass sich dieses Gefühl verstärken könnte?
- Kennen Sie das Bedürfnis, all ihre negativen Emotionen loswerden zu wollen?
- Haben Sie das Gefühl, dass Ihre Gefühle für Sie manchmal unkontrollierbar erscheinen?
- Vermeiden Sie bestimmte Dinge und Situationen, aus Sorge Sie könnten dadurch aus der Balance geraten?
- Versuchen Sie durch bestimmte Verhaltensweisen (sportliche Aktivitäten, telefonieren, diverse Hausarbeiten etc.) gewisse Emotionen zu verhindern?
- Versuchen Sie sich manchmal abzulenken, wenn negative Emotionen auftreten könnten?
- Versuchen Sie Ihre negativen Emotionen durch irgendwelche Tätigkeiten zu verhindern oder zu stoppen?

Im zweiten Drittel des Gesprächs fragt die Therapeutin nach den aktuellen Lebensumständen, bisherigen Behandlungen und den therapeutischen Zielen bzw. Aufträgen. Zum Zeitpunkt des Therapiebeginns ist Frau F. 52 Jahre alt. Sie ist verheiratet und Mutter zweier Töchter im Alter von 22 und 16 Jahren. Sie ist Mittelschulprofessorin für Englisch und Geografie, ihr Mann ist Techniker in einer größeren Firma. Die Familie lebt in einem Eigenheim ohne größere finanzielle Belastungen. Die Klientin leidet seit ihrer Kindheit und Jugendzeit unter depressiven Phasen und seit Ihrem 27 Lebensjahr zusätzlich unter Panikattacken. Sie berichtet auch seit ihrem 42. Lebensjahr einen Tinnitus zu haben, der über die Jahre konstant und unveränderbar wäre. Es konnte keine konkrete Suizidabsicht erhoben werden, jedoch waren Suizidideen und Schwermütigkeit explorierbar. Angesprochen auf bisherige Behandlungen berichtet sie von zwei psychotherapeutischen Behandlungen mit jeweils ca. 40 Stunden über die letzten Jahre. In diesem Zusammenhang betont die

Klientin, in der aktuellen Therapie keine alten Wunden aufreißen bzw. nicht in ihren „alten Geschichten herumrühren" zu wollen. In einer der vergangenen Psychotherapien wäre sehr konfrontierend gearbeitet worden, was anschließend eine Verschlechterung nach sich gezogen hätte, infolge wären die depressiven Phasen und Panikattacken wieder stark aufgetreten. Die Symptomatik wäre auch über Monate aufrecht geblieben. Sie berichtet, dass sie versuche, sich immer wieder durch positive Selbstgespräche zu beruhigen, was ihr jedoch nur teilweise gelingt. Frau K. konsultierte in den letzten fünf Jahren zweimal einen niedergelassenen Psychiater und nahm ca. über drei Jahre Antidepressiva. Im Moment möchte Sie keine Psychopharmaka einnehmen, da die Medikation ihr nicht die gewünschte Erleichterung gebracht hätte. Als therapeutischen Auftrag nennt Frau K. einen besseren Umgang mit ihren Ängsten und eine Reduktion der auftretenden Stimmungstiefs.

Im dritten Drittel des Gesprächs fasst die Therapeutin das bisher Berichtete zusammen und fragt nach, ob sie die Schilderungen von Frau K. richtig verstanden habe. Anschließend wird ein Einblick in die Arbeitsweise der Therapeutin gegeben, d. h. einerseits in die symptomorientierte und andererseits biografieorientierte Arbeit. Es wird betont, dass es keine Interventionen geben wird, welche die Patientin überfordern könnten. Für Frau K. ist dies ok, und sie gibt an, keine zusätzlichen Fragen zu haben. Im Weiteren werden Rahmenbedingungen, wie Frequenz und Absagen von Sitzungen, Verschwiegenheit, Lebensaufgaben zwischen den Sitzungen, Honorar pro Sitzung, Zuschüsse von Versicherungen etc., für die Therapie geklärt. Abschließend wird noch vereinbart, dass die Klientin sich in zwei Tagen via Mail melden sollte bezüglich der Fortführung der Sitzungen. Nach einer Woche meldet sich die Patientin via Mail. Sie entschuldigt sich für die verspätete Antwort und meldet zurück, dass sie das Erstgespräch als sehr angenehm, wertschätzend und informativ empfunden habe. Sie habe sich sehr gut aufgehoben gefühlt und bittet nun um die weiteren Sitzungstermine. Somit werden der Patientin die weiteren Termine gemailt und folgende Fragebögen zugesandt:

- Fragebogen zur Lebensgeschichte (Lazarus)
- Fragenbogen zur Lebenszufriedenheit (FLZ)
- Beck Depressionsinventar (BDI)
- Symptom-Checkliste (SCL-90-R)

5.2.3 Diagnosestellung, Problemlage und deren Entstehungsgeschichte

In der zeitnahen zweiten Sitzung bringt Frau K. alle Fragebögen bereits mit. Im Fragebogen zur Lebenszufriedenheit zeigen sich Unzufriedenheiten in folgenden Bereichen: Freizeit, Ehe und Partnerschaft, Beziehung zu den eigenen Kindern, zur eigenen Person, Sexualität und Freunde, Bekannte, Verwandte. Der BDI weist einen Score von 21 auf, dies entspricht einer mittelschweren depressiven Symptomatik. In der SCL90-Checkliste zeigen sich erhöhte Werte in den Skalen Ängstlichkeit, Depressivität, Unsicherheiten im Sozialkontakt. Aggressivität und Feindseligkeit. Erhöht zeigt sich auch der Global Severity Index (GSI), welcher die grundsätzliche psychische Belastung misst.

Diagnose nach ICD 10 und Problemlage

Es zeigt sich das Bild einer **rezidivierenden depressiven Störung (F33.1)**, gegenwärtig mittelgradige Episode. Die Symptomatik ist gekennzeichnet durch wiederholte depressive Phasen in der Vergangenheit mit unterschiedlichem Schweregrad, ohne Manie in der Anamnese. Die Patientin berichtet über eine erste depressive Episode, mit einer Dauer von ca. vier bis sechs Monaten, in ihrer Jugend. Die Entwicklung der einzelnen depressiven Phasen war nach ihrer Erinnerung meist schleichend. Die bisherige Anzahl der depressiven Episoden beziffert Frau K. mit ca. sechs bis sieben über die Lebensspanne. Die Dauer wie der Schweregrad variierten von leicht bis mittelgradig. Die derzeitigen Hauptsymptome sind depressive Stimmungslage und Freudlosigkeit. Als Zusatzsymptome werden Schuldgefühle, Schlafstörungen, verminderter Selbstwert und Sorgen die Zukunft betreffend angegeben.

Als sekundäre Folge der Depression wird die **Panikstörung (F 41.0)** gesehen. Frau K. berichtet das erstmalige Auftreten im Alter von 27 Jahren. Als Auslöser werden ein stationärer Aufenthalt und ein Streit mit der Mutter erinnert. Es kommt zu wiederkehrenden Angstattacken, welche als unvorhersehbar eingestuft werden. Die Patientin berichtet von Herzrasen, Atemnot, Brustschmerzen, Schwindelgefühl und Angst vor Kontrollverlust. Die derzeitige Häufigkeit liegt bei ca. zwei Attacken pro Woche.

Im Alter von 42 Jahren entwickelte sich bei Frau K. zusätzlich ein **chronischer Tinnitus Aurium (H 93.1)**. Als Auslöser wird ein Streit mit ihrer Mutter angegeben. Das auftretende Geräusch wird als ein Rauschen beschrieben, welches mehrheitlich linksbetont auftritt. Die Intensität wird als schwankend erlebt. Frau K. kommt jedoch ohne größere Probleme im Alltag zurecht. Die Symptomatik wird bei Stress meist als belastender erlebt. Im Rahmen der weiteren Sitzungen erfolgt nun die genaue Abklärung der Problemlage und die Genese der Störung.

Entstehungsbedingungen – Auslösende und aufrechterhaltende Bedingungen

Entstehungsbedingungen (siehe Abb. 5.3)
Vulnerabilitätsfaktoren

Frau K. berichtet, dass ihre Mutter die Zeit der Schwangerschaft als sehr anstrengend und problematisch beschrieben habe. Die zukünftigen Schwiegereltern hätten sie von Anfang an vollkommen abgelehnt und wie der Partner sich einen Sohn bzw. Enkel gewünscht. Laut Mutter war die Enttäuschung groß über die Geburt von Frau K.

Kindheits-/Bindungserfahrungen

Beide Eltern stammen aus ärmlicheren Arbeiterfamilien. Die Großeltern mütterlicherseits werden von der Patientin als gewalttätig und brutal beschrieben. Der

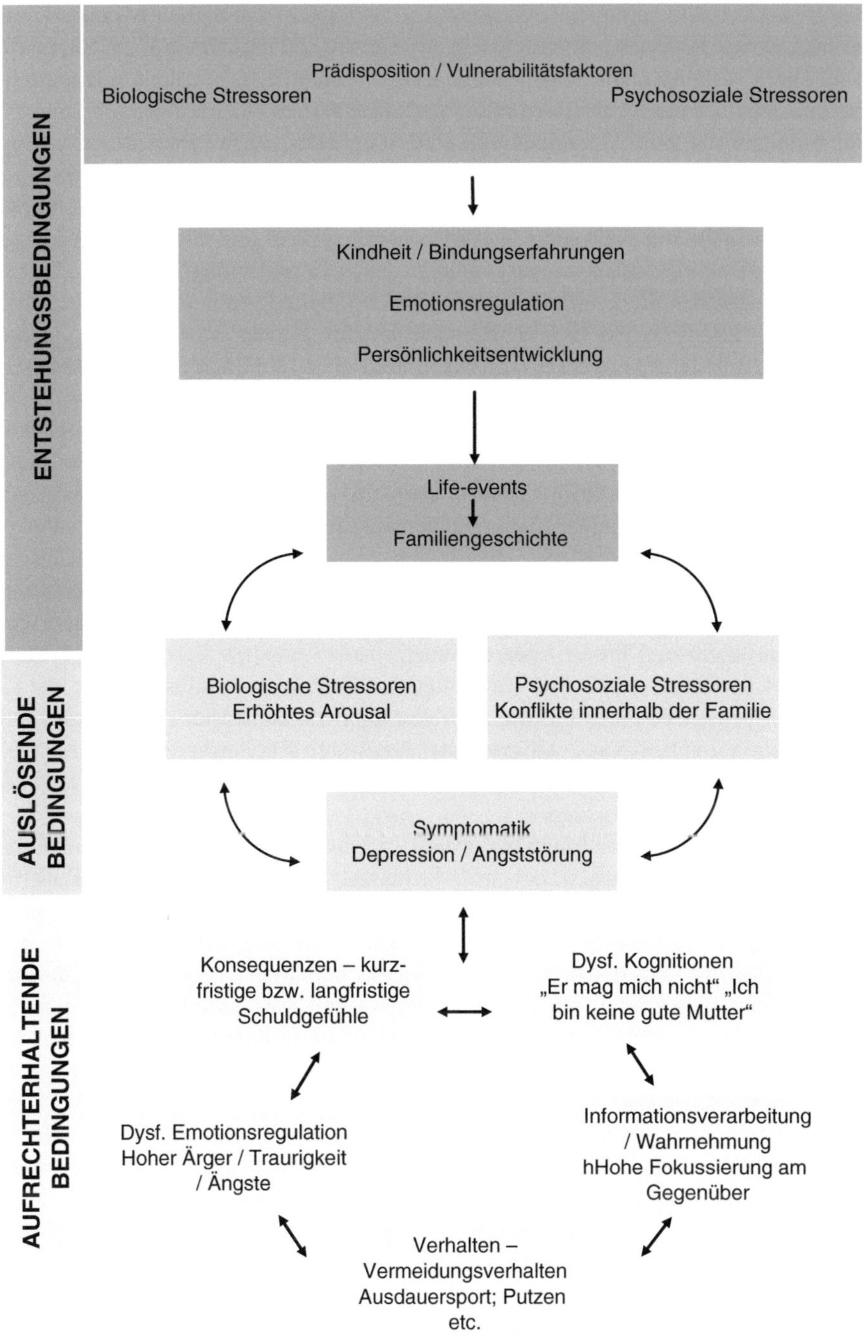

5 Durchführung der Behandlung

ENTSTEHUNGSBEDINGUNGEN

Prädisposition / Vulnerabilitätsfaktoren
Biologische Stressoren   Psychosoziale Stressoren

↓

Kindheit / Bindungserfahrungen

Emotionsregulation

Persönlichkeitsentwicklung

↓

Life-events
↓
Familiengeschichte

AUSLÖSENDE BEDINGUNGEN

Biologische Stressoren
Erhöhtes Arousal

Psychosoziale Stressoren
Konflikte innerhalb der Familie

Symptomatik
Depression / Angststörung

AUFRECHTERHALTENDE BEDINGUNGEN

Konsequenzen – kurzfristige bzw. langfristige Schuldgefühle

Dysf. Kognitionen
„Er mag mich nicht" „Ich bin keine gute Mutter"

Dysf. Emotionsregulation
Hoher Ärger / Traurigkeit / Ängste

Informationsverarbeitung / Wahrnehmung
hHohe Fokussierung am Gegenüber

Verhalten –
Vermeidungsverhalten
Ausdauersport; Putzen
etc.

Abb. 5.3 Genesemodell

Großvater verstarb bereits mit 50 Jahren. Die Großeltern väterlicherseits hatten fünf Söhne, wobei der Vater von Frau K. der Älteste war. Zu ihm hatten seine Eltern ein sehr enges Verhältnis. Die Mutter wurde jedoch von ihnen nie akzeptiert. Die Eltern heirateten, wie Frau K. unterwegs war. Nach fünf Jahren kam ihre jüngere Schwester Anna auf die Welt. Von Anfang an wird die Mutter von der Patientin als wenig liebevoll und fürsorglich erinnert. Die ersten acht Jahre schildert Frau K. jedoch als akzeptabel. Die Patientin erinnert sich liebevoll an ihren Vater, der gerne mit ihr auf die Alm oder in den Wald ging. Er war ein sehr ruhiger und nachsichtiger Mann. Wie Frau K. acht Jahre alt war verunglückte der Vater mit seinem Motorrad tödlich. Nach dem Tod des Vaters erhöhte sich die Gewalttätigkeit von Seiten der Mutter. Sie schlug mit allen möglichen Gegenständen auf ihre Kinder ein. Anna die jüngere Schwester wurde wegen ihrer Nähe zur mütterlichen Großmutter etwas mehr verschont. Frau K, die vom Aussehen her, ihrem Vater ähnelte, bekam das meiste ab. Nach dem Tod des Vaters wurde von Seiten der Mutter keine Trauer zugelassen. Frau K. beschreibt ihre Mutter bis heute als eine „teflonbeschichtete Pfanne". Die Mutter wird von der Klientin, als nach außen hin, lustige, kontaktfreudige Frau beschrieben. Ihren Kindern gegenüber jedoch war sie gewalttätig und verbal entwertend. Die Patientin erinnert sich, sich als Kind, immer eine andere Mutter gewünscht zu haben. Drei Jahre nach dem Tod des Vaters heiratete die Mutter neuerlich. Laut der Patientin habe der Stiefvater seine beiden Stieftöchter nie gemocht. Er hatte ein Alkoholproblem und immer andere Frauen, daraus ergaben sich unzählige Konflikte mit der Mutter. Aus dieser Verbindung hat Frau K. eine Halbschwester, die 12 Jahre jünger ist. Die Patientin, wie auch ihre leibliche Schwester zogen bereits mit 18 Jahren von zuhause aus. Aufgrund der familiären Bindungserfahrungen entwickelte Frau K. sich zu einer unsicheren und ängstlicheren jungen Frau mit teilweisen impulsiven Durchbrüchen.

Die Patientin hat ihren Mann bereits mit 15 Jahren kennengelernt. Sie sind mittlerweile 35 Jahre zusammen, davon 17 verheiratet. Er stamme von einem Bauernhof und hat fünf Geschwister. Frau K. beschreibt ihn als gutmütig, konfliktscheu, emotionsvermeidend, sehr geduldig. Er spricht nie abfällig über andere, sieht immer das Positive und ist sehr verlässlich. Frau K. berichtet, dass sie ihren Mann zur Heirat drängen musste. Er selbst sieht bis heute keine Notwendigkeit darin. In ihren depressiven Phasen hat sie immer wieder das Gefühl, er liebe sie nicht wirklich. Er hätte auch bis heute nie von sich aus „Ich liebe dich" zur ihr gesagt. Dies verunsichere sie immer wieder. Frau K. hat zwei Töchter, Anna 22 und Pauline 16 Jahre. Die ältere Tochter wird als Prinzessin und sozialphobisch beschrieben. Sie hatte im Alter von 17 Jahren eine schwierigere Phase, dies hätte sich in den letzten Jahren verbessert. Die jüngere Tochter, Pauline, besucht das Gymnasium und ist von ihrer Persönlichkeit her lebendig, unternehmungslustig und kontaktfreudig. Zu beiden Töchtern hat Frau K. ein gutes Verhältnis.

Emotionsregulation
Im Rahmen der kindlichen Entwicklung der Emotionsregulation kam es aufgrund der traumatisierenden Lernerfahrungen und frustrierten Bedürfnisbefriedigung durch die primäre Bezugsperson zur Entwicklung von primären maladaptiven Sche-

mata. Als primär adaptives emotionales Schema werden der selbstbehauptende Ärger und die Wut gesehen, welcher durch die Grenzverletzungen der Mutter aktiviert wurden. Dies hätte eigentlich ein sich zur Wehr setzen zur Folge gehabt. Aufgrund des entwertenden und gewalttätigen Umgangs von Seiten der Mutter (impulsive unberechenbare Bezugsperson) entwickelte Frau K. als primär maladaptive Emotion ein ängstliches und angepasstes Verhalten, um den Schlägen und Entwertungen zu entkommen. Die Folge war ein starkes Gefühl des Verlassenseins, welches durch den Tod des Vaters noch verstärkt wurde. Als Regulationsversuch der primären maladaptiven Emotionen entwickelte Frau K. eine depressive Störung und später eine Angststörung (sekundäre Emotion), welche das Verarbeiten der primären Emotion verhinderten. Im therapeutischen Prozess werden die sekundären Emotionen exploriert und durch verhaltenstherapeutische Interventionen behandelt. Mit dem Ziel, die darunter liegenden primären maladaptiven Emotionen und adaptiven Emotionen zugänglich zu machen, zu regulieren und zu transformieren, um in Folge für Frau K. eine Bedürfnisbefriedigung zu ermöglichen.

Auslösende und aufrechterhaltende Bedingungen
Aktuelle Situation
Die Patientin ist Professorin an einem Gymnasium und unterrichtet Englisch und Geografie. Sie ist seit ca. 25 Jahren an derselben Schule. Sie unterrichtet gerne und wird auch sehr geschätzt und gemocht. Die Beziehung zu ihrem Mann und den Töchtern ist durch immer wiederkehrende impulsive Ausbrüche seitens Frau K. sehr stark belastet. Aufgrund der beschriebenen Vorgeschichte zeigt sich eine dysfunktionale Emotionsregulation. Die Patientin gerät rasch aus dem emotionalen Gleichgewicht, teilweise reagiert sie mit Ärger und Traurigkeit. Sie berichtet von häufigem Grübeln über ihre Vergangenheit. Dieses wird durch häufige Telefonate (mehrfach pro Woche) mit der Mutter und Schwester erhöht. Diese Kontakte werden als belastend wahrgenommen, da immer wieder „alte Sachen aufgerührt" werden. Die auftretenden Emotionen werden durch häufigen Ausdauersport und Putzen reguliert (siehe Abb. 5.3). Frau K. hat Probleme, sich zu entspannen und Ruhephasen als angenehm wahrzunehmen.

5.2.4 Zielklärung und Therapieplanung

Zielklärung
Als Therapieziel schildert Frau K. im Erstkontakt einen besseren Umgang mit ihren Ängsten und eine Reduktion der auftretenden Stimmungstiefs. Neben den Zielen der Symptomreduktion und der emotionalen Stabilisierung wurde versucht, durch Psychoedukation der Patientin die Arbeit an ihrer Emotionsregulation näherzubringen und ihre Angst vor Kontrollverlust zu reduzieren. Aufgrund der aversiven Erfahrungen in der vorangegangenen Psychotherapie, bekam die Patientin die Aufgabe, ihren Zorn und ihre Wut der Mutter in vivo mitzuteilen. Dies führte für die Patientin zu einer neuerlichen Frustration, da die Mutter wie immer reagierte und sie wieder in die schon bekannte Hilflosigkeit brachte. In diesem Zusammenhang

wurde von therapeutischer Seite eine Imaginationsübung vorgeschlagen, um weitere Werte bzw. Lebensrichtungen zu identifizieren bzw. für sie wahrnehmbar zu machen. Dies sollte Frau K. unterstützen, neben der Symptomreduktion auch eine Änderungsmotivation hinsichtlich ihrer Emotionsvermeidung aufzubauen.

In der Nachbesprechung der Imagination werden die schon genannten Ziele um die Werte-Bereiche Beziehung zum Mann, Herkunftsfamilie und Freizeitgestaltung erweitert. In diesen Bereichen bestätigt Frau K., eine hohe Unzufriedenheit, welche sich bereits im Fragebogen zur Lebenszufriedenheit zeigte. Im Zentrum der Unzufriedenheit steht für sie ihr emotionales Erleben bzw. Reagieren. Sie könne keine Ruhe finden, wäre emotional leicht verletzbar, grüble häufig über die Vergangenheit und hätte gehäufte Konflikte mit ihrem Mann und den Töchtern. Sie schäme sich für ihre emotionalen Ausbrüche und Reaktionen, welche sie selbst nicht verstehen könne. Sie fühle sich ihren Gefühlen gegenüber ausgeliefert, wisse nicht wie sie die Gefühle in den Griff bekommen könne. Fühle sich häufig emotional überschwemmt. Im Rahmen der therapeutischen Gespräche wird ihr die Funktion des häufigen Joggens und Putzens verständlicher. Je mehr Sie ihre auftretenden Gefühle zu vermeiden versucht, desto mehr bringt sie sich in die Überaktivierung hinein, und die Folge sind mehr negative Emotionen, welche wiederum die Ausgangslage für ihre Konflikte innerhalb der Familie darstellen. Aufgrund dieses Teufelskreises werden die bisherigen Therapieziele erweitert auf: das Verstehen und Akzeptieren von körperlichen Empfindungen, emotionale Reaktionen wahrnehmen, nutzen und verändern (transformieren) sowie den Abbau von Vermeidungsverhalten.

5.2.5 Durchführung der Therapie

Symptomorientiertes Vorgehen
Die Durchführung der Therapie erfolgte in zwei Schritten. In einem ersten Schritt geht es um die Reduktion der depressiven Symptomatik und eine bessere Regulation der Angstzustände. Zur Reduktion der bereits beschriebenen Symptomatik wird ein verhaltenstherapeutisches Vorgehen gewählt mit folgenden Behandlungsschritten:

- Vermittlung des therapeutischen Rationals (bezüglich Depression und Panikstörung)
- gezielter Aktivitätsaufbau mit diversen aktivierenden Interventionen
- Vermittlung einer spannungsreduzierenden Maßnahme
- Reduktion des sozialen Rückzugsverhaltens
- Förderung der sozialen Kompetenzen

Mit Frau K. wird ein Wochenplan erarbeitet. Es geht darin um einen Aktivitätsaufbau, die Integration von Achtsamkeitsübungen (Atemübungen), welche mit der Patientin durchgeführt und mit ihrem Einverständnis auf ihr Handy gesprochen werden. Die Patientin bekommt die Aufgabe, diese zweimal täglich durchzuführen und zu protokollieren. Die sportlichen Aktivitäten werden in Absprache mit Frau K. reduziert. Der Aktivitätsplan läuft über ca. zwölf Wochen. Bereits nach neun Wochen, bei wöchentlichem Kontakt, kommt es zu einer nachweislichen Stabilisierung und Symptomreduktion. Dies zeigt sich auch in der nach zwölf Wochen durchgeführten Verlaufskontrolle, mit Hilfe der Fragebögen. Auf die genauere Darstellung des symptomorientieren Vorgehens wird hier verzichtet. Der BDI zu diesem Zeitpunkt weist einen Score von 9 (vorher 21) auf, dies entspricht einer minimalen Symptomatik. In der SCL90-Checkliste zeigen sich nur mehr leicht erhöhte Werte in den Skalen: Ängstlichkeit, Aggressivität und Feindseligkeit.

Emotionsfokussiertes Vorgehen
Über die ersten zehn Sitzungen hinweg war es gelungen, eine gute, vertrauensvolle und tragfähige Beziehung zur Patientin aufzubauen. Es wurde ihr viel Raum und Zeit gegeben, um sich in der Therapie sicher fühlen zu können. Frau K. schilderte bereits im Erstgespräch ihre Bedenken: „Ich will nicht in meinem Leben herumrühren." Diese Sorgen wurden sehr ernst genommen, da sie in der vorangegangenen Therapie negative Erfahrungen mit der Konfrontation in vivo gemacht habe. Es wurde ihr erklärt, dass das nicht Ziel dieser Therapie sei. Es gehe darum, ihre Gefühle besser wahrzunehmen und zu verstehen. In den bisherigen Gesprächen und Interventionen fiel auf, dass Frau K. wenig körperliche Bezugspunkte in ihrem Köper benennen konnte, sie schien entfernt von ihrem inneren Erleben. Sie war sehr stark im Kopf und in ihrer Gedankenwelt verhaftet. In den darauffolgenden Sitzungen ging es darum, gemeinsam zu einem Verständnis ihrer emotionalen Verarbeitung zu gelangen. Es war für sie entscheidend, die zugrunde liegenden Schwierigkeiten zu verstehen. In dieser Phase der therapeutischen Arbeit wurde auf Marker und Mikromarker geachtet, welche eine Orientierungshilfe für emotionale Verarbeitung darstellen.

Felt-Sense Übung – als empathisches Explorieren
Die Patientin kommt in die 11. Sitzung und berichtet von einem Treffen mit ihrer Schwester, das Thema war, wie schon öfter, die gemeinsame Kindheit bzw. Vergangenheit. Sie kommen wie immer in die „alten Geschichten" hinein, welche die Patientin aufwühlen. Anschließend habe es noch einen Besuch bei der Mutter gegeben. Die Patientin wurde Zeugin eines Streits zwischen Mutter und Schwester. Es ging um unangenehme Erlebnisse aus der Volksschulzeit. Nach dem Besuch sei Frau K. nach Hause gefahren und berichtet: „Immer nach solchen Besuchen ist da etwas, was mich tagelang nicht zur Ruhe kommen lässt." Sie sagt. „Da ist etwas, was mich nicht ganz loslässt – ein ungutes Gefühl."

Die Felt-Sense-Übung wurde als „Zwischenschritt" zu einer möglichen Stuhlintervention gesehen. Die nach innen gerichtete Aufmerksamkeit auf etwas zu lenken, das körperlich von der Patientin gespürt wird, jedoch noch nicht bewusst benannt werden kann.

Von therapeutischer Seite wurde Frau K. unterstützt, sich auf achtsame Weise einem gespürten Erleben zuzuwenden und in diesem Zusammenhang Worte und Symbolisierung zu finden.

Patientin:	„Da ist *etwas*, was mich nicht ganz loslässt – so ein ungutes Gefühl."
Therapeutin:	„So … etwas – so ein ungutes Gefühl …"
Patientin:	„Ja, so ein ungutes Gefühl." *(Die Patientin kreuzt beide Arme über ihrer Brust.)*
Therapeutin:	„So ein ungutes Gefühl." (Der Therapeutin kreuzt beide Arme über der Brust – gleich wie die Patientin)
Patientin:	„Ja, als würde da etwas Schweres drücken."
Therapeutin:	„Mhm, etwas Schweres …"
Patientin:	„Ja, etwas ganz Schweres." (Patientin schüttelt den Kopf)
Therapeutin:	„Sie schütteln den Kopf."
Patientin:	„Ja, ich verstehe es nicht."
Therapeutin:	„Mhm, es ist schwer zu verstehen … Wenn es für Sie ok ist, dann bleiben Sie einen Moment mit ihrer Aufmerksamkeit bei dieser Empfindung. Vielleicht achten Sie darauf, ob Worte oder Bilder auftauchen, welche das ausdrücken, was Sie empfinden?"
Patientin:	„Ja, so etwas wie einen ganz schweren Stein."
Therapeutin:	„Ein ganz schwerer Stein …"
Patientin:	„Er liegt auf meiner Brust … und lässt mich ganz schwer atmen."
Therapeutin:	„Mhm … er lässt Sie schwer atmen."
Patientin:	„Ja, er lässt mich schwer atmen."
Therapeutin:	„Mhm … wenn dieser schwere Stein sprechen könnte, was würde er sagen?"
Patientin:	„Ich bin ein Teil von Dir … und Deinem Leben."
Therapeutin:	„Ein Teil von Dir … und Deinem Leben?"
Patientin:	„Ja, ich bin die alte Geschichte …"
Therapeutin:	„Was passiert da bei Ihnen, wenn Sie das hören?"
Patientin:	„Ich habe das Gefühl, ich bekomme keine Luft mehr! Da kommt dieses ungute Gefühl – Ich weiß nicht …?
Therapeutin:	„Da ist dieses ungute Gefühl … Sie wissen nicht?"
Patientin:	„Ja, ich weiß nicht, was das für ein Gefühl ist."
Therapeutin:	„Ja, manchmal ist es hilfreich, wenn wir ein Gefühl haben, welches wir nicht wirklich einordnen können, es hilft oft, darauf zu achten, wie sich dieses Gefühl im Körper anfühlt. Wäre es für Sie ok, wenn Sie für einen Moment ihr Aufmerksamkeit nach innen lenken, dorthin, wo Sie dieses Gefühl fühlen?"
Patientin:	„Ja, kann ich versuchen."
Therapeutin:	„Es kann hilfreich sein, wenn Sie dabei die Augen schließen … und wenn Sie möchten, gehen Sie in diesen Bereich, wo Sie dieses Gefühl spüren."
Patientin:	„Es ist hier." (Patientin zeigt in den Brustbereich)
Therapeutin:	„Können Sie spüren, wie es sich hier anfühlt?"
Patientin:	„Ja, ich merke, wie ich so genervt … und traurig werde."
Therapeutin:	„Mhm, so genervt … und traurig."

Patientin:	„Ja, es ist so eine Mischung … ein total ungutes Gefühl."
Therapeutin:	„Ist es okay, wenn Sie bei diesem Gefühl bleiben?"
Patientin:	„Ja, es ist jetzt eher genervt!"
Therapeutin:	„Mhm, bleiben Sie einfach einmal bei diesem genervt sein … Bleiben sie bei diesem genervten … ungutem Gefühl."
Patientin:	„Ja, es ist richtiger Ärger … ja Ärger oder Wut."
Therapeutin:	„Mhm, Ärger über diesen Teil der Geschichte."
Patientin:	„Ja genau, Ärger über diese Geschichte … ja … ja. Es ist der Ärger und die Wut über meine Mutter … ja, über meine Mutter."
Therapeutin:	„Aha, Ärger und Wut über die Mutter …"
Patientin:	„Mir wird erst jetzt klar, welche Wut ich auf sie habe."
Therapeutin:	„Versuchen Sie nun wieder, so wie sie es brauchen, aus dieser Übung herauszugehen."

In der Nachbesprechung wird der Patientin klar, wie sehr diese „alte Geschichte" sie noch belastet. Frau K. war nicht bewusst, dass ihre Anspannung und Genervtsein mit ihrer Mutter in Zusammenhang stehen. Zusätzlich beginnt die Patientin in der 10. Woche mit Spiegelübungen. Ziel dieser Lebensaufgabe zwischen den Sitzungen war es, einen achtsamen Kontakt zur eigenen Person zu entwickeln, Emotionen zu aktivieren und zu tolerieren, ohne diese unterbrechen zu müssen.

Therapeutin: „Stellen oder setzen Sie sich ca. zehn Minuten nah vor einen Spiegel. Schauen Sie sich in die Augen, mal ins linke, mal ins rechte. Wenn Gedanken auftauchen, bemerken Sie diese, versuchen Sie diesen jedoch nicht nachzugehen. Wenn Sie bemerken, dass ihre Aufmerksamkeit Sie ganz woanders hinbringt, bemerken Sie dies wohlwollend und lenken Sie sich wieder zu ihrer Übung zurück. … Achten Sie auf ihre Gefühle, während Sie vor dem Spiegel stehen. Zu Beginn kann es sein, dass Gedanken wie „Was soll mir das helfen?" oder „Das ist ja irgendwie lächerlich." auftauchen. Sehen Sie dies als normal an, unser Geist bringt diese Gedanken einfach hervor. Es kann sein, dass Sie Widerstand gegen die Übung spüren, auch das wäre normal. Es kann der Impuls aufkommen, die Übung abzubrechen. Geben Sie diesem Drang nicht nach und gehen Sie stattdessen in eine neugierige Haltung. Sagen Sie zu sich: „Ah, das ist interessant, da gibt es einen Anteil in mir, welcher mich nicht gerne ansehen möchte." Sehen Sie wie von außen Ihren Gedanken zu. Dieser Anteil kann Sie traurig machen. Lassen Sie diese Traurigkeit zu und beobachten Sie diese. Es können Tränen auftauchen, auch das wäre normal. Versuchen Sie, die Trauer zu fühlen, bleiben Sie dabei, bis sie nachlässt.

Kehren Sie dann zu Ihrem Spiegelbild zurück. Nehmen Sie nach ca. zehn Minuten wieder mehr Abstand zu ihrem Spiegelbild und betrachten Ihr Gesicht als Ganzes im Spiegel. Beschreiben Sie die Farbe Ihrer Augen, ihrer Haare. Beschreiben Sie, aber bewerten Sie nicht die Form Ihres Gesichts. Beschreiben Sie Ihren Mund, Ihre Nase, Ihre Ohren. Es kann sein, dass Sie sich nun anders empfinden als vorher und sich mehr verbunden fühlen. Vielleicht können Sie sich selbst im Spiegel zulächeln. Fühlen Sie sich hinein, und achten Sie auf Ihre emotionale Reaktion. Können Sie sich glauben – fühlt es sich echt an?

Die Übung wurde in der 13. Woche begonnen und von Frau K. gut angenommen. Zu Beginn berichtet sie, dass es für sie gewöhnungsbedürftig war, aber über die Zeit für sie immer leichter und angenehmer wurde.

Leere Stuhlarbeit mit der Mutter (unabgeschlossener Prozess)
In einer der nächsten Sitzungen wird der Patientin eine Stuhlarbeit mit der Mutter vorgeschlagen. Frau K. hat nun ausreichend Sicherheit, sich auf diese Interventionen einlassen zu können. Die Therapeutin meldet ihr auch zurück, dass sie immer für sie da ist und sie bei der Übung unterstützen werde.

Am Beginn der Sitzung berichtet die Patientin von einem schlechten Gefühl bei einem Aufenthalt in Wien. Sie hatte das Gefühl: „Hier gehöre ich nicht hin", welches mit Beklemmung, Angst und Einsamkeit verbunden war. Sie erinnert sich an ihre Sorgen und Nöte in ihrer Kindheit und daran, damit immer allein gelassen worden zu sein. „Das Gefühl habe ich auch, wenn ich mit meiner Familie unterwegs bin. Ich werde dann sehr genervt und wütend und projiziere dies oft auf meinen Mann." Leider drängt sich die Problematik ihres Ärgers und der Einsamkeit immer wieder auf. Sie erzählt, dass sie viele Bücher lese und dabei immer wieder auf das Thema des Verzeihens stoße. Sie meint, ihre Mutter war auch ein Opfer und hatte eine schlechte Kindheit. „Aber dieses Denken hilft mir nicht, darüber zu stehen."

Das Ziel der Stuhlarbeit ist, die frustrierten Gefühle zugänglich zu machen, sie dabei zu unterstützen sich berechtigt zu fühlen und diese Bedürfnisse erfüllt zu bekommen. Die Aktivierung der frustrierten Gefühle und damit den Zugang zu primären adaptiven Gefühlen zu bahnen, dies unterstützt die Transformation der primären maladaptiven Schemata. Die Therapeutin hilft Frau K. das Gefühl des Ärgers und der Wut wahrzunehmen, zu akzeptieren, in Worte zu fassen und dem Gegenüber mitzuteilen.

Therapeutin:	„Okay, können Sie sich vorstellen, dass ihre Mutter dort auf diesem Stuhl sitzt?"
Patientin:	„Ja … kann ich."
Therapeutin:	„Mhm, können Sie ihr von Ihrem Ärger erzählen?"
Patientin:	„Dieses Gespräch hat es auch tatsächlich gegeben, ich saß ihr gegenüber, und meine Schwester stand vor der Tür, weil sie es im Raum nicht ausgehalten hat. Ich habe sie gefragt was sie mir da in meiner Kindheit zugemutet hat."
Therapeutin:	„Ok … ja?"
Patientin:	„Meine Mutter ist aufgestanden und hat aus einer Lade ein Bild meines Vaters und einen Schlüsselanhänger von ihm geholt und mir beides über den Tisch hingeschmissen."
Sie sagte:	„Da hast du es, ich will damit nichts mehr zu tun haben."
Patientin:	„Ich habe ihr nie gesagt, wie sehr er mir fehlt." *(Patientin beginnt zu weinen)*
Therapeutin:	„Mhm, können Sie ihr sagen, wie sehr er ihnen gefehlt hat?"
Patientin:	„Kannst Du Dir vorstellen, wie sehr er mir gefehlt hat. Niemand war da für mich. Ich traute mich nicht, dir irgendetwas zu sagen. Ich hatte Angst vor Dir, die ganze Zeit." (Patientin beginnt wieder zu weinen.)

Therapeutin:	„Wie fühlt es sich an, das zu ihr zu sagen?"
Patientin:	„Es macht mich so traurig *(Patientin weint)*, niemanden gehabt zu haben."
Therapeutin:	„Können Sie ihr sagen, was sie gebraucht hätten?"
Patientin:	„Ich hätte jemanden gebraucht, der mich in den Arm nimmt und tröstet und nicht so ein Monster wie Du es warst! Ich habe so eine unendliche Wut auf dich."
Therapeutin:	„Sagen Sie Ihr, was sie so wütend macht."
Patientin:	„Du hast mich nie ernst genommen. Ich fühlte mich so unbedeutend. Ich hatte niemanden, der zu Dir gesagt hätte, so kannst du mit dem Kind nicht reden." „Du hast mich geschlagen mit allen möglichen Gegenständen. Heute sagst du, dass das alles nicht wahr ist. Du bist immer Opfer."
Therapeutin:	„Erzählen Sie ihr von diesem Ärger und dieser Wut, die da ist."
Patientin:	„Du bist für mich wie ein Monster. Ich habe mir eine andere Mutter gewünscht. Du möchtest eine gute Mutter sein. Das steht Dir nicht zu."
Therapeutin:	„Können Sie ihr sagen, was für eine Mutter sie war."
Patientin:	„Ja, Du warst und bist eine völlig unfähige Mutter, ich verachte dich!" *(Patientin wird sehr laut)*
Patientin:	„Trotzdem wurde etwas aus mir *(Stimme verändert sich und wird ruhiger)*. Ich möchte mich über dich stellen. Ich möchte es nicht an meine Töchter weitergeben."
Therapeutin:	„Ich stelle mich über dich. Ich werde es nicht an meine Töchter weitergeben."
Patientin:	„Ja ... ja."
Therapeutin:	„Können Sie es sagen?"
Patientin:	„Ich stelle mich über dich. Ich werde es nicht an meine Töchter weitergeben. Ich bin nicht du! Ich bin anders!" *(Patientin wird wieder laut in der Stimme)*
Therapeutin:	„Mhm ... ja, Sie sind nicht sie."
Therapeutin:	„Wie ist es das zu sagen. Ich bin nicht du"
Patientin:	„Ich fühle mich befreit (Patientin atmet durch)."
Therapeutin:	„Ok ... Sie atmen durch."
Patientin:	„Ja, es fühlt sich hier *(zeigt auf den Brustbereich)* gut und leicht an."
Therapeutin:	„Mhm"
Patientin:	„Du kannst mir nur leidtun."
Therapeutin:	„Mhm ... Du tust mir leid."
Patientin:	„Ja, Du tust mir leid. Ich habe zwei großartige Kinder und einen großartigen Mann. Ich möchte Dich nicht mehr so nah in meinem Leben haben. Ich brauche Abstand zu Dir. Ich brauche auch keine Schuldgefühle mehr zu haben. Ich habe nichts falsch gemacht."

In den weiteren Sitzungen wurden noch folgende Stuhlarbeiten durchgeführt:

Leere Stuhlarbeit mit der Mutter und dem Vater
Die Patientin litt sehr darunter, dass ihre Mutter keine emotionale weiche Seite zeigte. In einer weiteren Stuhlarbeit wurde der Patientin vorgeschlagen, nochmals eine Stuhlarbeit zu machen und sich zu überlegen, wen sie als Unterstützung mit auf die Stühle nehmen könnte. Frau K. antwortete sehr spontan: „Meinen Vater". Der Vater konnte sich für seine Tochter einsetzen und sie beschützen.

Leere Stuhlarbeit mit dem Vater
In der Stuhlarbeit mit dem verstorbenen Vater bekam Frau K. noch die Möglichkeit, sich bei ihm zu verabschieden und ihrer Trauer, die von der Mutter nicht zugelassen wurde, Raum zu geben.

Zwei-Stuhlarbeit – Self-soothing
In einem Selbsttröstungsdialog wurde auf einen Stuhl das Mädchen, welches sich allein und ungetröstet fühlt, gesetzt und auf die tröstende Seite Frau K. als erwachsene Frau. Es ging darum, den leidenden Selbstaspekt zu fördern, ihm Raum zu geben und empathisch zu bestätigen. In einem weiteren Schritt ging es um das Trösten und Erfüllen der Bedürfnisse von Seiten der erwachsenen Frau K.

5.2.6 Evaluation und Reflexion des therapeutischen Prozesses

Die Therapie umfasste 31 Sitzungen, die Sitzungsfrequenz war über die ersten fünf Monate wöchentlich, dann 14-tägig, später dreiwöchig und monatlich. Die gesamte Therapie erstreckte sich über ca. ein Jahr. Der Einstieg in die emotionsfokussierte Arbeit führte über die Arbeit an der Symptomreduktion. Diese gestaltete sich von Anfang an sehr gut. Es konnte bereits nach zehn Sitzungen mit dem emotionsfokussierten Arbeiten begonnen werden. Seit Beendigung der Therapie, das sind nun eineinhalb Jahre, sind keine depressiven Episoden und keine Panikattacken aufgetreten. Frau K. beschreibt, dass exzessiver Ausdauersport sowie das zwanghafte Putzen kaum noch auftreten. Sie betreibe Sport, aber nur noch zweimal in der Woche, meist gemeinsam mit ihrem Mann. Für den Haushalt haben sie sich nun eine Reinigungskraft organisiert. Sie beobachtete, dass sie sich nun besser entspannen könne, sie hätte bereits zwei Wochenenden in einem Wellness-Hotel verbracht, was ihr sehr gutgetan hätte. Dies wäre vor der Therapie für sie undenkbar gewesen. Die Kontakthäufigkeiten mit Mutter und Schwester hätten sich verändert, die Telefonate beschränken sich nun auf einmal die Woche. In der Partnerschaft, wie mit ihren Kindern, gäbe es kaum noch Konflikte.

5.3 Fall 3 „Durchführung der schematherapeutischen Behandlung"

In diesem Abschnitt wird die schematherapeutische Behandlung der Patientin der vorigen Abschnitte „Schematherapie" genauer dargestellt.

5.3.1 Kontaktaufbau/Arbeit mit der therapeutischen Beziehung

Im Kontakt wirkte Frau T. zu Beginn der Behandlung vorsichtig und misstrauisch, ob ihr denn gut geholfen werden wird. Sie äußert mit ärgerlicher Stimme, die vorherige Therapie habe gar nicht geholfen, „der Therapeut hat sich keine Mühe gegeben und nur oberflächlich gearbeitet". Als die Patientin dies äußert, beobachtet die Therapeutin bei sich selbst Ärger und den Impuls, sich von der Patientin zu distanzieren. Dies erkennt die Therapeutin als Anzeichen eines dysfunktionalen Interaktionsverhaltens der Patientin und fragt entsprechend dem szenischen Verstehen genauer nach:

Szenisches Verstehen – Modusaktivierung während der Therapiesitzung

Therapeutin: „Welches Gefühl tauchte gerade auf, als Sie sagten, dass der Therapeut nur oberflächlich gearbeitet hat?"
Patientin: „Erst war kurz Traurigkeit, dann Ärger über den Therapeuten da."
Therapeutin: „Gab es Gedanken dazu?"
Patientin: „Ja, es kommt der Gedanke: Auf den war eh kein Verlass, der hat mich ja am Ende der Therapie im Stich gelassen. Dann kommt Wut, und die Stimme wird immer strenger und lauter: Er hat alles falsch gemacht! Wie kann man nur so bescheuert sein!"
Therapeutin: „Ich denke, es handelt sich zunächst um den verletzbaren Kind-Modus, der sich im Stich gelassen fühlt, dann reagiert der ärgerliche Kind-Modus. Hinzu kommt die Stimme eines fordernden und abwertenden Eltern-Modus, der normalerweise nach innen gegen Sie selbst gerichtet ist und in diesem Moment plötzlich nach außen kippt. Dies mündet dann auf der Verhaltensebene in einen aggressiven Beschützer-Modus. In diesem Muster schimpfen Sie über den Therapeuten und werten ihn ab. Aus welchen heutigen Begegnungen oder Beziehungen kennen Sie dies noch?"
Patientin: „Ja, das kenne ich gut von mir. Das kann schnell passieren, wenn jemand Fehler macht, auch bei oberflächlichen Begegnungen in der Bäckerei oder so. Meine Kollegen sagen, ich kann ganz schön garstig werden. Und auch immer dann, wenn mir jemand sehr nahekommt, kann es sein, dass sie oder er mich durch eine Kleinigkeit ärgert. Und dann werde ich ziemlich streng, rege mich sehr über sie/ihn auf."
Therapeutin: „Lassen Sie uns das Störungsmodell um den Modus des nach außen gerichteten abwertenden Eltern-Anteils und den Modus des aggressiven Beschützers ergänzen und weiterhin beobachten, in welchen Situationen das Verhalten im Kontakt mit anderen Menschen auftritt. Könnte ein solches Muster auch in unserer Beziehung auftreten? Was müsste ich tun, damit Sie mich abwerten?" (…)

Psychoedukativ werden noch gemeinsam die Vor- und Nachteile des Bewältigungsverhaltens erarbeitet: Kurzfristige Vorteile sind z. B. Schutz vor Nähe oder Aufwertung des eigenen Selbstwerts; langfristiger Nachteil ist, dass der Kind-Anteil zu wenig Bindung erhalt, weil das Gegenüber auf Distanz geht, und sich einsam fühlt.

5.3.2 Abbau der depressiven Symptomatik, Aufbau und Stabilisierung der Stimmungslage (Ziel 1)

Zur Erreichung des Ziels der Verbesserung der Stimmungslage werden zunächst die dysfunktionalen Einstellungen identifiziert, die mit depressiven Krisen einhergehen und die den depressiven Rückzug und die Emotionsvermeidung begünstigen. Am authentischsten können jedoch die relevanten Gedanken, Gefühle und Verhaltensimpulse im Rahmen einer Stühle-Übung (oder Imaginationsübung) aktualisiert werden, um sie einer Veränderung zugänglich zu machen.

Stühle-Übung zur depressiven Bewältigungsstrategie

Patientin:	„Mir ging es am Wochenende wieder sehr schlecht, ich war sehr deprimiert und hoffnungslos, wollte gar nicht aus dem Bett aufstehen. Es gab keinen ersichtlichen Anlass, außer dass Samstag war und ich frei hatte. Mir ist echt nicht zu helfen."
Therapeutin:	„Lassen Sie uns den Moment herausgreifen, als es Ihnen am schlechtesten ging und eine Stühle-Übung durchführen."
Patientin:	„Das war am Samstagmorgen, ich lag noch im Bett, ganz viel freie Zeit vor mir."
Therapeutin:	„Bitte versuchen Sie, sich in diesen Moment hineinzuversetzen. Setzen Sie sich zunächst auf den Kind-Stuhl. Ich duze Sie auf diesem Stuhl, da wir ja mit diesem kindhaften Erleben in Kontakt kommen wollen. Wie ging es dir jetzt, welches Gefühl taucht auf?"
Patientin:	„Ich fühle mich minderwertig, deprimiert, zu nichts nutze. Ich will weg, will die Gefühle nicht spüren, betäubt sein."
Therapeutin:	„Welche Gedanken tauchen auf, und wer spricht sie aus?"
Patientin:	„Sie kommen von dort drüben (Patientin zeigt auf den Stuhl des internalisierter Eltern-Anteils). Sie sagen: ‚Du bist zu nichts nutze, Du hast komplett versagt. Du wirst es nie schaffen, einen Mann abzukriegen und immer allein sein.' Ich will das nicht hören, habe eine riesige Angst vor den Eltern-Stimmen, ich will nur noch abschalten."
Therapeutin:	„Ich vermute, es handelt sich bei den Fluchtimpulsen um eine Überlebensstrategie, die das Kind brauchte, um sich vor den unerbittlichen Forderungen und Abwertungen der Eltern zu schützen. (Therapeutin stellt einen Stuhl zwischen das Kind und den Stuhl der inneren Eltern). Bitte setzen Sie sich auf diesen Stuhl, er stellt die depressive Überlebensstrategie dar (…)."
Patientin:	„Das ist erst mal erleichternd, da spüre ich diese betäubte Stimmung. Ich fühle die Gefühle vom Kind nicht mehr. Alles ist zwar grau und hoffnungslos, aber irgendwie vertraut und ungefährlich. Außer dass das Leben so überhaupt gar keine Freude macht und ich mich auch umbringen könnte."
Therapeutin:	„Ich befrage Sie nun auf diesem Stuhl. Seit wann gibt es dich? Was ist deine Aufgabe? Was könnte passieren, wenn du nicht da bist? Was müsste passieren, damit du für einen Moment zur Seite gehen könntest?" (…)

5 Durchführung der Behandlung

Die Patientin berichtet auf dem „Depressions-Stuhl" von den positiven kurzfristigen und aversiven langfristigen Seiten der Bewältigungsstrategie. Sie wird aufgefordert, auf dem Kind-Stuhl Platz zu nehmen.

Patientin: „Ich fühle ich mich zwar durch den Depressions-Stuhl vor den Eltern-Stimmen geschützt, aber auch abgeschnitten, eingeengt und total einsam."

In einem nächsten Schritt wird die Patientin aufgefordert, aufzustehen und sich die Szene gemeinsam mit der Therapeutin mit etwas Abstand „von oben" anzuschauen.

Therapeutin: „Wie finden Sie das, was die Eltern-Stimmen mit der kleinen S. machen?"
Patientin: „Das macht mich wütend! Die Eltern-Stimmen machen sie kaputt. Und der Depressions-Schutz ist gar keine richtige Hilfe! Der erstickt ja die kleine S.! Sie will auch mal Spaß haben!"
Therapeutin: „Dann sagen Sie nun als große S. den Eltern Ihre Meinung!"
Patientin: „Hört auf, so einen Quatsch zu reden! Sie hat einen freien Tag und darf es sich jetzt endlich gut gehen lassen! Lasst sie in Ruhe, Ihr habt sie schon immer fertig gemacht und habt selbst keine Ahnung. Sie musste schon immer viel zu viel arbeiten und hatte zu wenig Zeit zum Spielen, das ist nicht kindgerecht! Ihr könnt das nicht beurteilen! (…)"

Die Entmachtung wird so lange fortgeführt, bis sich die Patientin emotional von den Eltern-Stimmen distanzieren kann. Danach wendet sich die gesunde Erwachsene den Kind-Modi (verletzbar und glückliches Kind) zu.

Patientin: „Ich lass das nicht mehr zu, dass sie Dich fertig machen. Du hast einen schönen freien Tag verdient, mach etwas, das Dir guttut, nur für Dich. Was willst Du tun? Sag es mir, wir schauen dann, ob wir uns z. B. mit einer Freundin verabreden oder ein Eis essen gehen (…)."

Die Patientin wechselt nun zwischen Kind-Stühlen und gesunden Erwachsenen-Stuhl hin und her, bis die nochmals auftauchenden Schuldgefühle (Eltern-Stimmen) letztendlich entmachtet, der Depressions-Stuhl beiseitegeschoben und eine gute Einigung auf eine Tagesplanung gefunden wurde.

Des Weiteren wurde die Patientin angeleitet, zur bewussten Planung positiver Aktivitäten den sogenannten „Grundbedürfnis-Tagesplan" zu verwenden, in den sie eine geplante Aktivität, Beobachtung, tatsächliche Aktivität, den Effekt und die Lernerfahrung täglich in eine Tabelle eintrug. Täglich wurde außerdem eine „Bedürfnisbilanz" gezogen, bei der eingeschätzt wurde, wie sehr die vier Grundbedürfnisse (zu Beginn schwerpunktmäßig eher Bindung und Lust/Genuss, dann Selbstwert, in der letzten Phase der Therapie Autonomie) an diesem Tag erfüllt wurden. Frau T. profitierte von diesem Vorgehen, weil sie von nun an freie Tage im Vorhinein plante. Außerdem erkannte sie durch die tägliche Reflexion mit Hilfe der Bedürfnisbilanz deutliche Zusammenhänge zur Stimmung und erlernte schnell, sich bewusst auch kleine Bedürfnis-Befriedigungseinheiten wie z. B. einen kurzen Plausch mit der Nachbarin „zu gönnen".

5.3.3 Abbau des Gefühls der Einsamkeit, Schuld und Verantwortung der Mutter gegenüber mit dem Ziel der inneren und äußeren Abgrenzung (Ziel 2)

Nachdem sich die Patientin einverstanden erklärte, nun „intensiv mit den Gefühlen zu arbeiten", wurde mit Stühle-Übungen zum Thema *Konflikte mit der Mutter* fortgefahren. Wir griffen auf die bereits erstellte Moduslandkarte (siehe Abb. 3.4) zurück und aktualisierten diese jeweils anhand der aktuellen Situation.

Stühle-Übung Konflikt mit der Mutter
Die Patientin kommt aufgelöst in die Therapiestunde.

Patientin:	„Meine Mutter war wieder verletzend zu mir! Sie hat gesagt, ich sei ein Wrack und eine Versagerin, weil ich wieder Therapie in Anspruch nehme. Es ist furchtbar, mir geht es ganz schlecht!"
Therapeutin:	„Lassen Sie uns dies aufgreifen und eine Stühle-Übung durchführen, damit wir herausfinden, was sich nun in Ihnen abspielt." *(Da die Gefühle von Traurigkeit und Ärger deutlich wahrnehmbar sind, wird die Patientin aufgefordert, auf dem verletzbaren Kind-Stuhl Platz zu nehmen).*
Therapeutin:	„Ich duze Sie nun auf diesem Stuhl. Wie geht es dir jetzt als kleine S.?"
Patientin:	„Ich bin traurig, außerdem fühle ich mich schlecht, nicht geliebt."
Therapeutin:	„Wo spürst Du das Gefühl im Körper?"
Patientin *(weint):*	„Im Bauch ist ein schwerer Brocken, der ist ganz schwarz und hart (…)."
Therapeutin:	„Welche Stimme hörst du im Kopf? Gibt es Gedanken, dazu, die das Gefühl erzeugen?"
Patientin:	„Ja, da gibt es eine Stimme. Und die hat recht, sie sagt: ich bin zu nichts nutze!"
Therapeutin:	„Aha, das sind die inneren Eltern-Stimmen, bitte wechseln Sie den Stuhl. Was sagen die Stimmen noch?"
Patientin *(wechselt auf den Stuhl gegenüber)*:	„Du bist lächerlich und schaffst nichts im Leben! Jetzt bist Du schon wieder in Therapie, weil Du nichts hinkriegst!"
Therapeutin:	„Wie nennen wir diese Stimme?"
Patientin:	„Die klingt zwar wie meine Mutter, aber ich will sie die Hexe nennen."

Therapeutin:	„Okay, dann stehen wir jetzt beide mal zusammen auf, und Sie schauen sich die Szene aus der Sicht einer vernünftigen, erwachsenen Frau, die Sie heute sind, an. Wenn Sie dies von hier betrachten, was die Hexe zu der kleinen S. sagt, wie geht es Ihnen dann?"
Patientin:	„Das ist furchtbar und total ungerecht, was die Hexe sagt. Die S. kann doch gar nichts dafür."
Therapeutin:	„Lassen Sie uns im ersten Schritt der Hexe die Meinung sagen. Schauen Sie sie an, damit es bei ihr ankommt."
Patientin:	(zunächst zaghaft, dann mit Unterstützung der Therapeutin immer lauter werdend, sagt der Hexe die Meinung): „Sie haben keine Ahnung! Sie sind ja selbst krank! S. hat schon ganz viel geschafft! Es geht ihr nicht gut und es steht ihr zu, sich Unterstützung zu holen. Sie darf das." *(Die Entmachtung erfolgt so lange, bis sich die Patientin stark genug fühlt, sich von der Hexe abzugrenzen und ihr nicht mehr zu glauben).*
Therapeutin:	„Nun wenden wir uns der kleinen S. zu. Bitte schauen Sie sie an, was möchten Sie ihr sagen?"
Patientin:	„Nichts. Ich kann das nicht. Da fällt mir nichts sein!" (wendet sich der Therapeutin zu)
Therapeutin:	„Ich probiere es mal: Liebe kleine S, was die Hexe sagt, ist total ungerecht. Sie schwächt und entmutigt dich, indem sie ihre eigenen Probleme auf dich schiebt. Sie darf nicht über Dich urteilen."
Patientin:	„Ja, und es wär besser für alle, wenn sie sich selbst um ihre Probleme kümmern und sich behandeln lassen würde!"
Therapeutin:	„Dir geht es schlecht und deshalb hat die große S. beschlossen, zur Therapeutin zu gehen. Das war sehr vernünftig und steht Euch zu. Du bist ein kleines liebenswertes Mädchen, und Du hast schon ganz viel selbst geschafft, mehr als für Dein Alter gut ist."
Patientin:	„Ja, das stimmt!"
Therapeutin:	„Sagen Sie es ihr!"
Patientin:	„Okay (…)" (die Patientin wird angeleitet, sich der kleinen S. zuzuwenden und in altersgerechter, einfühlsamer Sprache mit ihr zu sprechen. Schließlich wird sie aufgefordert, wieder auf den Kind-Stuhl zu wechseln.
Therapeutin:	„Wie geht es Dir auf dem Stuhl?"
Patientin:	„Ich bin ganz ruhig. Es ist ganz ungewohnt, ich kann das noch nicht so richtig glauben, aber es fühlt sich gut an."

Ein weiteres wichtiges Thema war die *Verantwortung und Schuld*, die sich die Patientin für die Entstehung der Erkrankung der Mutter gab. Als Ursache dieser Einstellungen wurde eine biografische Erfahrung identifiziert (ein Nachbar, der gesagt hatte, dass die Krankheit etwas mit der Tochter zu tun hat „Die Mutter ist krank wegen der Kinder"). In der Folge waren internalisierter Eltern-Anteile entstanden, die besagten: „Du bist schuld, dass sie krank geworden ist". Es wurde das biografische Auslöse-Erlebnis (Ausspruch des Nachbarn) mit Hilfe einer **Imaginationsübung** bearbeitet. Entscheidend waren die Neubewertung und Richtigstellung der verzerrten Verantwortungszuschreibung und eine kindgerechte Aufklärung der kleinen S. über die Entstehung dieser Art von psychiatrischen Erkrankungen durch die gesunde Erwachsene.

Die Patientin konnte ihre Mutter zunehmend als „kranke Frau" mit einer „verrückten Wahrnehmung" sehen, deren Einschätzung nichts mit ihrem Wert als Mensch bzw. mit ihren eigenen Wertvorstellungen zu tun hat. Dies war ein Prozess, der zunächst von starken Schuldgefühlen begleitet war („ich verrate sie"), später mit Gefühlen der Trauer einherging („Ich habe keine Familie mehr, ich werde nie die Liebe und Zuneigung bekommen, die ich mir ersehne") und am Ende der Therapie in Akzeptanz („Meine Familie ist anders als ich") mündete.

Die Häufigkeit der telefonischen Kontakte und Besuche konnte deutlich reduziert werden. Ein kompletter Kontaktabbruch wurde immer wieder gemeinsam erwogen, jedoch von der Patientin aus Angst vor dem kompletten Verlust der Bindung abgelehnt. Wenn Besuche in den Augen der Patientin „unvermeidlich" waren (an Geburtstagen), wurde vorher anhand von Rollenspielen geübt, wie sich die Patientin auf selbstsichere Weise bei Angriffen oder Vorwürfen schützen kann. Die Patientin lernte, den Grad der Zugänglichkeit der Mutter abzuschätzen, und dementsprechend mit ihr zu interagieren. Die Bandbreite der Verhaltensweisen reichte von: der Mutter Dinge über sich selbst berichten können (dosierte Hingabe bzw. Selbstöffnung im Sinne der Bindung) über der Mutter eher passiv zuhören (funktionale Distanzierung mit Selbstschutz) bis hin zu das Gespräch abbrechen mit den Worten: „Ich merke, dass Du nicht zugänglich bist und möchte nicht weiter mit Dir darüber sprechen. Wir reden wieder, wenn Du Dich wieder beruhigt hast" (funktionale aktive Abgrenzung im Sinne der Selbstbehauptung und Kontrolle mit abschließendem Bindungsangebot).

5.3.4 Abbau von Angst vor Nähe zur Ermöglichung von Vertiefung von Freundschaften sowie eventuell Partnerschaften und Sexualität (Ziel 3)

Imaginationsübung zum Thema „Körperliche Übergriffigkeit der Mutter"
Die Patientin kommt in die Therapiestunde und berichtet sehr unter Druck:
„Mir ging es in der letzten Woche gar nicht gut, ich hatte dieses dumpfe depressive Gefühl und konnte mich manchmal gar nicht bewegen."

Therapeutin: „Lassen Sie uns herausfinden, woher das Gefühl kommt, ob es sich um etwas Altes handelt. Bitte setzen Sie sich in eine entspannte Sitzhaltung, schließen Sie die Augen und versetzen sich in die Situation letzte Woche zu Hause. Was sehen, fühlen Sie?"

Patientin:	„Ich sitze am Küchentisch. Ich habe dieses dumpfe schwarze Gefühl im Bauch, das ich schon so gut kenne. Ich bin wie gelähmt, kann gar nicht vom Tisch aufstehen."
Therapeutin:	„Behalten Sie dieses Gefühl bei, verlassen Sie die heutige Szene und lassen sich zurücktreiben in die Jugend oder Kindheit. Welche Szenen / Bilder steigen auf?"
Patientin:	„Ich liege im Bett in meinem Kinderzimmer, bin fast eingeschlafen, da kommt meine Mutter rein und hebt die Bettdecke hoch. Es geht ihr total schlecht, das weiß ich, sie riecht auch nicht gut. Sie legt sich ganz eng an mich dran, sodass ich mich bedrängt fühle. Sie drückt sich an mich, es ist total eklig und das schwarze Gefühl von ihr geht auf mich über. Ich will schreien und sie raus stoßen, aber ich trau mich das nicht, ich habe wahnsinnige Angst." (…)
Therapeutin:	„Wir halten nun das Bild an, und Sie treten als Große S. gemeinsam mit mir in das Bild ein. Ich frage nun das Kind: Was braucht das Kind eigentlich?"
Patientin:	„Dass jemand die Mutter auffordert, die kleine S. in Ruhe zu lassen und das Bett zu verlassen."
Therapeutin:	„Ich spreche nun die große S. an: Wie geht es Ihnen nun, wenn Sie das Zimmer betreten und die Mutter im Bett bei der kleinen S. sehen?"
Patientin:	„Das ist furchtbar! Die Mutter muss da raus!"
Therapeutin:	„Was möchten Sie sagen oder tun? (…) Tun Sie es!"
Patientin:	„Hören Sie, raus aus dem Bett, lassen Sie die kleine S. schlafen. Das ist ihr Zimmer, sie hat ein Recht, dort alleine zu sein. Sie müssen vorher um Erlaubnis fragen!" (Der Dialog mit der Mutter wird so lange fortgesetzt, bis diese nicht mehr widerspricht und das Zimmer verlässt, allerdings weint die Mutter draußen).
Therapeutin:	„Frau T., wenn Sie jetzt heulen, ist das Ihr Problem, gehen Sie zum Arzt wegen Ihren Depressionen. Sie sind krank, Sie brauchen professionelle Hilfe. Ihre kleine Tochter kann Ihnen nicht helfen, das ist nicht ihre Aufgabe."
Therapeutin:	„Bitte wenden Sie sich nun der kleinen S. zu. Was ist Ihr Gefühl für die kleine S.?"
Patientin:	„Sie tut mir leid!"
Therapeutin:	„Ja, mir auch! Das ist eine ganz gesunde Reaktion. Was möchten Sie aus diesem Gefühl heraus tun oder sagen?"
Patientin:	„Ich setze mich zu ihr ans Bett und sage: Ich pass auf dich auf. Niemand darf dich stören. Du darfst alleine schlafen. Deine Mama hat Depressionen. Sie muss wieder ihre Tabletten nehmen, ich sorge dafür, dass sie morgen zum Arzt geht (…)." Der Dialog wird so lange fortgesetzt, bis die kleine S. ein ruhiges, entspanntes Gefühl hat. Die Patientin wird aufgefordert, das neue Gefühl beizubehalten und in die aktuelle Situation am Küchentisch zurückzukehren.
Patientin:	„Jetzt geht es mir besser. Ich stelle mir vor, dass ich aufstehe, mir einen Kaffee koche. Dann nehme ich die Zeitung und lese sie (…)."

Die beschriebene Übung war der Schlüssel zum Verständnis „des depressiven schwarzen Gefühls", das sich die Patientin bisher nie hatte erklären können. Durch das Herstellen der Zusammenhänge konnte sie zu sich selbst sagen: „Ich bin nicht verrückt, sondern es gibt einen Grund, dass ich dieses Gefühl habe." Dies gab ihr ein verbessertes Kontrollerleben. Im Weiteren übte Frau T. in den depressiven Momenten dagegen zu steuern, indem sie der kleinen S. durch Selbstgespräche Beistand gab, indem sie als große S. die Mutter aus dem Zimmer rausschickte: „Geh weg, das ist Deine Krankheit, ich bin ein eigenständiger Mensch, das ist meine Privatsphäre. Mir darf es gut gehen, ich darf für mich sorgen. Was brauchst Du (kleine S.) jetzt eigentlich?"

In der nächsten Phase der Therapie tritt das Thema Wunsch nach Partnerschaft (bei gleichzeitiger Nähe-Angst) immer stärker in den Vordergrund. Die Patientin berichtet außerdem, in letzter Zeit immer stärker auf das Gewicht zu achten, sich täglich zu wiegen und zeitweise zu hungern. Sie habe den Eindruck, nur auf dieser Weise einen Mann abzubekommen. Sie gehe außerdem immer häufiger ins Fitnessstudio, um an ihrer Figur zu arbeiten. Dies beunruhige sie, sie habe Angst, wieder in eine Essstörung zu rutschen, so wie früher. Sie fühle sich nicht wohl, wenn sie so richtig dünn sei, dann sei sie auch kraftlos und werde schneller depressiv. Über die Erstellung von *Moduslandkarten* anhand von konkreten Auslösesituationen wurde deutlich, dass der Kontaktaufnahme zu Männern im Wesentlichen zwei Aspekte im Wege stehen: a) massive abwertende Eltern-Anteile, die Figur und Aussehen kommentieren und b) eine tiefsitzende Angst vor Nähe und Grenzverletzung. In beiden Zusammenhängen treten ungünstige Bewältigungsstrategien (Vermeidung und aggressiver Beschützer) auf, die die Kontaktaufnahme verhindern. Das tägliche Wiegen, Essen einsparen und das vermehrte Training im Fitnessstudio wurden ebenfalls als dysfunktionale Bewältigungsmuster eingeordnet: Es diente teilweise der Gefühlsregulation (tägliches Wiegen, hungern = aktive Vermeidung: „Selbstberuhiger") sowie der Stärkung des Selbstwerts (v. a. übermäßiges Sport treiben = Überkompensation).

Imaginationsübung „Begegnung mit einem Mann – Übergriffigkeit der Mutter"

Patientin: „Mir ist was total Peinliches passiert. Ich bin einem Mann im Fitnessstudio begegnet. Er hat an der Theke gesessen und hat recht gut ausgesehen. Ich habe mich plötzlich total geschämt und wollte wegrennen."

Therapeutin: „Lassen Sie uns hierzu eine Stühle-Übung durchführen. Versetzen Sie sich bitte nochmals in die Situation: Sie betreten den Raum, an der Theke sitzt der Mann. Wie geht es Ihnen jetzt? Bitte setzen Sie sich zunächst auf den Kind-Stuhl."

Patientin: „Ich fühle mich total schlecht, peinlich und minderwertig, genau wie früher."

Therapeutin: „Ich denke, es ist ein altes Gefühl, daher wechseln wir nun in eine Imaginationsübung. Bitte schließen Sie die Augen und bleiben Sie in dem Gefühl. Lassen Sie sich zurücktreiben in Jugend und Kindheit. Welche Szenen tauchen auf?" (Die Patientin erinnert sich an eine Szene im Alter von zwölf Jahren. Die Mutter betritt das Kinderzimmer, in dem die Patientin am Schreibtisch sitzt und einen Liebesbrief an einen Jungen in der Klasse schreibt, in den sie verliebt ist. Die Mutter greift nach dem Brief und liest ihn mit höhnischer Stimme laut vor. Dann sagt sie: Du spinnst wohl, Dich in den … zu verlieben, der will dich eh nicht, mit deinen hässlichen Haaren. Die Szene wird nun in bewährter Weise überschrieben: Die Patientin betritt als Große den Raum, die Mutter wird entmachtet, die kleine S. getröstet und ermutigt, ihren Gefühlen freien Lauf zu lassen. Mit verändertem Gefühl kehrt die Patientin in die heutige Situation zurück.

Therapeutin: „Stellen Sie sich nun die heutige Szene im Fitnessstudio vor. Sie betreten den Raum. Dort sitzt der Mann an der Theke. Was tun Sie?"

Patientin: „Ich gehe hinein, nehme ihn wahr und denke: Oh, nett schaut der aus. Wenn er mich anschaut, nicke ich ihm zu. Wenn nicht, gehe ich weiter und denke, vielleicht ergibt sich später eine Gelegenheit. Jetzt habe ich keine Angst mehr. Ich darf auch hier sein, ich habe ein Recht dazu. Ich bin echt okay und schau auch okay aus."

5.3.5 Loslösung des Selbstwerts von den Vorgaben internalisierter fordernder bzw. strafender Eltern-Anteile (z. B. hinsichtlich Schlanksein, Perfektion, Pflichterfüllung) (Ziel 4)

Besonders stark traten die abwertenden Stimmen im Zusammenhang mit dem Besuch im Fitnessstudio auf und im Kontakt mit anderen Frauen, die auf Figur und Äußeres achteten. Die dabei auftretenden inneren Eltern-Stimmen lauteten: „Schau dir die anderen an, die sind viel schlanker als Du. Die haben es im Griff, dagegen bist Du ein Trampel. Du wirst es nicht schaffen und nie einen Mann abkriegen."

Die Patientin erinnerte viele konkrete Äußerungen der Mutter hierzu (Du bist hässlich. Du hast zu dicke Oberschenkel. Du hast zugenommen etc.). Diese werden in bewährter Weise in Form von Stühle-Übungen oder mit Hilfe von Imaginationsübungen bearbeitet.

Protypisch wurde **folgender Dialog** erarbeitet:

a. *Die Gesunde Erwachsene entmachtet Eltern-Stimmen*: „Sie haben unrecht. Sie haben selbst ein Problem mit Sexualität und Ihrem eigenen Aussehen. Lassen Sie die kleine S in Ruhe. Ihre Sätze sind Gift für ein kleines Mädchen, das ist verbrecherisch, ihr so etwas zu sagen. Sie hat eine natürliche Schönheit, es ist Ihre Pflicht, ihrer Tochter das zu sagen. Wir werden in Zukunft nicht mehr auf Sie hören, egal was Sie da vor sich hin brabbeln".
b. *Die Gesunde Erwachsene tröstet die kleine S*: „Du kannst nichts dafür, dass die Hexe das zu dir sagt. Sie hat keine Ahnung und kann das nicht beurteilen, Du bist ein hübsches Mädchen, Du darfst so bleiben wie Du von Natur aus gemacht bist. So wie Du bist und ausschaust, bist Du in Ordnung."

Diese Dialoge wurden auf Band aufgenommen, die Patientin wurde angeleitet, sie sich zu Hause anzuhören, insbesondere in Situationen, in denen die abwertenden Stimmen der Eltern-Anteile auftraten, z. B. beim Betrachten im Spiegel oder beim Tragen figurbetonter, femininer Kleidung.

Lösungsorientierte Stühle-Übung zum Thema „Kontaktaufnahme zu einem Mann"

Die Patientin berichtet unter Druck: „Ich bin wieder A begegnet, dem Kollegen, den ich ja ganz gut finde. Er wollte sich mit mir verabreden. Ich habe mich kurz ein bisschen gefreut und dann wahnsinnige Angst bekommen. Ich konnte vor Angst kaum antworten und hab herumgedruckst „Schauen wir mal". Das macht mich im Nachhinein fertig, weil ich ihn ja mag."

Therapeutin:	„Lassen Sie uns mit Hilfe einer Stühle-Übung schauen, welche widersprüchlichen Anteile aktiviert wurden. Ich hörte, dass Sie sich zunächst gefreut haben, setzen Sie sich doch auf den glücklichen Kind Stuhl (…). Wie geht es Dir, kleine S., wenn er Dich anspricht?"
Patientin:	„Yippie, ich freu mich. Ich spüre es hier im Bauch, das fühlt sich schön an."
Therapeutin:	„Lass uns das Gefühl intensiver werden lassen." (…)
Patientin:	„Nun kommt ganz viel Angst!" (Es erfolgt ein Wechsel auf den Stuhl des verletzbaren Kindes).
Therapeutin:	„Wovor hast Du Angst?"
Patientin:	„Das fühlt sich beklemmend an, hier in der Brust. Er könnte etwas tun, das ich nicht will. Er will mich bestimmt ausnutzen. Ich bin dann hilflos."
Therapeutin:	„Hörst Du die Stimme der Hexe, gibt es Kommentare von ihr?"
Patientin:	„Ja, sie sagt, der will Dich nur benutzen, pass auf, alle Männer sind böse und wollen nur Sex. Du bist eine Schlampe, wenn Du Dich darauf einlässt. Dich will eh keiner. Der will Dich ausnutzen, dann verlässt er Dich wieder."
Therapeutin:	„Lassen Sie uns nun aufstehen und die Szene gemeinsam mit etwas Abstand betrachten. Wie geht es Ihnen, wenn Sie hören, was die Hexe zur kleinen S. sagt?"
Patientin:	„Das macht mich total wütend! Sie macht der kleinen S. alles Schöne kaputt!"

Zunächst werden die Eltern-Stimmen gemeinsam entmachtet.

Zum glücklichen Kind hingewendet sagt die Patientin: „Du darfst Dich freuen. Es ist schön, dass er sich mit Dir treffen möchte."

Zum ängstlichen Kind hingewendet: „Wir können uns jederzeit wehren. Dir kann nichts Schlimmes passieren, ich bin bei Dir, wir sind stark. Wenn er Dir zu nahekommt und Du das nicht magst, sagen wir ihm das: z. B. „hör auf" oder „Stopp" (…). Wenn er Dir zu nahekommt und Dich dann fallen lässt, ist er nicht der Richtige. Du bist liebenswert, wer das nicht erkennt, ist es nicht wert, dass Du Dich bemühst."

Nachfolgend wird in einer Leere-Stuhl-Übung geübt, dem Gegenüber (A.) auf seine Einladung zu antworten. In weiteren Rollenspielen werden verschiedene Formen von selbstsicherer Abgrenzung geübt.

Als Hausaufgabe nimmt sich die Patientin vor, A. bei der nächsten Begegnung von sich aus anzusprechen und einen Termin für eine Verabredung zu vereinbaren. Dies gelingt recht gut, es kommt zu einigen Verabredungen.

5.3.6 Krise und Konflikt mit der Therapeutin

Während einer dreiwöchigen Therapiepause, die aufgrund eines Urlaubs der Therapeutin entstanden war, erlebt die Patientin eine schlimme Krise. Auslösesituation war ein Besuch zu Hause bei den Eltern gewesen. Es hatte einen schlimmen Streit mit der Mutter gegeben, die Patientin war wütend vorzeitig abgereist. Als sie dann allein in der Wohnung war, brach sie depressiv ein mit Hoffnungslosigkeit „Das wird nie besser" und Einsamkeitsgefühl „Niemand liebt mich". Zugleich tauchte Wut auf die sich im Urlaub befindende Therapeutin auf. Die Patientin schrieb ihr einen Brief, in dem sie der Therapeutin vorwarf, dass sie abwesend ist und dass die Depression schlimmer ist als zuvor.

Die Therapeutin war zunächst von der Wucht der Vorwürfe geschockt. Sie bemerkte einen recht heftigen Ärger auf die Patientin und den Impuls, die Therapie zu beenden. Nach Bearbeitung in der Supervision entschied sie jedoch, der Patientin einen Termin zu Klärung anzubieten, mit dem Ziel, zu entscheiden, ob die Therapie miteinander fortgesetzt werden könne („… ich möchte mit Ihnen klären, was passiert ist und ob und wie die Therapie miteinander fortgesetzt werden kann …").

Stühle-Dialog zum Konflikt mit der Therapeutin

Therapeutin: „Ihr Brief hat mich wirklich geschockt. Ein Teil von mir ist sehr ärgerlich. Andererseits kennen wir uns bereits sehr gut, und ich vermute, dass ein destruktiver Anteil, eventuell die Hexe, mit am Werk war. Auf diesen Anteil bin ich ärgerlich, nicht auf Sie als Person. Ich möchte mit Ihnen herausfinden, welcher Anteil den Brief formuliert hat und ob er wirklich im Sinne der gesunden Erwachsenen und im Sinne der kleinen S. gehandelt hat. Das möchte ich mit ihnen herausarbeiten mit Hilfe eines Stühle-Dialogs.

Vielleicht gibt es darüber hinaus auch Missverständnisse zwischen uns, die wir klären können. Danach können wir in Ruhe entscheiden, ob wir die Therapie gemeinsam fortsetzen. Sind Sie mit dem Vorgehen einverstanden?"

Patientin: „Ja, mir ging es wirklich schlecht, als ich den Brief geschrieben habe, ich war total verzweifelt und zugleich wütend. Dann meldete sich, glaube ich, die Hexe. Sie schrieb den Brief voller Wut und Vorwürfe auf Sie. Im Nachhinein hatte die kleine S. große Angst, dass Sie mich jetzt rauswerfen."

Therapeutin: „Gut, dann lassen Sie uns zunächst schauen, welche Anteile beteiligt waren. (Alle Anteile werden im Rahmen eines diagnostischen Stühle-Dialogs miteinander durchgegangen: Der traurige Kind-Modus war aktiviert, zugleich wertete die Hexe die Patientin ab.)

Patientin: „Die Hexe sagte zur kleinen S.: Die Therapeutin hat alles, was Du Dir wünschst, sie fährt in den Urlaub, hat wahrscheinlich einen Mann, denn sie hat von ‚wir' gesprochen. Sie hat Erfolg. Du hast nichts. Du bist hässlich, niemand will dich! Wenn die Therapie zu Ende ist, vergisst sie Dich eh, und Du bist wieder allein."

Da diese Sätze für die kleine S. nicht aushaltbar waren und ihr Selbstbewusstsein inzwischen stark genug war, wurde der ärgerliche Kind-Modus aktualisiert, was dazu führte, dass die Hexe nach außen kippte und die Vorwürfe gegen die Therapeutin richtete. Den Brief zu schreiben, stellte schließlich eine leichtgradig *überkompensierende Bewältigungsstrategie* (aggressiver Angriff, Vorwürfe, Abwertung der Therapeutin) dar.

Die Patientin wird nun aufgefordert, sich auf den Stuhl der Hexe zu setzen und die Vorwürfe der Therapeutin gegenüber auszusprechen, ein leerer Stuhl symbolisiert die Therapeutin.

Patientin auf dem Stuhl der Hexe gegen die Therapeutin gerichtet: „Sie blöde arrogante Therapeutin! Sie fahren einfach in den Urlaub, das ist unverschämt. Außerdem haben Sie zu mir gesagt: Ohne Mann können Sie auch glücklich werden, das ist richtig unverschämt von Ihnen. Sie meinen also auch wie meine Mutter, dass ich keinen Mann abkriege. Dann kann ich mich gleich umbringen."

Die Patientin wird aufgefordert, aufzustehen und sich die Szene „von oben" anzuschauen.

Therapeutin: „Was meinen Sie, wie es der Therapeutin nun geht?"
Patientin: „… nicht gut, das ist ganz schön unverschämt. Sie kann ja gar nichts für den Hass der Hexe."

Die Hexe wird nun gemeinsam entmachtet, anschließend die kleine S. getröstet.

Patientin: „Die Therapeutin meint es wirklich gut mit Dir, sie mag Dich, sie ist nicht wie Deine Mutter, Du kannst ihr wirklich vertrauen und das Gute an Dich heranlassen. Sie ist sauer auf die Hexe, nicht auf Dich, deshalb schickt sie Dich nicht weg. (…)

Therapeutin: „Ja, sie meint es gut mit Dir, sie will Dir helfen (….) Und außerdem wirst Du auch ohne sie klarkommen, denn ich, die große S. bin ja bei Dir, und das ist das Wichtigste."

Patientin: „Stimmt! Das schaffst Du, mit mir zusammen."

Anschließend wird noch ein Missverständnis geklärt: die Therapeutin entschuldigt sich für ihre Wortwahl, dass die Patientin auch glücklich werden könne ohne Partner und erklärt, wie sie dies gemeint habe. Gemeinsam wird entschieden, die Therapie fortzuführen.

Therapeutin: „Ich finde es ganz beachtlich, wie gut Sie die dysfunktionale Bewältigung mir gegenüber reflektieren konnten, daher kann ich mir nun vorstellen, mit Ihnen weiterzuarbeiten."

Patientin: „Oh, das freut mich. Ich denke, ich habe eine Menge gelernt. Vor allem, dass ich nicht verstoßen werde, wenn das Kind mal böse war. Aber auch, was die aggressive Bewältigungsstrategie alles anrichten kann und dass sie mir nicht guttut, weil ich wegen ihr keine Zuwendung bekomme."

5.3.7 Betrauern, Akzeptanz, Stabilisierung

Wie bereits oben beschrieben, setzte gegen Ende der Therapie ein Trauerprozess ein, der schließlich in Akzeptanz mündete. Die Patientin kommt in die Therapiestunde mit dem Satz: „Nun sickert es langsam wirklich durch. Ich hatte eine schwere Kindheit, und meine Mutter war wirklich krank. Ich habe mir nie erlaubt, das so zu sehen. Das sehe ich jetzt aber ganz klar vor Augen. Das macht mich auch gleichzeitig total traurig, dass ich es so schwer hatte. Ich könnte die ganze Zeit heulen, weil es die kleine S. so schwer hatte. Eine Folge ist ja auch, dass ich keinen Mann habe."

Die Patientin wird validiert für ihre neue Sichtweise und die Trauer über das Verlorene bzw. das Belastende in der Kindheit/Jugend: „Ich finde es schön zu spüren, wie mitfühlend Sie mit sich selbst sind. Die kleine S. braucht für immer ihre ganze und volle Unterstützung und das Wissen, dass ihr endlich jemand glaubt!"

Gegen Ende der Therapie konnte die Patientin noch einige wichtige Schritte der Selbständigkeit unternehmen. Zum Ende der Therapie war die Stimmung weitgehend stabil, depressiven Einbrüchen konnte die Patientin gut entgegenwirken und mit Hilfe der gelernten Strategien (vor allem den Dialog der inneren Anteile) bewältigen.

Schwierige Therapiesituationen

Andrea Fahlböck und Gerald Gatterer

▶ In jeder Therapie können schwierige Therapiesituationen auftreten. Diese haben immer in ihrer Lösung Vorrang vor dem restlichen therapeutischen Prozess. Eine Vernachlässigung kann zu Therapieabbrüchen, Konflikten zwischen Therapeut und Patient, aber auch zu rechtlichen Konsequenzen der Haftung führen. In diesem Kapitel werden mögliche Probleme und Lösungsmöglichkeiten aus den Perspektiven der Therapeuten, der Patienten, des Prozesses und kontextueller Variablen erörtert.

6.1 Die persönlichen Grenzen der Therapeuten

Psychotherapeuten sind ganz normale Menschen, die sich irgendwann in Ihrem Leben dazu entschlossen haben, den Beruf des Psychotherapeuten zu wählen. Das Berufsbild hat seine Wurzeln in althergebrachten Tätigkeiten des Heilers, Priesters, Lehrers etc. Einige unausgesprochene und irrationale Erwartungen sind an diesen Beruf geknüpft: Einblicke in das geheime Leben anderer zu bekommen, möglicherweise deren Leben zu verändern, vielleicht sogar auf magische Weise einzugreifen. Es besteht in diesem Zusammenhang eine irrationale Erwartung bzw. ein Klischee von den sogenannten „Röntgenaugen des Psychotherapeuten", mit denen er seine Patienten durchschauen kann. Die Motivationsgründe für diese Berufswahl sind so vielschichtig wie die gesamte Psychotherapielandschaft. In einer Studie von Barthel et al. (2010) werden als Motive die bisherigen persönlichen

---

A. Fahlböck (✉)
Psychologische und psychotherapeutische Praxis, Institut für neuropsychologische Rehabilitation, Villach, Österreich

G. Gatterer
Sigmund Freud Privatuniversität Wien, Wien, Österreich
e-mail: gerald@gatterer.at

Erfahrungen, die Karrieremöglichkeiten, wie die Erhöhung der Akzeptanz bzw. das Ansehen im Gesundheitswesen angegeben. Oft wird diese Tätigkeit von Menschen ausgewählt, die „sich selbst helfen wollen", so bei Albert Ellis, einem der Gründungsväter der Kognitiven Verhaltenstherapie (CBT Cognitive Behavior Therapy). Er litt unter einer ausgeprägten Redeangst, die sein Handeln stark einschränkte. Über die Auseinandersetzung mit der psychologischen Literatur bzw. mit Techniken, versuchte er sich weiterzuentwickeln. Er begann Standardtechniken der Verhaltenstherapie wie Exposure und Desensibilisierung an sich selbst auszuprobieren und fand auf diese Weise seinen Weg als Psychotherapeut. Es gibt auch andere Beweggründe, warum Personen den Werdegang eines Psychotherapeuten eingeschlagen haben, z. B. wegen des Bedürfnisses, Menschen verstehen und helfen zu wollen. Nach Schmidbauer (1992) stabilisieren Psychotherapeuten ihren Selbstwert, indem sie anderen Menschen helfen. Dies findet Bestätigung im Konzept „The Wounded Healers" (Norcross, 2005). Danach versuchen die Behandler aufgrund ihrer eigenen Verletzungen sich und anderen zu helfen. Dies würde bedeuten: „Ich helfe mir selbst, indem ich anderen helfe". Nach Orlinsky und Ronnestad (2005) gaben 50 Prozent der Befragten in ihrer Studie an, dass belastende persönliche Ereignisse die Berufswahl beeinflussten. Viele beschäftigten sich oft schon als Kinder mit der Beobachtung von anderen. Nach Farber et al. (2005) entwickeln Kinder aus altruistisch orientierten Familien häufiger die Tendenz, den Beruf des Psychotherapeuten zu ergreifen. Unsere Familiensysteme spielen für uns als Therapeuten sowohl im beruflichen wie im privaten Kontext eine entscheidende Rolle. Die erlernten Beziehungsmuster, wie die in der Kindheit gemachten Erfahrungen, spielen nicht nur in der Berufswahl, sondern auch in weiterer Folge eine entscheidende Rolle. Wie für Albert Ellis ist es für Psychotherapeutinnen und Psychotherapeuten in Ausbildung und beruflich erfahrene Kolleginnen und Kollegen wichtig, ihre eigenen Verhaltensweisen, Gedanken, auftretenden und vermeidenden Emotionen immer wieder im Verlaufe des beruflichen Lebens bewusst wahrzunehmen, zu reflektieren und zu hinterfragen. Leider wird die Selbsterfahrung in der Ausbildung oft als nicht notwendig erachtet und im Verlaufe der beruflichen Tätigkeit werden berufsbegleitende Supervision und Selbsterfahrung oft vernachlässigt bzw. kaum in Anspruch genommen. In diesem Zusammenhang ist es einerseits verständlich, dass Kolleginnen und Kollegen nach einer langen Ausbildungszeit, die durch viele Entbehrungen (zeitlicher, finanzieller und sozialer Natur) gekennzeichnet ist, nicht noch weitere Termine wahrnehmen wollen. Andererseits ist die Ganztagsbeschäftigung mit den negativen Emotionen anderer oft Kräfte raubend, und es fehlt die nötige Motivation, mehr Zeit zu investieren. Trotz dieser Tatsachen möchten wir darauf hinweisen, wie wichtig psychohygienische Maßnahmen für jeden Einzelnen von uns sind, denn unsere persönliche Belastbarkeit ist das Fundament unserer Arbeit.

Jeder von uns hat seine eigene Biografie und seine bisherigen Erfahrungen, welche ihm oder ihr geholfen haben, diese Berufsentscheidung zu treffen. All diese Gründe können auf der einen Seite unterstützend und auf der anderen Seite möglicherweise limitierend wirken. So kann bei zu viel Orientierung am anderen die eigene Person zu kurz kommen. Auch können leichtere neurotische Störungen dabei helfen, sich in den Patienten einzufühlen, wohingegen ausgeprägte psychische Störungen den Job unmöglich machen können. Sowohl in der Ausbildung wie im weiteren Verlauf der Berufsausübung wird der Entwicklung bzw. Weiterentwicklung von persönlichen Kompetenzen und Beziehungskompetenzen eine große Bedeutung zu gesprochen. Die Psychotherapieforschung sieht in der Person des Psychotherapeuten und der therapeutischen Beziehung einen zentralen Wirkfaktor für das Gelingen einer Psychotherapie (Lambert et al., 2002; Grawe, 1999).

Jaeggi (2002) meint, dass bei der Berufswahl zum Psychotherapeuten mehr die Neigung und weniger die Eignung zum Tragen kommt. Sie beschreibt die überhöhten Erwartungen an sich selbst, mit welchen Ausbildungskandidaten und später Psychotherapeuten in die Praxis gehen. Im Therapeutenalltag begegnen sie dann häufig der eigenen Hilflosigkeit, Scham, Lustlosigkeit oder „dem Burnout". In diesem Sinne sind unsere positiven Erinnerungen und Erfahrungen aus unserer Kindheit die tragenden Säulen unserer psychischen Stabilität und unseres Vertrauens in uns selbst. Wie bei unseren Klienten ist die Qualität der ersten Beziehungen, zu Mutter, Vater oder anderen wichtigen Bezugspersonen oft entscheidend für unsere Beziehungsgestaltung und das Vertrauen in uns selbst. Das Selbstvertrauen gibt uns das Gefühl der Sicherheit, und diese hilft uns durch schwierige Zeiten. Es ist notwendig für die therapeutische Arbeit und für sich als Therapeut, sich immer wieder dem Prozess der Selbstreflexion zu stellen. Es sieht so aus, als würden wir uns die meiste Zeit mit dem Leben und Leiden von anderen beschäftigen. Es stellt sich die Frage: Wer kümmert sich um uns? Um unsere Grenzen, unsere Verarbeitung von Misserfolgen, unsere Unsicherheiten, welche oft ein ständiger Begleiter sind. Die Antwort sollte lauten: „Wir selbst", wir können unsere problematischen und angenehmen Erlebnisse im Geist bewusst durchspielen oder/ und in ein privates Tagebuch schreiben. Dies kann ein Mittel sein, um negative Gedanken und Emotionen besser zu sortieren und zu regulieren. In diesem Sinne, kaufen Sie sich ein kleines Notizbuch, schreiben „Meine Therapie" auf das Cover, und schreiben Sie nieder, was für Sie wichtig und notwendig ist. Setzen Sie sich ein Zeitlimit von maximal sieben Minuten, wenn Sie es täglich durchführen. Mit dem Wegschieben des Notizbuches, schieben Sie auch die Gedanken beiseite. Im Verlauf des Beitrages finden Sie Übungen mit unterschiedlicher zeitlicher Länge, welche Sie zusätzlich in diesem Prozess unterstützen können.

> **Übung: „Distanz schaffen"**
> Nehmen Sie sich immer wieder eine Auszeit (von ca. 20 Minuten) vom therapeutischen Alltag, und versuchen Sie eine Distanz zwischen sich und das Geschehen zu bringen. Oft ist es nämlich so, als würden wir, bildlich gesprochen, zu nahe vor dem Spiegel stehen, wodurch das eigene Erscheinungsbild meist nicht gut wahrnehmbar ist. Treten Sie jedoch zwei oder drei Schritte zurück, dann ist die Wahrnehmung der eigenen Person im Kontext der Umgebung klarer und überschaubarer. Zusätzlich kann es hilfreich sein, das für sich Reflektierte niederzuschreiben. Die positive Wirkung des therapeutischen

Schreibens ist uns zwischenzeitlich aus der Arbeit mit unseren Patienten bekannt. Das Schreiben hilft den Behandlern: Das konkrete Benennen von Problemen bringt oft mehr Klarheit in die Problemlage, unterstützt die Verarbeitung von emotional belastenden Ereignissen, fördert die Kreativität und stärkt unser Selbstvertrauen.

Stellen Sie sich folgende Fragen, und versuchen Sie die Antworten für sich niederzuschreiben:

- Welche schwierige Situation mit Klienten der letzten Tage oder Wochen verunsichert mich oder hat mich verunsichert?
- Wie war die Situation? Was wurde gesagt von mir und meinem Gegenüber?
- Was habe ich gedacht? Was habe ich gefühlt?
- Woher kenne ich dieses Gefühl?
- Was sind die historischen Wurzeln?
- Was würde ich im Moment brauchen?

Vielleicht möchten Sie, nachdem Sie die Fragen beantwortet haben, das Geschriebene nochmals durchlesen. Während Sie dies tun, können Sie sich folgende Fragen stellen:

- Wie fühle ich mich jetzt nach dem Lesen?
- Inwieweit ist es mir gelungen, meine Gedanken und Gefühle auszudrücken?
- Bin ich mit dem Geschriebenen zufrieden oder möchte ich noch etwas ändern?
- Wie hat sich die Sicht auf die Situation und den Klienten verändert?

▶ **Wichtig** Zur Reflexion von Problemen im psychotherapeutischen Prozess ist es wichtig, sich mit den verschiedenen Seiten des Psychotherapeutendaseins, z. B. in der Gesellschaft, als privater Mensch, als Ausbildungskandidat, wie mit der Besonderheit der Klient-Therapeut-Beziehung und diversen emotionalen Belastungen, auseinanderzusetzen.

6.2 Die gesellschaftliche Seite der Psychotherapeuten

Die Psychologisierung unserer Gesellschaft ist in den letzten Jahrzehnten rasant fortgeschritten. Grawe et al beschrieben bereits in ihrem großen Forschungsbericht 1994 den Weg der Psychotherapie „Von der Konfession zur Profession". Nach Jaeggi (2002) sollte der moderne Psychotherapeut jener sein, welcher eine Profession ausübt, jedoch nicht einer Konfession nachgeht. Aufgrund des Psychotherapiegesetzes 1990 kamen in Österreich die Kostenträger, die Krankenkassen mit ins Spiel, was im Ausbildungsbereich teilweise einen Boom auslöste.

Die Ausbildungsinstitutionen, welche als die Heimat der unterschiedlichen Therapieschulen verstanden werden, mussten sich in dieser Zeit völlig neu organisieren und strukturieren.

In diesen letzten drei Dekaden hat die Psychotherapie ihren fixen Platz im klinischen und im nicht klinischen Versorgungssystem gefunden. In dieser Zeit hat sich das empirisch und konzeptuell psychotherapeutische Wissen enorm erweitert. Besonders im Bereich der Verhaltenstherapie entwickelten sich für die häufig auftretenden psychischen Störungsbilder, wie Ängste und Depressionen, fundierte Interventionsmöglichkeiten. Die Wirksamkeit ist in diesen Bereichen gesichert und bedeutet für die Betroffenen eine deutliche Besserung der Symptomatik und eine Erhöhung der Lebensqualität. Über die häufig auftretenden psychischen Störungsbilder hinaus liegen für viele andere psychische Erkrankungen evaluierte bzw. evidenzbasierte Behandlungskonzepte vor. Psychische Störungen und die damit verbundene Psychotherapie sind „selbstverständlicher" in der Inanspruchnahme für Betroffene geworden.

6.2.1 Künstlerische Werke zum Thema Psychotherapie

Das Selbstverständnis unseres Betätigungsfeldes und unsere Rolle als Behandler findet in vielen Bereichen Niederschlag. Die Enttabuisierung von psychischen Störungen und deren psychotherapeutische Behandlung wurden z. B. manchmal mit mehr oder weniger Erfolg umgesetzt. Dies geschah über Filme, im Fernsehen und Kino, und Belletristik, vorwiegend Romane und Erzählungen. Aber besonders in den letzten Jahren boomten Serien, welche durch Streamingdienste wie Netflix, Maxdome, Amazon Prime etc. den Weg in unsere Wohnzimmer gefunden haben. Filmemacher versuchten das Innenleben von Erkrankten für die Außenwelt sichtbar und erlebbar zu machen. Meist sind die Protagonisten psychisch krank und stehen im Mittelpunkt des Geschehens, wie z. B. bei folgenden Themenbereichen:

- Demenz: Vergiss mein nicht (2013), Still Alice – Mein Leben ohne Gestern (2015) etc.
- Depression und Angststörungen: Reine Nervensache (1999), Die Eiskönigin – völlig unverfroren (2013), Little Miss Sunshine (2006)
- Bipolare Störung: Silver Livings (2012), Michael Clayton (2007)
- Zwangsstörung: Besser geht's nicht (1997)
- Schizophrenie – Psychose: Schnupfen im Kopf (2011), Black Swan (2010), A Beautiful Mind (2002)
- Süchte: To the Bone (2017), Flight (2012), Prozac Nation (2001).

So wurden einzelne Störungsbilder und das Rollenbild des Psychotherapeuten noch mehr einer breiten Öffentlichkeit zugänglich gemacht. Dies können wir in der Häufigkeit des Auftretens von Psychotherapeutinnen und Psychotherapeuten in der Gegenwartsliteratur sehen: z. B. „Die Wunderübung" von Daniel Glattauer (2016),

„Der glücklose Therapeut" von Noam Shpancer und Heinrich (2013), „Der gute Psychologe" von Noam Shpancer und Heinrich (2012), „Trauer, Panik, Leidenschaft: Geschichten aus der Psychotherapie" von Gabriel Rolón (2016) und „Denn alles ist vergänglich: Geschichten aus der Psychotherapie" von Irvin D. Yalom (2015).

Filme und Serien, besonders Beispiele aus den letzten zehn Jahren, zeigen uns, dass die Rolle des Psychotherapeuten in unserem Alltag Einzug genommen hat. In Serien sehen wir Psychotherapeuten bei ihrer Arbeit zu, oder wir erhalten Einblick in ihr Privatleben wie in folgenden Serien:

- **Wanderlust**: Joy und Alan leben in einer langen Partnerschaft, in der ihnen die sexuelle Anziehung abhandengekommen ist. Sie ist Psychotherapeutin, er ist Lehrer, beide wollen ihre Beziehung aufrechterhalten und beschließen, eine offene Ehe zu führen. Dieser Deal, wie beide es nennen, läuft nicht geschmeidig und ohne Komplikationen ab.
- **Sex Education:** Otis ist der Sohn einer Sexualtherapeutin und hat somit alle Antworten parat. Mit diesem Wissen ergibt sich für ihn in seiner Peergroup eine besondere Rolle.
- **The Treatment – Der Therapeut:** Paul Weston gilt als ausgezeichneter Psychotherapeut. In seiner Rolle löst er für viele seiner Patienten die Probleme, nur mit seinem eigenen Leben ist er meist überfordert. Nach seiner Scheidung ist es ihm nicht mehr möglich, als Therapeut zu arbeiten. Aus diesem Grund nimmt er Hilfe bei seiner ehemaligen Supervisorin in Anspruch.
- **Der letzte Bulle**: Mick Brisgau ist ein Kommissar, der nach 20 Jahren aus dem Koma erwacht und sich nun an die veränderte Welt anpassen muss. Sein ehemaliger Kollege ist nun sein Vorgesetzter und seine Tochter ist in der Zwischenzeit erwachsen geworden. Mick hat somit einiges zu nachzuholen, und als Hilfe wird ihm eine Psychotherapeutin zur Seite gestellt.

Die Rolle des Psychotherapeuten hat auch Einzug in das Witz- bzw. Humorgenre genommen. Immer mehr Cartoons, Karikaturen und Illustrationen werden über Bücher und Online-Bereiche vermarktet. Viel häufiger wird der Psychotherapeut in den Medien männlich als weiblich (was nicht der Realität entspricht) dargestellt.

Einige Beispiele:

- Willkommen auf unserer Psychotherapie-Hotline:
  Wenn Sie Zwänge haben, drücken Sie bitte wiederholt die 1!
  Wenn Sie eine Co-Abhängigkeit haben, bitten Sie jemanden für Sie zu drücken!
  Wenn Sie eine multiple Persönlichkeit haben, drücken Sie bitte 3, 4, 5 und 6.
- Treffen sich zwei Psychotherapeuten.
  Fragt der eine: „Weißt Du wie spät es ist?"
  Antwortet der andere: „Nein, aber gut, dass wir drüber gesprochen haben!!!"
  Die beiden treffen sich zehn Tage später wieder.
  Der eine fragt: „Und, weißt Du inzwischen, wie spät es ist?"
  „Nein!", sagt der andere, „aber ich kann schon viel besser damit umgehen!"

Über viele dieser Filme, Serien oder Witze bekommt der Außenstehende Einblick in psychotherapeutische Sitzungen, die normalerweise mit hoher Verschwiegenheit behaftet sind. In diesem Zusammenhang ist das Bild vom Psychotherapeuten eher unscharf und verzerrt. Wenn Psychotherapeuten beim Kennenlernen nach ihrem Beruf gefragt werden und diesen nennen, kann es schon mal passieren, dass sie dadurch eine Irritation beim Gegenüber auslösen. In Teilen der Bevölkerung herrscht die Vorstellung, dass wir dies vorleben müssen, was wir dem Patienten vermitteln. Oft entsprechen wir nicht dem Bild, welches die Bevölkerung von Psychotherapeuten zu haben scheint. Wir sind für unser Gegenüber zu jung oder zu alt, zu konservativ oder zu liberal, zu altmodisch oder zu modern etc. Jaeggi (2002) meint dazu: „Das Bild, das sich der Patient vom Therapeuten macht, hat mit dem Therapeuten nicht viel zu tun." Wie auch immer, es gibt Diskrepanzen im gesellschaftlichen Rollenbild, aber auch Vorurteile, dass der Behandler selbst möglicherweise eine Behandlung bräuchte. Da wir Teil der Gesellschaft sind, sind wir auch verletzbar durch diese Äußerungen. Ein realistischeres Bild vom Psychotherapeuten, also von uns selbst, ist wünschenswert und entscheidend für den Umgang mit uns selbst. Das eigene Bild der Psychotherapeutenrolle wird stark geprägt durch diverse Modelle, z. B. Kollegen, Vortragende, Supervisoren und Ausbildner. Manche Vorstellungen zum Berufsbild entspringen unserer Fantasie und sind reine Wunschvorstellungen. Es kommt dadurch zu Überschätzungen.

> **Übung: „Mein Wunschbild"**
> Nehmen Sie sich 30 Minuten Zeit, und überlegen Sie ihre Vorstellungen zu Ihrer Rolle als Psychotherapeut. Meist hat jeder von uns mehrere Modelle, die uns bewusst oder unbewusst beeinflusst haben.
> Stellen Sie sich dazu folgende Fragen:
>
> - Welche Modelle und Situationen haben mich geprägt?
> - Wann und in welchem Zusammenhang habe ich unrealistische und überhöhte Vorstellungen, und wie versuche ich diese zu verwirklichen?
> - Welche Vorstellungen sollen meine Klienten von mir bekommen, und warum ist dies für mich wichtig?
>
> Stellen Sie sich vor, diese Vorstellung ist Wirklichkeit geworden. Was würde sich in der Arbeit und ihrem Umgang und ihrer Beziehungsgestaltung verändern?

Unsere Wunschbilder und die Machbarkeit können weit voneinander entfernt sein. Diverse Übungen, wie oben, können uns helfen, uns besser zu orientieren. Wir geraten manchmal „unter Beobachtung", was unser Privatleben angeht. Klienten wollen wissen, ob wir Kinder haben, uns in einer Beziehung befinden, wie wir leben etc. oder nehmen an, dass wir „keine Probleme innerhalb unserer eigenen Familie" haben. Solche Annahmen können uns unter Druck setzen, d. h. wir neigen dazu, persönliche Problemlagen mit beruflicher Unfähigkeit gleichzusetzen. Unser Familienleben ist jedoch nicht besser oder schlechter organisiert wie das der „Normalbevölkerung". Unsere Professionalität verhilft uns nicht immer zu einem konfliktärmeren Umgang mit unserer Familie oder unseren Patienten.

6.2.2 Die private Seite der Psychotherapeuten

Vielmehr als das Bild der Öffentlichkeit macht uns unser überzogener Selbstanspruch zu schaffen. Wir müssen akzeptieren können, dass es manchmal schwierig bzw. einschränkend ist, Psychotherapeut zu sein.

> **Übung: „Sei perfekt"**
> Ausgehend von den Wunschbildern, welche wir oft erreichen möchten, versuchen oft gerade Verhaltenstherapeuten perfekte Therapeuten abzugeben. Diesen Perfektionismus zu reflektieren ist wichtig. Versuchen Sie diese Übung schriftlich umzusetzen.
> Es kann hilfreich sein, sich mit folgenden Fragen zu beschäftigen:
>
> - Wie lange schon kenne ich diese perfektionistische Seite an mir?
> - Wie habe ich es bisher geschafft, perfekt zu sein?

Wenn wir uns für diesen Werdegang entscheiden, sehen wir meist nur die positiven Aspekte bzw. Seiten dieses Jobs. Meiner Meinung nach sollten Ausbildungskandidaten bereits im Rahmen der Ausbildung mit den möglichen negativen Seiten, welche auch dieser Beruf mit sich bringt, vertraut gemacht werden. Es kann die Berufsausübung z. B. in kleineren Städten, eingegrenzten Bezirken oder im ländlichen Bereich, wo jeder jeden kennt, einschränkend sein. Dies bedeutet, dass man immer wieder in seinem privaten Umfeld auf Patienten/Klienten trifft. Es gibt Situationen, wo dies kein Problem darstellt, weil ausreichend Distanz oder Rückzugsmöglichkeit da ist. Aber es gibt auch Situationen, in denen man sich möglicherweise eingeschränkt fühlt. Ich denke, dass jeder von uns diese Erfahrung macht oder noch machen wird, in der Sauna, im Fitnessstudio, bei privaten Feiern, beim Einkauf oder bei Elternsprechtagen etc.

> **Beispiel**
>
> **Fallbeispiel eines Supervisanden**
> Herr K. erhält eine Einladung zu einer Geburtstagsfeier seines Freundes. Diesen kennt er schon seit seiner Kindheit, und sie haben auch viele gemeinsame Freunde. Herr K. trifft mit seiner gesamten Familie am Ort des Festes ein. Da er und seine Familie (Ehefrau und zwei Söhne) die meisten Personen kennen und auch die restlichen Gäste sehr sympathisch finden, fühlen alle sich entspannt und wohl. Es treffen nach ca. einer Stunde noch ein paar verspätete Gäste ein, darun-

ter auch ein Patient aus einer laufenden und schwierigen Therapie. Herr K. und der Patient werden einander vorgestellt. Auch seine Familie wird dem Patienten bekannt gemacht. Die Vorstellung erfolgt nur über den Vornamen, was von Herrn K. sehr schwierig erlebt wird. Er beobachtet beim Klienten die Vermeidung des Blickkontakts und seine erhöhte Körperspannung. Er realisiert nun die Veränderung seiner Stimmungslage, er fühlt sich beobachtet und bemerkt, dass er darauf achtet, wie viel er trinkt und was er spricht.

Er bringt diesen Fall in eine Supervision ein, da er nicht weiß, wie er sich in der nächsten Therapiestunde verhalten soll. Das Ergebnis der Supervision ist, dass Herr K. die Situation ansprechen wird, auch möchte er nicht mit seinem Vornamen angesprochen werden. Er möchte auch explorieren, wie die Situation von seinem Klienten erlebt wurde. ◄

Wir unterliegen, wie jede andere Person, unterschiedlichen Stressoren, wie alltäglicher Zeitdruck, schwierige Familiensituationen, überhöhte Ansprüche an uns selbst bzw. Perfektionismus, Probleme mit dem Partner oder den Kindern u. v. m. Dies könnte bei nicht ausreichender Sensibilität und Reflexion eine Erschöpfungssymptomatik begünstigen.

Viele unserer jungen Kollegen befinden sich zum Zeitpunkt der Ausbildung im Prozess, z. B. einer Familiengründung, eines Hausbaus, schreiben an ihrer Doktorarbeit oder beginnen gerade in der eigenen Praxis zu arbeiten. Es geht vorrangig um die Wahrnehmung bzw. Selbstreflexion, was ich mir zumute und wie stressregulierend ich mit mir und Situationen umgehe.

Beispiel

Fallbeispiele von Supervisanden:
- Herr L. ist 34 Jahre, Psychologe und Psychotherapeut und seit ca. zwei Jahren mit seiner Ausbildung zum Verhaltenstherapeuten fertig. Er ist Vater von zwei Kindern im Alter von einem und drei Jahren. Er arbeitet seit sieben Jahren in einer Klinik als Psychologe. Er wurde nun gefragt, ob er die Leitung des psychologischen Dienstes übernehmen wolle. Er sieht dies als eine Chance, in der Klinik in eine leitende Funktion zu kommen. Parallel hat er mit seiner Frau vor einem Jahr begonnen, ein Eigenheim zu bauen. In diesem Zusammenhang wurde eine psychotherapeutische Praxis mit eingeplant. Seine Frau ist zurzeit aufgrund der Kinderbetreuung nicht berufstätig. Die finanzielle Versorgung der Familie lastet auf ihm, welches er als sehr belastend erlebt. Er möchte nun so rasch wie möglich sein Haus fertigstellen und seine private Praxis eröffnen, um sich mehr finanziellen Spielraum zu schaffen.

    Er kommt in die Supervision und wirkt sehr erschöpft und klagt, für nichts mehr Zeit zu haben. Er treffe kaum noch Freunde, betreibe keinen Sport mehr und streite immer mehr mit seiner Partnerin. Seine Kinder, welche er sehr liebt, belasten ihn zunehmend. Er schlafe in letzter Zeit sehr schlecht und habe an Gewicht verloren.

- Frau B. eine 30-jährige Ausbildungskandidatin im zweiten Abschnitt der Ausbildung. Sie befindet sich zu diesem Zeitpunkt in einer eher instabilen Partnerschaft, welche nun schon seit sieben Jahren besteht. Ihr Partner beklagt, dass sie kaum noch gemeinsam Zeit hätten und stellte die Beziehung generell in Frage. Sie ist Pädagogin und schreibt seit drei Jahren an ihrer Dissertation. Sie ist sehr ehrgeizig und wissbegierig und möchte so rasch wie möglich ihre Psychotherapieausbildung wie auch die Doktorarbeit abschließen. Sie kommt in die Supervision und wirkt sehr verzweifelt, da sie heute erfahren hat, dass sie Mutter wird. Für sie ist es gerade ein schlechter Zeitpunkt, da sie zuerst alles abschließen möchte. Dazu kommt noch ein Umzug in eine größere gemeinsame Wohnung, welcher sich sehr aufwendig gestaltet und durch die Partnerschaftsprobleme in Frage gestellt wird. ◄

Für eine bestehende Partnerschaft kann eine mehrjährige Ausbildung eine Belastung darstellen, da die gemeinsame Zeit dadurch reduziert wird. Dies sind meiner Meinung nach keine unrealistischen bzw. ungewöhnlichen Fallbeispiele, diese entstammen meinen eigenen Erfahrungen mit Auszubildenden. Jeder angehende oder bereits tätige Psychotherapeut muss meist schmerzlich lernen, dass, bedingt durch Belastungsfaktoren, diverse Zielsetzungen bescheidener werden müssen. Im Bereich der Partnerschaft könnte sich das Zusammenleben mit einem Psychotherapeuten als eine Herausforderung darstellen. Es kann schon vorkommen, dass man als Partner eines Psychotherapeuten das Gefühl bekommt, Klient zu sein. Auf Dauer wird dies die partnerschaftlichen und innerfamiliären Beziehungen stark in Mitleidenschaft ziehen. Andererseits können Partner von der erhöhten Sensibilität profitieren, welche wiederum vertiefte emotionale Beziehungen ermöglicht. Die Ausbildung bzw. im Speziellen die Selbstreflexion könnten als protektiver Faktor angesehen werden. Aber wie partnerschaftliche Grenzen überschritten werden, gestaltet sich unterschiedlich bzw. individuell, dies zeigt sich auch in den erhöhten Scheidungsraten (Jaeggi, 2002) von Psychotherapeuten.

Im Theaterstück die „Wunderübung" beschreibt Daniel Glattauer die Freuden und Leiden eines Paartherapeuten. Joana und Valentin, beide um die vierzig, kommen zum Erstgespräch, sie befinden sich nach ihren Schilderungen im Stadium der fortgeschrittenen Entfremdung. Der Therapeut versucht es mit mehreren Übungen, welche jedoch alle nicht wirklich funktionieren. Auch die titelgebende Wunderübung bringt nicht den gewünschten Erfolg. Das Paar sollte sich an schöne Zeiten und Erlebnisse erinnern und auch positive Eigenschaften des Gegenübers benennen. Aber auch das läuft schief. Die Wende kommt erst, als der Therapeut nach einer kurzen Pause und nach einem Telefonat mit seiner Frau sichtlich verändert in den Therapieraum zurückkehrt. Auf Drängen des Paares erzählt er, dass ihn seine Frau nach 18 gemeinsamen Ehejahren verlässt. Plötzlich ist das Paar hoch aktiv und kämpft für den Therapeuten und indirekt auch um ihre eigene Paarbeziehung. Am Ende der Sitzung möchte das Paar weitere Termine vereinbaren und beide sind davon überzeugt, ihre Beziehung wieder in Griff zu bekommen. Die beiden verlassen die Praxis und der Therapeut ruft anschließend seine Frau an. Der Leser erfährt nun, dass die Nachricht von der Trennung nur vorgetäuscht war und erlebt im Umgang mit seiner Frau einen genervt wirkenden Psychotherapeuten.

Im Buch werden beide Seiten, die therapeutische und die private Seite des Therapeuten klar unterscheidbar dargestellt. Der letzte Teil des Theaterstück endet mit einem Einblick in das private Leben des Therapeuten und seiner Partnerschaft, welche sich in diesem Moment kaum mehr von der Paarbeziehung in der Therapiesituation unterscheidet.

Bei der Erziehung der eigenen Kinder kann es sein, dass wir manchmal dazu neigen, alles zu zerreden oder vieles zu sehr zu problematisieren. Dies geschieht oft deshalb, weil wir nicht die nötige Distanz schaffen und aus unseren eigenen Emotionen agieren. Aber unsere Kinder profitieren nach Resch (2005) durch unsere entwickelte Gesprächskultur, sie lernen früh, Gefühle zu benennen und in Diskussionen eigene Standpunkte zu vertreten. Das Familienleben eines Psychotherapeuten ist, wie schon erwähnt, häufig geprägt von sehr viel Reflexion. Zu empfehlen ist aber in diesem Zusammenhang, nicht zu versuchen, die Rolle des Beziehungsspezialisten in der eigenen Familie zu übernehmen. Hier werden wir als Mensch und nicht als Therapeut gesehen. Es kann vorkommen, dass Psychotherapeuten ihren Familienangehörigen nicht dasselbe Maß an Echtheit, Aufmerksamkeit und Offenheit entgegenbringen (Jaeggi, 2002) wie ihren Klienten. Oft verbraucht der Beruf alle Ressourcen, sodass wenig übrigbleibt für die Familie und für Freunde.

▶ **Wichtig** Da der Psychotherapeut neben seiner Rolle als Psychotherapeut auch noch Mensch in vielen Rollen ist, sollten diese regelmäßig reflektiert werden.

6.3 Die Seite der Auszubildenden: „Aller Anfang ist schwer ..."

6.3.1 Einstiegsschwierigkeiten

Fragt man Verhaltenstherapieinteressierte im Erstkontakt nach den Motiven für ihre Wahl, so nennen viele von ihnen die Strukturiertheit, die wissenschaftliche Nähe, die gut evaluierten Methoden etc. Haben sich Ausbildungskandidaten für eine verhaltenstherapeutische Ausbildung entschieden, kann es vorkommen, dass bereits in der Einzelselbsterfahrung, kurz nach Beginn der Ausbildung, Zweifel hinsichtlich der richtigen Entscheidung geäußert werden. Es kommt zu Fragen wie: Ist diese Psychotherapierichtung für mich passend? Hätte ich mich für eine andere Richtung, eine mehr kreative, dynamische, körperbezogene, emotionsorientierte Richtung entscheiden sollen? Viele sind dann irritiert, da viele Basics, welche über Workshops vermittelt werden, meist noch nicht gut einsortierbar sind. Die Bilder der Verhaltenstherapie, von außen betrachtet, sind immer noch sehr symptom-, lerntheorie- und kognitionsorientiert. Es besteht zusätzlich der Irrglaube, dass Verhaltenstherapeuten sich kaum mit der Biografie ihrer Patienten auseinandersetzen. Es ist wichtig, diesen Irrglauben zu korrigieren und ein zeitgemäßes Bild der Verhaltenstherapie ins Zentrum zu rücken. Die heutige Verhaltenstherapie liefert ein gutes Arbeitsmodell mit einer Breite an unterschiedlichen Interventionsmöglichkeiten unter Berücksichtigung der individuellen Biografie.

6.3.2 Mögliche Stolpersteine

Die Zeit der Ausbildung kann als eine Zeit vieler Belastungen wahrgenommen werden. In der Ausbildung wird in größeren und kleineren Gruppen gearbeitet, diese sind meist über Jahre vorgegeben. Es kann z. B. in unterschiedlichsten Gruppierungen zu Missstimmungen bzw. Konkurrenzdenken kommen. Auch die Abgrenzung zu anderen Psychotherapierichtungen, welche jüngere Kollegen meist als notwendig erachten, gestalten sich anfangs möglicherweise schwierig. Es entsteht das Gefühl, sie müssten die eigene Richtung verteidigen. Zusätzlich gibt es für beruflich unerfahrenere Kollegen, aber auch für Psychotherapeuten, welche viele Jahre in diesem Job tätig sind, diverse Stolpersteine. Jüngere Kollegen leiden meiner Meinung nach darunter, dass die Begegnung mit dem Patienten oft viele Unsicherheiten auslöst. Die Patientenlandschaft, welche manchmal in Workshops vermittelt wird, entspricht nicht immer ganz der Realität. Es gibt kaum Patienten, die an einer Monosymptomatik leiden. Die meisten bringen mehrere Problemstellungen mit in die Therapie, wie Depressionen, Ängste, Schmerzen und eine Beziehungsproblematik.

In Laufe der Ausbildung erlebt man erfahrene Therapeuten und deren Tun. Das sieht oft sehr einfach aus. Viele unserer jungen Kollegen erleben es in der alltäglichen Praxis anders. Es kommt zu Situationen, auf welche sie nicht oder zu wenig vorbereitet sind. Der angehende Psychotherapeut verliert sein handlungsleitendes Konzept und damit seine Sicherheit. Es ist anfangs meist normal, dass die beruflichen Probleme, d. h. die Thematik des Patienten, nicht so einfach „abschaltbar" sind, wenn man zuhause ist. Wichtig ist zu wissen, dass alle einmal so begonnen haben und erst über das eigene Handeln sich weiterentwickeln. In diesem Zusammenhang sind das Üben im Rollenspiel und die damit verbundene Videoaufzeichnung eine Chance für die Entwicklung von mehr Sicherheit. Dies kann ein wichtiges Element in der Ausbildung sein und bietet eine entscheidende Möglichkeit, sich beim Handeln zu erfahren. Aber auch die ausbildungsbegleitende Supervision hat das Ziel, dem Auszubildenden mehr Sicherheit beim therapeutischen Handeln zu ermöglichen. Nicht nur jüngere Kollegen haben Schwierigkeiten, sondern auch erfahrenere Kollegen leiden manchmal unter der Routine. Es ist wie mit dem Autofahren. Jüngere Kollegen müssen erst einmal Automatismen entwickeln und alle entscheidenden Elemente miteinander in Verbindung bringen. Gemeint ist das Mitberücksichtigen der Körpersprache des Patienten und seines verbalen Ausdrucks, sein Blick, die Tonlage, seine Sprechgeschwindigkeit u. v. m. Auch die inhaltliche Ausdrucksweise und Erzählform sind beachtenswert. Es geht darum, sich das Gesagte zu merken und sich darauf zu beziehen. Es soll prozessorientiert, aber lösungsorientiert vorgegangen werden. Dies alles benötigt viel Wiederholung und Reflexion. Wie beim Autofahren benötigt man einige „Kilometer", bis die nötige Fahrpraxis gegeben scheint. Die routinierten Psychotherapeuten haben ähnlich dem routinierten Autofahrer das Problem mit dem Automatismus, d. h. dass man zu schnell, zu routiniert vorgeht. Es kann sein, dass wichtige Aspekte übersehen bzw. übersprungen wurden.

▶ **Wichtig** Es kann immer passieren, dass man als Psychotherapeut mit gewissen Patienten die Orientierung verliert. Wichtig ist, dies zu bemerken bzw. für sich zuzulassen. Als nächsten Schritt empfehle ich, dass man sich extra Zeit nimmt und den bisherigen Prozess nochmals für sich nachvollzieht. Dieses bewusste Innehalten und die Zeit, um den Fall nochmals auf sich wirken zu lassen, helfen generell gut weiter – nach dem Sprichwort: „Wenn Dich Nebel umgibt, bleib stehen!". Sollte dies keine Klarheit bringen, wäre eine Supervision empfehlenswert.

In der therapeutischen Arbeit geht es darum, kontinuierlich offen zu sein für neue Erfahrungen. Wenn dies nicht geschieht, verliert man die Freude an diesem Beruf. Was ich damit sagen möchte, ist, dass wir, die schon länger in diesem Feld tätig sind, unser Handeln immer wieder reflektieren sollten, um nicht zu einem „automatisierten Autofahrer" zu werden. Einen nicht zu unterschätzenden Aspekt möchte ich noch erwähnen, meist wird es vermieden, ihn zu thematisieren:

Therapeuten klagen oft über zu viele Patienten, welche jedoch angenommen werden müssen, da sonst das finanzielle Auskommen nicht gegeben wäre. Die Gefahr der Überlastung ist somit vorprogrammiert, und es ist wichtig, frühzeitig gegenzusteuern. Es gibt auch Kollegen, die über zu wenige Patienten klagen. Hier kann es ebenso zu einer Belastung führen. Es wird wohl immer ein Balanceakt bleiben zwischen Job, Freizeit, persönlichen Beziehungen und Hobbys, die nichts mit dem Beruf zu tun haben. Wichtig ist auch zu reflektieren, dass permanente Fortbildungen eine andere Art von Belastung darstellen.

> **Übung: „Ressourcenaktivierung"**
> Jeder Psychotherapeut besitzt persönliche Stärken bzw. Ressourcen, meist wurden aus diesen Gründen dieser Beruf ergriffen, wie z. B.:
>
> - Einfühlungsvermögen
> - Feinfühligkeit
> - Präzision
> - Gedankenreichtum
> - Strukturiertheit
> - Klarheit im Ausdruck
> - Kreativität
> - Sensibilität
> - Beobachtungsgabe
> - Toleranz
> - geistige Offenheit
> - Reflexionsbereitschaft
> - gute Kommunikationsfähigkeit etc.

> Versuchen Sie drei Qualitäten zu finden, welche Sie als Psychotherapeut an sich schätzen. Beschreiben Sie diese drei Qualitäten für sich. Notieren Sie anschließend eine Situation im Behandlungskontext, in welcher Sie diese therapeutische bzw. persönliche Fähigkeit erfolgreich eingesetzt haben. Versuchen Sie sich diese Situation wieder vor Ihr inneres Auge zu holen und sich vorzustellen, wie diese drei therapeutischen Qualitäten für Sie sichtbar werden:
>
> - Wie war die therapeutische Situation?
> - Was haben Sie gesagt und getan?
> - Wie hat sich Ihr Gegenüber verhalten und was hat es gesagt?
> - Wo in diesem Kontakt konnten Sie die drei Qualitäten erkennen?
> - Wie fühlt es sich an, sich so zu erleben?

Es ist nicht nur für unsere Patienten wichtig, ressourcenorientiert zu denken, sondern auch für uns Behandler. Wir sollten uns angewöhnen, immer wieder zu fragen: „Was habe ich heute gut gemacht?", d. h. immer wieder den Fokus auf die eigenen Ressourcen zu lenken.

6.4 Die Seite der emotionalen Herausforderungen

Die persönliche Beziehung (Jaeggi, 2002) ist das A und O jeder Therapie. Nur 15 % einer erfolgreichen Therapie (Lambert & Bergin, 1994) hängen von der jeweiligen Richtung ab, den Rest macht die Beziehung aus. Diese Beziehung ist zeitlich begrenzt und formal reglementiert. Der Therapeut muss echte Aufmerksamkeit, Wärme und Akzeptanz zeigen und sich gleichzeitig nicht in die Gefühle des Patienten hineinziehen lassen. Dies erfordert ein hohes Geschick im Umgang mit sich selbst. Denn würden wir uns bei jedem Patienten emotional involvieren, wären wir bereits nach kurzer Zeit energielos. So müssen wir unterscheiden lernen, wie wir uns empathisch und mitfühlend einbringen, anstatt emotional einzutauchen. Die Schwierigkeit besteht im Ausbalancieren von Nähe und Distanz. Dies muss jedoch sehr differenziert gesehen werden. Was einzelne Therapeuten als Nähe bzw. als Distanz ansehen, ist schwer zu beurteilen und individuell sehr unterschiedlich.

> **Übung: „Stolz erleben"**
> In unserem Alltag als Psychotherapeut begegnen wir Erfolgen und Misserfolgen. Die Misserfolge helfen uns zu lernen und die Erfolge, nicht an den Misserfolgen zu verzweifeln. Es ist wichtig für Psychotherapeuten, Zufriedenheit und Stolz zu erleben und bewusst wahrnehmen zu können.
>
> Versuchen Sie sich einen zeitnahen Erfolg in einer Therapie vorzustellen, den Sie in Ihrer Rolle als Behandler erzielt haben und auf den Sie stolz sind. Fragen Sie sich:

- Wie leicht oder schwierig ist es für mich, mir Situationen vorzustellen, in denen ich erfolgreich war?
- Wie ist es möglich, dass Sie Stolz und Zufriedenheit erleben können?
- Wenn nicht? Was macht es Ihnen schwer, diese Gefühle erleben zu können?
- Was muss geleistet werden, dass ich Zufriedenheit und Stolz erleben darf?
- Wie beeinflusst dieser Erfolg mein Tun und Handeln?

Nehmen Sie sich Zeit, und versuchen Sie diese Übung schriftlich festzuhalten.

Ausgeprägte und überschießende emotionale Zustände sind weder dem Patienten noch uns als Psychotherapeuten dienlich. In diesem Zusammenhang ist es für uns wichtig zu wissen, wie hoch die eigene Emotionalität sein darf, um die eigene Handlungsfähigkeit noch zu behalten. Besonders hervorheben möchte ich an dieser Stelle die Arbeit mit onkologischen Patienten, welche starke Emotionen wie Aggression und Ängste haben können. Es ist in dieser Arbeit besonders wichtig, sich mit seinen eigenen Verlustängsten auseinanderzusetzen. Das Nichtansprechen bzw. Vermeiden von diversen Themen wie Tod und Sterben liegt meist an den Ängsten des Therapeuten. In diesem Fall sollte sich der Behandler in Supervision oder Selbsterfahrung begeben, um dies für sich ausreichend zu beleuchten. Auch gibt es Patienten, welche bei uns unsere eigenen Minderwertigkeitsgefühle und Neid auslösen können.

Übung: „Ein Geschenk"
Für diese Übung sollten Sie sich ausreichend Zeit nehmen. Wenn möglich versuchen Sie nach der Imagination die gemachten Erfahrungen mit dem Thema „Schenken und erhalten" niederzuschreiben und festzuhalten, um mögliche Unterschiede sichtbar zu machen.
I. Teil
Versuchen Sie sich vorzustellen, dass Sie jemanden den Sie sehr schätzen etwas schenken möchten. Es kann eine Person aus ihrer Familie, aus ihrem Freundes- oder Bekanntenkreis sein, ein Arbeitskollege oder jemand, den es in Ihrem Leben nicht mehr gibt. Versuchen Sie sich den Akt des Schenkens zu vergegenwärtigen:

- Wem möchten Sie etwas schenken?
- Was möchten Sie dieser Person schenken?
- Womit hätte diese Person eine Freude?
- Wie würden Sie gerne dieses Geschenk verpacken oder auch nicht?
- Wie würden Sie es gerne übergeben?
- Wie würde es sich anfühlen?

> II. Teil
> In einem weiteren Schritt versuchen Sie aus der Perspektive des Schenkers sich selbst etwas zu schenken:
>
> - Was möchten Sie sich selbst schenken?
> - Womit hätten Sie Freude?
> - Wie würden Sie gerne dieses Geschenk verpacken oder nicht?
> - Wie würden Sie es gerne übergeben?
> - Wie würde es sich anfühlen, dieses Geschenk zu bekommen?
>
> In einem letzten Schritt versuchen Sie sich vorzustellen, Sie wären der Beschenkte und bekommen dieses Geschenk von sich selbst geschenkt. Stellen Sie sich die Fragen wie oben:
> Wie wäre der Prozess des Geschenkerhaltens?
>
> - Was möchten Sie Ihrem Therapeuten schenken?
> - Womit hätte diese Person eine Freude?
> - Wie würden Sie gerne dieses Geschenk verpacken oder auch nicht?
> - Wie würden Sie es gerne übergeben?

Es kann z. B. sein, dass ein Patient um vieles wohlhabender und erfolgreicher ist als sein Therapeut. Wichtig ist in diesem Fall, dass der Therapeut dies für sich erkennt und weiß, dass es völlig normal ist so zu fühlen. Mit dieser achtsamen Haltung regulieren sich diese Gefühle. Oft werden wir von unseren Patienten idealisiert, was uns schmeichelt. Durch diese Idealisierung gewinnen wir Macht. Wer Macht erhält, gerät in Versuchung, diese zu missbrauchen (Jaeggi, 2002). Dies bringt uns oft noch mehr in die Verantwortung bzw. unter Druck. Therapeuten scheinen unter einem ständigen Erfolgsdruck zu stehen und haben ständig das Gefühl, „abliefern" zu müssen. Zusätzlich können erotische und sexuelle Gefühle in der Therapie auftauchen. Von Seiten des Therapeuten gegenüber dem Patienten sind diese tabuisiert. Einer anonymen Untersuchung zur Folge kommt es in bis zu 10 % aller Behandlungsfälle zu sexuellen Verhältnissen. Die Täter sind meist erfahrene Therapeuten und meist Männer.

▶ **Wichtig** Nach Zarbock (2011) sollte bei sexuellen und erotischen Gefühlen dem Patienten gegenüber zwischen Wahrnehmung und dem tatsächlichen Ausagieren solcher Gefühle unterschieden werden. Das ehrliche Wahrnehmen sollte nicht unterdrückt, sondern für sich selbst reflektiert werden. Das tatsächliche Ausagieren ist ein schwerer Verstoß einerseits gegen die Berufsordnung und andererseits ein Missbrauch der Beziehung zum Patienten.

Aber es kann Therapiesituationen geben, welche bei uns zu Müdigkeit, Ekel oder Langeweile führen können. Hier ist uns besonders die Problemanalyse eine wichtige Hilfestellung, um für sich selbst wieder Orientierung zu bekommen. Es kann zu Therapiesituationen kommen, in denen wir mit Entwertungen (unserer Person gegenüber) konfrontiert werden. Es handelt sich meist um Menschen, welche aufgrund ihrer Persönlichkeitsakzentuierung dazu neigen, ihre Umgebung immer wieder zu entwerten. Entscheidend ist für uns, dass wir im Vorfeld auf diese Reaktionen gut vorbereitet sind. Es ist in diesen Situationen wichtig, sich selbst gut regulieren zu können, z. B. mit Atemübungen oder achtsamkeitsbasierten Methoden.

> **Übung: „Mein Lebensmensch"**
> Auch Helfer und Psychotherapeuten brauchen Menschen, die für sie da sind, die sie unterstützen, ihnen Fürsorge entgegenbringen und sich um sie kümmern.
>
> - Überlegen Sie, wer dieser Mensch für Sie ist.
> - Schreiben Sie Gründe nieder, warum dieser Mensch für Sie wichtig ist oder war.
> - Was verdanke ich dieser Person und wie zeige ich diese Dankbarkeit?
> - Wie kann ich mir selbst mehr Fürsorge entgegenbringen?

Der Therapeut als Drehscheibe aller therapeutischen Bemühungen ist aber gleichzeitig die Quelle für sein eigenes Leiden. Es geht fast immer darum, sich zeitgleich um zwei Personen zu kümmern, nämlich um sich selbst und den Patienten. Die Herausforderung kann man auch steigern, indem man Paartherapien anbietet und sich um drei Personen kümmert. Das Anforderungsprofil eines Psychotherapeuten ist sehr vielschichtig und verlangt oft eine hohe Anpassungsfähigkeit und Flexibilität. Es kann vorkommen, dass man sich in einer Stunde auf einen sehr inaktiven Patienten einstellen muss und in der darauffolgenden Einheit kommt es zur Begegnung mit jemand überaktiven, der schwer im Redefluss zu unterbrechen ist. Und immer verlangt es nach Authentizität, nach Interesse am Gegenüber, nach Aufmerksamkeit und Offenheit. Meist wird im 50-minütigen Takt gearbeitet, das heißt, dazwischen liegen oft nur zehn Minuten Pause. Hier werden dann Telefonate, Dokumentationen etc. getätigt. Es ist wichtig, für sich zu reflektieren, in welchem Zeitfenster wir arbeiten wollen. Psychotherapeuten werden immer wieder mit außergewöhnlichen Rahmenbedingungen bzw. Gegebenheiten konfrontiert. Aufgrund der österreichischen Gesetzeslage gibt es immer wieder Situationen, in den sich Patienten in Therapie begeben und die Befindlichkeit sich eigentlich nicht verbessern „darf". Die Patienten sind in einer befristeten Pension und müssen sich meist im Abstand von ein bis zwei Jahren neuerlichen Begutachtungen unterziehen. Die Patienten müssen nun eine kontinuierliche Psychotherapie nachweisen, d. h. Nachweise erbringen, dass sie alles tun, um ihren klinischen Zustand zu verbessern.

> **Übung: „Die kritische Stimme"**
> Nicht nur unsere Patienten haben kritische Stimmen, die sie leiten, sondern wir als Behandler haben meist auch eine kritische Stimme. Diese lässt uns manchmal unter Druck und in Verzweiflung geraten.
> Versuchen Sie sich eine Therapiesituation vorzustellen, die Sie in den letzten Tagen oder in den letzten Wochen als schwierig erlebt haben. Versuchen Sie sich diese Situation gut vor Ihr inneres Auge zu holen.
>
> - Was passiert in dieser Situation?
> - Was haben Sie gesagt, und was tat oder sagte Ihr Gegenüber?
> - Was haben Sie gedacht?
> - Was sagte Ihre kritische Stimme?
> - Wie klingt diese Stimme?
> - In welcher Tonlage und Geschwindigkeit spricht sie zu Ihnen?
> - Was genau sagt sie zu Ihnen?
> - Was fühlen Sie?
>
> Versuchen Sie sich zu vergegenwärtigen, dass diese Stimme meist Ihr Bestes will und dadurch oft verhindert, dass Sie ihr Bestes geben können. Es kann hilfreich sein, das Wahrgenommene niederzuschreiben.
> Während Sie dies tun, können Sie sich folgende Fragen stellen:
>
> - Wie ist es diesen kritischen Kommentar über mich niederzuschreiben?
> - Wie fühlt es sich an, dies zu lesen?
> - Wie ist es, diesen Kommentar mehrmals zu lesen?
> - Wie hat sich die Sicht auf die Situation und den Klienten verändert?

Pflegt man als Psychotherapeut einen achtsamen Umgang mit sich selbst, dann macht man häufiger als vermutet die Erfahrung, dass man in dieser Arbeit näher an eigene Grenzen kommt, als man selbst gedacht hätte. Nachdem die Erschöpfungssymptomatik in helfenden Berufen keine Seltenheit ist, sind auch die Psychotherapeuten oft davon betroffen. Manche Kollegen arbeiten in einer Klinik und zusätzlich in ihrer psychotherapeutischen Praxis. Es gibt aber Kollegen, welche ausschließlich in der privaten Praxis tätig sind. Beide Tätigkeitsfelder beinhalten unterschiedliche Belastungen. Wenn ein Kollege in einer Klinik und in freier Praxis tätig ist, bedeutet dies meist eine Doppelbelastung. Ist man ausschließlich in freier Praxis tätig, so kann es für viele besonders am Anfang auch existenzielle Unsicherheiten und Ängste geben.

▶ **Wichtig** Es ist von entscheidender Bedeutung, dass bereits die Ausbildungseinrichtungen die Kollegenschaft darauf hinweisen, wie gefährdet man in diesem Job sein kann. In diesem Zusammenhang müssen in den Gruppen- wie auch Einzelselbsterfahrungen, vertiefte Reflexionen durchgeführt werden. Jeder einzelne sollte seine Möglichkeiten, Ressourcen und „Energieräuber" kennenlernen.

Die Verantwortung kann natürlich nicht nur bei den Ausbildungseinrichtungen liegen. Diese können den möglichen Rahmen zur Verfügung stellen und auf gewisse Bereiche hinweisen. Jeder hat jedoch seine Eigenverantwortung. Es geht darum, für Erholungsphasen am Wochenende, für ausreichende Bewegung zu sorgen. Auch Meditationen und Entspannungsverfahren können von zentraler Bedeutung sein. Oft benötigen Psychotherapeuten ein reduziertes Maß an sozialen Kontakten, da man ohnehin den ganzen Tag berufsbedingt in Kontakt ist. In seiner Freizeit wählt man dann gerne Betätigungen, bei denen man sich zurückziehen kann und bei denen man sich nicht mit anderen Menschen auseinandersetzen muss. Hierin besteht oft die Gefahr, zu vereinsamen.

> **Übung auch für Therapeuten:**
> Nehmen Sie sich ein paar Minuten Zeit, und denken Sie an Situationen in der unmittelbaren Vergangenheit, in denen Sie sich wohlgefühlt haben, auch wenn es nur kurze Momente waren.

▶ **Wichtig** Um Ausbildungskandidaten bereits in der Ausbildung mit möglichen Problemen im therapeutischen Prozess vertraut zu machen, sollten diese Aspekte in die Supervision und Selbsterfahrung mit einbezogen werden.

6.5 Schwierigkeiten im therapeutischen Prozess

Im vorhergehenden Abschnitt wurden der Therapeut als Mensch mit seinen Problemen und den Möglichkeiten zur Psychohygiene sowie die Rolle der Ausbildungskandidaten reflektiert, nunmehr sollen die möglichen Probleme im therapeutischen Prozess näher betrachtet werden.

Der therapeutische Prozess ist in der Verhaltenstherapie dadurch gekennzeichnet, dass gemeinsam mit dem Patienten eine Zieldefinition und Zielplanung durchgeführt wird und darauf das konkrete Handeln, mit der Vermittlung von Kompetenzen abgestimmt wird. Kommt es bei diesem Prozess zu Problemen, sollte die Therapie nicht einfach fortgesetzt, sondern diese Problematik genau analysiert werden.

Die wichtigsten Fragen hierbei sind (vgl. Gatterer, 2018):

- Wann genau ist das Problem aufgetreten?
- Was genau funktioniert nicht?
- Wer hat es definiert, und wie sieht es konkret aus?
- Welche emotionalen Aspekte sind damit verbunden?
- Was wäre das Ziel gewesen?
- Was konkret verändert sich nun im therapeutischen Prozess?

Generell kann man sagen, dass hierbei sowohl biologische, psychologische, soziale und kontextuelle Faktoren bei Patient und Therapeut eine Rolle spielen.

Nach Noyon und Heidenreich (2020 mod. Gatterer, 2021) hängen diese vom Setting, der Dauer, dem Stadium und der Frequenz der Therapie, der Motivation von Therapeut und Klient, der Erfahrung des Therapeuten, der Stärke der Beeinträchtigung des Patienten und vom Zusammenspiel der Persönlichkeit und der Schemata von Therapeut und Klient ab. Auf die Probleme in der kognitiven Therapie weist auch Judith Beck (2014) hin.

Die therapeutische Grundhaltung bei der Lösung von Problemen kann folgendermaßen dargestellt werden:

- Probleme können sich im therapeutischen Setting immer ergeben
- Probleme haben Vorrang
- Die Wertigkeit und Gefährlichkeit der Situation abklären
- Genaue Analyse der Situation; nicht sofort den Patienten oder seine Persönlichkeit als Ursache ansehen; die Ursachensuche ist der erste und wesentlichste Schritt. Darauf baut die Lösungssuche auf.
- Zeit lassen bei der Lösungssuche und nichts erzwingen
- Lösungen sind individuell; keine Patentrezepte
- Lösungen, die ich als Therapeut beeinflussen kann, sind einfacher als die externe Lösungssuche

Diese Problembereiche und Lösungsstrategien sollen im folgenden Abschnitt genauer analysiert werden.

6.5.1 Probleme durch die Problemanalyse

Die Verhaltenstherapie beginnt mit der **Problemanalyse**. Das heißt, wir müssen zuerst verstehen, was ist eigentlich das Problem? Hier kann es durch zu rasches Vorgehen, unreflektierte Hypothesen und zu wenig Überprüfung durch die Meinung des Patienten zu Problemen kommen. Das beginnt oft schon mit der klaren Problemdefinition. Im Rahmen einer verhaltenstherapeutischen Anamnese benötigen wir zunächst einmal die genaue **Beschreibung der das Problem auslösenden Situation und deren Genese. Was ist genau, wann, wo, wie** …. geschehen und warum wurde es zum „emotionalen" Problem?

Gerade hier kommt es im Rahmen des therapeutischen Prozesses manchmal zu Unklarheiten. Plötzlich wird das Problem anders dargestellt, oder es steht plötzlich überhaupt ein anderes Problem im Vordergrund. Z. B. von der spezifischen Phobie ausgehend werden nun Paarprobleme besprochen.

In einer solchen Situation erscheint es wesentlich, diese Veränderung der Inhalte der Therapie anzusprechen und nochmals zu klären. Hier erscheint es immer wichtig, ein S-O-R-K-C-Modell durchzuführen, um Klarheit in die Situation zu bringen. Möglicherweise muss das Problem neu definiert werden bzw. kommt es zu einer Erweiterung der Problemdefinition, der Einbeziehung neuer Faktoren und Erkenntnisse.

Eine Problematik kann aber auch dadurch entstehen, dass die Zieldefinition nicht klar ist. In einem solchen Fall wäre es wichtig, den Prozess der Zieldefinition nochmals zu klären.

- Wie ist die Zieldefinition entstanden?
- Wer hat das Ziel definiert?
- Ist das Ziel klar ausformuliert?
- Welche Alternativen standen zur Auswahl?
- Welche Kompetenzen sollen vom Patienten erworben werden?
- Welche Strategien kommen zum Einsatz?
- Hat der Patient dazu die nötigen Grundfähigkeiten?
- Was verändert sich durch die Erreichung des Zieles?
- Ist dies positiv für den Patienten?
- Wie ist die Abwägung zwischen Aufwand für die Therapie und dem Ergebnis?
- Welche Rollenverteilung gibt es?

Daraus ergibt sich die Lösung durch die Konkretisierung der Problematik, durch einen Perspektivenwechsel oder eine mögliche Anpassung der Problem- bzw. Zieldefinition an die neue Situation.

▶ **Wichtig** Probleme im therapeutischen Prozess sollten durch eine spezifische Problemanalyse geklärt werden.

6.5.2 Themenspezifische Probleme

Gerade im Rahmen der Psychotherapie werden oft schwierige, unreflektierte oder tabuisierte Probleme besprochen. Als besonders heikle Themen können hier Sexualität, Tod und Sterben, Rollen, politische Themen, Werte und Normen bzw. persönlichkeitsspezifische Themen angesehen werden. Grundvoraussetzung bei all diesen Themen wäre eine Bearbeitung in der eigenen Selbsterfahrung des Therapeuten im Rahmen der Ausbildung bzw. in der Supervision der Therapie. In diesem Abschnitt sollen darüber hinausgehende Aspekte der Lösungssuche kurz erörtert werden.

Sexualität

Das Thema Sexualität ist sowohl für Patienten als auch für viele Therapeuten heikel. Insofern sollte dieses Thema sachlich und problemorientiert diskutiert werden. Beim Auftreten von Problemen auf Seiten des Patienten wäre es wichtig, dass der Therapeut die Thematik, auch wenn sie aus der Sicht des Patienten heikel ist, wertschätzend und validierend enttabuisiert. Hier helfen sachliche Informationen über die Entstehung von Werten, Normen (siehe nächsten Abschnitt) und Bedürfnissen sowie eine genaue Sexualanamnese, die genaue Abklärung der Problematik sowie eine patientenorientierte Sprache. Bei Problemen hinsichtlich der Funktionsfähigkeit der Geschlechtsorgane bzw. der Durchführung sexueller Praktiken empfiehlt sich auch der Einsatz von Medien (Filme, Literatur …), um diese Thematik praktisch darzustellen. Viele Menschen haben oft ganz falsche Vorstellungen hinsichtlich des Themas Sexualität (Eichenberg et al., 2016), weshalb hier der Therapeut eine wichtige Rolle hat. Er enttabuisiert, leitet das Gespräch, dient als Modell, gibt Informationen und „erlaubt" das Thema in all seinen Variationen zu diskutieren. Das gilt auch für „heikle" Themen wie „ausgefallene" oder auch „verbotene" sexuelle Wünsche, Beziehungsthemen, Ängste, Sexualstraftaten etc. Bei Letzteren sind natürlich die geltenden Rechtsnormen zu beachten, jedoch sollte auch die Behandlung von Sexualstraftätern wertschätzend erfolgen. Eine gute Unterstützung für den Therapeuten bieten hier die Videos vom DGVT-Verlag (https://www.dgvt-verlag.de/vt-lehrfilme/). Hier werden therapeutische Aspekte der Beziehungsgestaltung und des verhaltenstherapeutischen Vorgehens bei verschiedenen sexuellen Problemen praktisch dargestellt.

Prinzipiell hat sich hier folgendes Vorgehen bewährt:

- klares Ansprechen der Problematik und des Themas
- Enttabuisierung durch den Therapeuten
- Konkretisierung des Problems
- Anpassung des Vorgehens an die Fertigkeiten des Patienten
- Ursachen und Lösungssuche
- Vermittlung bzw. Einüben neuer Fertigkeiten, z. B. Kommunikationsstrategien, Selbstsicherheit etc.

▶ **Wichtig** Die Beziehungsgestaltung und eine sachliche Bearbeitung der Problematik sind Grundlage des therapeutischen Prozesses bei sexuellen Problemen.

Krankheit, Tod und Sterben
Die Auseinandersetzung mit der eigenen Endlichkeit ist für viele Menschen ein Problem. In der Psychotherapie kann dieses Thema zum zentralen Thema werden, etwa bei der Betreuung von Menschen am Ende des Lebens, alten Menschen, Menschen mit schweren Krankheiten, aber auch der Verarbeitung von Verlusten von geliebten Menschen. Steht sonst das lösungsorientierte Vorgehen im Vordergrund, so ist hier primär ein validierender Zugang notwendig, um die Person in ihrer Krise emotional abzuholen (Noyon & Heidenreich, 2007).

Hier ist ein Vorgehen wie beim Krisenmanagement zu empfehlen (Gerngroß, 2015).

Dabei hat sich folgendes Vorgehen bewährt:

- Bei Vorliegen eines emotionalen Schocks, z. B. durch den Tod eines geliebten Menschen, steht Stabilisieren im Vordergrund des therapeutischen Vorgehens. Hier ist die Akzeptanz verschiedener emotionaler Reaktionen des Patienten durch den Therapeuten wichtig. Dabei kann man sich auch auf die Strategien und Gedanken von Elisabeth Kübler-Ross (Kübler-Ross, 2015) beziehen, die sich sehr ausführlich mit diesem Thema beschäftigt hat.

- In weiterer Folge sollte das Problem trotzdem strukturiert und reflektiert werden. Dabei empfiehlt sich eine Konkretisierung der aktuellen Problematik, der Rückblick, die Vorschau und ein Deeskalieren. Hier nimmt der Therapeut auch eine schützende Rolle ein.
- Darauf aufbauend kann an der Lösungssuche und Neuorientierung gearbeitet werden.
- Prinzipiell muss dabei auf die Individualität des Patienten geachtet werden. Patentrezepte oder vorschnelle Lösungsvorschläge oder Bagatellisieren sind zu vermeiden.

Eine besondere Problematik stellt die Selbst- bzw. Fremdgefährdung von Patienten dar. Diese muss konkret abgeklärt werden, da hier auch rechtliche Rahmenbedingungen (Gesetze) eine wesentliche Rolle spielen.
Prinzipiell ist hier folgendes Vorgehen zu wählen:

- Selbstreflexion: Wie geht es mir prinzipiell damit, wenn ein Patient mit Selbstmord droht bzw. ich darüber nachdenke, dass es so sein könnte? Falls dieser Gedanke zu Angst, Unsicherheit, Hilflosigkeit etc. führt, sollte man diese Problematik in einer Selbsterfahrung oder Eigentherapie bearbeiten. Denn diese Thematik gehört in die Hand erfahrener Therapeuten.
- Erstellung eines eigenen Notfallplans für diese Situation. Diese beinhaltet die wichtigsten Telefonnummern und Adressen (Polizei, Rettung, Kliniken, Notrufnummern etc.), eine Struktur für das konkrete Vorgehen (Abklärung der Suizidalität, z. B. mittels eines Fragebogens), Hilfen für den Patienten in der akuten Situation und eine Ansprechperson für die eigene Hilfe, falls sich ein Patient das Leben genommen hat.
- Abklärung der akuten Suizidalität. Hier stehen Fragen zur akuten Einengung bzw. Distanzierungsfähigkeit, dem Risikopotenzial (Krisen, vorherige Suizidversuche, keine stabilisierenden sozialen Faktoren, Aussichtslosigkeit, Drogen, Persönlichkeitsstörungen, schwere Depressionen …) und möglichen Schutzfaktoren (z. B. Familie) im Vordergrund.
- Darauf baut die Entscheidung hinsichtlich des weiteren Vorgehens auf.
- Ist ein Patient suizidal, aber paktfähig, glaubwürdig, distanziert und motiviert am Problem zu arbeiten und sieht hier auch eine Zukunftsperspektive, so sollte zumindest ein Non-Suizidvertrag gemeinsam mit ihm ausgefüllt werden, der das weitere Vorgehen konkretisiert. Dies beinhaltet die Vereinbarung, sich nicht das Leben zu nehmen, begleitende Maßnahmen (z. B. telefonische Kontakte; medikamentöse Therapie; Einbeziehung der Angehörigen), den nächsten Termin und Maßnahmen bei neuerlichen Krisen. Dies sollte bei jeder der folgenden Sitzungen überprüft werden.
- Ist ein Patient nicht paktfähig und distanziert sich nicht, so hat der Therapeut zu handeln. Eine Einweisung in eine Klinik auf freiwilliger Basis ist hierbei der einfachste Weg. Hier sollte die Rettung oder auch ein Angehöriger gerufen werden. Man sollte jedoch den Patienten nicht selbst mit dem eigenen PKW in die Klinik bringen, da dies Haftungsklagen im Falle eines Unfalls nach sich ziehen

könnte. Im Falle einer akuten Gefährdung ist es jedoch auch manchmal notwendig, dies mittels Polizei und Amtsarzt durchzuführen. Falls der Patient die Praxis fluchtartig verlässt, kann eine Handyortung von der Polizei durchgeführt werden. Ebenso ist es wichtig, die Adresse des Patienten bzw. von Orten, die er als Möglichkeiten für den Suizid genannt hat, der Polizei zu melden. Argumente des Patienten, dass er dann nicht mehr in Therapie kommen würde, da Sie Ihre Verschwiegenheitspflicht gebrochen hätten sollten sie mit dem Argument des Erhalts des Lebens begründen. Falls der Patient nunmehr beginnt, Kooperationsbereitschaft zu zeigen, sollten sie jedoch vorsichtig sein, da es zur Durchführung des Suizids auch nur eine Scheinkooperation geben kann. Wenn Sie sich unsicher sind, sollten Sie die sichere Variante der Einweisung wählen. Wenn die Polizei und der Amtsarzt einbezogen werden, sollten Sie die Problematik sachlich und konkret schildern. Sie sind für diesen Fall von der Schweigepflicht entbunden.

- Ein Patient hat sich das Leben genommen: Diese Situation gehört sicher zu den schwierigsten, die einem als Therapeut passieren kann. Doch dieses Risiko ist mit diesem Beruf verbunden und sollte deshalb bereits bei der Ausbildung durchgespielt werden. Prinzipiell haben wir keinen Einfluss und keine absolute Kontrolle über das Verhalten von Menschen außerhalb der Therapiesitzung. Deshalb ist es immer wesentlich, alles genau zu dokumentieren. Welches Risiko wurde eingeschätzt? Welche Gefahr war gegeben? Letztendlich können wir nur versuchen, diese Faktoren professionell abzuschätzen. Absolute Sicherheit ist dadurch aber nicht gegeben. Wir empfehlen, in einem solchen Fall möglichst rasch auch selbst professionelle Hilfe zu suchen und mögliche Schuldgefühle zu bearbeiten. Dies vor allem dann, wenn bei der eigenen Analyse mögliche Fehler bei der Einschätzung der Gefahr sichtbar sind. Wenn es keine grobe Fahrlässigkeit war, sind sie zwar nicht haftbar, aber es beeinflusst wahrscheinlich trotzdem die nächsten Sitzungen mit depressiven oder suizidalen Patienten. Kein Mensch ist jedoch unfehlbar, und das sollten sie bearbeiten.
- Bei Fremdgefährdung ist ebenfalls das Risiko abzuklären und die entsprechende Maßnahme zu treffen. In Österreich gibt das Gewaltschutzgesetz (https://www.bmi.gv.at/magazinfiles/2020/01_02/gewaltschutzgesetz_2019_bf_20200114.pdf) die Rahmenbedingungen vor. Der Psychotherapeut hat hier bei akuter Gefährdung der Person selbst durch andere bzw. Gefährdungen durch die Person selbst Anzeige zu erstatten. Bei erwachsenen Patienten, die durch Gewalt durch andere gefährdet sind und nicht Anzeige erstatten wollen, ist hierbei die Einsichts- und Kritikfähigkeit des Patienten abzuklären. Ist diese gegeben und die Gewalt nicht akut bzw. nach Abschätzung der Gefahr nicht einer schweren Körperverletzung gleichzusetzen, darf der Patient selbst über eine Anzeige entscheiden. Ist dies nicht der Fall oder handelt es sich um ein Kind muss der Therapeut handeln. Bei Fremdgefährdung muss der Therapeut ebenfalls die Gefahr bzw. deren Minderung durch therapeutische Maßnahmen einschätzen und entsprechend handeln. Alle diese Maßnahmen sollte man jedoch genau dokumentieren und auch mit dem Patienten eine schriftliche Vereinbarung treffen.

- Ein Familienangehöriger oder Bekannter eines Patienten hat sich das Leben genommen. In dieser Situation treten bei den Angehörigen häufig Schuldgefühle auf, etwas übersehen zu haben. Aber auch andere Gefühle wie Ärger, Erleichterung etc. sollten bearbeitet werden, falls sie ein Problem darstellen. Wesentlich erscheint hier die Bearbeitung der Tatsache, dass es der Wille dieses Menschen war, sich das Leben zu nehmen. Ebenso die Reflexion der Werte, Normen, Grundannahmen und Familienstrukturen, die zu diesen Gefühlen führten. Der Therapeut sollte wertschätzend und verständnisvoll vorgehen. Eigene Werte sollten dabei nicht betont werden, da sie meist zu Konflikten führen.

▶ **Wichtig** Das Thema Krankheit, Tod und Sterben erfordert vom Therapeuten ein besonders sensibles und empathisches Vorgehen. Trotzdem sollte die Lösungsorientiertheit nicht übersehen werden. Bei akuter Selbst- bzw. Fremdgefährdung muss der Therapeut handeln, um das Leben des Patienten bzw. anderer Menschen zu schützen. Wesentlich ist auch eine genaue Dokumentation.

Kultur-/Normenspezifische Probleme
Unsere Gesellschaft ist sehr multikulturell und Diversität ist ein wesentlicher Aspekt des Lebens geworden. Menschen werden individueller. Daraus ergeben sich auch Probleme im Zusammenleben und auch in therapeutischen Prozessen. Politische Einstellungen, Werte, Normen, Bedürfnisse, aber auch kulturelle Aspekte müssen vermehrt in den therapeutischen Prozess integriert werden. Lösungen, die für einen westlich geprägten Menschen ganz logisch sind, können für jemanden mit muslimischem Hintergrund problematisch bzw. völlig undenkbar sein.

Auch die Veränderungen der Diagnosesysteme machen oft Probleme. So definiert das neue ICD-11 Persönlichkeitsstörungen oder auch sexuelle Probleme und genderspezifische Probleme anders als dies beim ICD-10 der Fall war. Hier müssen sich Therapeuten an diese neuen Konzepte und Normen anpassen und diese auch im therapeutischen Prozess reflektieren.

Diese Probleme können auf folgende Art reflektiert und teilweise auch gelöst werden (vgl. Gatterer, 2010):

Wenn wir die Normalitätskriterien genauer betrachten, so spielen hier folgende Bereiche eine Rolle:

- **Die Idealnorm**: Diese bezieht sich auf den „optimalen" Zustand eines Menschen oder auch von Prozessen und wird entsprechend der WHO (Ottawa-Charta, 1986) im Bereich der Gesundheit durch „das völlige körperliche, geistige, seelische und soziale Wohlbefinden" definiert.
- **Medizinische Sicht von Normalität**: Medizinisch gesehen wird Gesundheit und Normalität oft mit dem Fehlen von Krankheiten, durch das Fehlen von Symptomen, Symptomgruppen oder Syndromen, über Normwerte (z. B. Blutzucker) und das Kriterium der „Funktionsfähigkeit" definiert. Dadurch können sich auch im therapeutischen Prozess Probleme ergeben, wenn z. B. der Patient aus der Sicht des Therapeuten gefährliches Risikoverhalten (z. B. Drogen) nicht aufgibt und deshalb als non-compliant oder non-adhärent eingestuft wird.

- **Statistische Sicht:** Statistisch gesehen wird „Normalität" oft durch die Häufigkeit des Vorhandenseins von bestimmten Verhaltensweisen definiert. Das, was in der Gesellschaft häufig vorkommt, wird leicht zur Normalität. Dadurch entstehen teilweise auch soziale Normen und Rollenbilder (z. B. Sauberkeit, Kleidung, Verhalten). Diese werden auch im psychopathologischen Status abgebildet. Sie verändern sich jedoch, wenn sich die Gesellschaft verändert bzw. sind auch kulturell unterschiedlich.
    - Normalitätskriterien sind hier:
    - die Art des Verhaltens (Stimmung, Antrieb, Denken … und sonstige Verhaltensaspekte)
    - dessen Häufigkeit und Intensität
    - die Auslöser und der Kontext des Auftretens
    - die sozialen und kulturellen Normen
    - die Erklärbarkeit und Nachvollziehbarkeit
    - und das Leiden des Betroffenen (oder der Umwelt)
    - Gesetze

    Dahinter steht das Konzept des „Durchschnittsmenschen". Auch psychische Krankheiten und die Ziele von deren Behandlung werden oft nach ähnlichen Kriterien definiert. Weiters ergibt sich hier die Problematik, dass bestimmte Verhaltensweisen in einem Kontext oder einer Subgruppe (z. B. bei Künstlern) „normal" sind, bei anderen (z. B. älteren Menschen) als krankhaft und behandlungsbedürftig angesehen wird.
- **Soziale Norm:** Diese teilt sich in zwei Bereiche nämlich gesellschaftliche/soziale Normen bzw. Vereinbarungen/Übereinkünfte und vom Staat definierten Gesetze. Diese sind zeitlichen Veränderungen unterworfen. Oft werden diese Normen unabhängig von statistischen oder gesundheitlichen Aspekten definiert und die Gesellschaft hat sich daran zu orientieren. Dadurch ergeben sich oft Konflikte aus kultureller Sicht. Jedoch haben auch Diagnosekriterien einen kulturellen Hintergrund.
- **Individuelle Normen:** Diese treffen Menschen bzw. kleinere Gruppen für sich selbst im Rahmen der Definition von Individualität und „Ich". Man sieht sich sozusagen als Maß für Normalität an und vergleicht sich mit den anderen. Dabei spielen natürlich sehr stark subjektive Faktoren der Bewertung eine Rolle.

Diese Normalitätsdiskussionen gelten sowohl für den Therapeuten als auch den Patienten und sollten deshalb bei auftretenden Problemen reflektiert werden. Daraus ergeben sich neue Perspektiven für die Problemdefinition, die Zielplanung, emotionale Reaktionen durch Bewertungen, ethisch/moralische Überlegungen etc.

Beim Auftreten von Problemen, die sich durch Normen bzw. daraus ergebende Bedürfnisse, Vorurteile, emotionale Reaktionen, Rollen etc. ergeben, sollten diese reflektiert und objektiviert werden. Als Vorgehen hat sich hier eine Diskussion der Problematik nach den obigen Normenkriterien bewährt. Dabei soll das aktuelle Problem hinsichtlich dieser überprüft werden bzw. darauf aufbauend eine alternative Lösung gefunden werden.

> **Beispiel**
>
> Als praktisches Beispiel sei hier die Problematik der Pünktlichkeit hinsichtlich des Beginns der Therapiestunde angeführt. Herr M, 50 Jahre und Manager, kommt immer verspätet zur Therapie, fordert aber ein, dass er trotzdem 50 Minuten Therapie bekommt, da er diese ja bezahle. Aus seiner individuellen Sicht ist dies verständlich, jedoch gibt es eine Therapievereinbarung (soziale Norm/Konsumentenschutzgesetz/Psychotherapiegesetz), die diese Leistung und die Verpflichtungen der beiden Vertragsparteien klar definiert. Dies wird auch mit dem Patienten besprochen und geklärt. Wichtig wäre es auch, dies dann vertraglich festzuhalten (Therapievereinbarung). ◄

6.6 Schwierigkeiten durch den Patienten und das Krankheitsbild

Gerade im therapeutischen Prozess ergibt sich oft die Problematik, dass Probleme im therapeutischen Prozess schnell dem Patienten zugeschoben werden. Er wird als schwierig, aggressiv, persönlichkeitsgestört, unkooperativ oder fordernd beschrieben (Huber & Kraemer, 2010). Prinzipiell kann man aber davon ausgehen, dass es sich hierbei primär um einen Menschen mit Problemen handelt, der beim Therapeuten emotionale Reaktionen auslöst. Insofern ist es also nicht sinnvoll, im therapeutischen Prozess die Problematik einfach dem Patienten und seiner Diagnose, seiner Persönlichkeit, seiner sozialen Situation, den „fehlenden" kognitiven, sozialen oder emotionalen Fertigkeiten bzw. kulturellen Aspekten zuzuweisen, sondern den therapeutischen Prozess an diese Situation anzupassen. Ähnlich sieht diese Problematik auch Kowarowsky (2019), der den Fokus auf die Interaktion mit diesen Menschen legt. Er sieht die Ursache von schwierigen Therapiesituationen und schwierigen Patienten im Wesentlichen in der Interaktion. Deshalb sollte primär dieser Aufmerksamkeit gezollt werden.

6.6.1 Umgang mit Patienten mit schwieriger Persönlichkeitsstruktur aus der Sicht des Therapeuten

Wie bereits angeführt, werden Probleme im therapeutischen Prozess oft überschnell dem Patienten bzw. seiner Persönlichkeitsstruktur zugeschrieben. Die Lösung kann aber nicht daran liegen, dass dieser einfach als narzistisch, borderline, histrionisch oder dependent bewertet wird. Insofern ist es wichtig, hier eine genaue Ursachenanalyse durchzuführen.

Bei der Selbstreflexion des schwierigen Patienten kann der von Hahn et al. (1996 zit., nach Huber & Kraemer, 2010) entwickelte Fragebogen („Difficult physician-patient-relationship") verwendet werden:

- Wie sehr freuen Sie sich auf den nächsten Termin mit diesem Patienten?
- Wie frustrierend finden Sie diesen Patienten?

- Wie manipulativ ist dieser Patient?
- Wie sehr sind sie durch die vagen Angaben dieses Patienten frustriert?
- Wie selbstdestruktiv ist dieser Patient?
- Wie sehr hoffen sie insgeheim, dass dieser Patient nicht wieder kommt
- Wie wohl fühlen sie sich heute mit diesem Patienten?
- Wie zeitaufwendig ist die Behandlung dieses Patienten?
- Wie sehr freuen sie sich über die Behandlung dieses Patienten?
- Wie schwierig ist es für sie mit diesem Patienten zu kommunizieren?

Beim konkreten Vorgehen zur Lösung dieser emotionalen Problematik ist nach eigenen Erfahrungen folgende Strukturierung hilfreich:

- Wie ist die Persönlichkeit des Patienten? Man sollte als Therapeut nicht sofort alles als „Persönlichkeitsstörung" definieren, da dadurch der Mensch pathologisiert und der Zugang zu seiner individuellen Problematik erschwert wird.
- Wer konkret ist der Mensch mit diesem Problem? Kenne ich diesen Menschen überhaupt, oder kenne ich nur sein Problem?
- Was ist die Handlungsmotivation dieses Menschen? Hier kann man anhand einer Plananalyse das Problem konkretisieren und Handlungsmotive klären.
- Welche Bedürfnisse stehen hinter seinen Verhaltensweisen, und warum stören sie den therapeutischen Prozess? Geht es um Autonomie, Selbstwert, Geliebtwerden, Anerkennung, Sicherheit und Kontrolle oder Lustbefriedigung bzw. Unlustvermeidung?
- In welcher spezifischen Situation befindet sich der Patient? Kann sie als Ursache für die Problematik konkretisiert werden?
- Passen möglicherweise die Persönlichkeitsstruktur des Patienten und jene des Therapeuten nicht zusammen? Hier sollte Supervision gesucht werden, um die eigenen Anteile am Problem zu bearbeiten.
- In welchen Rollen agieren Patient und Therapeut? Diese erfasst man am einfachsten, indem man ein Verhalten genau analysiert.
  - Was tue ich als Therapeut gerade mit dem Patienten (z. B. ich erkläre etwas)?
  - Wie ist meine emotionale Reaktion (ich bin verärgert, da Patient es nicht versteht)?
  - In welcher Rolle mache ich das (in diesem Fall als verärgerter „Therapeut/Lehrer").
  - Welche Rolle ergibt sich dadurch für den Patienten? (Er sollte das endlich verstehen – also ein gescheiter Patient werden).
  - Möglicherweise möchte der Patient aber nicht „belehrt" werden und reagiert in der Rolle „trotziges Kind".
- Gibt es einen Machtkampf? Wenn ja, warum? Auch hier ist eine Analyse der Rollen hilfreich.
- Wie ist die Interaktion konkret? Wer redet wie viel? Wer strukturiert das Gespräch? Inwieweit gehen die beiden Gesprächspartner aufeinander ein oder sind es bereits nur mehr Statements? In diesem Fall ist es ebenfalls sehr hilfreich, die Situation genau etwa mittels eines S-O-R-K-C-Modells zu analysieren.

- Was passiert denn gerade konkret?
- Falls ein Patient die Kriterien einer Persönlichkeitsstörung erfüllt, sollte dies auch mit ihm wertschätzend besprochen werden. Dabei zeigt sich nach Fiedler und Herpertz (2016, S. 143), dass diese Menschen sehr verletzbar sind, überempfindlich auf Anforderungen und Stress reagieren, in sozialen Kontexten Angst empfinden und sich schnell hilflos fühlen. Hier ist es wesentlich, dem Menschen zu vermitteln, dass er nicht selbst an seiner Problematik schuld ist und deshalb ein anderer Mensch werden muss, sondern dass diese Persönlichkeitsstruktur zu bestimmten Problemen in der Interaktion mit anderen Menschen führt, die bearbeitet und verändert werden kann. Hilfreich kann hier auch das Erarbeiten von Grundannahmen sein, um solche Muster zu erkennen und zu verändern.

▶ **Wichtig** Bei Problemen, die aus der Sicht des Therapeuten auf die Persönlichkeit des Patienten zurückzuführen sind, sollte dieser nicht zu rasch pathologisiert werden. Eine Selbstreflexion kann helfen, diese Problematik zu entschärfen.

6.6.2 Fehlende kognitive, emotionale, körperliche oder soziale Fertigkeiten des Patienten

Probleme im Therapieprozess können sich auch dadurch ergeben, dass der Patient hierfür bzw. für die von Ihnen gewählten therapeutischen Maßnahmen nicht die entsprechenden kognitiven, emotionalen, körperlichen oder sozialen Fertigkeiten aufweist. In diesem Fall sollte mit der Therapieplanung neu begonnen werden und diese veränderte Situation berücksichtigt werden. Es ist kein Mangel des Patienten oder Therapeuten, wenn sich herausstellt, dass die „optimalen" Maßnahmen nicht möglich sind und andere Wege eingeschlagen werden müssen. Falls ein Patient nun noch mehr an sich zweifelt und das Gefühl hat, etwas nicht geschafft zu haben, empfiehlt sich folgende Metapher. „Stellen Sie sich vor, Sie wollen einen hohen Berg besteigen und von dort die wunderschöne Aussicht genießen. Da Sie sportlich sind, wählen sie den direkten Weg. Aber nach einiger Zeit fällt ihnen auf, dass er zu steil wird. Sie schätzen das Risiko ab und stellen fest, dass sie abstürzen könnten. Nunmehr gibt es zwei Möglichkeiten. Aufgeben und zurückgehen oder den gemütlicheren, aber längeren Weg weitergehen. Sie überlegen und wählen die zweite Variante, da Sie ja die Aussicht genießen wollen. Aber auch dieser Weg ist zu anstrengend. Endlich kommen Sie bei einer Gondelbahn an, die auch bergauf führt. Sie können aber auch hinunterfahren. Sie überlegen und wählen die Gondel bergauf, da Sie ja die Aussicht genießen wollen. Als Sie oben sind, überlegen Sie, ob Sie es nun wirklich geschafft haben, auf den Berg zu kommen und ob Sie überhaupt die Aussicht genießen dürfen. Aber ist der Weg wichtig oder das Ziel, die Aussicht zu genießen?" (Bsp. Gatterer)

Auf diesen Überlegungen aufbauend sollte nun die Therapie gemeinsam mit dem Patienten diesen neuen Erkenntnissen angepasst werden. Scheuen Sie nicht davor zurück, auch zuzugeben, dass in der Planung der Therapie möglicherweise Faktoren anders eingeschätzt wurden. Man kann nicht alles planen. Flexibilität ist ebenfalls wichtig.

▶ **Wichtig** Stellt sich heraus, dass die Fähigkeiten des Patienten nicht für eine bestimmte Therapie ausreichen, sollte ein anderer Weg gewählt werden.

6.7 Schwierigkeiten durch die Therapeut-Klient-Beziehung

Die Therapeut-Klient-Beziehung war bereits öfter ein Thema, da sich Probleme meist in solchen widerspiegeln. Hier soll nun aber konkret dieses Problem besprochen werden. Es geht dabei darum, diese Beziehung klar zu reflektieren. Wer ist der Patient als Mensch? Welche Rollen hat er in seinem sonstigen Leben? Aber wer ist auch der Therapeut in seinem sonstigen Leben? Welche Krisen haben beide durchgemacht? Wie ähnlich oder verschieden sind sie in ihrer Persönlichkeit? Dadurch kann es leicht zu „Übertragungsphänomenen" kommen.

Folgende Probleme können auftreten und sollten beim Auftreten bearbeitet werden:

- Therapeut und Patient führen einen Machtkampf. Dies zeigt sich vor allem darin, dass die vorgeschlagenen Maßnahmen nicht durchgeführt werden. In diesem Fall sollte die Therapie nochmals mit dem Patienten besprochen und seine Motivation geklärt werden. Möglicherweise passt nur die Maßnahme nicht. Es kann aber auch sein, dass hier unbewusst Rollen aufeinandertreffen, die nicht passen, z. B. dominanter Therapeut trifft auf dominanten Patienten. Hier ist es die Aufgabe des Therapeuten die Situation zu klären. Auch hier ist Supervision oft hilfreich.
- Patient verliebt sich in Therapeuten bzw. glorifiziert ihn. Das fällt oft nicht gleich auf, da es ja die „narzisstische" Komponente des Therapeuten abdeckt, führt aber dann zu Problemen hinsichtlich der Abgrenzung zu den Wünschen des Patienten. Insofern sollte auch gut reflektiert werden, warum man sich als Therapeut über einen Patienten besonders freut, wenn ein Patient Geschenke mitbringt, sich besonders hübsch macht etc. Verliebt sich ein Patient in den Therapeuten und äußert dies auch, so sollte das Thema wertschätzend besprochen werden. Gerade bei manchen Persönlichkeitsstrukturen kann dies leicht passieren. Wesentlich erscheint die Frage, ob die Therapie fortgesetzt werden kann und das Thema so bearbeitet werden kann, dass es kein Problem mehr darstellt. Ist es ein generelles Problem eines Patienten, sich leicht in Therapeuten zu verlieben, sollte es auf jeden Fall bearbeitet werden. Hier ist begleitende Supervision sehr wichtig und sollte sich über den gesamten Therapieprozess erstrecken, da es durch diese Situation auch dazu kommen kann, dass sich der Therapeut in den Patienten verliebt. Die Gefahr des sich Verliebens in der Therapie besteht nicht nur in heterosexuellen Beziehungen, sondern in jeder Beziehungsform.

- Therapeut verliebt sich in Klienten bzw. spürt starke positive emotionale Gefühle, und die Abgrenzung funktioniert nicht mehr. Das kann dadurch der Fall sein, dass der Patient (un-)bewusste Bedürfnisse des Therapeuten anspricht oder auch befriedigt. Zeichen dafür sind übermäßig viele Witze im therapeutischen Setting, die nicht therapeutisch indiziert sind, sexuelle Anspielungen, nicht therapeutisch indizierte Verhaltensweisen, z. B. gemeinsames Kaffee trinken in der Therapiestunde oder sogar außerhalb der Therapie stattfindende Kontakte. In diesem Fall empfehlen wir eine tiefe Analyse der Problematik in einer Selbsterfahrung und die Beendigung der Therapie, falls das Problem nicht in der Supervision oder Selbsterfahrung aufgelöst werden kann. Sexuelle Handlungen in der Therapie sind entsprechend der Ethikrichtlinien zur Psychotherapie in fast allen Ländern gesetzlich verboten und können auch zu Traumatisierungen bei den Patienten führen http://www.dgptw.de/missbrauch/informationen.html. Nach einer Schätzung des Instituts für Psychotraumatologie Freiburg/Köln, die aufgrund nationaler und internationaler Forschungsergebnisse erstellt wurde, muss in Deutschland jährlich mit mindestens 300 bis 600 Übergriffen gerechnet werden. Hierbei sind Frauen besonders gefährdet, jedoch ist keine Beziehungsform davor geschützt. Insofern sollte dieses Thema in der Ausbildung nicht nur einfach verboten und tabuisiert, sondern so wie auch andere Problemsituationen präventiv bearbeitet werden. Weitere Informationen finden sich unter https://www.aerzteblatt.de/archiv/195663/Sexueller-Missbrauch-in-der-Psychotherapie-Zerstoertes-Vertrauen-und-Schuld; https://www.aerzteblatt.de/archiv/123598/Sexuelle-Uebergriffe-in-der-Therapie-Opfer-brauchen-unkomplizierte-Hilfe und bei Becker-Fischer und Fischer (2018).
- Die Therapeut-Klient-Beziehung passt generell nicht. Ist es eine Problematik, die aus der Sicht des Patienten öfter vorkommt, dass er Probleme in Beziehungen hat, so ist das zum zentralen Thema zu machen. Ist es ein Problem, das bereits in der Kindheit entstanden ist, sodass hier ein „Kindheitsbedürfnis" zum Vorschein kommt? Hier können z. B. diese Beziehung und die damit verbundenen Gefühle und Bedürfnisse schematherapeutisch bearbeitet werden. Geht es primär um emotionale Probleme, so kann diese Problematik emotionsfokussiert betrachtet werden. Wo kommen diese Gefühle jetzt her? An welche Situation erinnert mich das? Eventuell hilft hier auch eine Emotionsbrücke bzw. eine Analyse der Lerngeschichte dieses Gefühls. Zur klaren Darstellung der emotionalen bzw. Beziehungsproblematik kann diese auch auf einem Flipchart, mit allen Werten, Normen, Erwartungen, Rollen etc. dargestellt werden. Das hilft oft, das Problem transparent zu machen und Lösungsstrategien zu erarbeiten, die nicht nur vom Therapeuten kommen. Ebenso kann die Strategie des Problemlösens bzw. auch die Stühle-Technik eingesetzt werden.

▶ **Wichtig** Probleme in der Beziehung von Therapeut und Klient sollten immer vorrangig behandelt werden.

6.8 Schwierigkeiten durch die Rahmenbedingungen (Kontext) der Therapie

Als letzter Punkt sollen noch Schwierigkeiten angesprochen werden, die sich durch die Rahmenbedingungen der Therapie ergeben.

- Kommt der Patient freiwillig oder wird er geschickt? Wird er geschickt, so ist zuvor die Eigenmotivation abzuklären bzw. können auch Therapieziele neu definiert werden, die für den Patienten passen. Schwierig ist eine Therapie im Rahmen der Forensik (Kornberger & Wohlmann-Kreuch, 2008). Hier ist Beziehungsaufbau eines der wesentlichsten Elemente und die klare Strukturierung und Definition der Aufgaben und Rollen. Klar zu trennen ist hier die Strafe von den Problemen und der Krankheit, die zur Tat geführt haben. Eine Vermischung führt zur Störung der therapeutischen Beziehung. Das gilt besonders für „Missbrauchstäter", da hier die emotionale Beteiligung der Therapeuten besonders groß ist. Schwierig wird es, wenn der Täter nur „der Böse" ist, der nur bestraft werden muss, weil er „dem Opfer" so etwas angetan hat. Hier ist es wesentlich, den Menschen hinter der Tat zu sehen, der Unterstützung und Hilfe benötigt, um keinen Rückfall zu haben. In schwierigen Fällen sollte man sich extern supervidieren lassen.
- Ist das Setting stationär oder ambulant? Ist der Patient krankheitseinsichtig und motiviert, etwas zu verändern? Im stationären Setting ist die Frage nach der Eigenmotivation besonders wichtig. Speziell gilt dies für Menschen mit Schizophrenie oder akuter Selbst- bzw. Fremdgefährdung, die die Notwendigkeit der Therapie nicht erkennen bzw. auch gegen ihren Willen behandelt werden müssen. Überlegungen zur Krankheitsentstehung und daraus abgeleitete praktische Handlungsanleitungen finden sich bei Kornberger (2017). Weitere praktische Tipps zur Beziehungsgestaltung finden sich bei Tania Lincoln (2019), die gerade bei Patienten mit wahnhafter Symptomatik darauf hinweist, dass die Sicht des Patienten über seine Störung besonders wesentlich ist, um die Beziehung aufrecht zu erhalten und nicht in einen Machtkampf zu verfallen.
- Betrifft ihn das Problem selbst bzw. leidet er unter den anderen Menschen? Oft kommen auch Personen in Therapie, die darunter leiden, dass die Welt nicht so ist, wie sie diese gerne hätten. Hier ist es oft schwierig, von den „externen Verursachern" zur Lösung der eigenen Problematik zu kommen. Hier hat es sich als hilfreich erwiesen, diesen Teil der Persönlichkeit, der immer „arm" ist, z. B. durch die Analyse einiger Beispiele transparent zu machen und im Rahmen der Verhaltensanalyse und der Genese der Problematik zu konkretisieren. Ebenso hilft hier Arbeit mit dem inneren Kind (Schmucker & Köster, 2019) bzw. auch das Aufarbeiten der Modi in der Schematherapie. Auch hier steht Beziehungsaufbau vor der Veränderung, da dies genau dem Muster des Patienten entspricht, nämlich arm zu sein, da ihn keiner versteht und er sich ändern soll. Hier ist es wesentlich, einerseits den Patienten zu verstehen, aber diese Symptomatik nicht zu verstärken.
- Hat er Probleme, die Therapie zu bezahlen bzw. wird sie von anderen bezahlt? Finanzielle Probleme können sich oft sehr negativ auf den therapeutischen Pro-

zess auswirken. Insofern sollten sie gleich am Anfang der Therapie besprochen werden. Das gilt auch für das Setting der Bezahlung. Kann sich ein Patient die Therapie bei diesem Therapeuten nicht leisten, so ist es nicht sinnvoll, einfach die Frequenz zu vermindern. Im Vordergrund sollte die Therapieplanung stehen, die aufzeigt, welche Frequenz nötig ist, und nicht die finanziellen Möglichkeiten des Patienten. Das ist unethisch und auch nicht effizient. In einem solchen Fall sollte der Patient auf eine Kassenstelle verwiesen werden. Wird die Therapie extern bezahlt (z. B. Eltern), so sollte die Therapiemotivation des Patienten genau geklärt werden. Eventuell ist die Therapie nur der Wunsch der bezahlenden Person. Das ist vor allem dann wichtig, wenn Stunden kurzfristig abgesagt oder verschoben werden. Auch wenn der Patient nur in die Therapie kommt, wenn es ihm gut geht, sollte dies besprochen werden. Dahinter kann sich die Tatsache verbergen, dass der Patient eigentlich diese Therapie nicht will, aber aus Abhängigkeit zur anderen Person nicht einfach ablehnen kann. Ebenso sollte ein sekundärer Krankheitsgewinn abgeklärt werden. Geht es dem Patienten nach einer „erfolgreichen" Therapie wirklich besser, oder ist das nur das Ziel von anderen?

- Wie einfach oder schwierig ist es für den Patienten, die Therapie zu erreichen? Auch die Erreichbarkeit des Therapeuten kann ein Problem darstellen. Gerade für ältere Menschen ist es oft nicht so einfach, einmal in der Woche einen Therapeuten aufzusuchen. Aber auch für Menschen mit Behinderung, für solche, die in entlegenen Orten wohnen oder kein Auto besitzen bzw. die öffentliche Erreichbarkeit des Therapeuten schwierig ist, können sich hier Probleme ergeben. Hier kann es, wenn es von der Therapieplanung passt, sinnvoll sein, Doppeleinheiten anzubieten, um die Wegzeit zu vermindern. Aber auch Hausbesuche können hier eine Möglichkeit darstellen. Wichtig ist es auf jeden Fall, diese Problematik zu besprechen und eine gemeinsame Lösung zu finden.
- Treffen sich Therapeut und Patient auch so, da sie im selben Ort wohnen? Vor allem im ländlichen Bereich ist es oft nicht zu vermeiden, dass sich Therapeut und Patient auch privat begegnen, z. B. beim Einkauf. Deshalb sollte vorher besprochen werden, wie man mit einer solchen Situation umgeht. Schwierig ist es, wenn der Patient den Therapeuten grüßt, dieser aber aufgrund seiner Verschwiegenheitspflicht und Anonymität nicht reagiert.
- Gibt es Probleme hinsichtlich des Zeitpunkts der Therapie, des Settings, der Häufigkeit etc.? Gerade die Rahmenbedingungen der Therapie sollten gut geklärt werde. Wann ist der „beste" Zeitpunkt, sodass die Wahrscheinlichkeit von Absagen gering ist? Welche Absageregelung gilt? Wann ist eine Therapie zu bezahlen, wann nicht? Welche Frequenz ist geplant? Ist diese von beiden Seiten vereinbart oder nur vom Therapeuten vorgeschlagen? Wann ist das Therapieziel erreicht? Probleme zeigen sich hierbei oft indirekt durch Absagen von Therapiestunden bzw. durch Therapieabbrüche. Fragen Sie den Patienten deshalb immer wieder, ob die Rahmenbedingungen noch passen. Harmoniebedürftige Patienten trauen sich oft nicht zu sagen, dass sie eigentlich nicht mehr so oft Therapie benötigen. Deshalb ist es Aufgabe des Therapeuten, Themen wie finanzielle Belastungen, zeitliche Aspekte, Häufigkeit der Therapie, Erreichung der Therapieziele, Beendigung der Therapie etc. regelmäßig mit dem Patienten zu reflektieren.

> **Beispiel**
>
> Frau M., 35 Jahre alt, kommt bereits seit 15 Sitzungen wegen depressiver Verstimmungen in Therapie. Ihr Termin ist immer Donnerstag um 16 Uhr. An diesem Tag kommt sie 15 Minuten verspätet. Sie entschuldigt sich sehr, dass sie zu spät dran ist und fragt, ob der Therapeut nun böse sei, dass sie zu spät gekommen ist. Auf die Frage des Therapeuten, warum er böse sein sollte, antwortet sie, weil es ja ein wichtiger Termin sei. Und da muss man doch pünktlich sein. Außerdem sehe es so aus, als ob ihr der Termin nicht mehr so wichtig sei. Darauf entwickelt sich ein Gespräch zu den Themen, warum sie zu spät gekommen sei, wie wichtig unterschiedliche Termine sind, ob man wo auch zu spät kommen darf, wie oft sie noch Therapie benötigt, was ihre Bedürfnisse sind und wie sie diese auch leben darf. Es stellt sich heraus, dass der Grund des zu späten Kommens ein Treffen mit einer Freundin war, welches viel lustiger war als geplant und deshalb auch länger gedauert hat. Deshalb habe sie auch die Zeit übersehen. Sie habe sich auch schon am Tag vorher gedacht, ob sie absagen soll, sich aber dann nicht getraut. Auf die Frage, wie notwendig denn aus ihrer Sicht eine Therapie ist und welche Frequenz sie denn benötigen würde (aktuell war noch wöchentlich Therapie), meint sie, dass es ihr eigentlich schon sehr gut gehe und sie vielleicht 14-tägig versuchen möchte, wenn es für den Therapeuten passt. Es wird in weiterer Folge auch noch besprochen, dass sie die Frequenz bestimmen könne, und es kein Problem ist, wenn sie z. B. wegen eines Treffens das länger dauern könnte, auch 24 Stunden vorher absagt. ◀

All diese Fragen sollten vor der Therapie geklärt werden bzw. in den therapeutischen Prozess reflektiert integriert werden. Beginnen Sie keine Therapie, wenn wesentliche Fragen offen sind. Dies führt meist im Verlauf der Therapie zu Problemen und ist später schwieriger zu klären als vorher. Passen die Rahmenbedingungen nicht, sollte überlegt werden, ob diese Therapie sinnvoll ist.

▶ **Wichtig** Probleme bei den Rahmenbedingungen der Therapie sollten immer vor Therapiebeginn bzw. beim erstmaligen Auftreten geklärt werden.

6.9 Zusammenfassung

Die Schwierigkeiten dieses Berufsfeldes bzw. die Problematik der Rolle des Psychotherapeuten wurden am anschaulichsten vom literarisch schreibenden Irvin D. Yalom in folgenden Büchern dargestellt: *Die rote Couch* (1998) oder *Die Liebe und ihr Henker* (2013). Auch Eva Jaeggi (2002) hat hier versucht mit ihrem Buch *Und wer therapiert die Therapeuten?* eine Lücke zu schließen. Sie unterstreicht nochmals die Wichtigkeit der Person des Psychotherapeuten im Vergleich zu den Technikvariablen. Insofern ist es abschließend nochmals wichtig darauf hinzuweisen, dass die Ausbildung, wie themenspezifische Workshops, Selbsterfahrung und Supervision, oft nicht ausreichen, um für sich selbst befriedigend als Therapeut zu arbeiten. Von zentraler Bedeutung scheint, dass Kollegen eine realistische Einschätzung entwickeln, von all den Belastungen, welche dieser Job mit sich bringt. Das beginnt bei der Struktur des Einzelsettings, den damit verbundenen Pausen, über die therapeutische Wochengestaltung bis hin zum ständigen Fortbildungstourismus am Wochenende etc. Auch besteht die Tendenz, immer besser sein zu wollen als all die anderen. Dieser ständige Vergleich führt nur zu noch mehr Druck und Belastung. Andererseits müssen wir reflektieren, dass die Tätigkeit unser Privatleben und unsere Familienstruktur mit beeinflusst bzw. verändert. Es ist also entscheidend, den Überblick zu bewahren und immer wieder in einen guten Kontakt mit sich selbst zu kommen, um diesen Job mit Freude und Energie über längere Zeit machen zu können. Wir brauchen einen ausreichenden Belastungsausgleich, welcher jedoch sehr individuell aussehen kann. Die eigene Familie oder Beziehung kann eine wertvolle Ressource und Erholungsmöglichkeit darstellen. Aber auch verschiedene Sportarten, welche eine Möglichkeit des Belastungsausgleichs bieten, sind wichtig. Diese sollten jedoch in einer gewissen Kontinuität umgesetzt werden. Zu empfehlen sind ebenso meditations- oder achtsamkeitsbasierte Übungen. Aber auch kreatives Gestalten sollte, wenn möglich ausreichend, Raum bekommen. Gerade Verhaltenstherapeuten sind oft besonders kopflastig und kommen schwer ins kreative Tun. Die musikalische und schauspielerische Ebene kann einen guten Ausgleich schaffen. Eine wichtige Gelegenheit für Therapeuten ist auch die Interaktion mit anderen Kollegen z. B. im Rahmen einer Inter- oder Supervisionsgruppe. In diesem Sinne hat man die Möglichkeit, soziale Unterstützung und Feedback zu erhalten, was wiederum zu mehr therapeutischer Sicherheit führen kann.

Bei auftretenden Problemen im therapeutischen Prozess sollten diese unmittelbar reflektiert, analysiert und bearbeitet werden. Wesentlich ist eine genaue Ursachenanalyse und kein voreiliges Handeln. Probleme können sich immer ergeben und sind kein Mangel des Therapeuten bzw. kein Zeichen für einen „unmotivierten, schwierigen Patienten", sondern oft notwendig für einen therapeutischen Fortschritt. Weiters ist es kein Mangel des Therapeuten, bei Kollegen Hilfe zu suchen bzw. auch in einer Supervision oder Selbsterfahrung die Probleme zu reflektieren und zu analysieren. Da Probleme im therapeutischen Prozess nie ausgeschlossen werden können, sollten sie auch zentrales Thema in der Ausbildung sein und nicht nur nebenbei besprochen werden. Gerade der Umgang mit schwierigen Therapiesituationen kann in der Ausbildung am besten gelernt werden. Deshalb sollten Ausbildungskandidaten und Lehrpersonal nicht davor zurückschrecken, auch schwierigere Fälle im Rahmen der Ausbildung zu bearbeiten.

Literatur

Barthel, Y., et al. (2010). Kandidaten in psychotherapeutischer Ausbildung. Zugang und Zufriedenheit. *Forum der Psychoanalyse, 26*(1), 87–100.

Beck, J. (2014). *Probleme in der Therapie – was tun? Kognitive Therapie für schwierige Fälle*. DGVT.

Becker-Fischer, M., & Fischer, G. (2018). *Sexuelle Übergriffe in Psychotherapie und Psychiatrie. Orientierungshilfen für Therapeut und Klientin* (5. Aufl.). Asanger.

Eichenberg, C., Kopsa, I., Rusch, B.-D., & Brähler, E. (2016). Sexualität als Thema in der Psychotherapie: Offen die Bedürfnisse reflektieren. *Ärzteblatt, 15*, 418–420. https://www.aerzteblatt.de/archiv/181942/Sexualitaet-als-Thema-in-der-Psychotherapie-Offen-die-Beduerfnisse-reflektieren. Zugegriffen am 21.08.2022.

Farber, B., Manevich, I., Metzger, J., & Saypol, E. (2005). Choosing psychotherapy as a career: Why did we cross this road? *Journal of Clinical Psychology, 8*, 1009–1031.

Gatterer, G. (2018). Umgang mit Krisen bei Demenz. Pflege Professional. *Das Fachmagazin, 16*, 73–78.

Gerngroß, J. (2015). *Notfallpsychologie und psychologisches Krisenmanagement. Hilfe und Beratung auf individueller und organisationeller Ebene*. Schattauer.

Grawe, K. (1999). Wie kann Psychotherapie noch wirksamer werden? Verhaltenstherapie und psychosoziale Praxis. *Psychotherapeut, 4482)*, 63–73.

http://www.metabene.de/kontakt/

Huber, D., & Kraemer, S. (Hrsg.). (2010). *Schwierige Patienten in der Psychotherapie: Aktuelle psychodynamische und verhaltenstherapeutische Konzepte*. CIP-Medien.

Jaeggi, E. (2002). *Und wer therapiert die Therapeuten?* Klett Cotta.

Kornberger, M. (2017). *Die systemtheoretisch-psychologische Therapie zur Behandlung von Wahn und Halluzinationen*. Springer Fachmedien GmbH.

Kornberger, M., Wohlmann-Kreuch, T. (2008). Wirksame Behandlungsformen für den Maßnahmenvollzug nach § 21.1 StGB – Versuch einer Integration der Forschungsergebnisse. Psychhologie in Österreich 2, 150–159 http://www.psychotherapie-kornberger.at/wp-content/uploads/Kornberger-Wohlmann-Kreuch-2008.pdf.

Kowarowsky, G. (2019). *Der schwierige Patient: Kommunikation und Patienteninteraktion im Praxisalltag* (3. Aufl.). Kohlhammer.

Kübler-Ross, E. (2015). *Sterben und leben lernen. Antworten über den Tod und das Leben*. Silberschnur.

Lambert, M. J., & Bergin, A. E. (1994). The effectiveness of psychotherapy. In A. E. Bergin & S. L. Garfield (Hrsg.), *Handbook of psychotherapy and behavior change* (S. 143–189). Wiley.

Lambert, et al. (2002). Enhancing psychotherapy outcomes via providing feedback on client progress: A replication in Clinical. *Psychology & Psychotherapy, 9*(2), 91–103.

Lincoln, T. (2019). *Kognitive Verhaltenstherapie der Schizophrenie* (3. überarb. Aufl.). Hogrefe.

Norcross, J. (2005). The psychotherapist's own psychotherapy: Educating and developing psychologists. *American Psychologist, 60*(8), 840–850.

Noyon, A., & Heidenreich, T. (2007). Die existenzielle Perspektive in der Verhaltenstherapie. *Verhaltenstherapie, 17*, 122–128.

Noyon, A., & Heidenreich, T. (2020). *Schwierige Situationen in Therapie und Beratung: 34 Probleme und Lösungsvorschläge*. Beltz.

Orlinsky, D. E., & Ronnestad, M. H. (Hrsg.). (2005). *How psychotherapists develop: A study of therapeutic work and professional growth*. American Psychological Association.

Resch, F. (2005). Kinder von Psychotherapeuten. In O. Kernberg, B. Dulz, & J. Eckert (Hrsg.), *Wir Psychotherapeuten. Psychotherapeuten über sich und ihren unmöglichen Beruf* (S. 156–163). Schattauer.

Rolon, G. (2016). *Trauer, Panik, Leidenschaft: Geschichten aus der Psychotherapie*. btb.

Schmidbauer, W. (1992). *Hilflose Helfer: Über die seelische Problematik der helfenden Berufe*. rororo.

Schmucker, M., & Köster, R. (2019). *„... und wie reagiert das KIND?" Diagnostik und Heilung durch Innere-Kind-Arbeit in der IRRT (Imagery rescripting & reprocessing therapy)*. Klett-Cotta.

Shpancer, N., & Heinrich, B. (2012). *Der gute Psychologe*. Knaus Verlagsgruppe.

Shpancer, N., & Heinrich, B. (2013). *Der glücklose Therapeut*. Knaus Verlagsgruppe.

Yalom, I. D. (1998). *Die rote Couch*. btb.

Yalom, I. D. (2013). *Die Liebe und ihr Henker*. btb.

Yalom, I. D. (2015). *Denn alles ist vergänglich: Geschichten aus der Psychotherapie*. btb.

Zarbock, G. (2011). *Praxisbuch Verhaltenstherapie. Grundlagen und Anwendungen biografisch-systemischer Verhaltenstherapie*. Pabst.

Filme

A Beautiful Mind. (2001). [DVD] Regie: Ron Howard. Vereinigte Staaten.
Besser geht's nicht. (1997). [DVD] Regie: James L. Brooks. Vereinigte Staaten.
Black Swan. (2010). [DVD] Regie: Darren Aronofsky. Vereinigte Staaten.
Die Eiskönigin – völlig unverfroren. (2013). [DVD] Regie: Chris Buck, Jennifer Lee. Vereinigte Staaten.
Flight. (2012). [DVD] Regie: Robert Zemeckis. Vereinigte Staaten.
Die Wunderübung. Eine Komödie von Daniel Glattauer. (2016). [DVD] Regie: Michael Kreihsl. Österreich.
Little Miss Sunshine. (2006). [DVD] Regie: Jonathan Dayton, Valerie Faris. Vereinigte Staaten.
Micheal Clayton. (2007). [DVD] Regie: Tony Gilroy. Vereinigte Staaten.
Prozac Nation – Mein Leben mit der Psychopille. (2001). [DVD] Regie: Erik Shjoldberg. Norwegen.
Reine Nervensache. (1999). [DVD] Regie: Harold Ramis. Vereinigte Staaten.
Schnupfen im Kopf. (2011). [DVD] Regie: Gamma Bak. Deutschland.
Silver Livings. (2012). [DVD] Regie: David O. Russell. Vereinigte Staaten.
Still Alice – Mein Leben ohne Gestern. (2014). [DVD] Regie: Richard Glatzer, Wash Westmoreland. Vereinigte Staaten.
To the Bone. (2017). [DVD] Regie: Marti Noxon. Vereinigte Staaten.
Vergiss mein nicht. (2012). [DVD] Regie: David Sieveking. Deutschland.

Beendigung der Therapie und Evaluation

Christa Streicher-Pehböck und Ilse Müller

▶ Am Ende der Therapie ist der Therapieverlauf zu reflektieren und die Erreichung der Ziele zu bewerten. Transparentes Vorgehen sowie die aktive Beteiligung der Patienten kennzeichnen auch in der letzten Phase das Vorgehen der Verhaltenstherapie. Die Patienten sollen sich zutrauen, ihre Probleme allein zu meistern und so wieder Autonomie zu erlangen. Dafür ist es notwendig, die Patienten für individuelle Vulnerabilitätsfaktoren zu sensibilisieren und Frühwarnzeichen herauszuarbeiten, damit sie potenziell Rückfall auslösende Situationen selbstständig mit den erlernten Strategien bewältigen können. Es ist wichtig, Maßnahmen zur Rückfallprophylaxe zu installieren und die Patienten zu motivieren, sich bei Problemen frühzeitig bei ihren Therapeuten zu melden. Schließlich ist die Lösung der therapeutischen Beziehung durch Ausblenden der Kontakte einzuleiten. Therapieevaluation, Abschluss-Feedback sowie Follow up oder Katamnese sind vorzubereiten.

7.1 Einleitung

In der letzten Phase der Therapie gilt es zunächst, Bilanz über den Therapieprozess zu ziehen, den Therapieerfolg zu festigen und die Patienten dazu zu befähigen, die nächsten Schritte ohne therapeutische Hilfe machen zu können, sowie Strategien zur Prävention und/oder Bewältigung von Rückfällen zu vermitteln. Schließlich muss die Ablösung von den Therapeuten erfolgen. Diese Lösung fällt vielen Patien-

---

C. Streicher-Pehböck (✉)
Leiterin der Psychologischen Studierendenberatung Linz, Gallneukirchen, Österreich

I. Müller
Psychotherapeutin (Verhaltenstherapie), Graz, Österreich
e-mail: office@ilsemueller.at

ten schwer, ist doch der Kontakt zu einem Menschen aufzugeben, der in einer wichtigen Phase des Lebens interessiert und engagiert Anteil genommen hat. Die Therapie ist erst dann erfolgreich, wenn sie nicht nur auf die aktuelle Situation konzentriert ist, sondern in erster Linie auf das Leben danach. Die Patienten sollen Experten für sich selbst sein, gleichsam ihre eigenen Therapeuten werden. Neben der Stabilisierung und dem Transfer der erworbenen Fähigkeiten in den Alltag sollen die Therapeuten einen guten Übergang von der Therapie zur Zeit danach schaffen. Diese Bemühungen vermitteln den Patienten die Fähigkeit zur Autonomie und geben ihnen das Gefühl, wieder auf „eigenen Beinen stehen zu können". Sinnvoll ist es, in der letzten Sitzung ein Abschluss-Feedback einzuholen und Katamnese-Sitzungen zu vereinbaren. Je nach Dauer und Komplexität der Therapie sind für die Beendigung der Therapie eine bis mehrere Stunden einzuplanen. Als Orientierungshilfe, wie lange die Phase des Ausschleichens der Therapie dauern soll, empfehlen Hagena und Gebauer (2014) ein Sechstel der Therapiesitzungen darauf zu verwenden. Dies hat sich als Faustregel in der Praxis bewährt.

Folgendes Vorgehen wird vorgeschlagen:

- Reflexion des Therapieprozesses,
- Stabilisieren therapeutischer Fortschritte,
- Herausarbeiten von hilfreichen Methoden zur Aufrechterhaltung des Therapieerfolges,
- Analyse von potenziell Rückfall auslösenden Situationen und Erstellung eines Notfallplanes,
- Ablösephase und Therapieende,
- Evaluation, Abschluss – Feedback sowie Vorbereitung von Follow up/ Katamnesen.

7.2 Reflexion des Therapieprozesses

Da die Verhaltenstherapie eine aktive Mitarbeit der Patienten voraussetzt, werden zu Beginn der Therapie alle Patienten ermuntert, ein therapiebegleitendes Tagebuch zu führen. *„Die Erfahrung hat gezeigt, dass es sehr wirksam ist, das in der Therapie Besprochene, nach der Stunde nochmals nachzulesen. Aus diesem Grund ist es sinnvoll, sich über die wichtigen Inhalte jeder Stunde Notizen zu machen. Hilfreich ist es auch, wenn Sie Ihre Erfahrungen zwischen den Stunden notieren. So können wir beim nächsten Termin konkrete Situationen aus Ihrem Alltagserleben analysieren und sehr gezielt Interventionen setzen."* Fast alle Patienten leisten dieser Anregung Folge und notieren sich wichtige Erkenntnisse bzw. führen ein Therapietagebuch. Natürlich ist die Qualität dieser Aufzeichnungen sehr unterschiedlich. Manche Patienten tragen lediglich Aktivitäten in vorgegebenen Wochenplänen ein und protokollieren dazu ihre Stimmung, andere führen z. B. ein standardisiertes Angsttagebuch. Es gibt aber auch viele Patienten, die sehr ausführliche, oft sehr persönlich gestaltete Therapietagebücher führen.

Diese persönlichen Notizen sind die Grundlage, um den Therapieverlauf Revue passieren zu lassen und den Prozess zu reflektieren: *„Unsere gemeinsame Arbeit neigt sich dem Ende zu, die letzten Stunden möchte ich nun dafür verwenden, dass wir uns gemeinsam anschauen, was sich verändert hat. Wir wollen feststellen, ob Sie Ihre zu Beginn der Therapie formulierten Ziele erreichen konnten und welche Behandlungsmethoden Ihnen besonders geholfen haben. Ich ersuche Sie daher, bis zur nächsten Stunde Ihre Aufzeichnungen durchzulesen und diese zum nächsten Termin mitzubringen."*

Anhand der Aufzeichnungen der Patienten und der Dokumentation der Therapeuten soll der Therapieverlauf nochmals nachgezeichnet werden und Probleme, die in der Therapie aufgetreten sind, z. B. bei der Selbstbeobachtung, bei der Durchführung von Aktivitäten, analysiert werden. *„Wenn Sie überlegen, was sich im Verlauf unserer gemeinsamen Arbeit alles verändert hat, was fällt Ihnen da ein? Denken Sie dabei auch an Situationen, die für Sie schwierig waren und wie Sie diese bewältigen konnten?"* Die Inhalte, die vermittelt wurden, sollen nochmals in kurzer Form zusammengefasst werden. Die Patienten sollen ermuntert werden, selbst zu formulieren, welche Elemente der Therapie für die persönliche Problematik und das eigene Verhalten besonders hilfreich waren. Dies bietet auch eine gute Gelegenheit, Aspekte, die den Patienten noch unklar erscheinen, gegebenenfalls nochmals zu besprechen. Die Erfahrung zeigt, dass selbst wenn die Therapie erfolgreich ist, Patienten mitunter einzelne Interventionen nicht wirklich verstanden oder wieder vergessen haben.

Sind nicht alle Ziele erreicht und die Therapie muss dennoch beendet werden, z. B. weil ein stationärer Aufenthalt nicht verlängert werden kann, ist es sinnvoll, Problemlisten aufzustellen, die Patienten selbstständig zu bearbeiten versuchen. *„Sie haben in vielen Bereichen eine beachtliche Verbesserung erzielt, für das Lösen einiger anderer Probleme hat die Zeit leider nicht gereicht. Überlegen wir gemeinsam, wie Sie hier weiterarbeiten können."* Den Patienten sollen Übungen vorgeschlagen werden, die zu weiteren Verbesserung oder Stabilisierung beitragen können. Sollte das unrealistisch sein, so ist eine (weitere) ambulante Therapie zu empfehlen. Wenn möglich sollten die Patienten bei der Suche nach ambulanten Therapeuten unterstützt werden.

Befinden sich Patienten in einer ambulanten Therapie und es tauchen neue Probleme auf, ist es ratsam, genau hinzuschauen, ob dies ein Hinweis auf Schwierigkeiten bei der Ablösung sein kann oder ob die meist unerfüllbare Hoffnung auf vollkommene Problemfreiheit die Ursache darstellt. In diesem Fall sollten die Therapeuten spezifische Fertigkeiten zum realistischen Umgang mit Störungssymptomen, Stressbelastungen und Krisensituationen vermitteln. Zunächst geht es im Sinne der Psychoedukation darum, den Patienten zu erklären, dass Schwierigkeiten schlicht zum Leben gehören und als Herausforderungen gesehen werden sollen. Oft hilft es, hier den Patienten zu vermitteln, dass die meisten Menschen bestimmte Dispositionen haben, denen sie mit besonderer Achtsamkeit begegnen sollen. So gibt es Personen mit einem empfindlichen Magen-Darmtrakt, die auf Lebensmittelinhaltsstoffe achten müssen, Menschen mit erhöhtem Erkältungsrisiko müssen auf adäquate Kleidung und Steigerung ihrer Abwehrkräfte achten und bei psychischen Problemen muss die Aufmerksamkeit auf dem Einsatz von hilfreichen Bewältigungsstrategien liegen. Zudem ist präventiv auf Methoden zur Entspannung zurückzugreifen. Nicht zuletzt ist das Selbstvertrauen der Patienten, zur Fähigkeit Krisen zu bewältigen, zu stärken: *„Sie haben in Ihrem Leben schon viele schwierige Situationen gemeistert und in den letzten Monaten Ihre psychische Erkrankung bewältigt. Welche Strategien, die Ihnen bisher geholfen haben, können Sie bei zukünftigen Krisen einsetzen? Wie lautet Ihr persönlicher Notfallplan, wenn diese nicht ausreichend greifen?"* Nach der Zusammenfassung, der in der Therapie erarbeiteten Methoden, sollen die Patienten noch einmal zur Eigenständigkeit ermuntert werden: *„Ich denke, Sie sind nun gut gerüstet, um auch ohne mich Ihr Leben bewältigen zu können."*

Die Reflexion des therapeutischen Prozesses verdeutlicht nicht nur für die Patienten Veränderungen, sondern bringt auch den Therapeuten oft erstaunliche Erkenntnisse. Immer wieder kann festgestellt werden, dass Aussagen der Therapeuten, die eher nebenbei formuliert wurden, ganz besonders gut erinnert werden und deutliche Spuren hinterlassen haben. Derartige Rückmeldungen sind für die Weiterentwicklung der therapeutischen Kompetenzen von großem Wert.

Bei der Bilanzierung ist es wichtig, auf die neugewonnenen Fähigkeiten und die positiven Entwicklungen der Patienten einzugehen und sie für die geleistete Arbeit entsprechend zu verstärken. In der letzten Phase der Therapie sollte sich das Augenmerk von therapeutischer Anregung zu Lern- und Veränderungsprozessen hin zur Einübung von Selbstmanagement- und Problemlösekompetenzen verschieben. Gerade in der letzten Phase der Therapie ist es von besonderer Bedeutung, das Gefühl der Selbstwirksamkeit hervorzuheben: *„Sie haben in den letzten Monaten intensiv gearbeitet und sich auf neue Erfahrungen eingelassen, so konnten Sie Ihre Probleme bewältigen"*. Auf diese Weise werden die eigene Leistung und die Kompetenz der Klienten betont. Auch wenn es oft ein hartes Stück therapeutischer Arbeit war, ist es sinnvoll, hier als Therapeuten die eigenen Anteile zurückzunehmen, die Veränderungen den Patienten zuzuschreiben und damit gleichzeitig auch die Eigenverantwortung der Patienten zu unterstreichen. Im selben Maße, wie die Patienten in der Lage sind, selbst Verantwortung zu übernehmen, sollte sich die Rolle der Therapeuten von einer aktiven und direktiven in eine begleitende und motivierende verwandeln. Die Patienten sollen im Laufe der Therapie lernen, Zutrauen in die eigenen Kompetenzen zu gewinnen, immer mehr Selbstkontrolle zu übernehmen und immer weniger Unterstützung durch die Therapeuten in Anspruch zu nehmen. Wünschenswert ist es, dass am Ende des therapeutischen Prozesses die Patienten Experten für Selbstmodifikation geworden sind und dysfunktionale Kognitionen selbstständig erkennen und kognitiv umstrukturieren können. Die Beziehungen zwischen Klienten und Therapeuten sollten sich von gewissermaßen Abhängigkeitsbeziehungen hin zu Supervisionsbeziehungen entwickeln.

▶ **Wichtig** Die Reflexion des Therapieprozesses ist ein wesentlicher Faktor zur Stärkung der Autonomie der Patienten und unterstützt die Lösung der therapeutischen Beziehung.

7.3 Stabilisieren therapeutischer Fortschritte

Wichtig für den langfristigen Erfolg von Psychotherapie ist, dass die Lernerfolge nicht nur über die Zeit stabil sein sollen, sondern sich die Verhaltensänderungen von zunächst eng begrenzten Verhaltensweisen zu möglichst flexiblen Verhaltensmustern entwickeln.

Die besondere Stärke der Verhaltenstherapie liegt darin, den Therapieprozess für die Patienten transparent zu machen. Diese Transparenz während der gesamten Therapiedauer ermöglicht den Patienten immer zu wissen, wo sie aktuell stehen. Die Patienten bekommen so die Fähigkeit, sich selbst von ihren Erfolgen überzeugen zu können und erlangen mehr Selbstkontrolle. Dadurch wiederum erhöhen sich Motivation und Selbstwirksamkeit. Mit sinkender Therapiefrequenz kann festgestellt werden, inwieweit die Veränderungen unabhängig von der therapeutischen Beziehung stabil bleiben.

Weiters ist die Verhaltenstherapie sehr darauf bedacht, die aktive Rolle der Patienten zu fördern. Die Patienten werden in die Definition und Analyse des Problems einbezogen, setzen sich Ziele und sind an der Auswahl der Übungen beteiligt, die sie auch selbstständig durchführen. Standardmäßig werden z. B. Selbstbeobachtungsprotokolle oder Hausübungen eingesetzt, um das in der Therapie Erarbeitete im Alltag auszuprobieren. Die aktive Einbeziehung der Patienten unterstützt das Herausfinden von Schwierigkeiten sowie das Festigen und Optimieren von Bewältigungsstrategien. Häufig hat dies zur Folge, dass die Patienten nicht nur das eigentliche Problemverhalten besser bewältigen können, sondern insgesamt beim Lösen von Problemen effektiver vorgehen. Hilfreich ist hierbei zum Ende der Therapie immer wieder die Metaperspektive einzunehmen und den Prozess zu reflektieren. Dabei kann die Vorgangsweise nochmals analysiert werden, Entscheidungskriterien herausgearbeitet werden und erworbene Strategien für den Transfer in andere Situationen geprüft werden. Da dies von Anfang an Teil der Therapie ist, ist zumindest im ambulanten Setting der Transfer des Erarbeiteten in den Alltag prozessbegleitend. Dennoch stehen auch Verhaltenstherapeuten oft vor der Herausforderung, einerseits zeitlich begrenzt zu intervenieren und andererseits sehr verfestigte problematische Verhaltensweisen vorzufinden. Um neues Verhalten in den Alltag zu integrieren, braucht es Zeit und Geduld.

Im stationären Setting sind gezielte Planung und aktive Förderung des Transfers in den Alltag nötig. Einige Beispiele für Stabilisierungs- und Transferstrategien nach lerntheoretischen Prinzipien (vgl. Kanfer et al., 2012):

- Einsatz von Verstärkung/Selbstverstärkung: Hier sei in Erinnerung gerufen, dass mit intermittierender Verstärkung Löschungsresistenz erreicht werden kann.
- Überlernen: Neue Verhaltensweisen werden so lange geübt, bis sie nicht nur beherrscht werden, sondern wirklich gefestigt sind.
- Ausblenden von Kontingenzen: Statt künstlicher Kontingenzen wie *tokens*, werden natürliche Verstärker wie soziale Anerkennung ausgebaut.

- Einüben neuer Verhaltensweisen in der gewohnten Umgebung, z. B. möglichst viele Übungen in vivo (Interventionen, wenn möglich, immer in den kritischen Alltagssituationen üben, z. B. Zwangskonfrontation zu Hause).
- Einbeziehen von therapeutischen Hausaufgaben mit dem Ziel, Selbstmanagement zu fördern.
- Erlernen von Selbstmanagementprozessen: vermitteln von allgemeinen Bewältigungsstrategien zur Problemlösung und Entscheidungsfindung.
- Einbeziehen des sozialen Systems der Klienten: Lebenspartner, Mediatoren (vor allem bei Jugendlichen).
- Einbeziehen von Selbstregulationsprozessen und kognitiven Vermittlungsprozessen.
- Abstrahieren von Regeln: Positive Therapieerfahrungen nutzen, um den Klienten für spätere problematische Situationen ihres Lebens Bewältigungsstrategien zu vermitteln.
- Erstellen eigener Regeln.

▶ **Wichtig** Zur Stabilisierung des Therapieerfolges sollten die Patienten aktiv in diesen Prozess einbezogen werden. Dazu gehört auch die Vermittlung spezifischer Techniken zur Selbstverstärkung und Kompetenzerweiterung.

7.4 Herausarbeiten von hilfreichen Methoden zur Aufrechterhaltung des Therapieerfolgs

Generell ist die Phase der Aufrechterhaltung des Veränderungsprozesses sowohl als stabil wie auch als labil zu bewerten. Patienten können Strategien zur Problembewältigung nun routiniert anwenden, dadurch reduziert sich das Vermeidungsverhalten, und die Lebenszufriedenheit steigt. Mit der Steigerung von positiven Verstärkern sinkt allerdings die Aufmerksamkeit für persönliche Grenzen und das Problemverhalten wieder. Gibt es zu diesem Zeitpunkt gravierende äußere oder innere Belastungen, kann es zu einem Rückfall kommen. Patienten müssen ausreichend darauf vorbereitet werden, dass sie in diesem Fall erneut einen Anlauf nehmen müssen, um wieder funktional zu agieren.

Die Beendigung der Therapie wirkt auf viele Patienten destabilisierend. Es ist daher entscheidend, das bisherige Unterstützungsangebot ins Selbstmanagement zu transferieren. Die Fähigkeit zu Eigensteuerung ist das Ziel jeder Therapie, daher sollten am Schluss die für die Patienten hilfreichen Elemente zusammengefasst und daraus gemeinsam ein Katalog mit Bewältigungsmethoden aufgestellt werden. Die Patienten können in schwierigen Situationen nachlesen und erinnern sich wieder. Eine sehr geeignete Methode ist hier das Anlegen einer Toolbox oder Werkzeugkiste, in der sich eine Sammlung von hilfreichen Strategien befindet. Manche Patienten kommen mit einer imaginativen Werkzeugkiste zurecht, für andere ist es wichtig, sich eine Werkzeugkiste oder Box zu kaufen und Strategien entweder auf Zetteln geschrieben oder in Form von Symbolen hineinzulegen.

Beispielhaft werden konkrete Methoden zur Aufrechterhaltung des Therapieerfolges anhand von Depression, Angststörung und Essstörung genauer erläutert.

7.4.1 Beispiel Depression

Depressive Patienten sollten in die Lage versetzt werden, Anzeichen einer auftretenden depressiven Verstimmung zukünftig frühzeitig zu erkennen. Daher ist es notwendig, mit den Patienten eine individuelle Liste von Warnsignalen herauszuarbeiten. Diese Warnsignale sind schriftlich zu notieren, beispielsweise:

- Anzeichen 1: schlecht einschlafen können,
- Anzeichen 2: nächtliches Grübeln,
- Anzeichen 3: Erschöpfungsgefühle am Morgen,
- Anzeichen 4: Stressgefühle bei Erledigung alltäglicher Dinge,
- Anzeichen 5: keine angenehmen Aktivitäten,
- Anzeichen 6: an sich angenehme Aktivitäten werden nicht mehr positiv erlebt.

Um zu vermeiden, dass man auf seine depressive Verstimmung erst dann aufmerksam wird, wenn die Probleme schon massiv sind, ist eine regelmäßige Selbstbeobachtung von großer Bedeutung. Die Patienten sollten sich selbst, ihre automatischen Gedanken, ihre Aktivitäten, Problemlösekompetenzen und sozialen Verhaltensweisen regelmäßig kontrollieren. Diese Selbstbeobachtung muss allerdings nicht mehr täglich erfolgen, denn das erleben die Patienten im Laufe der Zeit als mühsam. Je nach Situation sollte aber Selbstbeobachtung systematisch wöchentlich oder zumindest monatlich, am besten gekoppelt an ein regelmäßiges Ereignis, wie das Training im Fitnessstudio, Abbuchung der Miete etc. erfolgen. *„Wir haben öfter darüber gesprochen, wie wichtig es ist, die eigenen Verhaltensweisen immer wieder zu überprüfen. Dies ist auch nach dem Abschluss der Therapie von Bedeutung. Mit welchem wiederkehrenden Ereignis in Ihrem Alltag könnten Sie die Selbstbeobachtung verknüpfen, damit wir sicher gehen können, dass Sie im täglichen Trubel nicht darauf vergessen?"*

Zur Aufrechterhaltung bzw. Erhöhung positiver Aktivitäten ist es wichtig, gemeinsam mit den Patienten nochmals festzuhalten: *„Was hat Ihnen am meisten geholfen, um aus Ihrer Passivität herauszukommen? Was hilft Ihnen, die neu erworbenen Aktivitäten regelmäßig durchzuführen?"* Auch die Liste angenehmer Aktivitäten sollte nochmals durchgegangen und gegebenenfalls ergänzt werden. Mit Patienten, bei denen im Verlauf der Therapie klar wurde, dass ein angemessen hohes Niveau angenehmer Aktivitäten besonders zentral für das Aufrechterhalten des Therapieerfolges ist, sollte deren Umsetzung schriftlich festgelegt werden. Es ist zu fixieren, wie viele angenehme Dinge täglich durchzuführen sind (z. B. gutes Musikstück hören, angenehmes Telefonat führen), welche regelmäßig wöchentlich stattfinden sollten (z. B. Gymnastikstunde, Stammtisch mit Freunden) und was monatlich eingeplant werden soll (z. B. Ausflug, schönes Abendessen, Theaterbesuch). Wichtig ist es auch festzuhalten, wenn man z. B. aus beruflichen Gründen verhindert ist, dass die entfallenen Aktivitäten zum nächstmöglichen Zeitpunkt nachzuholen sind. Probleme, die bei der Kontrolle depressionsfördernder Aktivitäten oder bei der Durchführung von angenehmen Aktivitäten aufgetreten sind, sollten genau analysiert werden und Hinweise zur Problemlösung erarbeitet werden. Die Therapeuten sollten mit den Patienten zukunftsorientierte Methoden besprechen, mit deren Hilfe das erreichte Niveau und die erreichten Veränderungen aufrechterhalten werden können.

Zur Stabilisierung der veränderten Kognitionen wird den Patienten die regelmäßige Anwendung der Tagesprotokolle negativer Gedanken ans Herz gelegt. Diese grundlegende Methode zur Kontrolle von kognitiven Verzerrungen und negativen Gedanken ist besonders dann einzusetzen, wenn wiederholt Phasen oder Tage getrübter Stimmung auftreten. Aber auch um ein langsames Wiedereinschleichen von alten Denkmustern hintanzuhalten, sind Tagesprotokolle von Kognitionen zu empfehlen. Durch die Selbstbeobachtung ist es den Patienten möglich, automatische Gedanken, die depressive Stimmung fördern, herauszufiltern und die wieder auftretenden Verzerrungen zu benennen. Tagesprotokolle negativer Gedanken, die während der Behandlung von Depressionen intensiv als Hilfsmittel genutzt wurden, sind durch ihre einfache Verfügbarkeit wertvolle Präventions- und Selbsthilfemaßnahme für Patienten. Weiters ist es sehr hilfreich, jeden Abend ein sogenanntes „Zufriedenheitstagebuch" zu führen, wo ausschließlich Erfolge aufgeschrieben werden, z. B. *„Was ist mir heute besonders gut gelungen? Welche Tätigkeiten waren heute angenehm? Welche sozialen Kontakte haben mir heute gutgetan?"* Dieses Tagebuch sollte über mindestens ein Jahr nach Beendigung der Therapie geführt werden, damit sich der Blick auf die positiven Seiten des Alltags automatisieren kann.

7.4.2 Beispiel Angstbehandlung

Im Bereich der Angstbehandlungen ist zu bedenken, dass das Ziel einer Angstbehandlung niemals die vollständige Befreiung von jeder Angst sein kann. Dies ist vielen Patienten zu Beginn einer Psychotherapie nicht bewusst und bedarf oftmals einer ausführlichen Psychoedukation. Die Patienten sollen akzeptieren, dass die Angst einen wichtigen Schutzfaktor darstellt, weil sie uns hilft, gefährliche Situationen zu erkennen. Es geht also darum, einen angemessenen Umgang mit auftretenden Ängsten zu erlernen und zu wissen, wie man auf die eigenen Ängste reagieren kann. Dies bedeutet, dass die Patienten erlernte Angstbewältigungsstrategien und funktionale Verhaltensweisen reflektieren und festigen. Die Therapeuten sollten mittels des geleiteten Entdeckens die Selbstreflexion der Patienten trainieren. Zum Aufbau von Selbstvertrauen sollten die Patienten kritische Situationen vor der Therapiesitzung selbstständig mittels eines Selbstbeobachtungsbogens reflektieren. Um das in der Therapie erworbene Wissen zu festigen, bekommen die Patienten gegen Ende der therapeutischen Arbeit die Hausübung „Alles zusammenzufassen", was sie über Angstanfälle und deren Bewältigung gelernt haben und welche Strategien bei der Überwindung der Angst nützlich waren. Folgende Fragen sollten dabei beantwortet werden: *„Was wissen Sie über die Aufrechterhaltung Ihrer Angst? Welche Befürchtungen haben Sie? Wie haben Sie diese überprüft? Worauf haben Sie Ihre Aufmerksamkeit gelenkt? Welche Rolle spielt die Aufmerksamkeit bei der Aufrechterhaltung der Angst? Haben Sie Verhaltensexperimente durchgeführt und welche Schlüsse haben Sie daraus gezogen? Welche automatischen Gedanken haben Ihre Ängste verstärkt? Welche alternativen Gedanken haben Sie eingesetzt? Welche negativen Überzeugungen haben Einfluss auf Ihr Denken?"* Vor dem Hintergrund persönlicher Erfahrungen und mit Hilfe ihrer eigenen Aufzeichnungen können die Patienten neue, schwierige Situationen besser verstehen und Strategien entwickeln, mit denen sie selbst rasche Veränderung erzielen.

Weitere hilfreiche Arbeitsblätter zur „Therapiebilanz" sowie „Kritische Situationen und Lösungswege" von Hagena und Gebauer (2014) unterstützen die Patienten beim strukturierten Festhalten der Ergebnisse der Therapie und dienen zum späteren Nachlesen.

Die Patienten sollen in möglichst vielen realistischen, alltagsnahen Situationen die neu erworbenen sozialen Fertigkeiten und kognitiven Bewältigungsstrategien einsetzen. Der beste Schutz vor weiteren Angstanfällen ist das häufige Anwenden der gelernten Fertigkeiten bei verschiedensten Gelegenheiten. Auf diese Weise können die Patienten immer mehr Kontrolle über ihre Angst erreichen.

Bei Angst vor einer Verschlechterung ist folgende Instruktion hilfreich: *„Wenn Sie bemerken, dass Sie in Situationen Schwierigkeiten haben, die Sie eigentlich schon gut bewältigen konnten, dann erinnern Sie sich, was Ihnen früher bei der Bewältigung geholfen hat!"*

Das Ende der Behandlung stellt gleichzeitig den Beginn der Nachbehandlungsphase dar. Es ist daher wichtig, dass erneut Ziele formuliert werden, die die Klienten nach Abschluss der Behandlung anstreben wollen. Das Vorgehen hat zum Ziel, die Motivation zu erhöhen, zum Teil anstrengende Strategien aufrecht zu erhalten. Es wird empfohlen, nach den erarbeiteten Anregungen und Anleitungen vorzugehen und weiterhin über einen längeren Zeitraum Selbstbeobachtungsprotokolle zu führen. Auch hier gilt, dass es für die Aufrechterhaltung des Therapieerfolges unabdingbar ist, den Erfolg regelmäßig zu überwachen und zu kontrollieren.

7.4.3 Beispiel Essstörung

Auch bei den Essstörungen ist es notwendig, am Ende der Therapie zusammenzufassen, welche Interventionen die Patienten am meisten unterstützt haben, z. B. das Essensprotokoll, der Gewichtszunahme-Vertrag oder das Erkennen automatischer Gedanken, die Essanfälle auslösen. Alle Maßnahmen, die Patienten als hilfreich erlebt haben, sollten zumindest mehrere Monate über das Therapieende hinaus durchgeführt werden.

Nach der Symptomfreiheit oder Besserung der Symptomatik ist es wichtig, dass sich die externe Kontrolle im Sinne der kognitiven Steuerung der Mahlzeiten in Richtung des Empfindens eines Hunger- oder Sättigungsgefühls wandelt. Letztendlich soll der Genussaspekt des Essens wieder größere Bedeutung gewinnen. Vergleicht man Selbstbeobachtungsbögen im Verlaufe der Therapie, so stellt man zumeist fest, dass sich die Auslöser verändern. Hunger spielt als Auslöser im Laufe der Zeit eine geringere Rolle, aber dafür werden oft dahinter liegende Konflikte deutlich.

Eine wichtige Rolle spielt daher das Identifizieren von negativen Gefühlen. Durch Fragen wie *„Was ist Ihnen in dieser Situation durch den Kopf gegangen? Wie haben Sie sich in dieser Situation verhalten? Was ist Ihnen körperlich aufgefallen?"* kann die Gefühlswahrnehmung geschult werden. Die Patienten sollten in der Therapie herausgefunden haben, welche Methoden der Entspannung oder Abreaktion für sie die meiste Erleichterung bringen und diese systematisch einsetzen, um das Grundanspannungsniveau langfristig abzusenken.

Da fast alle Patienten mit Essstörungen Schwierigkeiten haben, ihre sozialen Bedürfnisse, Interessen und Rechte zu erkennen und zu artikulieren, sind Interventionen zur Steigerung von selbstsicherem Verhalten bedeutsam. Dazu zählen Übungen zur verbalen und nonverbalen Kommunikation, Vermittlung von sozialen Fertigkeiten anhand konkreter Konfliktsituationen und systematisches Problemlösen. Je nach Problemstellung sollen die Patienten angehalten werden, nach Abschluss der Therapie selbstständig verschiedene Situationen zu analysieren und die erworbenen Strategien gezielt einzusetzen.

Ganz zentral ist die Arbeit mit dem negativen Körperbild. Die Störungen des Körperbildes, die mittels Zeichen-, Abtast- und Modellierübungen sowie Spiegel- oder Videokonfrontationen behandelt werden, müssen häufig durchgeführt werden, sinnvoller Weise auch über das Therapieende hinaus. Gerade Gewichtsveränderungen werden von der Umgebung häufig kommentiert und Patienten reagieren darauf besonders sensibel. Hilfen zur Beibehaltung eines vernünftigen Essverhaltens sind schriftlich auszuarbeiten, z. B. einen strukturierten Essenstag zu planen, Essen protokollieren, wenn man Gewicht verloren/zugenommen hat. Zur Stabilisierung der Erfolge ist es wichtig, sich immer wieder die Fortschritte vor Augen zu führen. Dies gelingt am einfachsten, wenn die schriftlich planen, welche Ziele sie im nächsten Monat, im nächsten Quartal, im nächsten halben Jahr erreichen möchten und immer wieder Bilanz ziehen, was geklappt hat und was nicht.

▶ **Wichtig** Methoden zur Aufrechterhaltung des Therapieerfolges sollten diagnosen- und patientenspezifisch erarbeitet werden.

7.5 Analyse von potenziell Rückfall auslösenden Situationen und Erstellung eines Notfallplanes

Die Auseinandersetzung mit dem Thema Rückfall ist ein essenzieller Bestandteil des Therapieprozesses, denn Fertigkeiten zur Vermeidung von Rückfällen leisten einen wichtigen Beitrag zum langfristigen Therapieerfolg. Allerdings haben die Therapeuten bei der Rückfallprävention mit verschiedenen Problemen zu kämpfen. Einerseits sind Rückfälle zumeist situativ ausgelöste, automatisierte Prozesse und daher der Bearbeitung nur eingeschränkt zugänglich. Andererseits ist das Thema Rückfall sowohl bei den Klienten als auch deren Angehörigen sehr stark gefühlsmäßig besetzt und wird daher tabuisiert, im Sinne sozialer Erwünschtheit beantwortet oder zur Entlastung weitschweifig erklärt.

Bei vielen Störungsbildern stellen die ersten drei Monate nach Therapieende die Zeit des größten Rückfallrisikos dar. Für Suchtpatienten gibt es die meisten Daten, oft spielen die Lebensumstände nach Behandlungsende die entscheidende Rolle. Besonders Suchtpatienten haben oft sehr unklare Vorstellungen, in welchen Situationen ihr Rückfallrisiko besonders hoch ist. Meist denken sie nur an Extremsituationen, während das Rückfallrisiko aber vor allem von der Häufigkeit bestimmt wird, in der das Problemverhalten in einer bestimmten Situation aufgetreten ist.

Marlatt (1985) hat acht Rückfallrisikobereiche bei Suchtmittelabhängigkeit aufgestellt, die inzwischen gut evaluiert sind:

- unangenehme Gefühlszustände,
- körperliche Beschwerden,
- angenehme Gefühlszustände,
- Gedanken an kontrollierten Konsum,
- plötzliches Verlangen,
- soziale Konflikte,
- soziale Verführung,
- Geselligkeit.

Für den Suchtbereich findet sich bei Lindenmeyer (2012) eine umfangreiche Auflistung von Materialien, die Patienten unterstützen, wachsam bezüglich des situativen Kontextes und der Frühwarnzeichen zu sein. Diese Materialen haben einerseits das Ziel, Risikosituationen zu bewältigen, ohne in altes Problemverhalten zurückzufallen, andererseits Rückfälle möglichst rasch zu beenden, ohne gänzlich in altes Problemverhalten zu verfallen.

Zur Ermittlung des individuellen Risikoprofils nach Marlatt (1985) haben Lindenmeyer und Florin (1998) den Fragebogen „Inventory of Drug Taking Situations" (IDTS) ins Deutsche übersetzt. Dieser Fragebogen kann für verschiedene Suchtmittel eingesetzt werden und ist durch leichte Umformulierungen auch bei gestörtem Essverhalten, bei pathologischem Glückspiel und pathologischem PC-Gebrauch anwendbar. Der große Vorteil dieses Fragebogens liegt darin, dass ein Risikoprofil erstellt wird, welches als Basis für die Exploration der individuellen Rückfallrisikobereiche dient. Viele Patienten überschätzen sich in der Euphorie erster Therapieerfolge. Andere reagieren mit Enttäuschung, dass die Therapeuten einen Rückfall für möglich halten. Bei manchen gibt es auch die Befürchtung, dass die Beschäftigung mit dem Problem zu einem Rückfall führen könnte. Insgesamt ist festzustellen, dass viele Patienten nur wenig motiviert sind, sich mit Rückfallprophylaxe zu beschäftigen. Daher liegt es auf der Hand, dass es vorteilhaft ist, wenn sich die Therapie auf jene Risikobereiche beschränken kann, die relevant sind.

Langfristige Behandlungserfolge hängen immer davon ab, welche Bewältigungsstrategien den Patienten zur Verfügung stehen und welche sie in Risikosituationen auch tatsächlich einsetzen. Zur Erfassung der vier Bewältigungsformen

- positives Denken
- negatives Denken
- Ablenkung/Vermeidung
- Suche nach sozialer Unterstützung

hat Lindenmeyer (2012) den Fragebogen „Coping Behaviors Inventory" (CBI) ins Deutsche übersetzt. Mit Hilfe dieses Fragebogens kann abgeschätzt werden, ob das bisherige Bewältigungsrepertoire der Patienten ausreichend ist oder ob im Rahmen der Therapie neue Bewältigungsstrategien erarbeitet werden müssen.

Das Führen eines Risikotagebuches hilft den Patienten auf Risikosituationen, Stimmungsschwankungen oder Problemdruck aufmerksam zu werden. Ein Risikotagebuch kann daher besonders wichtig für die Prävention sein, weil die Patienten von einem Rückfall nicht mehr aus heiterem Himmel überrascht werden.

Sehr empfehlenswert ist auch das von Lindenmeyer (2005) erstellte Arbeitsblatt „Vorstellungsübung", das zur Protokollierung der Bewältigung von Rückfallsituationen in sensu dient. Die Patienten beschreiben zunächst möglichst genau eine Risikosituation, anschließend möglichst detailliert, wie sie die Situation bewältigen möchten und halten fest, wie lebendig sie sich die Situation vorstellen konnten.

Um im Augenblick des Rückfalls die Bewältigungsanstrengungen zu optimieren, wird das Erstellen eines Notfallplanes angeraten. Hier ist eine Reihenfolge von Bewältigungsschritten festzulegen, die in definierten Problemsituationen genauso abgearbeitet werden sollen.

Kanfer et al. (2012) betont, dass Rückfälle, Fehlschläge oder Misserfolge nicht Anlass sein sollten, alles als vergeblich zu betrachten. Vielmehr sollten Patienten Rückschläge als Information sehen lernen, wie effektivere Bewältigungsstrategien für die Zukunft aussehen könnten. Aus jedem Rückfall lassen sich konstruktive Präventionsvorschläge ableiten. Bestimmte kritische Lebensereignisse erhöhen das Risiko für ein erneutes Auftreten einer psychischen Erkrankung stark. Dazu zählen aber nicht nur negative Ereignisse, wie der Tod eines geliebten Menschen, eine Scheidung, finanzielle Probleme, sondern auch positive Erlebnisse, wie die Geburt eines Kindes, eine Übersiedlung, der Beginn einer neuen Beziehung. Individuelle Vulnerabilitätsfaktoren wie körperliche Faktoren, psychische Veränderungen oder schlechtes Zeitmanagement müssen thematisiert werden. Patienten sollten durch die Therapie auch in Zukunft in die Lage versetzt werden, erste Anzeichen einer erneut auftretenden Verschlechterung frühzeitig zu erkennen, um etwaige Rückfälle zu vermeiden bzw. diesen entgegenzuwirken. Sinnvoll ist eine Unterscheidung zwischen vorhersehbaren Belastungen, wie z. B. eine Prüfungsphase, und unvorhersehbaren Belastungen, wie beruflicher Stress, ein Konflikt mit Kollegen und störungsspezifischen Risikosituationen. Es besteht allgemein Übereinstimmung darin, dass es wesentlich einfacher ist, gegen Probleme vorbeugend etwas zu tun, als erst dann, wenn die Schwierigkeiten schon massiv sind. Einschneidende Ereignisse oder Veränderungen im Leben der Patienten sollten daher in präventiver Weise besprochen werden, indem sie die erwarteten Auswirkungen auf ihr Verhalten möglichst eingehend beschreiben. Patienten können auch Rückfälle in der Fantasie durchspielen. Individuelle Vulnerabilitätsfaktoren sind zu betrachten, um Patienten für Situationen mit einem erhöhten Rückfallrisiko zu sensibilisieren, z. B. die Tendenz sich zu überfordern, keine Pausen einzulegen, nicht nein zu sagen. Weiters geht es darum, Frühwarnzeichen herauszuarbeiten, um Probleme möglichst zeitnah und effektiv zu bearbeiten. In diesem Zusammenhang sind konkrete Handlungsempfehlungen und Selbstinstruktionen, die auch schriftlich ausgearbeitet werden, wichtig.

Um Rückfälle erfolgreich zu verhindern, müssen die Patienten nicht nur auf Veränderungen und Schicksalsschläge im Leben vorbereitet werden, damit sie diesen angemessen begegnen können, sondern sie benötigen auch Unterstützung bei der Entwicklung und Gestaltung der eigenen Zukunft. Ein perspektivischer „Blick nach vorne" soll Patienten anregen, sich über die Zukunftspläne Klarheit zu verschaffen und wichtige Lebensziele systematisch und gezielt zu verfolgen. Die eigenen Ziele in verschiedenen Lebensbereichen sollen operationalisiert werden. Die Benutzung einer Zielerreichungsskala ist hier hilfreich. Die Patienten sollen die Ziele in kurzfristige und langfristige unterteilen und die Aktivitäten im Hinblick auf die erfolgte Annäherung an die eigenen Vorstellungen bewerten. In diesem Zusammenhang ist es wichtig, darauf zu achten, dass Ziele nicht mit Werten verwechselt werden, die den Patienten als allgemeine Leitlinien dienen. Ziele erhalten ihre Bedeutung zwar aus den Wertvorstellungen, sind aber auf spezifische Zwecke gerichtet, die man durch eigene Anstrengung erreichen kann. Diese Unterscheidung ist deshalb wichtig, weil sich Patienten sonst leicht überhöhte Ziele setzen, die unerreichbar sind. Folgende Fragen können dazu hilfreich sein: *„Welche kritischen Situationen sind im kommenden Jahr zu erwarten?", „Welche gravierenden privaten, familiären, beruflichen Änderungen/Belastungen sind für die nächsten drei bis fünf Jahre wahrscheinlich?"* Natürlich sind nie alle problematischen Situationen der Zukunft vorhersehbar. Daher könnte die von Kanfer et al. (2012) entwickelte Selbstmanagement-Strategie „Umgang mit unerwarteten Situationen" eingesetzt werden. Dabei werden Methoden geübt, die den Klienten helfen, sich grundsätzlich auf Ungewissheit einzustellen und sich in überraschenden Situationen flexibel und effektiv zu verhalten. Beispielsweise werden die Patienten mit der Strategie „Neues ausprobieren" auf das Sich-Einlassen auf neue Elemente des Denkens, Fühlens und Handelns trainiert und rigide Verhaltensweisen durchbrochen. Dies beginnt zunächst mit kleinen Veränderungen im täglichen Leben, wie einen anderen Weg von der Arbeit nach Hause zu wählen oder auch ein anderes Verkehrsmittel. Oder die Patienten werden ermutigt, ein exotisches Restaurant aufzusuchen und ein unbekanntes Gericht zu probieren. Der therapeutischen Fantasie sind keine Grenzen gesetzt, Übungssituationen zu finden, die möglichst nah am Alltag der Patienten sind und diese fordern, aber nicht überfordern. Auf diese Weise können die Patienten ihre Scheu vor Unbekanntem reduzieren und die Wahrscheinlichkeit steigt, dass sie es wagen, sich auf größere unbekannte Risiken einzulassen, im Vertrauen, diese auch bewältigen zu können.

Zu beachten ist auch, dass viele Patienten, insbesondere mit langandauernden, chronifizierten Störungen, Angst vor Veränderungen haben. Dies macht nicht nur im Verlauf der Therapie das Umsetzen therapeutischer Interventionen mühsamer, sondern wirkt sich am Ende des therapeutischen Prozesses nochmals aus, weil diese Gruppe von Patienten versucht, Planungen zu vermeiden. Selbst wenn der aktuelle Zustand nicht zufriedenstellend ist, so ist er vertraut. Es ist wichtig, dies zu thematisieren und herauszufinden, welche Angst im Hintergrund den Veränderungen entgegensteht, z. B. Angst vor Misserfolg, Angst, Spontanität zu verlieren.

Beispielhaft sollte für ein kritisches Lebensereignis ein persönlicher Krisen- und Notfallplan erarbeitet werden, der Strategien zur Bewältigung von möglichen

Schwierigkeiten enthält und auf den die Patienten bei Bedarf zugreifen können. Sie werden ermuntert, in ähnlicher Weise mit weiteren unvorhersehbaren Veränderungen bzw. Ereignissen zu verfahren. Auslöser für Krisen können Misserfolge, Erfolge, Stress, soziale Belastungen, Urlaube etc. sein. Je schwerer die vorangegangene psychische Erkrankung war, umso genauer ist der Krisenplan festzulegen. So ist z. B. bei einer vorangegangenen bipolaren Störung wichtig, den Krisenplan so konkret abzufassen, dass auch wichtige Telefonnummern enthalten sind. Krisenbewältigung sollte dem Prinzip folgen: je ausgeprägter die Symptome sind, desto drastischer die Maßnahmen und umgekehrt. Diese müssen gemeinsam mit den Patienten erarbeitet werden und sind schriftlich zu fixieren. Für den schlimmsten Fall sind auch die Telefonnummern vom behandelnden Arzt, Notarzt und der Klinik zu notieren. Bei weniger dramatischen Rückschlägen reicht oft das kreative Anwenden hilfreicher, früherer Bewältigungsstrategien. In Fällen starker emotionaler Belastung könnte z. B. die Bitte um Unterstützung an eine vertraute Person als Krisenbewältigung etabliert werden.

Wenn die Patienten durch die Anwendung ihres Notfallplanes keine Verbesserung bemerken, so ist es sinnvoll mit den Therapeuten weitere Therapiesitzungen zu vereinbaren, in denen die wichtigsten Schritte noch einmal gemeinsam durchdacht und geplant werden können. Die Patienten sollen ermutigt werden, sich rechtzeitig und ohne das Gefühl, vollständig versagt zu haben, therapeutische Unterstützung zu holen. Dabei ist es von zentraler Bedeutung, den Patienten das Gefühl zu vermitteln, dass mögliche Schwierigkeiten nicht ein Scheitern der Therapie bedeuten, sondern mit einigen weiteren Terminen eine Stabilisierung erreicht werden kann.

Nicht nur bei Suchterkrankungen, sondern auch bei Zwangserkrankungen ist die Gefahr eines Rückfalls sehr groß. Dies hängt einerseits damit zusammen, dass bei Zwängen ähnlich wie bei Ängsten der Übergang zwischen Normalität und zwanghaftem Verhalten fließend ist. Andererseits führt vermehrter Stress zur Erhöhung des Anspannungsniveaus und damit verringert sich die Toleranz für Unsicherheit/Angst. So werden aufdringliche Gedanken häufiger und dysfunktionale Schemata werden wieder aktiviert. In der Folge greifen die Patienten auf alte Bewältigungsmuster zurück und der Rückfall in früheres Zwangsverhalten ist wahrscheinlich. Zu beachten ist, dass Stress durch alle kritischen, nicht nur durch negative Lebensereignisse ausgelöst wird. Da alle Patienten unausweichlich im weiteren Leben Belastungen ausgesetzt sein werden, ist die Rückfallprävention bei Zwangserkrankungen besonders wichtig. Dazu gehört, den Patienten die Gefahr eines Rückfalls bei Belastungen bewusst zu machen, potenzielle Rückfallsituationen zu identifizieren und einen Plan für den Umgang damit zu erarbeiten. Weiters sind die Strategien zur Bewältigung des Zwanges und zur Reduktion des Stresses, wie Entspannungsübungen, zu festigen. Wichtig ist es, die Patienten zu motivieren, bei Problemen frühzeitig ihre Therapeuten zu kontaktieren.

Unabhängig von der Störung ist entscheidend, dass allen Patienten bewusst ist, dass auch nach Ende der Therapie eine erhöhte Aufmerksamkeit im Hinblick auf die ursprünglich problematischen Verhaltensweisen notwendig ist, um das Rückfallrisiko zu vermindern. Die neu erworbenen Verhaltensweisen sind zumeist nicht so gefestigt, dass sie automatisch ablaufen. Daher ist fortgesetzte Selbstbeobachtung, das Erkennen von Warnsignalen in Risikosituationen, bewusster Einsatz der erlernten Bewältigungstechniken auch nach Therapieabschluss absolut notwendig.

▶ **Wichtig** Zur Prävention von potenziell Rückfall auslösenden Situationen sind die Berücksichtigung von Warnsignalen und Notfallpläne wichtig. Ebenso das Durchspielen von Rückfallszenarien in der Therapie, um die Patienten auf diese Situationen vorzubereiten und Kompetenzen zu vermitteln.

7.6 Ablösephase und Therapieende

Das Therapieende erfolgt aber nicht immer reibungslos. Manchmal möchten nur die Patienten, manchmal nur die Therapeuten die Therapie beenden. Wenn Therapeuten der Meinung sind, dass die Therapie noch weitergeführt werden soll, müssen sie sich fragen, ob ihr Eingreifen legitim wäre. Die Therapeuten müssen sich der Grenzen ihres Einflusses bewusst sein.

Der Zeitpunkt des Therapieendes sollte jedenfalls rechtzeitig angekündigt und möglichst im Einvernehmen mit den Patienten festgelegt werden. Der geeignete Zeitpunkt ist dann gegeben, wenn die eingangs formulierten Therapieziele erreicht sind, die Patienten aktuell wenig emotionale Belastungen haben, die Eingangsprobleme reduziert und keine zusätzlichen Probleme aufgetreten sind. Insbesondere bei längeren Therapien sollte auf die grundsätzliche Begrenztheit von Therapie hingewiesen werden. Wenn Ablösungsprobleme deutlich werden, müssen diese Probleme noch behandelt werden. Dazu ist es notwendig, dass die Therapeuten mit den Patienten ein neues Ziel vereinbaren und im Zuge der nächsten Therapiestunden immer wieder auf die Erreichung dieses Ziels hinweisen. Gerade weil die Verhaltenstherapie ein transparentes Vorgehen vorsieht, sind die Verhaltenstherapeuten in besonderem Maße aufgefordert, den Patienten auch diese Schwierigkeiten bewusst zu machen. Oft ist auch eine Supervision hilfreich, da es sein kann, dass Therapeuten diese Probleme selbst provozieren.

Für viele Patienten hat die Beendigung der Therapie eine Destabilisierung zur Folge. Ganz wichtig ist es daher, die Patienten rechtzeitig über das geplante Ende zu informieren, inhaltlich sehr auf Stabilisierung und den Transfer in den Alltag zu achten und die Sitzungsfrequenz möglichst ausschleichend zu beenden.

Bei Langzeitpatienten, bei Abhängigkeitstendenzen oder zwischenmenschlicher Sympathie besteht die Gefahr, dass sich Patienten sehr an die Therapie bzw. die Therapeuten gewöhnen. Es darf auch nicht unterschätzt werden, dass für viele Patienten die Qualität und Tragfähigkeit der therapeutischen Beziehung völlig neue Beziehungserfahrungen darstellen. Immer wieder arbeiten wir mit Patienten, die erstmals in ihrem Leben im Rahmen der Therapie die Erfahrung machen, dass es auch verlässliche und stabile Kontakte gibt. In diesen Fällen ist eine stufenweise Verringerung der Therapiefrequenz ratsam. Kleine Therapiepausen fördern die eigenständige Umsetzung der neuen Verhaltensweisen in den persönlichen Lebensalltag. Zur Vorbereitung der Ablösephase kann man im Grunde jeden längeren Urlaub nützen, der die Routine in der Terminvereinbarung unterbricht. In der folgenden Stunde kann mittels einer bewussten Standortbestimmung herausgearbeitet werden, was die Patienten ohne Hilfe durch die Therapeuten inzwischen bewältigt haben. *„Wie haben Sie es geschafft, diese Situation allein zu meistern?"* Dieses Hinführen auf die eigenen Ressourcen fördert die Selbstwirksamkeit und Regelbildung. Wichtig ist dabei, die entsprechende positive Verstärkung durch die Therapeuten. Grundsätzlich sollte der Therapieprozess so gestaltet sein, dass sich die Beziehung von einer unterstützenden Haltung hin zu einer empathischen Konfrontation entwickelt. Therapeuten sollen immer wieder überprüfen, wie weit die Patienten Erarbeitetes verstanden haben und selbstständig einsetzen können und wie weit Selbstreflexionsprozesse verinnerlicht sind. *„Was denken Sie, wie würde ich an das Problem herangehen?"*

Die Abstände der Sitzungen sollten zunächst auf vier Wochen, dann auf sechs Wochen, auf drei Monate und schließlich sechs Monate gestreckt werden. Inhalt ist jeweils die Überprüfung des Transfers in den Alltag, die Bearbeitung aufgetretener Schwierigkeiten und der Blick auf das Leben nach der Therapie. Die Aufmerksamkeit sollte vor allem auf die positiven Fortschritte gelegt werden. Manche Patienten fühlen sich durch die Möglichkeit kurzer, limitierter Telefonkontakte sehr unterstützt oder nützen Karten oder Mails an die Therapeuten als Berichts- und gleichzeitig Selbstreflexionsinstrumente. Diese Begleitung gibt den Patienten Sicherheit und Stabilität. Es sollte aber besprochen sein, in welchem Ausmaß Telefonate für Therapeuten in Ordnung sind und ob bzw. in welchem Umfang Mails beantwortet werden.

Ein Kriterium für die Beendigung ist auch, wenn Patienten und Therapeuten z. B. auf Grund fehlender Fortschritte zur Ansicht gelangen, dass, eine Fortsetzung zu diesem Zeitpunkt unter den gegebenen Voraussetzungen nicht sinnvoll ist. Hier haben die Therapeuten für Begleitmaßnahmen zu sorgen, z. B. stationäre Unterbringung, und darauf zu achten, dass destruktive Effekte oder unmittelbare Gefährdung einer Person auszuschließen sind. Mitunter erfolgt die Beendigung der Therapie auch durch die Klienten, weil diese mit den erzielten Veränderungen bereits zufrieden sind oder auch dann, wenn sie mit dem Therapieerfolg unzufrieden sind und die Therapie abbrechen. Beziehungsbrüche zeigen sich oft durch Rückzugsverhalten (z. B. Patienten antworten einsilbig oder wechseln das Thema) oder Angriffsverhalten (z. B. Patienten drücken Unzufriedenheit mit dem Therapieerfolg in aggressivem Ton aus). Therapieabbrüche kündigen sich aber auch dadurch an, dass Patienten z. B. längere Zwischenräume zwischen den Sitzungen wollen, Termine verschieben oder vergessen, therapeutische Hausübungen nicht erledigen oder fragen, wie lange sie noch Therapie machen müssen. Spätestens, wenn die Patienten solche Signale senden, sollten die Therapeuten den Abschluss der Therapie thematisieren bzw. sich um eine Beziehungsklärung bemühen: *„Mir fällt auf, dass Sie in den letzten Wochen weniger mitarbeiten, sind Sie mit dem Erreichten schon zufrieden oder gibt es etwas, dass in der Therapie stört?"*

In manchen Fällen möchten nur die Therapeuten oder die Patienten die Therapie abschließen, während die andere Person sehr an einer Fortsetzung interessiert ist. Besonders für das ambulante Setting gilt, dass eine Behandlung nur dann sinnvoll und möglich ist, wenn die Patienten genügend Problembewusstsein und Therapiemotivation haben. Selbst wenn die Nichtbehandlung unter Umständen negative Folgen (beispielsweise bei Suchterkrankungen) hat, muss man sich im Klaren sein, dass ein Zwang rechtlich nicht möglich und ethisch nicht vertretbar ist. Umgekehrt zeigen Patienten oft Ablöseprobleme, indem gegen Therapieende immer wieder neue Probleme auftauchen. In diesem Fall sollte eine genaue Analyse stattfinden. Als eventuelle Ursachen sind in Betracht zu ziehen, dass die therapeutische Beziehung möglicherweise zu wenig Arbeitscharakter hatte oder die Therapie fehlende soziale Beziehungen ersetzt oder es keinen Transfer des Erarbeiteten in kritische Alltagssituationen gibt. Therapeuten, denen das oft passiert, sei Supervision zur Klärung der eigenen Anteile dringend empfohlen.

Wichtig ist es, den Patienten, die Angst vor Rückschlägen zu nehmen. Ein Rückschlag bedeutet nicht völliges Versagen und ist nicht mit einem Rückfall gleichzusetzen. Es hat sich bewährt, Rückschläge als Chance zu sehen, die erlernten Fertigkeiten einzusetzen.

Am Beispiel einer Angstbehandlung sei die Abschlussphase einer intensiven gemeinsamen Arbeit erläutert. Rückblickend wird der Therapieprozess nochmals zusammengefasst. Nach der Diagnostik und der Erstellung eines Behandlungsplanes wurden Angstbewältigungsstrategien vermittelt und geübt, die mittlerweile kompetent eingesetzt werden. Kognitive Techniken für den Umgang mit Katastrophierungen und Erwartungsängsten werden nochmals wiederholt und gefestigt. Die korrigierenden Erfahrungen, die die Patienten im Expositionstraining gemacht haben, werden rückblickend zusammengefasst. Die Patienten werden ermuntert, sich negativen Gefühlen zu stellen und diese zu regulieren, um so das Erleben von Kontrolle zu stärken. Je häufiger die Patienten die erlernten Fertigkeiten anwenden, umso besser sind sie vor weiteren Angstanfällen geschützt und können Kontrolle über ihre Angst erlangen. Die Etablierung eines „inneren Angstcoaches" (Hagena & Gebauer, 2014) wird gefördert, damit sich die Patienten emotional auf die Beendigung der therapeutischen Unterstützung vorbereiten können.

Insgesamt muss allen Patienten klar sein, dass eine gewisse Restsymptomatik zumutbar ist und man sich gemeinsam über die erreichten Erfolge freuen kann. Tatsache ist auch, dass es immer notwendig sein wird, an sich zu arbeiten und sich seinen Problemen zu stellen. *„Wie weit möchten Sie kommen, um sich zuzutrauen, den Rest des Weges allein zu bewältigen?"*

▶ **Wichtig** Die therapeutische Beziehung ist zeitlich limitiert, daher soll das Ende der Therapie und die Loslösung rechtzeig vorbereitet werden. Die Patienten sollen in der Lage sein, die erlernten Fertigkeiten selbständig anzuwenden.

7.7 Evaluation, Abschluss – Feedback und Vorbereitung von Follow up/Katamnesen

Bei der Evaluation geht es um verschiedene Dimensionen: einerseits darum, die Erreichung der Therapieziele zu prüfen, andererseits den Verlauf des Therapieprozesses zu kontrollieren und notfalls zu korrigieren und schließlich die Ergebnisse festzustellen und zu beurteilen. Follow up und Katamnese sind zwei unterschiedliche Begrifflichkeiten. Unter Follow up versteht man systematische Untersuchungen mittels Fragebögen etc., Katamnesen sind eher persönliche narrative Nacherhebungen. Für die Psychotherapieforschung ist beides von Bedeutung.

Klassische Evaluation im Sinne einer kontinuierlichen therapiebegleitenden Evaluation oder einer Prä-/Post-Messung mit verschiedenen Messinstrumenten, wie Tests oder Fragenbögen wird im ambulanten therapeutischen Alltag eher selten durchgeführt, auch wenn dies für die Überprüfung des Therapieeffektes sinnvoll wäre. Eine Reihe von Methoden steht zur Verfügung, wie der BSI/BSCL (Brief Symptom Inventory/Brief Symptom Checklist) als standardisierte Testverfahren zur indirekten Veränderungsmessung oder die GAS (Goal Attainment Scale), die in verschiedenen Varianten zur Bewertung des Grades der Erreichung einzelner Therapieziele dient. Im Unterschied zur Therapieforschung, die an objektiven, kontrollierbaren und generalisierbaren Effektivitätsaussagen interessiert ist, geht es den Praktikern um die Verbesserung bei einzelnen Patienten und daher werden im ambulanten Setting Katamnesen als letzte Maßnahme des diagnostisch-therapeutischen Prozesses häufiger angewandt. Relativ einfach und für die Patienten gut nachvollziehbar ist es, am Ende der Therapie nochmals zu prüfen, ob die Kriterien, die zur Diagnose und damit zur Therapie geführt haben, nach dem Abschluss der Behandlung noch vorliegen. Wie weit die Patienten allerdings bereit sind, strukturierte und standardisierte Interviews, wie z. B. DIPS (Diagnostisches Interview bei psychischen Störungen), zu akzeptieren, sei in der freien Praxis dahingestellt, auch wenn dies der Transparenz und Nachvollziehbarkeit dienen würde. Wichtig für die praktische Akzeptanz ist auf jeden Fall, dass die Evaluation den Therapieprozess möglichst wenig stört und der zeitliche Aufwand gering ist.

Therapeuten müssen die Entscheidung treffen, auf welche Weise sie bei der jeweiligen Therapie den Fortgang der Entwicklung evaluieren, welchen Weg sie im individuellen Fall wählen. Als wertvoller für den therapeutischen Prozess wird zumeist die im Rahmen der Reflexion stattfindende verbale Auseinandersetzung mit den Veränderungen der Patienten erachtet. Eine genaue Betrachtung des Änderungsprozesses ist aber nicht nur am Ende der Therapie wichtig, sondern sollte immer wieder während der Therapie stattfinden, um festzustellen, ob man sich noch auf dem richtigen Weg befindet und man sich den vereinbarten Zielen nähert. Dafür eignet sich auch das PDCA-Modell nach Dresenkamp und Mauler (2018). Die Therapeuten planen eine Intervention (**P**lan), führen sie durch (**D**o), prüfen das Resultat (**C**heck), passen ihre Intervention an (**A**ct) und planen erneut. Dies hat den Vorteil einer permanenten Optimierung, denn entscheidend ist, dass die therapeutischen Methoden zielführend sind und zu einer Verbesserung der Ausgangsproblematik führen. Schlussendlich gilt es für die Verbesserung der eigenen therapeutischen Praxis herauszufinden, was wirkt wie, warum und bei wem.

Am Ende der Therapie wird konkret besprochen, welche der zu Beginn festgelegten Therapieziele erreicht wurden und wie weit sich die Beschwerden im Verlauf der Therapie verbessert haben. Diese Form der Evaluation bezieht die Patienten stark mit ein, weil hier schon die Evaluationskriterien gemeinsam festgelegt werden. Durch Hausaufgaben und Selbstbeobachtung erhöht sich die persönliche Beteiligung und subjektiv bedeutsame Veränderungen, Gedanken und Emotionen werden feststellbar. Wenn es gelingt, diesen prinzipiellen Prozess der Evaluation des eigenen Verhaltens zu vermitteln, wenn die Patienten gelernt haben, beobachtbare Kriterien zu formulieren, ihr eigenes Handeln anhand der folgenden Effekte zu evaluieren, dann sind sie in der Lage, ihr Verhalten auch ohne therapeutische Begleitung selbst zu steuern. Sinnvoll ist es auch, sich von den Patienten Rückmeldung über die eigene Person und die durchgeführten Interventionen einzuholen.

Im Allgemeinen sollte nach Kanfer et al. (2012) über folgende Bereiche Bilanz gezogen werden:

- positive und negative Erfahrungen während der Therapie,
- Einschätzung der Therapeuten während der Therapie,
- Einschätzung der professionellen Kompetenz der Therapeuten,
- Eindrücke vom therapeutischen Setting,
- Therapieziele und deren Erreichung,
- Ansichten der Klienten über wichtige persönliche Fortschritte und Lernerfahrungen,
- Vorschläge, wie die Therapeuten ihr Vorgehen verbessern könnten.

Beispielhaft seien die Empfehlungen bei sozialer Phobie zur längerfristigen Verlaufskontrolle erläutert. Stangier et al. (2006) schlagen „Booster-Sitzungen" vor. Dabei handelt es sich um Auffrischungssitzungen, die Therapieinhalte in konzentrierter Form wiederholen und eventuell aufgetretene Probleme aufgreifen. Dies hat sich auch bei anderen Störungsbildern bewährt, weil die therapeutische Beziehung schrittweise gelöst wird, die Patienten an ihren Problemen dranbleiben und ungünstige Entwicklungen rasch abgefangen werden können. Als Faustregel werden drei Sitzungen in monatlichen Abständen, dann eine Sitzung nach drei Monaten, einem halben Jahr und einem Jahr angeraten. Dieses langsame Ausschleichen hat auch den Vorteil, dass sich Klienten später leichter tun, bei auftretenden Schwierigkeiten wieder Kontakt zu den Therapeuten aufzunehmen.

Beim Abschied ist es wichtig, den Patienten zu vermitteln, dass das Ende der Behandlungsphase gleichzeitig den Beginn der Nachbehandlungsphase darstellt. Es soll das in der Therapie Erarbeitete nochmals zusammengefasst werden. Im Falle von Ängsten und Verunsicherungen soll mittels kognitiver Techniken nochmals ein Perspektivenwechsel und ein Realitätstest durchgeführt werden und die Möglichkeit von Krisenkontakten, Telefonkontakten oder Auffrischungssitzungen angeboten werden. Schließlich ist der Blick auf die nächsten Ziele zu richten, die die Patienten erreichen wollen und welche Strategien sie dafür einsetzen können.

▶ **Wichtig** Um den Therapieerfolg quantifizieren und evaluieren zu können, sollten auch Tests zur Erfassung der Zielvariablen eingesetzt werden. Dies ist im Rahmen der Psychotherapieforschung und Qualitätssicherung wichtig.

Literatur

Dresenkamp, A., & Mauler, B. (2018). Therapieevaluation – Wie geht es Ihnen heute? In S. Fliegel, W. Jänicke, S. Münstermann, G. Ruggaber, A. Veith, & A. Willutzki (Hrsg.), *Verhaltenstherapie* (S. 789–815). dgvt.

Hagena, S., & Gebauer, M. (2014). *Angststörungen*. Beltz.

Kanfer, F. H., Reinecker, H., & Schmelzer, D. (2012). *Selbstmanagementtherapie* (5. Aufl.). Springer.

Lindenmeyer, J. (2005). *Alkoholabhängigkeit* (2. Aufl., Fortschritte der Psychotherapie, Bd. 6). Hogrefe.

Lindenmeyer, J. (2012). Rückfallprävention. In Meinlschmidt, G., Schneider, S., & Margraf, J. (Hrsg.), *Lehrbuch der Verhaltenstherapie* (Bd. 4: Materialien für die Psychotherapie, S. 197–209). Springer.

Lindenmeyer, J., & Florin, I. (1998). Testgütekriterien einer deutschen Version des Inventory of Drug Taking Situations für Alkoholabhängige. *Verhaltenstherapie, 8*, 26–37.

Marlatt, G. A. (1985). Cognitive assessement and intervention for relapse prevention. In G. A. Marlatt & J. R. Gordon (Hrsg.), *Relapse Prevention* (S. 201–279). Guilford Press.

Stangier, U., Clark, D. M., & Ehlers, A. (2006). *Soziale Phobie*. Hogrefe.

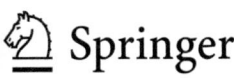 springer.com

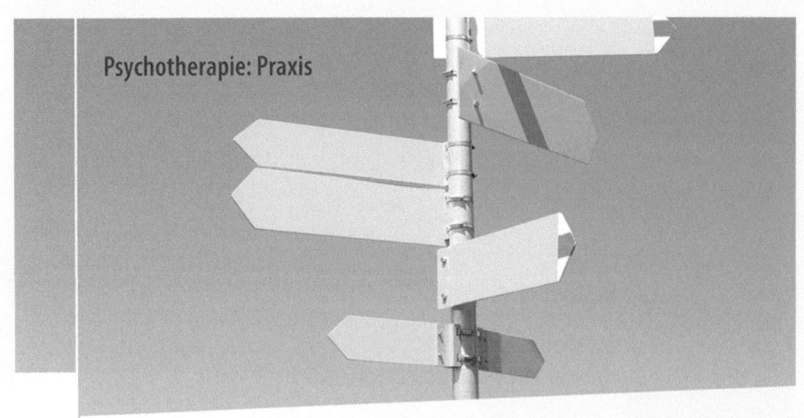

Psychotherapie: Praxis

Michael Linden · Martin Hautzinger *Hrsg.*

Verhaltens-therapiemanual – Erwachsene

9. Auflage

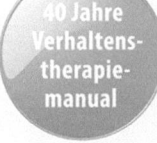

40 Jahre Verhaltens-therapie-manual

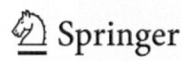 Springer

Jetzt im Springer-Shop bestellen:
springer.com/978-3-662-62297-1

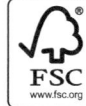

MIX
Papier aus verantwortungsvollen Quellen
Paper from responsible sources
FSC® C105338

If you have any concerns about our products,
you can contact us on
ProductSafety@springernature.com

In case Publisher is established outside the EU,
the EU authorized representative is:
Springer Nature Customer Service Center GmbH
Europaplatz 3, 69115 Heidelberg, Germany

Printed by Libri Plureos GmbH
in Hamburg, Germany